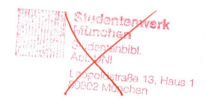 

U8316T

VX
6000
S916
+2

Springer Lehrbuch

Springer
*Berlin
Heidelberg
New York
Hongkong
London
Mailand
Paris
Tokio*

Herbert Stricker

Arzneiformen-Entwicklung

Feste Zubereitungen

Mit 13 Abbildungen und 243 Tabellen

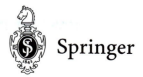
Springer

Professor Dr. Herbert Sticker
Früher: Institut für Pharmazeutische Technologie
und Biopharmazie der Universität Heidelberg
Jetzt privat: Richard-Lenel-Weg 13a, 69151 Neckargemünd

ISBN 3-540-00068-2 Springer-Verlag Berlin Heidelberg New York

Bibliografische Information Der Deutschen Bibliothek
Die Deutsche Bibliothek verzeichnet diese Publikation in der Deutschen National-
bibliografie; detaillierte bibliografische Daten sind im Internet über *http://dnb.ddb.de*
abrufbar.

Dieses Werk ist urheberrechtlich geschützt. Die dadurch begründeten Rechte, insbesondere die der Übersetzung, des Nachdruckes, des Vortrages, der Entnahme von Abbildungen und Tabellen, der Funksendung, der Mikroverfilmung oder der Vervielfältigung auf anderen Wegen und der Speicherung in Datenverarbeitungsanlagen,
bleiben, auch bei nur auszugsweiser Verwertung, vorbehalten. Eine Vervielfältigung
dieses Werkes oder von Teilen dieses Werkes ist auch im Einzelfall nur in den Grenzen
der gesetzlichen Bestimmungen des Urheberrechtsgesetzes der Bundesrepublik
Deutschland vom 9. September 1965 in der jeweils geltenden Fassung zulässig. Sie ist
grundsätzlich vergütungspflichtig. Zuwiderhandlungen unterliegen den Strafbestim-
mungen des Urheberrechtsgesetzes.

Springer Verlag Berlin Heidelberg New York
Ein Unternehmen der BertelsmannSpringer Science+Business Media GmbH

http://www.springer.de

© Springer-Verlag Heidelberg 2003
Printed in Germany

Die Wiedergabe von Gebrauchsnamen, Warenbezeichnungen usw. in diesem Werk
berechtigt auch ohne besondere Kennzeichnung nicht zu der Annahme, dass solche
Namen im Sinne der Warenzeichen- und Markenschutzgesetzgebung als frei zu
betrachten wären und daher von jedermann benutzt werden dürften.

Produkthaftung: Für Angaben über Dosierungsanweisungen und Applikationsformen
kann vom Verlag keine Gewähr übernommen werden. Derartige Angaben müssen vom
jeweiligen Anwender im Einzelfall anhand anderer Literaturstellen auf ihre Richtigkeit
überprüft werden.

Einbandgestaltung: de'blik, Berlin
Druck und Bindung: Stürtz AG, Würzburg
Satz: wiskom e.K., Friedrichshafen
Gedruckt auf säurefreiem Papier   SPIN: 10874948   14/3109

Vorwort

Für die galenische Entwicklung von Arzneizubereitungen stehen zwei Wege zur Wahl: der experimentorientierte und der wissensbasierte. Bei der experimentorientierten Entwicklung wird von galenisch meist unvollständig charakterisierten Arzneistoffen und Hilfsstoffen ausgegangen und nach dem Prinzip „Versuch und Irrtum" experimentell nach geeigneten Rezepturen gesucht. Diese Methode, die auf Glückstreffer setzt, führt nur dann rasch zum Erfolg, wenn es sich um einen niedrig dosierten und galenisch unproblematischen Arzneistoff handelt. Außerdem wird auf diese Weise u.U. nur eine gerade eben geeignete und keine optimierte Rezeptur erhalten.

Bei der wissensbasierten Entwicklung sind Arzneistoff, Hilfsstoffe und Verfahren (letztere nur einmal) genauer zu charakterisieren, bevor das galenische Fachwissen über Abhängigkeiten und Zusammenhänge zur Anwendung kommt. Hierbei werden zunächst theoretisch optimierte Rezepturen abgeleitet, die anschließend experimentell zu überprüfen sind. Über den Stellenwert „gerade noch geeigneter" und „optimierter" Rezepturen kann diskutiert werden, dennoch muss das Ziel: optimale Produkteigenschaften, wie sie Gesetzgeber und firmeninterne Standards verlangen, im Vordergrund stehen.

Grundlage der wissensbasierten Entwicklung ist das in den letzten Jahrzehnten gewonnene galenische Fachwissen, das allerdings selektiert und strukturiert sein muss. Die relativ vielen Rechenoperationen in diesem Buch sind eine Folge der Zielsetzung, optimale Stoffmengen, Prozessbedingungen und Produkteigenschaften quantitativ prognostizieren zu können. Aber selbst bei einer nur qualitativen Betrachtung liefern die Formeln wichtige Informationen über die maßgebenden Einflussgrößen einer Zielgröße. Da vollständige wissensbasierte Entwicklungen einen relativ großen rechnerischen Aufwand erfordern können, empfiehlt es sich als Hilfsmittel ein entsprechendes handelsübliches Expertensystem (z. B. die Software „Entwicklungssysteme") heranzuziehen.

In diesem Buch wird das Vorgehen bei der wissensbasierten Entwicklung fester Arzneizubereitungen beschrieben und mit Beispielen erläutert. Es soll die pharmazeutisch-technologische Entwicklungsarbeit sowohl im Rahmen der studentischen Ausbildung als auch der entsprechenden industriellen Tätigkeit unterstützen. Im Unterschied zu den meisten pharmazeutisch-technologischen Fachbüchern, die sich überwiegend mit theoretischem Hintergrundwissen beschäftigen, ist dieses Buch primär praxisbezogen.

Inhaltsverzeichnis

1 Allgemeine Aspekte der wissensbasierten Entwicklung 1

1.1 Definition der Produktanforderungen 3
1.1.1 Produktanforderungsprofil 3
1.1.2 Haltbarkeitsdauer 3
1.1.3 Produktanforderungen 3
1.1.4 Zwischenprodukte 4
1.2 Produkt- und maschinenspezifische Bedingungen 4
1.3 Arzneistoffeigenschaften, Zwischenprodukteigenschaften 4
1.4 Entwicklungsprobleme (EP), Entwicklungsschritte (ES) und Aktionen (EA) 5
1.4.1 Entwicklungsschrittaktionen (EA) 6
Literatur 10

2 Entwicklung von Pulvern (für Hartkapseln) 11

2.1 Definition der Produktanforderungen 13
2.2 Produkt- und maschinenspezifische Bedingungen 13
2.3 Arzneistoffeigenschaften 13
2.4 Entwicklungsprobleme (EP), Entwicklungsschritte (ES), Entwicklungsschrittaktionen (EA) 13
2.4.1 EP, ES: Schmelzpunkt des Arzneistoffes 13
2.4.2 EP, ES: Hygroskopizität des Arzneistoffes 17
2.4.3 EP: Gehalts- und Masseneinheitlichkeit des Arzneistoffes, ES: Teilchengröße des Arzneistoffes 17
2.4.4 EP, ES: Füllstoffauswahl 17
2.4.5 EP: Lösegeschwindigkeit des Arzneistoffes, ES: Netzmittelauswahl 21
2.4.6 EP: Zerfall der Arzneiform, ES: Sprengmittelauswahl .. 25
2.4.7 EP: Masseneinheitlichkeit des Arzneistoffes, ES: Auswahl Fließregulierungsmittel 26
2.4.8 EP: Werkzeughaftung, ES: Schmiermittelauswahl 27
2.4.9 EP: Gehaltseinheitlichkeit des Arzneistoffes, ES: Mischerauswahl I 27
2.4.10 EP: Gehaltseinheitlichkeit des Schmiermittels, ES: Mischerauswahl II 28
2.5 Demonstrationsbeispiel 32
Literatur 34

3	**Entwicklung von Granulaten (Feuchtgranulation)**	39
3.1	Definition der Produktanforderungen	41
3.2	Produkt- und maschinenspezifische Bedingungen	41
3.3	Arzneistoffeigenschaften	41
3.4	Entwicklungsprobleme (EP), Entwicklungsschritte (ES), Entwicklungsschrittaktionen (EA)	41
3.4.1	EP, ES: Schmelzpunkt des Arzneistoffes	41
3.4.2	EP, ES: Lösegeschwindigkeit des Arzneistoffes	47
3.4.3	EP, ES: Gehaltseinheitlichkeit des Arzneistoffes	47
3.4.4	EP: Granulierverfahren	48
3.4.5	EP: Problemkombination I, ES: Füllstoffauswahl	51
3.4.6	EP: Problemkombination II, ES: Auswahl Granulierflüssigkeit	54
3.4.7	EP: Problemkombination III, ES: Bindemittelauswahl ..	58
3.5	Demonstrationsbeispiel	62
	Literatur	65
4	**Entwicklung von Extrusionspellets**	73
4.1	Definition der Produktanforderungen	75
4.2	Produkt- und maschinenspezifische Bedingungen	75
4.3	Arzneistoffeigenschaften	75
4.4	Entwicklungsprobleme (EP), Entwicklungsschritte (ES), Entwicklungsschrittaktionen (EA)	75
4.4.1	EP, ES: Schmelzpunkt des Arzneistoffes	75
4.4.2	EP, ES: Lösegeschwindigkeit des Arzneistoffes	75
4.4.3	EP: Pelletierverfahren	77
4.4.4	ES: Füllstoffauswahl	79
4.4.5	ES: Auswahl Extrudiermittel	83
4.4.6	EP: Problemkombination, ES: Auswahl Befeuchtungsflüssigkeit	83
4.5	Demonstrationsbeispiel	87
	Literatur	90
5	**Entwicklung von Tabletten (Direktverpressung)**	97
5.1	Definition der Produktanforderungen	99
5.2	Produkt- und maschinenspezifische Bedingungen	99
5.3	Arzneistoffeigenschaften	99
5.4	Entwicklungsprobleme (EP), Entwicklungsschritte (ES), Entwicklungsschrittaktionen (EA)	99
5.4.1	EP: Schmelzpunkt des Arzneistoffes	104
5.4.2	EP: Lösegeschwindigkeit des Arzneistoffes	104
5.4.3	EP: Gehalts- und Masseneinheitlichkeit des Arzneistoffes ES: Teilchengröße des Arzneistoffes	104
5.4.4	ES: Auswahl des Pressdruckniveaus	106
5.4.5	EP: Problemkombination, ES: Füllstoffauswahl	106
5.4.6	ES: Sprengmittelauswahl	110

5.4.7	EP: Masseneinheitlichkeit des Arzneistoffes ES: Auswahl Fließregulierungsmittel	113
5.4.8	EP: Werkzeughaftung, ES: Schmiermittelauswahl	114
5.4.9	EP: Gehaltseinheitlichkeit des Arzneistoffes ES: Mischerauswahl I	115
5.4.10	EP: Gehaltseinheitlichkeit des Arzneistoffes ES: Mischerauswahl II	116
5.5	Demonstrationsbeispiele	117
5.5.1	Beispiel 1	117
5.5.2	Beispiel 2	118
	Literatur	119

6	**Entwicklung von Tabletten (Granulatverpressung)**	**129**
6.1	Definition der Produktanforderungen	131
6.2	Produkt- und maschinenspezifische Bedingungen	131
6.3	Arzneistoff- und Granulateigenschaften	131
6.4	Entwicklungsprobleme (EP), Entwicklungsschritte (ES), Entwicklungsschrittaktionen (EA)	131
6.4.1	EP: Tablettenzerfall, ES: Sprengmittelauswahl	131
6.4.2	ES: Auswahl des „äußeren" Füllstoffes	133
6.4.3	ES: Auswahl des Pressdruckniveaus	137
6.4.4	EP: Werkzeughaftung, ES: Schmiermittelauswahl	137
6.4.5	ES: Auswahl Fließregulierungsmittel	137
6.5	Demonstrationsbeispiel	137
	Literatur	140

7	**Entwicklung von umhüllten Tabletten**	**143**
7.1	Definition der Produktanforderungen	145
7.2	Produkt- und maschinenspezifische Bedingungen	145
7.3	Arzneistoff- und Halbfertigprodukteigenschaften	145
7.4	Entwicklungsprobleme (EP), Entwicklungsschritte (ES), Entwicklungsschrittaktionen (EA)	145
7.4.1	EP: Schmelzpunkt des Arzneistoffes	145
7.4.2	EP: pH-Reaktion des Halbfertigproduktes	148
7.4.3	ES: Auswahl Sprühflüssigkeit	148
7.4.4	ES: Auswahl Pigmente	150
7.4.5	ES: Auswahl Filmbildner	151
7.4.6	ES: Auswahl Weichmacher	153
7.4.7	ES: Auswahl Antiklebemittel	153
7.4.8	ES: Auswahl Stabilisatoren, Netzmittel	154
7.4.9	ES: Auswahl Überzugsverfahren	154
7.5	Demonstrationsbeispiel	157
	Literatur	158

8	**Entwicklung von magensaftresistent-umhüllten Pellets**	**163**
8.1	Definition der Produktanforderungen	165
8.2	Produkt- und maschinenspezifische Bedingungen	165
8.3	Arzneistoff- und Halbfertigprodukteigenschaften	165
8.4	Entwicklungsprobleme (EP), Entwicklungsschritte (ES), Entwicklungsschrittaktionen (EA)	165
8.4.1	EP: Schmelzpunkt des Arzneistoffes	165
8.4.2	EP: pH-Reaktion	165
8.4.3	ES: Auswahl Sprühflüssigkeit	165
8.4.4	ES: Auswahl Filmbildner	168
8.4.5	ES: Auswahl Weichmacher	169
8.4.6	ES: Auswahl Antiklebemittel	169
8.4.7	ES: Auswahl Netzmittel	169
8.4.8	ES: Auswahl Überzugsverfahren	169
8.5	Demonstrationsbeispiel	171
	Literatur	173
9	**Entwicklung von retardierend-umhüllten Pellets**	**175**
9.1	Definition der Produktanforderungen	177
9.2	Produkt- und maschinenspezifische Bedingungen	177
9.3	Arzneistoff- und Halbfertigprodukteigenschaften	177
9.4	Entwicklungsprobleme (EP), Entwicklungsschritte (ES), Entwicklungsschrittaktionen (EA)	177
9.4.1	EP: Schmelzpunkt des Arzneistoffes	177
9.4.2	ES: Auswahl Sprühflüssigkeit	177
9.4.3	EA: Auswahl Filmbildner	177
9.4.4	EA: Auswahl Weichmacher	181
9.4.5	ES: Auswahl Antiklebemittel	181
9.4.6	ES: Auswahl Überzugsverfahren	181
9.5	Demonstrationsbeispiel	181
	Literatur	184
10	**Anhang**	**187**
10.1	Zeichenerklärung	191
10.2	Bestimmungsmethoden (B)	192
10.3	Hilfsstoffe und ihre Eigenschaften	213
10.3.1	Füllstoffe	213
10.3.2	Extrudiermittel	252
10.3.3	Fließregulierungsmittel	252
10.3.4	Bindemittel	253
10.3.5	Schmiermittel	255
10.3.6	Netzmittel	260
10.3.7	Sprengmittel	262
10.3.8	Flüssigkeiten/Lösungsmittel	266
10.3.9	Überzugsmittel, löslich	267
10.3.10	Überzugsmittel, magensaftresistent	270

10.3.11	Überzugsmittel, freigaberetardierend	275
10.3.12	Weichmacher (für Überzugsmittel)	278
10.3.13	Pigmente (für Überzugsmittel)	278
10.3.14	Antiklebemittel, Trennmittel, Gleitmittel (für Überzugsmittel)	281
10.3.15	Stabilisatoren (für Überzugsmittel)	282
10.4	Geräte und ihre Eigenschaften	282
10.4.1	Misch- und Granuliergeräte	282
10.4.2	Siebgeräte	286
10.4.3	Trockner	287
10.4.4	Tablettiermaschinen	288
10.4.5	Coater	289
10.4.6	Extruder	292
10.4.7	Spheronizer	293
10.4.8	Kapselfüllmaschinen	294
10.5	Packmittel und ihre Eigenschaften, Klimazonen	295

Sachverzeichnis 297

Allgemeine Aspekte der wissensbasierten Entwicklung

1.1	Definition der Produktanforderungen	3
1.1.1	Produktanforderungsprofil	3
1.1.2	Haltbarkeitsdauer	3
1.1.3	Produktanforderungen	3
1.1.4	Zwischenprodukte	4
1.2	Produkt- und maschinenspezifische Bedingungen	4
1.3	Arzneistoffeigenschaften, Zwischenprodukteigenschaften	4
1.4	Entwicklungsprobleme (EP), Entwicklungsschritte (ES) und Aktionen (EA)	5
1.4.1	Entwicklungsschrittaktionen (EA)	6
	Literatur	10

EINLEITUNG

Im ersten Kapitel werden zunächst allgemeine Aspekte des Vorgehens bei der theoretischen, wissensbasierten Entwicklung fester Arzneiformen behandelt. Eine solche Entwicklung beginnt mit der Definition der Ausgangssituation, d. h. den Produktanforderungen einerseits und den Eigenschaften des betreffenden Arzneistoffes andererseits. Sodann wird unter Anwendung von Fachwissen eine Reihe sog. Entwicklungsschritte durchlaufen. Diese ergeben sich zum größten Teil aus den Produktanforderungen, z. B. die Füllstoffauswahl aus den Dimensionen des Endproduktes, die Sprengmittelauswahl aus der geforderten Zerfallszeit, die Pressdruckauswahl aus der geforderten Bruchfestigkeit der Tablette etc.

Innerhalb eines jeden Entwicklungsschrittes finden sog. Aktionen statt, die die einzelnen Maßnahmen, d. h. Hilfsstoffe und Herstellungsverfahren bzw. Maschinen betreffen.

Als Ergebnis der wissensbasierten Entwicklung resultieren eine „optimierte" und eventuell weitere „geeignete" Rezepturen, bestehend aus

- Herstellungsverfahren mit Prozessbedingungen,
- qualitativer und quantitativer Zusammensetzung des Produktes sowie einer
- Prognose der Produkteigenschaften.

Letztere werden mit den Produktanforderungen verglichen und mit sog. Sicherheitsfaktoren versehen, die die Zuverlässigkeit und Genauigkeit der Werte kennzeichnen. Wenn durch Variation der Hilfsstoffe und Verfahren mehrere Rezepturen möglich sind, können diese nacheinander in weiteren theoretischen Entwicklungsläufen ermittelt werden. Falls keine Rezeptur möglich ist, werden Alternativen empfohlen. Die theoretischen Rezepturvorschläge sind abschließend experimentell zu überprüfen.

1.1 Definition der Produktanforderungen

Zu Beginn einer Entwicklung gilt es, das angestrebte Produkt mit seinen Eigenschaften zu definieren. Die Produktanforderungen stammen aus verschiedenen Bereichen: dem des Marketings, der Pharmakologie, der Biopharmazie, des Gesetzgebers etc. Da es sich dabei um eine Vielzahl von Eigenschaften handelt, ist nicht zu erwarten, dass alle optimal realisiert werden können. Daher bestehen die Produktanforderungen meist aus *optimalen Werten* mit *Toleranzbereichen*, wobei zunächst immer erst die optimalen Werte angestrebt werden. Die Toleranzbereiche gehen überwiegend auf Mindestanforderungen zurück und bestimmen die Anzahl möglicher Rezepturen: Je enger die Toleranzgrenzen liegen, umso weniger Rezepturen werden möglich.

1.1.1 Produktanforderungsprofil

Dieses betrifft:

- die Eigenschaften des zu entwickelnden Produkts,
- falls dieses ein Zwischenprodukt darstellt (z. B. ein Granulat, das zum Endprodukt „Tablette" weiterverarbeitet werden soll), bestimmte Eigenschaften des Endproduktes sowie
- produkt- und verfahrensspezifische Bedingungen (Abschn. 1.2).

Dieses Produktanforderungsprofil ist in qualitativer und quantitativer Hinsicht zu definieren. Hierbei sind Wertangaben immer mit den entsprechenden Bestimmungsmethoden zu kennzeichnen (Kap. 10.2).

1.1.2 Haltbarkeitsdauer

Bei der Haltbarkeitsdauer sind das vorgesehene Packmittel und die in Betracht gezogene *Klimazone* (s. Abschn. 1.2) mit zu berücksichtigen. Die tolerierten Mengen an *Zersetzungsprodukten* hängen insbesondere von deren Toxizität ab und sollen mit Hinblick auf die wirksame Arzneistoffdosis normalerweise 10% nicht überschreiten.

1.1.3 Produktanforderungen

Manche Produktanforderungen (z. B. bezüglich Gleichförmigkeit der Masse) können auch über anderen Eigenschaften (z. B. Fließverhalten) berücksichtigt werden. In diesem Falle muss der Zusammenhang mit diesen Eigenschaften durch entsprechende Untersuchungen belegt sein.

1.1.4 Zwischenprodukte

Ist das zu entwickelnde Produkt ein Zwischenprodukt, ist zu beachten, dass seine Eigenschaften gleichzeitig die Starteigenschaften bei der Entwicklung des Endproduktes sind. So ist z. B. bei der Auswahl eines Füllstoffes für ein Tablettengranulat dessen Verpressbarkeit mit zu beachten. Im Falle eines Kapselgranulats ist das belanglos.

1.2 Produkt- und maschinenspezifische Bedingungen

Gegebenheiten bei der Herstellung von Arzneizubereitungen, die nicht direkt den Produktanforderungen zuzuordnen, aber mit diesen zusammen zu betrachten sind (Produktanforderungsprofil), werden als produkt- bzw. maschinenspezifische Bedingungen bezeichnet. Zu ihnen gehören z. B. vorgegebene Verfahren, die Klimazonen, in denen das Produkt eingeführt werden soll, das zugehörige Packmittel, die klimatischen Produktionsbedingungen etc.

Die Lagerungsbedingungen in den verschiedenen Ländern der Welt sind offiziell in *Klimazonen* eingeteilt:

- Klimazone 1: 21 °C, 45% r.F. (gemäßigt)
- Klimazone 2: 25 °C, 60% r.F. (mediteran)
- Klimazone 3: 31 °C, 40% r.F. (heiß, trocken)
- Klimazone 4: 31 °C, 70% r.F. (heiß, feucht)

Die Daten kennzeichnen die in den Lagerungsräumen herrschenden mittleren Temperaturen und mittleren Luftfeuchten. Entscheidend ist jedoch das durchschnittliche Klima innerhalb der Packmittel. Dementsprechend werden auch die verschiedenen Packmittel den Klimazonen zugeordnet. Beim Lichtschutz spielt das Ausmaß der Lichtempfindlichkeit des Arzneistoffes eine Rolle: Starke Lichtempfindlichkeit erfordert auch Lichtschutz während der Herstellung, eine mittlere Lichtempfindlichkeit lediglich lichtschützende Packmittel.

Wenn es sich um Zwischenprodukte handelt, muss bei der Auswahl der Hilfsstoffe die Klimazone berücksichtigt werden, in der das Endprodukt eingeführt werden soll (z. B. technologisch günstige Hilfsstoffe für Granulate, die jedoch hygroskopisch sind, scheiden aus, wenn daraus Tabletten in nicht völlig feuchtigkeitsdichten Packmitteln für die Klimazone 4 gefertigt werden sollen).

1.3 Arzneistoffeigenschaften, Zwischenprodukteigenschaften

Da die wissensbasierte Entwicklung auf Fachwissen u. a. über die einzelnen Stoffkomponenten beruht, muss jeder neue Arzneistoff in Vorformulierungsstudien entsprechend charakterisiert werden. Die resultierenden Eigenschaften dienen dazu, Hilfsstoffe und Verfahrensbedingungen zu ermitteln, die möglichst optimierte Rezepturen ergeben.

Stoffeigenschaften, Formeln etc. sind mit sog. *Sicherheitsfaktoren* (SF) zu versehen, damit auch die prognostizierten Produkteigenschaften entsprechende Kennzeichen erhalten. Diese Sicherheitsfaktoren haben keinen statistischen Charakter, sondern kennzeichnen lediglich im Bereich 0 bis 1,0 die Zuverlässigkeit und Genauigkeit der Daten. Es bedeuten z. B. SF = 1,0: sehr hohe Zuverlässigkeit, SF = 0,5: mittlere, aber ausreichende Zuverlässigkeit, SF = 0,2: fragliche Zuverlässigkeit, SF = 0: keine Zuverlässigkeit. So kann man, auch wenn einzelne Arzneistoffeigenschaften fehlen, mit z. T. hypothetischen Werten theoretische Entwicklungsläufe durchführen, die u. U. wichtige Informationen liefern. Die Sicherheitsfaktoren der Stoffdaten, Verfahrensdaten, Formeln und Regeln wirken sich naturgemäß auf die Endprodukteigenschaften aus: der niedrigste Wert auf dem Entwicklungsweg wird dann für die betreffende Endprodukteigenschaft übernommen („schwächstes Glied einer Kette").

Handelt es sich um ein Endprodukt aus einem Zwischenprodukt (z. B. Tablette aus Granulat), ist nicht nur von Arzneistoffeigenschaften, sondern auch von den Zwischenprodukteigenschaften auszugehen. Diese sind bezüglich Bestimmungsmethoden, Sicherheitsfaktoren etc. ebenso zu kennzeichnen, wie die Arzneistoffeigenschaften.

Informationen über die *Stabilität* eines Produktes können auf zwei unterschiedliche Arten gewonnen werden: zum einen aus vorausgehenden Kompatibilitätsprüfungen mit Arzneistoff-/Hilfsstoffmischungen, die als Arzneistoffeigenschaften festgehalten werden, zum anderen aus der Prüfung technologisch geeigneter Rezepturen, wie sie die theoretische, wissensbasierte Entwicklung liefert. Im ersten Falle erhält man genauere Informationen über die Ursachen einer Instabilität, im zweiten Falle ist der Untersuchungsaufwand geringer.

Zu den Arzneistoffeigenschaften zählen auch *chemische Merkmale*, wie funktionelle Gruppen, Gegenionen und Grundgerüstklassen. Sie dienen dazu, evtl. *Inkompatibilitäten* bei der Hilfsstoffauswahl zu erkennen und zu berücksichtigen. Die Tabellen 1.1 bis 1.3 (S. 5 bis 7) enthalten einige Beispiele.

1.4 Entwicklungsprobleme (EP), Entwicklungsschritte (ES) und Aktionen (EA)

Nachdem das Produktanforderungsprofil und die Arzneistoffeigenschaften definiert worden sind, beginnt die Suche nach optimalen bzw. geeigneten *Maßnahmen*, d. h. Hilfsstoffen und Verfahren. Diese Suche geschieht in aufeinander folgenden *Schritten*, die sich aus den *Entwicklungsproblemen* ergeben. Letztere sind arzneiformspezifisch und resultieren aus den vorgegebenen Produktanforderungen und Arzneistoffeigenschaften (s. Abb. 1.1, S. 7).

Manche Entwicklungsprobleme gehen auf mehrere Produktanforderungen zurück (z. B. im Falle der Füllstoffauswahl: Tablettengröße, Bruchfestigkeit etc.), was bei den Auswahlkriterien (s. Abschn. 1.4.1.6) berücksichtigt wird. Entwicklungsprobleme ergeben sich stets dann, wenn die betreffenden Produktan-

Tabelle 1.1
Funktionelle Gruppen und Gegenionen

Acetal	Carbonat	Hydroxylgruppe, aromatisch
Ag^+	Enol	Jodid
Al^{3+}	Epoxid	K^+
Aldehydgruppe	Ether, aliphatisch	Lacton
Amidgruppe	Ether, aromatisch	Maleat
Aminogruppe, aliphatisch, primär	Fluorid	Mg^{2+}
Aminogruppe, aliphatisch, sekundär	Fe^{2+}	Methansulfonat
Aminogruppe, aliphatisch, tertiär	Fe^{3+}	Na^+
Aminogruppe, aliphatisch, quartär	Gluconat	Nitrat
Aminogruppe, aromatisch, primär	H_3O^+	Nitrogruppe
Aminogruppe, aromatisch, sekundär	Halbacetal	Nitrosogruppe
Aminogruppe, aromatisch, tertiär	Halogenid, aliphatisch	OH^-
Bromid	Halogenid, aromatisch	Palmitat
C=C (Doppelbindung)	Hg^{2+}	Phosphat
Ca^{2+}	Hydrogenphosphat	Schwefelsäureester
Carbonsäureamid	Hydroxylgruppe, aliphatisch, primär, einwertig	Silanol
Carbonsäureester	Hydroxylgruppe, aliphatisch, primär, mehrwertig	Sulfat
Carbonylgruppe	Hydroxylgruppe, aliphatisch, sekundär, einwertig	Stearat
Carboxylgruppe	Hydroxylgruppe, aliphatisch, sekundär, mehrwertig	Sulfonsäureester
Clorid	Hydroxylgruppe, aliphatisch, tertiär	

Tabelle 1.2
Grundgerüstklassen

Alkaloid	Coffein	Partialglycerid, höherkettiges
4-Aminobenzoesäureester	Cumarin	Penicillin
Amphetamin	Curarealkaloid	Peptid
Alkohol, aliphatisch, einwertig	Dihydrobenzofuran	Phenol, einwertig
Alkohol, aliphatisch, mehrwertig	Diphenylhydantoin	Phenol, mehrwertig
Alkylsulfat	Disaccharid	Phenylpropylamin
Alkylsulfonat	Fettsäure	Phenothiazin
Aminoglykosid	Fettsäureester	Polymethylsiloxan
Aminosäure	Fettsäuresalz	Polysaccharid
Ascorbinsäure	Hydrazin	Protein
Azoverbindung	Indomethazin	Salicylsäure
Barbiturat	Kohlenhydrat	Silanol
Benzodiazepin	Kohlenwasserstoff	Sorbitolpartialester
Biguanid	Kohlenwasserstoff, halogeniert	Stärke
Carbaminsäureester	Lactose	Steroid
Carbapenem	Monobactam	Thiamin
Cardenolid	Morphin	Tetracyclin
Cellulose	Mutterkornalkaloid	Thioxanthen
Cephalosporin	Nitrofurantoin	Tropanalkaloid
Chinon	Oxacephem	Xanthin
Chinuclidin	Oxapenam	Zuckeralkohol

forderungen vor einem Entwicklungsschritt nicht erfüllt werden (z. B. prognostizierte Tablettenzerfallsdauer > Zerfallsdauer lt. Produktanforderung).

Die Reihenfolge der Entwicklungsprobleme ist so gewählt, dass sog. *Rücksprünge* auf davor liegende Entwicklungsprobleme (s. Abschn. 1.4.1.8) möglichst vermieden werden. Dieses Vorgehen mag zunächst formal erscheinen, ist aber eine wichtige Voraussetzung für eine ökonomische Entwicklung.

Nicht immer folgen auf Entwicklungsprobleme Entwicklungsschritte. Letztere entfallen, wenn zwar ein Problem existiert, aber keine Maßnahmen zur Verfügung stehen. In diesem Falle ist die Entwicklung abzubrechen. Alternativen (s. Abschn. 1.4.1.9) stehen dann zur Diskussion.

1.4.1 Entwicklungsschrittaktionen (EA)

Innerhalb eines jeden Entwicklungsschrittes werden einzelne Bearbeitungspunkte durchlaufen, die als Aktionen bezeichnet werden. Sie sind bei allen Entwicklungsschritten gleich und lauten:

- Maßnahme erforderlich?
- Verfügbare Maßnahmen
- Untergruppenzuordnung
- Ermittlung von Hilfsstoffmengen bzw. Prozessbedingungen
- Eigenschaftsprognosen
- Maßnahmenauswahl und Reihung
- Inkompatibilitätskontrolle
- Rücksprünge
- Alternativen
- Dokumentation

Die Reihenfolge der EA ist festgelegt, um den Rechenaufwand niedrig zu halten. Falls bei den Entwicklungsschrittaktionen 5 und 6 keine Mengen gefragt sind, treten diese vor die Aktion 4.

Tabelle 1.3
Inkompatibilitäten

Komponente 1	Komponente 2	Effekt	SF	Literatur
Alkaloide	Natriumdodecylsulfat	Unverträglichkeit	0,7	[1-1]
Aminogruppen	Laktose	Braunfärbung	1,0	[1-3]
Aminosäuren	Laktose	Braunfärbung	1,0	[1-3]
Amphetamin	Laktose	Bräunung	1,0	[1-1]
Chloride, Bromide, Jodide	Maisstärke	Verfärbung, Reduzierung der Sprengwirkung	0,7	[1-2], [1-3]
Chloride, Bromide, Jodide	Maltodextrin	Verfärbung, Reduzierung der Sprengwirkung	0,7	[1-2]
Coffein	Salicylsäure	Erhöhte Löslichkeit	0,7	[1-3]
Diphenylhydantoin	$CaHPO_4 \cdot 2H_2O$	Herabsetzung der Löslichkeit	0,5	[1-4]
Elektrolyte	Aquoat-MF	Koagulation der Dispersion	1,0	Hersteller
Elektrolyte	Eudragit RL/L	Koagulation der Dispersion	1,0	Hersteller
Elektrolyte	Eudragit RS	Koagulation der Dispersion	1,0	Hersteller
Fe^{2+}-Salz	Laktose	Verfärbung	0,7	[1-3]
Indomethacin	$CaHPO_4 \cdot 2H_2O$	Herabsetzung der Löslichkeit	0,9	[1-1]
Kationen	Aquoat-MF	Salzbildung	0,8	[1-2]
K-Salze	Natriumdodecylsulfat	Ausfällungen	0,7	[1-1]
Mg-Stearat	Aquoat-MF	Koagulation der Dispersion	1,0	Hersteller
Mg-Stearat	Eudragit RL/L	Koagulation der Dispersion	1,0	Hersteller
Mg-Stearat	Eudragit RS	Koagulation der Dispersion	1,0	Hersteller
Nitrofurantoin	Magnesiumstearat	Herabsetzung der Lösegeschwindigkeit	0,5	[1-4]
Pankreatin	Eudragit L	Erhöhte Quellung	0,8	[7-96]
Pankreatin	Aquoat-MF	Erhöhte Quellung	0,8	[7-96]
Salicylsäure	Polyvinylpyrrolidon	Molekulare Adukte	0,9	[1-1]
Sulfathiazol	Polyvinylpyrrolidon	Molekulare Adukte	0,9	[1-1]
Tetracyclin	$CaHPO_4 \cdot 2H_2O$	Herabsetzung der Löslichkeit	0,9	[1-1]

Die Aktionen bedeuten im Einzelnen:

1.4.1.1 Maßnahme erforderlich?

Am Anfang steht die Frage „Maßnahme erforderlich?". Sie wird mit „nein" beantwortet, wenn das Produkt vor dem Entwicklungsschritt die entsprechende Produktanforderung erfüllt (z. B. Granulatgröße vor Bindemittelauswahl = Größe lt. Produktanforderung). In diesem Falle wird zum nächsten Entwicklungsschritt übergegangen. Andernfalls ist die Frage mit „ja" zu beantworten und eine Maßnahmenauswahl zu treffen.

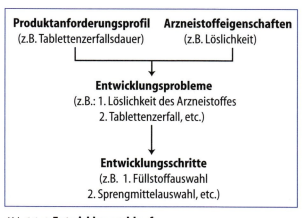

Abb. 1.1. ▲ **Entwicklungsablauf**

1.4.1.2 Verfügbare Maßnahmen

Deren Eigenschaften sind ausreichend charakterisiert (s. Kap. 10.3 und 10.4). Die Hilfsstoffeigenschaften sind nach definierten Bestimmungsmethoden zu ermitteln, ebenso die variablen Prozessbedingungen. Konstante Prozessbedingungen sind zu optimieren und zu validieren. Geeignete Maßnahmen sind verfügbare Maßnahmen, die sich im Einzelfall für eine Problemlösung eignen.

1.4.1.3 Untergruppen

Um die Auswahl von Maßnahmen einfacher zu gestalten, unterteilt man die Maßnahmen einer Gruppe oft nochmals in sog. Untergruppen (z. B. Granulierflüssigkeiten für exgeschützte und nichtexgeschützte Granulatoren).

1.4.1.4 Hilfsstoffmengen

Die Ermittlung von Hilfsstoffmengen bzw. Prozessbedingungen geschieht mit Hilfe von Formeln oder Regeln, die der Literatur entnommen wurden und dem gegenwärtigen Wissensstand entsprechen. Unter den Mengen sind einige, bei denen das Wissen zur Berechnung genauerer Werte fehlt. In diesem Falle muss man sich mit „üblichen Mengen" begnügen. Bei manchen Verfahren werden die optimalen Prozessbedingungen aus den jeweiligen Gegebenheiten berechnet (z. B. Sprühgeschwindigkeit bei verschiedenen Wirbelschichtgranulatoren), bei anderen werden Standardbedingungen gewählt (z. B. Umdrehungsgeschwindigkeit von Mischerwerkzeugen). Nur qualitativ zu beschreibende Eigenschaften (z. B. physiologische Verträglichkeit) werden durch Transformationen (z. B. gut $\triangleq$ 50), d. h. mittels sog. Abbildungsvorschriften definiert.

1.4.1.5 Eigenschaftsprognosen

Um eine Reihung mehrerer geeigneter Hilfsstoffe vornehmen bzw. ihre Eignung für die weitere Verarbeitung (z. B. Verpressung von Granulaten) abschätzen zu können, sind einige der Eigenschaften zu prognostizieren. Für diese Eigenschaftsprognosen werden Formeln, seltener Regeln, herangezogen. Beispiele sind die Eigenschaften von Pulvermischungen und ihre Berechnung aus den Eigenschaften der Einzelkomponenten. Den Eigenschaften von Stoffmischungen liegen verschiedene Funktionen zugrunde.

In Abb. 1.2 sind einige Abhängigkeiten grafisch dargestellt (E = Eigenschaftswert bzw. log Eigenschafts-

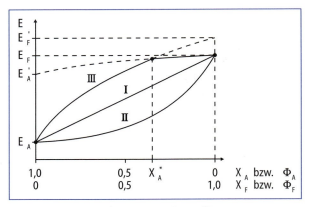

Abb. 1.2. ▲ **Eigenschaftswert/Anteil-Profile**

wert, X = Massenanteil, Φ = Volumenanteil, E'_A, E'_F, β = stoffspezifische Konstanten). Bei der einfachsten Funktion I addieren sich die Eigenschaftswerte der Komponenten A und F anteilig. Über- bzw. unteradditive Werte berücksichtigen die Funktionen II und III. Die entsprechenden Formeln lauten:

I: $\quad E = X_A \cdot E_A + X_F \cdot E_F$

II: $\quad E = X_A \cdot E_A + X_F \cdot E_F - \beta \cdot X_A \cdot X_F |E_F - E_A|$

III: $X_A^* \leq X_A \leq 1$:

$\quad E = X_A \cdot E_A + X_F \cdot E'_F + \beta_A \cdot X_A \cdot X_F |E'_F - E_A|$

IV: $0 \leq X_A \leq X_A^*$:

$\quad E = X_A \cdot E'_A + X_F \cdot E_F + \beta_F \cdot X_A \cdot X_F |E_F - E'_A|$

Weitere Funktionen entsprechend II bis IV ergeben sich spiegelbildlich zu Funktion I, bei Dreikomponentenmischungen in Form von Räumen.

Mittels Eigenschaftsprognosen werden schließlich auch die Endprodukte einer wissensbasierten Entwicklung charakterisiert.

1.4.1.6 Auswahlkriterien

Meist sind die verfügbaren Maßnahmen mehr oder weniger gut zur Lösung eines Entwicklungsproblems geeignet. Daher ist eine Auswahl vorzunehmen, gefolgt von einer *Reihung* der in Frage kommenden Maßnahmen entsprechend ihrer Fähigkeit, den optimalen Wert der Produktanforderung zu realisieren. Als Werkzeug dient in diesem Falle eine *Entschei-*

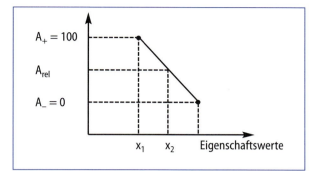

Abb. 1.3. ▲ **Normierung von Eigenschaftswerten**

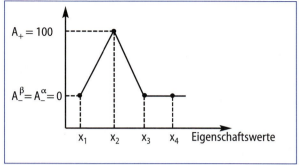

Abb. 1.4. ▲ **Normierung von Eigenschaftswerten**

dungsanalyse, die auf *normierten Werten* von *Auswahlkriterien* beruht. Diese Kriterien sind Eigenschaften von Hilfsstoffen bzw. deren Mischungen, die für die geforderten Produktanforderungen wesentlich sind bzw. die entsprechenden Produkteigenschaften mit bestimmen. Bei der Entscheidungsanalyse wird wie folgt vorgegangen:

Transformation von Hilfsstoffeigenschaften bzw. *prognostizierten Zwischenprodukteigenschaften* in dimensionslose, normierte Werte (A_{rel}): Hierzu sind, wie Abb. 1.3 zeigt, Toleranzgrenzen (A_-, A_+) festzulegen.

A_- ist der gerade noch tolerierte, schlechteste Grenzwert, A_+ der optimale bzw. beste Wert; z. B. beträgt die tolerierte Zersetzung eines Arzneistoffes in Form einer Tablette lt. Produktanforderung 0,2 mg, d. h. x_2 = 0,2 mg und x_1 = 0 mg.

Eine Zersetzung von x_i = 0,03 mg hätte dann einen Normwert von

$$A_{rel} = \frac{(x_i - x_1) \cdot 10^2}{x_2 - x_1} = 15$$

Sonderfälle sind gegeben, wenn der optimale Wert zwischen den Toleranzgrenzen bzw. ein Wert außerhalb der Toleranzgrenzen (Abb. 1.4) liegt.
Liegen Eigenschaftswerte außerhalb der Toleranzgrenzen, kann dies akzeptiert oder nicht akzeptiert werden.

Beispiel 1: Mittlere Löslichkeit einer Pulvermischung (x_1 = 2%, x_2 = 15%, x_3 = 25%, s. Abb. 1.3). Ein Eigenschaftswert von z. B. x_4 = 32% entspricht wie x_3 einem Normwert von A_{rel} = 0.

Beispiel 2: Bruchfestigkeit einer Tablette (x_1 = 1,5 MPa, x_2 = 2,5 MPa, x_3 = 4 MPa). Die Bruchfestigkeit von x_i = 1 MPa ergibt

$$A_{rel} = \frac{(1-1,5) \cdot 10^2}{2,5 - 1,5} = -50$$

Ein negativer A_{rel}-Wert bzw. ein A_{rel}-Wert > 100 führt zu einem Ausschluss des betreffenden Hilfsstoffes bei der Hilfsstoffauswahl (*K.O.-Kriterium*).
Auswahlkriterien wie z. B. „aufgeführt in Arzneibuch-Monographie" (ja/nein), die sich nur qualitativ beschreiben lassen, werden direkt in normierte Werte transformiert (Abbildungsvorschriften s. z. B. Tabelle 3.19, S. 56).

Unter den Auswahlkriterien von Hilfsstoffen und Verfahren befindet sich das K.O.-Kriterium „*Verfügbarkeit* an Ort A oder B etc." Es berücksichtigt, dass nicht alle Maßnahmen z. B. an jedem Produktionsstandort der Welt zur Verfügung stehen.

Die Auswahlkriterien sind von unterschiedlicher Wichtigkeit. Dies wird mit sog. *Wichtungsfaktoren* (w) berücksichtigt, die mit den normierten Werten und den Sicherheitsfaktoren multipliziert werden. Die Summe aller Wichtungsfaktoren ist 100. Bei K.O.-Kriterien entfällt oft eine Wichtung, d. h. es wird w = 0 gesetzt. Die Summe $\Sigma w \cdot SF \cdot A_{rel}$ aller Kriterien eines Hilfsstoffes ergibt die *Entscheidungszahl* (EZ) und legt die *Rangzahl* (RZ) fest: Je größer die Entscheidungszahl umso kleiner die Rangzahl (z. B. EZ = 2000 : RZ = 1, EZ = 1720 : RZ = 2 etc.). Die Rangzahl 1 kennzeichnet den „besten" Hilfsstoff, höhere Rangzahlen *geeignete* Hilfsstoffe.

1.4.1.7 Inkompatibilität

Eine weitere Aktion im Rahmen eines Entwicklungsschrittes ist die Überprüfung des ausgewählten Hilfsstoffes hinsichtlich einer eventuellen Inkompatibilität mit Arzneistoffen oder anderen Hilfsstoffen bzw. Verfahren. Hierzu werden die jeweiligen chemischen Eigenschaften eines Hilfsstoffes (Grundgerüstklassen bzw. funktionelle Gruppen bzw. Gegenionen, s. Tabelle 1.1 und Tabelle 1.2, S. 5 u. 6) mit aus der Literatur bekannten Inkompatibilitäten (s. Tabelle 1.3, S. 7) verglichen. Werden Inkompatibilitäten festgestellt, können sie entweder ignoriert werden oder der betreffende Hilfsstoff wird ausgeschlossen und der Hilfsstoff mit der nächsten Rangzahl kommt zum Zuge.

1.4.1.8 Rücksprung

Falls zur Lösung eines Problems keine Maßnahmen gefunden werden, wird in aussichtsreichen Sonderfällen ein Rücksprung auf einen davor liegenden Entwicklungsschritt vorgenommen (s. z. B. Tabelle 3.30, S. 62) oder die Entwicklung muss abgebrochen werden.

1.4.1.9 Alternativen

Wenn bei einem Entwicklungsschritt mangels Maßnahmen die Entwicklung abgebrochen werden muss, stehen in vielen Fällen Alternativen zur Diskussion. Solche sind z. B. andere Darreichungsformen wie beispielsweise Weichgelatinekapseln bei Arzneistoffen mit niedrigem Schmelzpunkt, Feinmahlung von Arzneistoffen bei zu geringer Lösegeschwindigkeit etc.

1.4.1.10 Dokumentation

Am Ende eines jeden Entwicklungsschrittes sollte eine Dokumentation des Ergebnisses erfolgen (Hilfsstoffart und -menge, Verfahren und Prozessbedingungen, Eigenschaftsprognosen mit Sicherheitsfaktoren). Die Eintragung in Tabellen, wie sie z. B. in den Kapiteln 2.5, 3.5 etc. gezeigt wird, wird sinnvollerweise bis zum letzten Entwicklungsschritt, d. h. bis zum Abschluss der Entwicklung vorgenommen.

Literatur

1-1. Wade A, Weller PJ (1994) Handbook of pharmaceutical excipients. Pharmaceutical Press, London

1-2. Bauer KH, Frömming K-H, Führer C (1989) Pharmazeutische Technologie. Thieme-Verlag, Stuttgart

1-3. Fiedler HP (1989) Lexikon der Hilfsstoffe für Pharmazie, Kosmetik und angrenzende Gebiete. Editio Cantor, Aulendorf

1-4. Münzel K (1970) Galenische Formgebung und Arzneimittelwirkung – Neue Erkenntnisse und Feststellungen, 1. Teil. Prog Drug Res 14: 269–386

Die in den folgenden Kapiteln zitierten Heidelberger Dissertationen sind bei der Universitätsbibliothek, Plöck 107–109, 69117 Heidelberg erhältlich.

Entwicklung von Pulvern (für Hartkapseln) 2

2.1	Definition der Produktanforderungen	13
2.2	Produkt- und maschinenspezifische Bedingungen	13
2.3	Arzneistoffeigenschaften	13
2.4	Entwicklungsprobleme (EP), Entwicklungsschritte (ES), Entwicklungsschrittaktionen (EA)	13
2.4.1	EP, ES: Schmelzpunkt des Arzneistoffes	13
2.4.2	EP, ES: Hygroskopizität des Arzneistoffes	17
2.4.3	EP: Gehalts- und Masseneinheitlichkeit des Arzneistoffes, ES: Teilchengröße des Arzneistoffes	17
2.4.4	EP, ES: Füllstoffauswahl	17
2.4.5	EP: Lösegeschwindigkeit des Arzneistoffes, ES: Netzmittelauswahl	21
2.4.6	EP: Zerfall der Arzneiform, ES: Sprengmittelauswahl	25
2.4.7	EP: Masseneinheitlichkeit des Arzneistoffes, ES: Auswahl Fließregulierungsmittel	26
2.4.8	EP: Werkzeughaftung, ES: Schmiermittelauswahl	27
2.4.9	EP: Gehaltseinheitlichkeit des Arzneistoffes, ES: Mischerauswahl I	27
2.4.10	EP: Gehaltseinheitlichkeit des Schmiermittels, ES: Mischerauswahl II	28
2.5	Demonstrationsbeispiel	32
	Literatur	34

EINLEITUNG

Nach dem Arzneibuch sind Pulver zur peroralen Anwendung Zubereitungen, die aus festen, losen, trockenen und mehr oder weniger feinen Teilchen bestehen. Die Pulver enthalten einen oder mehrere Wirkstoffe mit oder ohne Hilfsstoffen und, falls erforderlich, zugelassenen Farb- und Aromastoffen. Pulver sind meist Zwischenprodukte, da sie entweder direkt zu Tabletten verpresst (s. Kap. 5) oder in Hartkapseln abgefüllt werden. Pulver in Hartkapseln haben gegenüber direkter verpressten Tabletten den Vorteil, dass presstechnische Voruntersuchungen und Probleme entfallen, andererseits den Nachteil eines größeren Volumens pro Dosis und eines höheren Preises.

Falls bei Pulvern kein zufrieden stellendes Fließ- bzw. Entmischungsverhalten erzielt werden kann (z. B. infolge zu geringer Partikelgröße), ist man genötigt, Granulate zu entwickeln (s. Kap. 3).

Das in diesem Kap. beschriebene Wissen stammt z. T. aus der Fachliteratur, z. T. wurde es im Rahmen der Dissertation von V. Schmelmer [Lit. 2-1] erhalten.

2.1 Definition der Produktanforderungen

Bei Pulvermischungen, die maschinell in Hartkapseln abgefüllt werden, sind einige technische Punkte zu beachten [Lit. 2-56], auf die hier aber wegen der speziellen Thematik nicht näher eingegangen werden soll. Eine wichtige Rolle spielen das Fließverhalten von Pulvern und ihre Entmischungsneigung. Tabelle 2.1 (S. 14) enthält eine Zusammenfassung der üblichen Produktanforderungen. Sie sind als Empfehlung zu verstehen.

2.2 Produkt- und maschinenspezifische Bedingungen

Die am Anfang einer Entwicklung von Pulvern festzulegenden Bedingungen sind in Tabelle 2.3 (S. 15) zusammengefasst. Sie bilden zusammen mit den Produktanforderungen das Produktanforderungsprofil.

2.3 Arzneistoffeigenschaften

Die vor Beginn einer theoretischen Entwicklung zu ermittelnden Arzneistoffeigenschaften sind in den folgenden drei Tabellen aufgeführt: Tabelle 2.4 (S. 15) enthält allgemeine physikalisch-chemische Eigenschaften, Tabelle 2.5 (S. 16) Ergebnisse der Kompatibilitäts-(Stabilitäts-)Studien mit Pulvermischungen und Tabelle 2.6 (S. 16) chemische Eigenschaften, die für Inkompatibilitätsprüfungen benötigt werden.

2.4 Entwicklungsprobleme (EP), Entwicklungsschritte (ES), Entwicklungsschrittaktionen (EA)

Bei Pulvern lauten die Entwicklungsprobleme bzw. -schritte:

- Schmelzpunkt des Arzneistoffes
- Hygroskopizität des Arzneistoffes
- Gehalts- und Masseneinheitlichkeit des Arzneistoffes
- Füllstoffauswahl
- Lösegeschwindigkeit des Arzneistoffes
- Sprengmittelauswahl
- Auswahl Fließregulierungsmittel
- Schmiermittelauswahl
- Mischerauswahl I
- Mischerauswahl II

2.4.1 EP, ES: Schmelzpunkt des Arzneistoffes

2.4.1.1 EA: Maßnahme erforderlich?
Arzneistoffe mit Schmelzpunkten unter ca. 40 °C sind für feste Zubereitungen normalerweise ungeeignet. Gegebenenfalls wären Maßnahmen erforderlich, aber nicht vorhanden. Die wissensbasierte Entwicklung muss abgebrochen und Alternativen (andere Arzneiformen, z. B. Lösungen, Weichkapseln) sind zu diskutieren. Wenn keine Maßnahmen erforderlich sind, wird zum nächsten Entwicklungsproblem fortgeschritten.

Tabelle 2.1
Produktanforderungen

Nr.	Produkteigenschaft/Messgröße	Einheit	Bestimmungs-methode	Optimaler Wert	Tolerierter Wert bzw. Bereich (z. B.)
1	Arzneistoffdosis	mg	–		
2	Freigabezeitraum (t_x)	min	–	1	15
3	Freigabe/Lösegeschwindigkeit (v_2)	%/t_x	B1	100	75
4	Fließverhalten/Böschungswinkel	°	B2	40	35–45
5	Homogenität/Gehaltseinheitlichkeit (s_{rel})	%	B3	0	2
6	Gehaltseinheitlichkeit/Entmischung (s_{rel})	%	B4	0	5
7	Kapselgröße/Kapselfüllvolumen	mm³	–		
8	Zerfallsdauer	min	B5	0	5
9	Hausner-Faktor	–	B6	2,0	1,2
10	Belagbildung/Adhäsion	µg/cm²	B7	0	15
11	Haltbarkeitsdauer	a	–		
12	Hydrolyse/Zersetzungsprodukt	%/t_H	B20	0	0,1
13	Oxidation/Zersetzungsprodukt	%/t_H	B20	0	0,1

Kommentare zu Tabelle 2.1:

Ad 2, 3: t_x ist diejenige Zeit, nach der lt. Auflösetest der gelöste Anteil bestimmt wird (z. B. 20 min). Die geforderte Auflösegeschwindigkeit v_2 resultiert aus pharmakologisch/biopharmazeutischen Gegebenheiten.

Ad 4: An das Fließverhalten von Pulvermischungen für Hartkapseln sind besondere Anforderungen zu stellen: Aus Gründen der Gewichts-/Masseneinheitlichkeit, aus Gründen der Gehaltseinheitlichkeit und drittens in Zusammenhang mit dem Dosierprinzip der betreffenden Kapselfüllmaschine. Für den Pulvertransport im Dosierröhrchen ist ein zu gutes Fließen ungünstig, bei mechanischer Pulverzuführung aber auch nicht erforderlich. Daraus ergeben sich für den Böschungswinkel die Toleranzgrenzen: 33-45°. (Bei Pulvermischungen, die noch kein Fließregulierungsmittel enthalten, werden 33-53° toleriert.)

Ad 5 und 6: Bezüglich Gehaltseinheitlichkeit des Arzneistoffes in einer Pulvermischung sind zu unterscheiden: der Anteil, der aus dem Mischvorgang (relative Standardabweichung der Stichproben, "Homogenität") und der Anteil, der aus dem Transport des Pulvers ("Entmischung") resultiert. Die vom Gesetzgeber geforderte Homogenität von $s_{rel} = 2\%$ und ein entmischungsbedingter Grenzwert von $s_{rel} = 5\%$, sollten nicht überschritten werden.

Ad 7: Übliche Kapselgrößen sind:

Tabelle 2.2
Kapselgröße und Kapselfüllvolumen (Unterteil)

Kapselgröße	Kapselvolumen V_K [mm³]
(5)	(130)
(4)	(210)
3	300
2	380
1	500
0	680
00	950

Ad 8: Wenn rasch freisetzende Kapseln zu entwickeln sind, sind kurze Zerfallszeiten anzustreben. Als Toleranzgrenze können 5–10 min zugrunde gelegt werden.

Ad 9: Zwischen dem spezifischen Schütt- und Stampfvolumen sowie der Kompressibilität einer Pulvermischung besteht ein Zusammenhang über den Hausner-Faktor (HF = Stampfdichte/ Schüttdichte). Ausreichend fließende Pulvermischungen mit schwacher Kohäsion und guter Kompressibilität sind für beide Dosierprinzipien geeignet (Röhrchendosierer: HF ≥ 1,2; Dosierscheibenprinzip HF ≥ 1,1).

Ad 10: Da bis heute keine praktikable Prüfung der Pulverhaftung an den Wandungen der Dosierkammer – aus der erhöhte Ausstoßkräfte resultieren können – zur Verfügung steht, muss mit fiktiven Werten gearbeitet werden.

Ad 11 bis 13: Siehe Kap. 1.3 (Stabilität).

Tabelle 2.3
Produkt- und maschinenspezifische Bedingungen

Nr.	Bedingungen	Einheit	Spezifikation
1	Lagerungstemperatur	°C	
2	Lagerungsluftfeuchte	% r.F.	
3	Packmittel	–	
4	Produktionsklima	°C, % r.F.	
5	Lichtschutz	–	
6	Kapselfüllmaschinentyp	–	
7	Abfüllkompaktierung	%	
8	Produktionsstandort	Nr.	

Kommentare zu Tabelle 2.3:

Ad 1-4: Diesbezüglich wird auf Kap. 10.5 verwiesen. Anzugeben sind auch das Kapselmaterial (Gelatine, Hydroxypropylmethylcellulose etc.), die Kategorie des Packmittels, das durchschnittliche Klima innerhalb des Packmittels und das Produktionsklima. Die Hygroskopizität der Gelatine schließt Kapselprodukte für die Klimazonen 3 und 4 meist aus (Gelatine wird unter 30% r.F. spröde, über 75% r.F., 20 °C klebrig).

Ad 5: Sehr lichtempfindliche Arzneistoffe erfordern eine Verarbeitung unter Lichtschutz sowie lichtundurchlässige Packmittel, Arzneistoffe mit mittlerer Lichtempfindlichkeit nur lichtschützende Packmittel (s. Kap. 10.5). Das Kapselmaterial kann ebenfalls als Lichtschutz dienen.

Ad 6: Kapselfüllmaschinen (s. Kap. 10.4.8) haben unterschiedliche Dosierverfahren, sodass an das Fließverhalten des Pulvers unter Umständen spezielle Anforderungen zu stellen sind, um Gewichtseinheitlichkeit zu erzielen. Deshalb ist die Definition des Maschinentyps erforderlich.

Ad 7: Ist die Kohäsion der Pulvermischung zu gering, um das Pulver bis zur Abfüllung in der Dosierkammer zu halten, ist eine leichte Kompaktierung vorzunehmen. Bei einer Kompaktierung bis 15% sind weder Dosierschwankungen noch eine Beeinträchtigung der Arzneistoffauflösung zu befürchten.

Tabelle 2.4
Arzneistoffeigenschaften

Nr.	Arzneistoffeigenschaft/Messgröße	Einheit	Bedingung	Bestimmungsmethode	Wert	SF
1	Löslichkeit	%	25 °C, H_2O, Eigen-pH	B10		
2	Freigabe/Lösegeschwindigkeit, v_1	$\%/t_x$	–	B11		
3	Lichtempfindlichkeit	%	–	B12		
4	Adhäsion/Werkzeughaftung	µg/cm²	–	B7		
5	Wahre Dichte	g/ml	–	B13		
6	Scheinbare Korndichte	g/ml	–	B14		
7	Schüttdichte	g/ml	–	B6		
8	Stampfdichte	g/ml	–	B6		
9	Teilchengröße $\overline{d}_o$ (Gewichtsmittel)	mm	–	B15		
10	Teilchengröße d_{v_0} (Volumenmittel)	mm	–	B15		
11	Feinanteil (< 0,5 Median)	%	–	B15		
12	Formfaktor (volumenbezogen)	–	–	B16		
13	Fließverhalten/Böschungswinkel	°	–	B2		
14	Schmelzpunkt	°C	–	B17		
15	krit. r.F./Hygroskopizität	%	–	B18		
16	Wassergehalt (freies Wasser)	% (w/w)	25 °C, 40% r.F.	B19		
17	Wassergehalt (freies Wasser)	% (w/w)	25 °C, 50% r.F.	B19		
18	Wassergehalt (freies Wasser)	% (w/w)	25 °C, 60% r.F.	B19		
19	Benetzbarkeit/Lösegeschwindigkeit v_4	$\%/t_x$	–	B11		

Tabelle 2.5
Arzneistoffstabilität

Nr.	Arzneistoffeigenschaft	Einheit	Bestimmungsmethode	Wert	SF
20	Zersetzungsprodukt Hydrolyse (X_{ZHA}; innerhalb 100 d)	%	B20		
21	Zersetzungsprodukt Hydrolyse (X_{ZHA}; innerhalb 50 d)	%	B20		
22	Zersetzungsprodukt Oxidation (X_{ZXA}; innerhalb 100 d)	%	B20		
23	Zersetzungsprodukt Oxidation (X_{ZXA}; innerhalb 50 d)	%	B20		
24	Zersetzungsprodukt Hydrolyse (X_{ZHF}; innerhalb 100 d)	%	B20		
25	Zersetzungsprodukt Hydrolyse (X_{ZHF}; innerhalb 50 d)	%	B20		
26	Zersetzungsprodukt Oxidation (X_{ZXF}; innerhalb 100 d)	%	B20		
27	Zersetzungsprodukt Oxidation (X_{ZXF}; innerhalb 50 d)	%	B20		
28	Zersetzungsprodukt Oxidation (X_{ZXSp}; innerhalb 100 d)	%	B20		
29	Zersetzungsprodukt Oxidation (X_{ZXSp}; innerhalb 50 d)	%	B20		
30	Zersetzungsprodukt Hydrolyse (X_{ZHSp}; innerhalb 100 d)	%	B20		
31	Zersetzungsprodukt Hydrolyse (X_{ZHSp}; innerhalb 50 d)	%	B20		
32	Zersetzungsprodukt Oxidation (X_{ZXSm}; innerhalb 100 d)	%	B20		
33	Zersetzungsprodukt Oxidation (X_{ZXSm}; innerhalb 50 d)	%	B20		
34	Zersetzungsprodukt Hydrolyse (X_{ZHSm}; innerhalb 100 d)	%	B20		
35	Zersetzungsprodukt Hydrolyse (X_{ZHSm}; innerhalb 50 d)	%	B20		
36	Wasserempfindlichkeit des Arzneistoffes	ja/nein	B20		

Tabelle 2.6
Chemische Arzneistoffeigenschaften

Nr.	Arzneistoffeigenschaft	Bezeichnung (s. Tabellen 1.1 und 1.2, S. 5 u. 6)	SF
37	Funktionelle Gruppen		
38	Gegenionen		
39	Grundgerüstklasse		

Kommentare zu den Tabellen 2.4 bis 2.6:

Ad 1: Löslichkeitsdaten (Massenprozente) werden bei der Füllstoffauswahl benötigt. Für sehr gut lösliche Arzneistoffe sind mit Hinblick auf eine befriedigende Lösegeschwindigkeit weniger gut lösliche Füllstoffe vorteilhaft und umgekehrt.

Ad 2: Bei der Arzneistofffreigabe aus Pulverkapseln kann eine kapselbedingte Verzögerungsperiode von ca. 5 min angenommen werden. (So sollte z. B. bei einer Produktanforderung von 80%/15 min die Arzneistoffauflösung der Pulvermischung 80%/10 min betragen.)

Ad 3: Die Lichtempfindlichkeit des Arzneistoffes kann in % angegeben werden: starke Lichtempfindlichkeit = 100%, mittlere Lichtempfindlichkeit = 50%, keine Lichtempfindlichkeit = 0%.

Ad 4: Da für die Bestimmung der an der Wand der Dosierröhrchen einer Kapselabfüllmaschine evtl. haftend bleibende Pulvermasse zurzeit eine praktikable Methode fehlt, sollten hypothetische Werte verwendet werden (z. B. relevante Haftung: > 15 µg/cm², tolerierte Haftung: 10 µg/cm² keine Haftung: 0 µg/cm²).

Ad 5: Die wahre Dichte der meisten organischen Feststoffe liegt zwischen 1,1 und 1,5 g/cm³.

Ad 6: Die scheinbare Teilchendichte entspricht – von Sprühprodukten abgesehen – meist der wahren Dichte.

Ad 7: Die nach B6 mit dem 100 ml Messzylinder ermittelte Schüttdichte muss zur Übertragung auf ein Kapselunterteil mit dem Faktor f korrigiert werden (s. B6).

Ad 9: Die mittlere Arzneistoffteilchengröße (Gewichtsmittel) sollte wegen des Fließverhaltens $\bar{d}_o \geq 0{,}08$ mm betragen. Einen Sonderfall bilden niedrig dosierte Arzneistoffe ($\leq 3\%$ der Pulvermischung), deren mittlere Teilchengröße folgenden Grenzwert nicht überschreiten sollte, damit eine homogene Arzneistoffverteilung (Gehaltseinheitlichkeit $s_{rel} \leq 2\%$) gewährleistet ist:

$$d_{o(A)} = 0{,}07 \cdot m_A^{0{,}4} \quad [\text{mm}]$$

Ad 10: Die Breite der Teilchengrößenverteilung sollte wegen Entmischungsgefahr und Fließverhalten nicht zu groß sein, d. h. der Feinanteil 20% nicht überschreiten.

Ad 13: Der Pulvertransport zur Abfüllstelle mittels Dosierscheibe setzt ausreichend gutes Fließen voraus. Eine Dosierung mittels Dosierröhrchen verlangt dagegen kein zu gutes Fließen (vgl. Produktanforderungen).

Ad 15-18: Die relative Luftfeuchtigkeit, bei der ein Pulver hygroskopisch wird, muss in Zusammenhang mit der Hygroskopizität der Gelatine betrachtet werden. Bei höherdosierten Arzneistoffen und dichten Packmitteln sollte die kritische relative Luftfeuchtigkeit der Stoffe (s. B18) 30% r.F., 20 °C nicht unterschreiten, da ansonsten der Gelatine Wasser entzogen werden kann. Packmittel sowie in Frage kommende Klimazonen spielen in dieser Beziehung eine Rolle.

Ad 19: Um festzustellen, ob ein Netzmittelzusatz die Geschwindigkeit der Arzneistoffauflösung erhöhen kann, ist die "Benetzbarkeit" (ausgedrückt durch v_4 im Vergleich mit v_1, s. Bestimmungsmethode B11) anzugeben.

Ad 20-35: Die Kompatibilitätsprüfung mit einzelnen Pulvermischungen führt zu Daten (X_Z, n_r), die die Menge der Zersetzungsprodukte nach bestimmten Zeiten zu berechnen gestatten. Erfolgt die Stabilitätsprüfung erst mit dem Endprodukt, entfallen diese Daten.

Ad 37-39: Diese chemischen Eigenschaften dienen der Überprüfung von Inkompatibilitäten mit Hilfsstoffen bzw. Verfahren (Kap. 1.4.1.7).

2.4.2 EP, ES: Hygroskopizität des Arzneistoffes

2.4.2.1 EA: Maßnahme erforderlich?
Maßnahmen würden erforderlich, wenn diese Arzneistoffeigenschaft bei einem vorgesehenen Kapselpräparat den kritischen Grenzwert von ca. 50% r.F. (20 °C) unterschreitet (s. Ad 15 zu Tabelle 2.4, S. 15). Da hierzu keine Maßnahmen existieren, sind Alternativen in Betracht zu ziehen (z. B. andere Arzneiform). Wenn keine Maßnahmen erforderlich sind, wird zum nächsten Entwicklungsschritt übergegangen.

2.4.3 EP: Gehalts- und Masseneinheitlichkeit des Arzneistoffes, ES: Teilchengröße des Arzneistoffes

Die Gehaltseinheitlichkeit eines Arzneistoffes hängt vom Mischverfahren (Abschn. 2.4.9) und bei sehr niedrig dosierten Arzneistoffen von der Teilchengröße ab. Die Masseneinheitlichkeit eines Arzneistoffes wird im Wesentlichen vom Fließverhalten der Pulvermischung (z. B. Böschungswinkel) mitbestimmt, das wiederum von der mittleren Teilchengröße abhängt.

2.4.3.1 EA: Maßnahmen erforderlich?
Handelt es sich um einen niedrig dosierten Arzneistoff (≤ 3% der Pulvermischung), muss seine Teilchengröße

$$d_{o(A)} = 0{,}07 \cdot m_A^{0{,}04} \ [mm]$$

unterschreiten, damit die Produktanforderung von $s_{rel} = 2\%$ erfüllt wird. Wenn dann Füllstoffe eine mittlere Teilchengröße von $d_o ≥ 0{,}08$ mm haben (Abschn. 2.4.4.2), kommt es zu einer Adsorption der kleinen Arzneistoffteilchen und eine Entmischung wird so vermieden. Die wissensbasierte Entwicklung sieht bei Nichterfüllung der Anforderung einen Abbruch vor, da keine Maßnahme vorhanden ist. Als Alternative werden z. B. Granulate empfohlen.

Handelt es sich um einen höher dosierten Arzneistoff (> 3%), soll sein Fließen durch eine ausreichend große Teilchengröße gewährleistet sein:

$$\overline{d}_{o(A)} ≥ 0{,}08 \ [mm]$$

Wird diese Grenze unterschritten, muss die Entwicklung abgebrochen werden. Als Alternativen werden empfohlen: andere Arzneiform (z. B. Granulattabletten), feste Arzneistofflösungen, etc.

2.4.4 EP, ES: Füllstoffauswahl

2.4.4.1 EA: Maßnahme erforderlich?
Ein Füllstoffzusatz ist erforderlich, wenn unter Berücksichtigung einer evtl. Abfüllkompaktierung (ε_c, s. Tabelle 2.3, S. 15) das Schüttvolumen des Arznei-

stoffes ($V_{S(A)}$) 85% des Kapselfüllvolumens (V_K) lt. Produktanforderung unterschreitet:

$$V_{S(A)} = \frac{m_A}{f \cdot \rho_{S(A)}} < \frac{Q}{\left(1-\varepsilon_c \cdot 10^{-2}\right)} \cdot V_K \quad [mm^3]$$

Ohne Abfüllkompaktierung gilt für das dann zutreffende Stampfvolumen $V_{St(A)}$:

$$V_{St(A)} = \frac{m_A}{f \cdot \gamma_{S(A)}} < Q \cdot V_K \quad [mm^3]$$

$$Q = 1 - 0,1 - \Phi_{Sp} - \Phi_{Sm} = 0,85$$

Mit dem Faktor 0,85 werden weitere Hilfsstoffe und ca. 10% Sicherheitsvolumen berücksichtigt. Der Faktor f (Kapselgrößen 2 bis 00: f = 0,89, Kapselgröße 3: f = 0,77) passt die nach Bestimmungsmethode B6 ermittelte Schüttdichte ($\rho_{S(A)}$) bzw. Stampfdichte ($\gamma_{S(A)}$) an das kleinere Kapselvolumen an.

2.4.4.2 EA: Verfügbare Füllstoffe
Von den vielen gebräuchlichen Füllstoffen sind einige in Tabelle 2.7 (S. 18) zusammengefasst. Ihre Eigenschaften werden in Kap. 10.3.1 beschrieben. Um ein gutes Fließverhalten zu gewährleisten, sollte ihre mittlere Teilchengröße $d_{g0} \geq 0,08$ mm betragen.

2.4.4.3 EA: Untergruppenzuordnung
Untergruppen sind bei diesem Entwicklungsschritt nicht erforderlich, abgesehen von dem Hinweis in Kap. 5.4.5.3.

2.4.4.4 EA: Ermittlung der Füllstoffmasse
Die Füllstoffmasse ergibt sich entsprechend Abschn. 2.4.4.1 wie folgt aus dem Kapselvolumen (V_K), der Arzneistoffmasse (m_A), den Stampf- bzw. Schüttdichten der Komponenten (γ_s bzw. ρ_s) und der Abfüllkompaktierung (ε_c):

$$m_F = \left(\frac{Q}{1-\varepsilon_c \cdot 10^{-2}} \cdot V_K - \frac{m_A}{f \cdot \rho_{S(A)}}\right) f \cdot \rho_{S(F)} \quad [mg]$$

(SF = 0,8)

bzw. bei $\varepsilon_c = 0$:

$$m_F = \left(Q \cdot V_K - m_A \cdot f^{-1} \cdot \gamma_{S(A)}^{-1}\right) f \cdot \gamma_{S(F)} \quad [mg]$$

(SF = 0,8)

Bei diesen Formeln wurde die gegenseitige Ausfüllung des Hohlraumes zwischen den Partikeln des Pulverbettes außer Betracht gelassen, da wegen des Fließ- und Entmischungsverhaltens normalerweise weitgehend ähnliche Teilchengrößen von Arzneistoff- und Füllstoff gewählt werden. Falls der vorab festgelegte Faktor Q, d. h. die berechnete Füllstoffmasse m_F nicht dem Endprodukt entspricht, ist mit dem korrigierten Q-Wert ein neuer Testlauf vorzunehmen.

2.4.4.5 EA: Eigenschaftsprognosen
Bei den folgenden Gleichungen wird auf die Zeichenerklärung in Kap. 10.1 hingewiesen.

Die Prognosen der Eigenschaften von Arzneistoff-/Füllstoff-Pulvermischungen lauten:

▶ Aus den Ergebnissen der Kompatibilitätsprüfung mit Arzneistoff-, Füllstoffmischungen (s. Arzneistoffeigenschaften) werden die Zersetzungsraten nach der Haltbarkeitsfrist (t_H) wie folgt berechnet:

Tabelle 2.7
Füllstoffe

Füllstoff	Typ	Firma, Hersteller
α-Laktose · H$_2$O	Pharmatose 80 M	DMV
α-Laktose · H$_2$O	Spherolac 100	Meggle
α-Laktose · H$_2$O	GranuLac 70	Meggle
Mikrokristalline Zellulose	Avicel PH 102	FMC
Pregelatinierte Stärke	Starch 1500	Colorcon

$$X_{Z\Sigma(t_H)} = X_{ZA(100d)} \cdot (3{,}65 \cdot t_H)^{n_{rA}}$$
$$+ X_{ZF(100d)} \cdot (3{,}65 \cdot t_H)^{n_{rF}} \quad [\%]$$
$$(SF = 0{,}8)$$

$$n_r = 3{,}33 \lg (X_{Z(100d)}/X_{Z(50d)})$$

- Die mittlere Teilchengröße ist ein wichtiger Faktor des Fließverhaltens von Pulvermischungen. Ein geringer Feinanteil und Teilchengrößen von $d_{o(A+F)} \geq 0{,}08$ mm sind anzustreben. Bezüglich des Sprengmittelanteils m_{Sp} s. Abschn. 2.4.6.4.

$$d_{o(A+F)} = X_A \cdot d_{o(A)} + X_F \cdot d_{o(F)}$$
$$+ X_{Sp} \cdot d_{o(Sp)} \quad [mm] \quad (SF = 1{,}0)$$

$$X_A = \frac{m_A}{m_A + m_F + m_{Sp}}$$

$$z.\,B. = \frac{m_A}{1{,}042 \cdot (m_A + m_F)}$$

$$X_F = 1 - X_A - X_{Sp}$$

- Die Entmischung von Pulvermischungen (z. B. während des Transportes) sollte der Produktanforderung $s_{r(PA)} \leq 5\%$ entsprechen. Mit ausreichender Sicherheit ist

$$s_r \leq 5 \quad [\%]$$

wenn gilt:

$$0{,}8 \leq \frac{d_{o(A)}}{d_{o(F)}} \leq 1{,}3$$

und

$$d_{o(A+F)} < 0{,}10 \quad [mm] \quad (SF = 0{,}8)$$

Sehr geringe Entmischungsgefahr besteht, wenn neben dem o.g. Quotienten do(A)/do(F)

$$d_{o(A+F)} \geq 0{,}10 \quad [mm] \quad (SF = 0{,}6)$$

gilt.

Erfüllt wird die o.g. Produktanforderung $s_{r(PA)}$ in den meisten Fällen auch dann, wenn ein sehr niedrig dosierter Arzneistoff ($\leq 3\%$ der Pulvermischung) mit geringer Teilchengröße und ein gröberer Füllstoff gemischt werden. Die adsorptive Bindung ist dann normalerweise so groß, dass keine Entmischung erfolgen kann.

Als weiterer Entmischungsfaktor könnte ein evtl. Dichteunterschied zwischen den Komponenten einer Pulvermischung in Betracht kommen (z. B. Laktose + Dicalciumhydrogenphosphat). Dieser Faktor spielt aber meist eine untergeordnete Rolle, sodass er vernachlässigt werden kann.

- Der mittlere Böschungswinkel (α_{A+F}), mit dem das Fließverhalten charakterisiert werden kann, resultiert aus den Böschungswinkeln der Komponenten (1 und 2) in nichtproportionaler Weise wie folgt:

Für $\alpha_2 \geq \alpha_1$ und $X_1 > 0{,}9$ gilt:

$$\alpha_{1+2} = \alpha_2 - (\alpha_2 - \alpha_1) \cdot X_1^2 \quad [°] \quad (SF = 0{,}8)$$

Für $\alpha_2 \geq \alpha_1$ und $X_1 \leq 0{,}9$ gilt:

$$\alpha_{1+2} = \alpha_2 - 1{,}23 \cdot (\alpha_2 - \alpha_1) \cdot X_1^2 \quad [°] \quad (SF = 0{,}8)$$

- Mit der mittleren Wasserlöslichkeit (S_{A+F}) soll berücksichtigt werden, dass die Lösegeschwindigkeit verbessert werden kann, wenn man einem schlecht löslichen Arzneistoff einen besser löslichen Füllstoff zumischt und umgekehrt. Wenn keine sonstigen chemischen Löslichkeitsbeeinflussungen existieren, gilt:

$$S_{A+F} = X_A \cdot S_A + X_F \cdot S_F \quad [\%] \quad (SF = 1{,}0)$$

- Die Füllstoffkosten pro Dosis betragen:

$$P_H = 10^{-6} \cdot \text{kg-Preis} \cdot m_F \quad [€] \quad (SF = 1{,}0)$$

- Die Werkzeughaftung von Pulvermischungen kann zurzeit nur sehr grob geschätzt werden:

$$\kappa_{A+F} \approx X_A \cdot \kappa_A + X_F \cdot \kappa_F \quad [\mu g/cm^2] \quad (SF = 0{,}1)$$

Tabelle 2.8
Auswahlkriterien von Füllstoffen (F = Füllstoff, P = Pulvermischung)

Nr.	Kriterien	Messgröße, Bezug	K.O.-Kriterium (z. B.)	$A^{\alpha/\beta}_-$	A^+	Wichtungsfaktor (z. B.)
1	Physiologische Verträglichkeit (F)	–	Ja	Ausreichend	Sehr gut	10
2	Arzneibuchmonographie (F)	–	Nein	Nein	Ja	5
3	Pharmazeutische Qualität (F)	–	Ja	–	Ja	0
4	Preis pro Dosis (F)	–	Nein	Höchster	Niedrigster	2
5	Quotient der mittleren Teilchengrößen ($d_{o(A)}d_{o(F)}$)	Wenn $X_A \geq 0{,}03$	Ja	$A^\alpha_- = 0{,}8$ $A^\beta_- = 1{,}3$	1,0	15
		Wenn $X_A < 0{,}03$ und $d_{oA} < 0{,}005$ mm		0,05	0,01	
6	Hygroskopizität (F)	Wasseraufnahme	Ja	r.F._Krit = 30%	r.F._Krit ≥ 90%	1
7	Fließverhalten (P)	Böschungswinkel	Ja	$A^\alpha_- = 33°$(PA) $A^\beta_- = 45°$(PA)	40°	20
8	Hausner-Faktor (P)	–	Ja	1,2 (PA)	2,0	12
9	Löslichkeit (P)	Löslichkeit in Wasser	Nein	$A^\alpha_- = 0{,}1\%$ $A^\beta_- = 80\%$	10 %	5
10	Zersetzung/Hydrolyse (P)	Gehalt/ Zersetzungsprodukt	Ja	Höchste (PA)	Niedrigste (PA)	15
11	Zersetzung/Oxidation (P)	Gehalt/ Zersetzungsprodukt	Ja	Höchste (PA)	Niedrigste (PA)	15
12	Verfügbarkeit am Produktionsort (A)	–	Ja	–	Ja	0

Kommentare zu Tabelle 2.8:

Ad 1–12: (F) bedeutet Füllstoffeigenschaft, (P) Eigenschaft von Arzneistoff/Füllstoff-Pulvermischungen.

Ad 1–4: Ausschließlich qualitativ zu bewertende Eigenschaften werden als Normwerte A_{rel} ausgedrückt (s. Abbildungsvorschriften, Tabelle 2.9, S. 21).

Ad 6–8, 10, 11: Die Toleranzgrenzen ergeben sich überwiegend aus den Produktanforderungen.

Ad 9: Für eine ausreichende Lösegeschwindigkeit ist eine gewisse Löslichkeit der Pulvermischung vorteilhaft.

Ad 12: A = BR Deutschland

2.4.4.6 EA: Maßnahmenauswahl und Reihung

Zur Berechnung dimensionsloser, normierter Eigenschaftswerte (A_{rel}) sind die in Tabelle 2.8 (S. 20) aufgeführten Grenzwerte A_- und A_+ sowie die Wichtungsfaktoren w (s. Kap. 1.4.1.6) festzulegen. Kriterien, deren A_-, A_+-Grenzen nicht überschritten werden dürfen, sind als K.O.-Kriterien gekennzeichnet. Zu den K.O.-Kriterien, können auch Inkompatibilitäten (s. Kap. 1.4.1.7) zählen.

Bei wasserempfindlichen Arzneistoffen sollte auf Füllstoffe mit viel locker gebundenem (adsorbiertem) Wasser wie z. B. mikrokristalline Cellulose oder Ca-Phosphatdihydrat verzichtet werden.

Einige normierte Auswahleigenschaften (A_{rel}) und gewichteten dimensionslosen Werte (w · SF · A_{rel}) dreier Füllstoffe fasst Tabelle 2.10 (S. 22) zusammen. Aus deren Summe ergeben sich lt. Entscheidungsanalyse ihre Rangzahlen.

2.4.4.7 EA: Rücksprünge

Rücksprünge entfallen bei diesem Entwicklungsschritt.

Tabelle 2.9
Abbildungsvorschriften für Füllstoffeigenschaften

Kriterium (Maßnahmengruppe)	Qualitative Bewertung	A_{rel}	Maßnahme wird ausgeschlossen
Arzneibuchmonographie	Vorhanden	100	
	Nicht vorhanden	0	
Pharmazeutische Qualität	Belegt	100	
	Nicht belegt	(neg.)	Ja
Entmischung	Keine Gefahr	100	
	Sehr geringe Gefahr	50	
	Gefahr	(neg.)	Ja
Physiologische Verträglichkeit	Sehr gut	100	
	Gut bis sehr gut	98	
	Gut	90	
	Eingeschränkt bis gut	75	
	Eingeschränkt	50	
	Ausreichend	0	
	Nicht ausreichend	(neg.)	Ja
Hygroskopizität, krit r.F.	> 90 %	100	
	80 %	75	
	70 %	50	
	60 %	25	
	50 %	0	
	< 40 %	(neg.)	Ja
Preis	Niedrigster	100	
	Höchster	0	
Verfügbarkeit am Produktionsort	Ja	0	
	Nein	(neg.)	Ja

2.4.4.8 EA: Alternativen

Tabelle 2.11 (S. 22) enthält einige Empfehlungen für den Fall, dass sich im Laufe der wissensbasierten Entwicklung nicht alle Produktanforderungen realisieren lassen.

2.4.5 EP: Lösegeschwindigkeit des Arzneistoffes, ES: Netzmittelauswahl

2.4.5.1 EA: Maßnahme erforderlich?

Ist die Lösegeschwindigkeit des Arzneistoffes (v_1) unter Berücksichtigung eines Kapselzerfalls von 5 min kleiner als die Produktanforderung (v_{PA}) sind Maßnahmen zu treffen:

$$v_1 < v_{2,PA} \quad [\%/t_x]$$

Andernfalls gilt

$$v_2 = v_1 \quad [\%/t_x] \qquad (SF = 0,8)$$

2.4.5.2 EA: Verfügbare Maßnahmen

Maßnahmen in Form von Netzmitteln (Beispiele s. Tabelle 2.12, S. 22) sind geeignet, wenn unter Berücksichtigung eines Kapselzerfalles von 5 min

Tabelle 2.10
Normwerte von Auswahlkriterien einiger Füllstoffe (Beispiel)

Kriterien	Pharmatose 80		Avicel PH 102		Starch 1500	
	A_{rel}	$w \cdot SF \cdot A_{rel}$	A_{rel}	$w \cdot SF \cdot A_{rel}$	A_{rel}	$w \cdot SF \cdot A_{rel}$
Physiologische Verträglichkeit (F)	98	686	100	700	98	636
Arzneibuchmonographie (F)	100	500	100	500	100	500
Pharmazeutische Qualität (F)	100	0	100	0	100	0
Hygroskopizität, krit. r.F. (F)	100	90	100	90	100	90
Preis pro Dosis (F)	100	200	0	0	67	134
Quotient der mittleren Teilchengrößen (P)						
Fließverhalten, Böschungswinkel (P)						
Hausner-Faktor (P)						
Löslichkeit (P)						
Zersetzung/Hydrolyse (P)						
Zersetzung/Oxidation (P)						
Verfügbarkeit am Produktionsort (F)						
Summe		–		–		–
Rangzahl						

Tabelle 2.11
Alternativen

Bei überfüllter Kapsel (zu große Dosis):	▸ Größere Kapsel wählen
	▸ Granulation (Brikettierung)
	▸ Arzneiform: Tablette
Bei problematischem Fließverhalten ($\alpha > 45°$):	▸ Mittlere Teilchengröße des Arzneistoffs größer wählen
	▸ Granulation
Bei problematischem Fließverhalten ($\alpha < 33°$):	▸ Füllmaschinentyp 2 (Dosierscheibenverfahren)
	▸ Mittlere Teilchengröße des Arzneistoffs erniedrigen
	▸ Granulation
Bei problematischer Kompressibilität (HF <1,1):	▸ Füllmaschinentyp 2 (Dosierscheibenverfahren)
	▸ Granulation
Bei Entmischungsneigung:	▸ Mittlere Teilchengröße von Arzneistoff und Füllstoffen angleichen
	▸ Granulation
Bei Stabilitätsproblem:	▸ Zusatz saurer bzw. basischer Hilfsstoffe
	▸ Andere Arzneiform (z.B. Tablette, Trockengranulation)

Tabelle 2.12
Netzmittel

Hilfsstoff	Qualität lt.	Firma (z.B.)
Natriumdodecylsulfat	EuAB	Henkel
Natriumdioctoylsulfosuccinat	USP	American Cyanamid

Tabelle 2.13
Auswahlkriterien von Netzmitteln

Kriterien	K.O.-Kriterium (z. B.)	A_-	A_+	Wichtungsfaktor (z. B.)
Arzneibuchmonographie	Nein	Nein	ja	50
Pharmazeutische Qualität	Ja	Ja	–	0
Physiolog. Verträglichkeit	Ja	Ausreichend	sehr gut	50
Benetzbarkeit (v_4)	Ja	$\geq v_{PA}$	–	0
Verfügbarkeit am Produktionsort	Ja	Ja	–	0

Tabelle 2.14
Normwerte von Auswahlkriterien einiger Netzmittel (Beispiel)

Kriterien	K.O.-Kriterium (z.B.)	Wichtungsfaktor (z. B.)	Natriumdodecylsulfat A_{rel}	Natriumdodecylsulfat $w \cdot SF \cdot A_{rel}$	Natriumdioctylsulfosuccinat A_{rel}	Natriumdioctylsulfosuccinat $w \cdot SF \cdot A_{rel}$
Arzneibuchmonographie	Nein	50	100	5000	100	5000
Pharmazeutische Qualität	Ja	0	100	0	100	0
Physiologische Verträglichkeit	Ja	50	50	1750	0	0
Benetzbarkeit (v_4)	Ja	0	z. B. 100	0	z. B. 100	0
Verfügbarkeit am Produktionsstandort	Ja	0	100	0	100	0
Summe	–	100	–	6750	–	5000
Rangzahl	–	–	–	1	–	2

$$v_4 \geq v_{2,PA} \quad [\%/t_x]$$

ist (vgl. Bestimmungsmethode B11 und Tabelle 2.1, S. 14).

2.4.5.3 EA: Untergruppenzuordnung
Sie entfällt bei diesem Entwicklungsschritt.

2.4.5.4 EA: Ermittlung der Netzmittelmasse
Da über den Effekt der Netzmittelkonzentration zu wenig genaueres Wissen vorhanden ist, muss man sich mit üblichen Massen begnügen. Diese liegen für die in Tabelle 2.12 (S. 22) aufgeführten Netzmitteln bei

$$m_N = 5 \cdot 10^{-2} \cdot (m_A + m_F) \quad [mg] \qquad (SF = 0{,}8)$$

2.4.5.5 EA: Eigenschaftsprognosen
Da geeignete Maßnahmen, unter Berücksichtigung eines Kapselzerfalls von 5 min, $v_4 \geq v_{PA}$ voraussetzen, gilt

$$v_2 = v_{2,PA} \quad [\%/t_x] \qquad (SF = 1{,}0)$$

2.4.5.6 EA: Maßnahmenauswahl und Reihung
Tabelle 2.13 (S. 23) enthält Rahmenbedingungen für die Entscheidungsanalyse (s. Kap. 1.4.1.6), die bei den verfügbaren Netzmitteln zu der in Tabelle 2.14 (S. 23) beispielhaft berechneten Rangfolge führt. Weitere K.O.-Kriterien sind Inkompatibilitäten (s. Kap. 1.4.1.7). Bezüglich der Abbildungsvorschriften wird auf Tabelle 2.9 (S. 21) verwiesen.

2.4.5.7 EA: Rücksprünge
Bei diesem Entwicklungsschritt entfallen Rücksprünge.

2.4.5.8 EA: Alternativen
Ist die wissensbasierte Entwicklung abzubrechen, weil die Produktanforderung bzgl. Lösegeschwindigkeit nicht erfüllt werden kann, wird Feinmahlung des Arzneistoffes empfohlen, wenn

$$\frac{m_A}{m_A + m_F} \leq 0{,}03 \quad \text{und} \quad \overline{d}_{o(A)} > 0{,}01 \quad [mm]$$

sind.

Tabelle 2.15
Sprengmittel

Sprengmittel	Typ	Firma	Üblicher Anteil
Na-Glykolstärke	Primojel	Avebe	0,04
Na-Carboxymethylcellulose (vernetzt)	AcDiSol	FMC	0,04
Polyvinylpyrrolidon (vernetzt)	Polyplasdone XL	GAF	0,04

Tabelle 2.16
Auswahlkriterien von Sprengmitteln

Kriterien	K.O.-Kriterium (z. B.)	A_-	A_+	Wichtungsfaktor (z. B.)
Arzneibuchmonographie	Nein	Nein	Ja	15
Pharmazeutische Qualität	Ja	Ja	–	0
Physiologische Verträglichkeit	Ja	Ausreichend	Sehr gut	10
Verfügbarkeit am Produktionsstandort	Ja	Ja	–	0
Zersetzung (Hydrolyse)	Ja	Höchste (PA)	Niedrigste (PA)	10
Zersetzung (Oxidation)	Ja	Höchste (PA)	Niedrigste (PA)	10
Kraftäquivalent	Nein	Niedrigstes	Höchstes	20
Quellungsvermögen	Nein	Höchstes	Niedrigstes	20
Wasseraufnahme	Nein	Geringste	Höchste	15
Üblicher Anteil	Nein	Höchster	Niedrigster	10
Zerfalldauer	Ja	Längste (PA)	0 Min	0

Tabelle 2.17
Normwerte von Auswahlkriterien von Sprengmitteln (Beispiel ohne Stabilitätsprüfung)

Kriterien	Primojel		AcDiSol		Polyplasdone XL	
	A_{rel}	$w \cdot SF \cdot A_{rel}$	A_{rel}	$w \cdot SF \cdot A_{rel}$	A_{rel}	$w \cdot SF \cdot A_{rel}$
Arzneibuchmonographie	100	1500	100	1500	100	1500
Pharmazeutische Qualität	100	0	100	0	100	0
Physiologische Verträglichkeit	100	700	100	700	100	700
Zersetzung (Hydrolyse)	100	0	100	0	100	0
Zersetzung (Oxidation)	100	0	100	0	100	0
Kraftäquivalent	0	0	100	1600	50	800
Quellungsvermögen	0	0	35	560	100	1600
Wasseraufnahme	100	1200	0	0	0	0
Üblicher Anteil	50	350	50	400	50	350
Zerfallsdauer	0	0	0	0	0	0
Verfügbarkeit am Produktionsort	100	0	100	0	100	0
Summe	–	4750	–	5760	–	5950
Rangzahl		3		2		1

Weitere Alternativen sind feste Lösungen des Arzneistoffes oder besser lösliche Arzneistoffmodifikationen.

2.4.6 EP: Zerfall der Arzneiform, ES: Sprengmittelauswahl

Sprengmittel bewirken einen Zerfall der Formulierung in Einzelpartikel und erhöhen so die Oberfläche sowie die Freigabe/Lösegeschwindigkeit des Arzneistoffes.

2.4.6.1 EA: Maßnahme erforderlich?
Gelatinekapseln zerfallen in warmem Wasser bzw. Magen- bzw. Darmsaft schnell (5 bis 10 min). Die Arzneibuchforderung von ≤ 15 min wird daher von sachgemäß gelagerten Kapseln erfüllt, wenn die Pulvermasse nicht verklebt. Die Faktoren sind bisher wenig untersucht, sodass generell ein Sprengmittelzusatz empfohlen wird, wenn nicht Füllstoffe mit Sprengwirkung (z. B. Starch 1500) einen Anteil von 10 Gew.% überschreiten.

2.4.6.2 EA: Verfügbare Sprengmitteln
Moderne Rezepturen enthalten heute überwiegend Sprengmittel, die schon in relativ kleinen Mengen einen starken Effekt aufweisen. Drei dieser Sprengmittel sind in Tabelle 2.15 (S. 24) aufgeführt. Ihre Eigenschaften werden in Kap. 10.3.7 erläutert.

2.4.6.3 EA: Untergruppenzuordnung
Sie ist bei diesem Entwicklungsschritt nicht erforderlich.

2.4.6.4 EA: Ermittlung der Sprengmittelmasse
Entsprechende Untersuchungen haben ergeben, dass die in Tabelle 2.15 (S. 24) aufgeführten Sprengmittel in einer Konzentration von

$$X_{Sp} = \Phi_{Sp} = \frac{m_{Sp}}{m_A + m_F + m_{Sp}} = 0{,}04$$

(SF = 0,8)

($\rho_{s,Sp} = \rho_{s,A} = \rho_{s,F}$) eine gute Sprengwirkung zeigen.

$$m_{Sp} = \frac{X_{Sp}}{1 - X_{Sp}} (m_A + m_F) \quad [mg] \quad (SF = 0{,}8)$$

2.4.6.5 EA: Eigenschaftsprognosen
- Ausgehend von einer tolerierten Kapselzerfallsdauer von 5 min (Produktanforderung) und einem generellen Sprengmittelzusatz wird eine Dauer von

$$t_Z \approx 5 \quad [min] \quad (SF = 0{,}9)$$

prognostiziert.

- Dementsprechend kann für die Freigabe/Lösegeschwindigkeit (v_2) angenommen werden:

$$v_2 = v_{2,PA} \quad (SF = 0{,}8)$$

- Eine eventuelle Beeinflussung der Arzneistoffstabilität (s. B20) durch Sprengmittel (Sp) berechnet sich aus

$$X_{Z\Sigma(t_H)} = X_{ZA(100d)} \cdot (3{,}65 \cdot t_H)^{n_{rA}}$$
$$+ X_{ZF(100d)} \cdot (3{,}65 \cdot t_H)^{n_{rF}}$$
$$+ X_{ZSp(100d)} \cdot (3{,}65 \cdot t_H)^{n_{rSp}}$$

(SF = 0,8)

$$n_r = 3{,}33 \cdot \lg(X_{Z(100d)}/X_{Z(50d)})$$

- Der Prognose des Stampfvolumens pro Dosis dient folgende Gleichung, wenn angenommen wird, dass die Hohlräume zwischen den Partikeln nicht von einer der anderen Komponenten besetzt werden:

$$V_{St} = \frac{m_A}{f \cdot \gamma_{s(A)}} + \frac{m_F}{f \cdot \gamma_{s(F)}}$$
$$+ \frac{m_{Sp}}{f \cdot \gamma_{s(Sp)}} \quad [mm^3] \quad (SF = 0{,}5)$$

Zur Berechnung des Schüttvolumens pro Dosis dient eine entsprechende Gleichung. Bezüglich des Faktors f s. Abschn. 2.4.4.1. Falls das erste Kontrollexperiment einen davon wesentlich abweichenden V_{St}-Wert ergibt, ist die Prognosegleichung zu korrigieren und der Sicherheitsfaktor kann erhöht werden.

▶ Von Pulvern für Hartkapseln, die mittels Füllmaschinen des Typs Röhrchendosierer befüllt werden, wird erwartet, dass sie eine gewisse Kompressibilität aufweisen. Als Kenngröße von Mischungen findet diesbezüglich Verwendung (γ_s = Stampfdichte, ρ_s = Schüttdichte):

$$HF_{A+F+Sp} = X_A \cdot \frac{\gamma_{SA}}{\rho_{SA}} + X_F \cdot \frac{\gamma_{SF}}{\rho_{SF}}$$
$$+ X_{Sp} \cdot \frac{\gamma_{s,Sp}}{\rho_{s,Sp}} \qquad (SF = 0,7)$$

2.4.6.6 EA: Maßnahmenauswahl und Reihung

Die Randbedingungen der Entscheidungsanalyse (s. Kap. 1.4.1.6) sind in Tabelle 2.16 (S. 24) aufgeführt. Die Auswahlkriterien bestehen aus Sprengmitteleigenschaften, die in den Tabellen von Kap. 10.3.7 aufgeführt sind. Zu den K.O.-Kriterien zählen auch Inkompatibilitäten (s. Kap. 1.4.1.7).

Die Abbildungsvorschrift für „üblicher Anteil" lautet: höchster ≙ A_{rel} = 0, niedrigster ≙ A_{rel} = 100. Für den „relativen Trockenverlust" gilt: höchster ≙ A_{rel} = 0, niedrigster ≙ A_{rel} = 100.

Die Rangzahlen der Sprengmittel werden nach Tabelle 2.17 (S. 24) berechnet.

2.4.6.7 EA: Rücksprünge

Rücksprünge kommen bei diesem Entwicklungsschritt nicht vor.

2.4.6.8 EA: Alternativen

Als Alternative zu einem evtl. ungelösten Zerfallsproblem wäre z. B. mehr Füllstoff, d.h. eine größere Kapsel in Betracht zu ziehen.

2.4.7 EP: Masseneinheitlichkeit des Arzneistoffes, ES: Auswahl Fließregulierungsmittel

In der Regel ist bei einer Volumendosierung (z. B. Kapselfüllung) Masseneinheitlichkeit gegeben, wenn das Füllgut gut fließt und leicht kompaktierbar ist.

2.4.7.1 EA: Maßnahmen erforderlich?

Maßnahmen sind zu treffen, wenn das Arzneistoff-/Füllstoff-Pulvergemisch nicht ausreichend gut fließt, d. h. einen Böschungswinkel von

$$\alpha_{A+F} > 45°$$

aufweist. Die wichtigsten Ursache sind zu geringe Teilchengrößen, geringe Dichte und ausgeprägte Kohäsivität.

2.4.7.2 EA: Verfügbare Maßnahmen

Für den Fall $\alpha_{A+F} \leq 53°$ steht hier nur ein Fließregulierungsmittel, und zwar kollidales Siliciumdioxid (Aerosil 200, s. Kap. 10.3.3) zur Verfügung, weitere wären möglich. Aerosil 200 kann den Böschungswinkel oberhalb $\alpha \approx 40°$ um maximal 8° senken.

Im Fall $\alpha_{A+F} > 53°$ sind dagegen keine Maßnahmen verfügbar. Die Entwicklung muss daher abgebrochen werden.

2.4.7.3 EA: Untergruppenzuordnung

Sie entfällt bei diesem Entwicklungsschritt.

2.4.7.4 EA: Ermittlung der Hilfsstoffmasse

Aerosil 200 hat in einer Konzentration von 0,20–0,25% bei Böschungswinkeln zwischen 40° und 53° einen fließfördernden Effekt. Daher kann ein einheitlicher Anteil von

$$m_Ä = 2,5 \cdot 10^{-3} \cdot (m_A + m_F) \quad [mg] \qquad (SF = 0,9)$$

zugrunde gelegt wird.

2.4.7.5 EA: Eigenschaftsprognose

▶ Bei einem 0,25%igen Aerosilzusatz sinkt der Böschungswinkel einer Pulvermischung (s. Abschn. 2.4.4.5) von $\alpha_{(A+F)} \geq 40°$ entsprechend

$$\alpha_{(A+F+Ä)} = 0,7 \, \alpha_{(A+F)} + 8,6 \quad [°] \qquad (SF = 0,7)$$

▶ Wegen des geringen Anteils an Fließregulierungsmittel kann ein eventuell stabilitätsbeeinträchtigender Effekt außer Betracht bleiben.

2.4.7.6 EA: Maßnahmenauswahl und Reihung

Entfallen.

2.4.7.7 EA: Alternativen

Falls keine ausreichend gut fließende Pulvermischung zu erzielen ist, sind Granulation bzw. ein gröberer Arzneistoff zu empfehlen.

2.4.8 EP: Werkzeughaftung, ES: Schmiermittelauswahl

Schmiermittel sollen die Werkzeughaftung von Pulvern bzw. Ausstoßkräfte herabsetzen. Falls Schmiermittel einen basischen Charakter haben, können sie als unerwünschte Nebenwirkung die Arzneistoffstabilität beeinträchtigen.

2.4.8.1 EA: Maßnahmen erforderlich?
Da die Stoffeigenschaft „Adhäsion/Werkzeughaftung" zurzeit nicht ausreichend praktikabel bestimmt werden kann, sollte stets eine geringe Menge Schmiermittel zugesetzt werden.

2.4.8.2 EA: Verfügbare Schmiermittel
Einige der üblichen Schmiermittel sind in Tabelle 2.18 (S. 27) genannt. Ihre Stoffmerkmale werden in Kap. 10.3.5 beschrieben. Partikelform und -größe sind in diesem Zusammenhang von Bedeutung.

Tabelle 2.18 Schmiermittel

Schmiermittel	Typ	Firma
Mg-Stearat	Mg-Stearat Pharma	Bärlocher
Stearinsäure	Pharm. Qualität	
Glycerinpalmitostearat	Precirol Ato 5	Gattefossé
Na-Stearylfumarat	Pharm. Qualität	

2.4.8.3 EA: Untergruppenzuordnung
Entfällt.

2.4.8.4 EA: Ermittlung der Schmiermittelmasse
Lipophile Schmiermittel können durch Hydrophobisierung der Pulvermassen die Löse- bzw. Freigabegeschwindigkeit des Arzneistoffes herabsetzen, basische Schmiermittel wie z. B. Magnesiumstearat außerdem die Stabilität alkaliempfindlicher Arzneistoffe. Die üblichen Massen berücksichtigen diese Effekte:

Mg-Stearat	$X_{Sm} = 0{,}001$
Stearinsäure	$X_{Sm} = 0{,}005$
Glycerinpalmitostearat	$X_{Sm} = 0{,}005$
Na-Stearylfumerat	$X_{Sm} = 0{,}005$

Annähernd gilt

$$m_{Sm} = X_{Sm}(m_A + m_F + m_{Sp}) \quad [mg] \quad (SF = 0{,}8)$$

2.4.8.5 EA: Eigenschaftsprognosen
▸ Hinsichtlich einer evtl. Stabilitätsbeeinflussung können aus den Daten der Kompatibilitätsprüfung mit Pulvermischungen (s. Arzneistoffeigenschaften, Sm = Schmiermittel), Zersetzungsraten nach Haltbarkeitsfrist (t_H) berechnet werden:

$$X_{Z\Sigma(t_H)} = X_{ZA(100d)} \cdot (3{,}65 \cdot t_H)^{n_{rA}}$$
$$+ X_{ZF(100d)} \cdot (3{,}65 \cdot t_H)^{n_{rA}}$$
$$+ X_{ZSp(100d)} \cdot (3{,}65 \cdot t_H)^{n_{rSp}}$$
$$+ X_{ZSm(100d)} \cdot (3{,}65 \cdot t_H)^{n_{rSm}}$$
$$(SF = 0{,}8)$$

$$n_r = 3{,}33 \lg(X_{Z(100d)}/X_{Z(50d)})$$

▸ Die Prognose der Werkzeughaftung der Pulvermasse nach Schmiermittelzusatz bleibt mangels praktikabler Bestimmungsmethode vage:

$$10\ \mu g/cm^2 > \kappa_{A+F+Sm} < \kappa_{A+F} \quad (SF = 0{,}5)$$

2.4.8.6 EA: Maßnahmenauswahl und Reihung
Tabelle 2.19 (S. 28) enthält die Randbedingungen der Entscheidungsanalyse (s. Kap. 1.4.1.6), Tabelle 2.20 (S. 29) einige Abbildungsvorschriften und Tabelle 2.21 (S. 30) das Vorgehen bei der Berechnung der Rangzahlen zweier verfügbarer Hilfsstoffe. Zu den K.O.-Kriterien zählen auch Inkompatibilitäten (s. Kap. 1.4.1.7).

2.4.9 EP: Gehaltseinheitlichkeit des Arzneistoffes, ES: Mischerauswahl I

Die Mischerauswahl I (Hauptmischung) betrifft das Mischen der Pulverkomponenten mit Ausnahme des Schmiermittels.

2.4.9.1 EA: Maßnahme erforderlich?
Um eine ausreichende Gehaltseinheitlichkeit des Arzneistoffes zu erreichen, ist dann, wenn der Arzneistoffanteil einer Pulvermischung ca. 10% unterschreitet, eine sog. Vormischung von 1:1 bis 1:10 Mischungen – unter Umständen in mehreren Stufen – vorzunehmen. Des Weiteren sollte, ab einer Teilchengröße von

Tabelle 2.19
Auswahlkriterien von Schmiermitteln

Kriterien	K.O.-Kriterium (z. B.)	A_	A_+	Wichtungsfaktor (z. B.)
Arzneibuchmonographie	Nein	Nein	Ja	10
Pharmazeutische Qualität	Ja	–	Ja	0
Physiologische Verträglichkeit	Ja	Ausreichend	Sehr gut	10
Verfügbarkeit am Produktionsstandort	Ja	–	Ja	0
Reibungskoeffizient	Nein	0,13	0,03	20
Konditionierung	Nein	Keine	Hoch	5
Antikohäsiver Effekt	Nein	Hoch	Keiner	5
Hydrophobisierungseffekt	Nein	Groß	Ohne	10
Zersetzung (Hydrolyse)	Ja	Höchste (PA)	Niedrigste (PA)	15
Zersetzung (Oxidation)	Ja	Höchste (PA)	Niedrigste (PA)	15
Übliche Konzentration	Nein	Höchste	Niedrigste	10
Adhäsion/Belagbildung (Pulver)	Ja	15 µg/cm²	0 µg/cm²	0

$d_0 \leq 0{,}03$ mm – um eventuelle Agglomerate zu zerstören – die Vormischung durch ein Sieb geeigneter Maschenweite gegeben werden.

2.4.9.2 Verfügbare Mischer
In Tabelle 2.22 (S. 30) sind einige der üblichen Mischer mit guter Mischeffizienz zusammengefasst und zwar Fallmischer (Verfahren 1 und 2) sowie Mischer mit bewegten Werkzeugen (Verfahren 3 und 4).

2.4.9.3 EA: Untergruppenzuordnung
Manche Mischer, insbesondere solche mit bewegten Werkzeugen, können eine gewisse Zerkleinerung des Mahlgutes bewirken. Diese ist jedoch so gering, dass sie vernachlässigt werden kann. Eine Untergruppenbildung ist dagegen bezüglich des Fließverhaltens angebracht, da Fallmischer ein Mindestfließverhalten voraussetzen (s. Tabelle 2.22):

$\alpha_{A+F+\ddot{A}} < 35°$:   Untergruppe 1

$35° \leq \alpha_{A+F+\ddot{A}} \leq 45°$:   Untergruppe 2

2.4.9.4 EA: Prozessbedingungen
Hierbei handelt es sich um maschinenspezifische Standardbedingungen, wie sie in den Tabellen 2.23 bis 2.26 (S. 30 u. 31) zusammengefasst sind. Entsprechende Abbildungsvorschriften finden sich in Tabelle 2.27 (S. 31).

2.4.9.5 EA: Eigenschaftsprognosen
Da alle Mischer der Tabelle 2.22 (S. 30) eine gute Mischintensität aufweisen, kann unter Beachtung der zuvor behandelnden Faktoren eine Gehaltseinheitlichkeit (Homogenität) von

$$s_{rel} \leq 1 \ [\%] \quad\quad\quad (SF = 0{,}9)$$

prognostiziert werden.

2.4.9.6 EA: Mischerauswahl und Reihung
Maßgebend für die Mischerauswahl sind die Kriterien in Tabelle 2.28 (S. 31). Die in Kap. 1.4.1.6 behandelte Entscheidungsanalyse führt zur Rangfolge der Mischer.

2.4.9.7 EA: Rücksprünge
Entfallen.

2.4.9.8 EA: Alternativen
Siehe Tabelle 2.29 (S. 32).

2.4.10 EP: Gehaltseinheitlichkeit des Schmiermittels, ES: Mischerauswahl II

Die Mischerauswahl II betrifft die Zumischung des Schmiermittels.

Tabelle 2.20
Abbildungsvorschriften für Schmiermitteleigenschaften

Kriterium (Maßnahmengruppe)	Qualitative Bewertung	A_{rel}	Maßnahme wird ausgeschlossen
Arzneibuchmonographie	Vorhanden	100	
	Nicht vorhanden	0	
Pharmazeutische Qualität	Belegt	100	
	Nicht belegt	(neg.)	Ja
Verfügbarkeit am Produktionsort	Ja	0	
	Nein	(neg.)	Ja
Konditionierung	Hoch	100	
	Mittel	50	
	Keine	0	
Antikohäsiver Effekt	Keiner	100	
	Mittel	50	
	Hoch	0	
Reibungskoeffizient	0,00	100	
	0,035	75	
	0,07	50	
	0,105	25	
	0,14	0	
Hydrophobisierungseffekt	Ohne	100	
	Gering	75	
	Mittel	50	
	Groß, hoch	0	
Physiologische Verträglichkeit	Sehr gut	100	
	Gut bis sehr gut	98	
	Gut	90	
	Eingeschränkt bis gut	75	
	Eingeschränkt	50	
	Ausreichend	0	
	Nicht ausreichend	(neg.)	Ja
Übliche Konzentration	Niedrigste	100	
	Höchste	0	

2.4.10.1 EA: Maßnahme erforderlich?
Mischer sind für die Hauptmischung naturgemäß immer erforderlich, ebenso für die Schmiermittelzumischung, die im Anschluss an die Hauptmischung möglichst im gleichen Mischer vorgenommen wird.

2.4.10.2 EA: Verfügbarer Mischer
Entspricht Abschn. 2.4.9.2.

2.4.10.3 EA: Untergruppenzuordnung
Entspricht Abschn. 2.4.9.3.

Tabelle 2.21
Normwerte der Auswahlkriterien von Schmiermitteln (Beispiel ohne Stabilitätsprüfung)

Kriterien	K.O.-Kriterium (z. B.)	Magnesiumstearat A_{rel}	$w \cdot SF \cdot A_{rel}$	Precirol ATO 5 A_{rel}	$w \cdot SF \cdot A_{rel}$	Stearinsäure A_{rel}	$w \cdot SF \cdot A_{rel}$	Na-Stearylfumerat A_{rel}	$w \cdot SF \cdot A_{rel}$
Arzneibuchmonographie	Nein	100	1000	100	1000	100	1000	100	1000
Pharmazeutische Qualität	Ja	100	0	100	0	100	0	100	0
Physiologische Verträglichkeit	Ja	100	700	100	200	100	1000	100	700
Reibungskoeffizient	Nein	80	1280	30	360	40	640	40	640
Konditionierung	Nein	100	250	50	125	50	125	50	125
Antikohäsiver Effekt	Nein	0	0	50	125	50	125	50	125
Hydrophobisierungseffekt	Nein	0	0	50	250	50	250	50	250
Zersetzung (Hydrolyse)	Ja				0		0		0	0
Zersetzung (Oxidation)	Ja				0	0	0	0	0
Übliche Konzentration	Nein	100	500	0	0	0	0	100	500
Adhäsion/Belagbildung (Pulver)	Ja	66	0	66	0	66	0	66	0
Verfügbarkeit am Produktionsort	Ja	100	0	100	0	100	0	100	0
Summe	–	–	3730	–	2560		3140		3340
Rangzahl	–		1		4		3		2

Tabelle 2.22
Mischer

Verfahren Nr.	Maschinentyp	Firma	Untergruppe
1	Kubusmischer	Bachofen	1
2	Taumelmischer, Turbula 2l	Bachofen	1
3	Schnellmischer, Diosna V10	Dierks & Söhne	1, 2
4	Planetenmischer, Collette MP20	Collette	1, 2

Tabelle 2.23
Maschinenspezifische Standardbedingungen für den Kubusmischer

Nr.	Bedingungen	Einheit	Optimaler Wert	Tolerierter Wert bzw. Bereich
1	Pulvervolumen	% des Fassungsvolumens	35	20–40
2	Mischdauer (Hauptmischung)	min	30	30–60
3	Mischdauer (Schmiermittelzumischung)	min	3	2–4
4	Drehzahl	UpM	60	50–70

Tabelle 2.24
Maschinenspezifische Standardbedingungen für den Taumelmischer Turbula 2l

7	Bedingungen	Einheit	Optimaler Wert	Tolerierter Wert bzw. Bereich
1	Pulvervolumen	% des Fassungsvolumens	60	30–70
2	Mischdauer (Hauptmischung)	min	10	10–20
3	Mischdauer (Schmiermittelzumischung)	min	1	1–2
4	Drehzahl	UpM	100	80–120

Tabelle 2.25
Maschinenspezifische Standardbedingungen für den Schnellmischer Diosna V10

7	Bedingungen	Einheit	Optimaler Wert	Tolerierter Wert bzw. Bereich
1	Pulvervolumen	% des Fassungsvermögens	50	40–60
2	Mischdauer (Hauptmischung)	min	10	5–15
3	Mischdauer (Schmiermittelzumischung)	min	1	1–2
4	Rührerdrehzahl	UpM	300	300
5	Zerhackerdrehzahl	UpM	3000	3000

Tabelle 2.26
Maschinenspezifische Standardbedingungen für den Mischer Collette MP 20

7	Bedingungen	Einheit	Optimaler Wert	Tolerierter Wert bzw. Bereich
1	Pulvervolumen	l	2	2–3
2	Mischdauer (Hauptmischung)	min	30	20–40
3	Mischdauer (Schmiermittelzumischung)	min	3	2–4
4	Rührerdrehzahl	UpM	208	–
5	Abstreiferdrehzahl	UpM	119	–

Tabelle 2.27
Abbildungsvorschriften für Mischereigenschaften

7	Qualitative Bewertung	A_{rel}	Maßnahme wird ausgeschlossen
Zerkleinerungseffekt	Keiner	100	
	Sehr gering	90	
	Mittel	50	
	Groß	(neg.)	Ja
Aufwand (Handhabung)	Gering	100	
	Mittel	50	
	Sehr groß	0	

Tabelle 2.28
Auswahlkriterien von Mischern

Nr.	Kriterien	K.O.-Kriterium (z. B.)	A_-	A_+	Wichtungsfaktor (z. B.)
1	Verfügbarkeit am Produktionsort	Ja	–	100	0
2	Mischgüte unter optimalen Bedingungen, s_{rel}	Ja	2%	0%	25
3	Zerkleinerungseffekt	Ja	Mittel	Keiner	5
4	Mischdauer	Nein	Längste	Kürzeste	30
5	Aufwand, Handhabung	Nein	Sehr groß	Gering	40

Tabelle 2.29
Alternativen

Wenn Mischgüte unter optimalen Bedingungen unzureichend:	▸ Toleranzwerte der Produktanforderungen erweitern ▸ Zerkleinerung von Arzneistoffen und Hilfsstoffen ▸ Feuchtgranulation bei unempfindlichen Arzneistoffen ▸ Trockengranulation

Tabelle 2.30
Produktanforderungsprofil (Beispiel)

Eigenschaft	Optimaler Wert	Tolerierter Bereich bzw. Wert
Abfüllkompaktierung	0%	0%
Belagbildung, Adhäsion	0 µg/cm²	10 µg/cm²
Böschungswinkel	40°	33–45°
Arzneistoffdosis	250 mg	250 mg
Freigabezeitraum (t_x)	15 min	15 min
Kapselfüllmaschinentyp	Typ 1	Typ 1
Haltbarkeitsdauer (t_H)	5 a	5 a
Kapselgröße	1	1
Kapselfüllvolumen	500 mm³	500 mm³
Stampfvolumen pro Dosis	500 mm³	400–500 mm³
Freigabe/Lösegeschwindigkeit (v_2)	100%/min	80%/15 min
Hausner-Faktor	1,5	1,2–2,0
Lagerungsluftfeuchte	50% r.F.	40–60% r.F.
Lagerungstemperatur	20 °C	18–22 °C
Lichtschutz	Nein	Nein
Entmischung (s_{rel})	0%	5,0%
Homogenität (s_{rel})	0%	1,0%
Packmittel	Kategorie IV	Kategorie IV
Zerfallsdauer	0,1 min	5 min
Zersetzungsprodukt/Oxidation	0 mol%/t_H	0,1 mol%/t_H
Zersetzungsprodukt/Hydrolyse	0 mol%/t_H	0,1 mol%/t_H
Produktionsstandort	A	A

2.4.10.4 EA: Prozessbedingungen

Für die Hauptmischung gelten die Prozessbedingungen in Tabelle 2.23 bis Tabelle 2.26 (S. 30 u. 31). Für die anschließende Zumischung des Schmiermittels ist die Mischdauer um 90% zu reduzieren, um die Hydrophobisierung des Arzneistoffes, infolge unvollständiger Verteilung des lipophilen Schmiermittels, auf ein Minimum zu senken.

2.4.10.5 EA: Eigenschaftsprognosen
bis
2.4.10.8 EA: Alternativen
entsprechen den Abschnitten 2.4.9.5 bis 2.4.9.8.

2.5 Demonstrationsbeispiel

Bei einer theoretischen wissensbasierten Entwicklung werden zunächst die vorgegebenen Verfahren

Tabelle 2.31
Eigenschaften des Arzneistoffes WS 2

Eigenschaft	Wert	SF
Belagbildung, Adhäsion	10	0,1
Böschungswinkel	44°	1,0
Dichte, wahre	1,5 g/cm³	0,7
Feinanteil ($< 0{,}25 \cdot d_0$)	5%	1,0
Formfaktor (volumenbezogener)	2,0	0,5
Freigabezeitraum (t_x)	10 Min	1,0
Kritische Feuchte	75% r.F.	0,7
Lösegeschwindigkeit (v_1)	90%/10 min	1,0
Löslichkeit (25 °C, H_2O)	1,0%	0,7
Schmelzpunkt	170 °C	1,0
Schüttdichte	0,62 g/cm³	1,0
Stampfdichte	0,75 g/cm³	1,0
Teilchengröße d_0 (geometrisches Mittel)	0,080 mm	0,9

Tabelle 2.32
Zusammensetzung und Herstellung der Pulvermischung PU 2

Stoffe	Masse pro Dosis
Arzneistoff WS 2	250,0 mg
GranuLac 70	+ 43,6 mg
Polyplasdone XL	+ 12,3 mg
Magnesiumstearat	+ 0,3 mg
	306,2 mg

Geräte, Verfahren	
Schnellmischer	Diosna V10

Prozessbedingungen siehe Tabellen 2.25 (S. 31).

Tabelle 2.33
Geforderte und prognostizierte Produkteigenschaften

Eigenschaft	Anforderung	Prognostizierter Wert	SF
Abfüllkompaktierung	0%	0%	1,0
Belagbildung, Adhäsion	≤ 10 µg/cm²	10 µg/cm²	0,1
Böschungswinkel	33-45°	44°	0,8
Haltbarkeitsdauer	5 a	5 a	0
Hausner-Faktor	1,2-2,0	1,2	0,7
Stampfvolumen pro Dosis	400–500 mm³	448 mm³	0,5
Freigabezeitraum (t_x)	15 min	15 min	1.0
Freigabe/Lösegeschwindigkeit (v_2)	$\geq 80\%/15$ min	90%/15 min	0,8
Entmischung (s_{rel})	$\leq 5\%$	1%	0,6
Homogenität (s_{rel})	$\leq 1\%$	1%	0,9
Zerfallsdauer	≤ 5 min	5 min	0,9
Zersetzungsprodukt/Oxidation (X_{Z,t_H})	$\leq 0{,}1$ mol%	0 mol%	0
Zersetzungsprodukt/Hydrolyse (X_{Z,t_H})	$\leq 0{,}1$ mol%	0 mol%	0

und spezifischen Bedingungen definiert (s. Abschn. 2.2). Anschließend werden die Produktanforderungen (Tabelle 2.30, S. 32) festgelegt und die in diesem Beispiel willkürlich gewählten Arzneistoffeigenschaften (Tabelle 2.31, S. 33) dokumentiert. Als Resultat der Entwicklung wird eine *optimierte* Rezeptur mit Verfahren erhalten (Tabelle 2.32, S. 33), die durch Änderung der Hilfsstoff-Rangfolge um weitere Rezepturen ergänzt werden kann. Schließlich liefern Eigenschaftsprognosen Produkteigenschaften (Tabelle 2.33, S. 33), die den Produktanforderungen gegenüber gestellt werden. Es folgt eine experimentelle Überprüfung dieser theoretischen Rezepturen.

Die Rangfolge der Füllstoffe und Schmiermittel lautet:

1. GranuLac 70
2. Starch 1500
3. Avicel PH 102

1. Magnesiumstearat
2. Natriumstearylfumarat
3. Stearinsäure
4. Precirol Ato 5

Weitere Rangfolgen s. Tabelle 2.17 (S. 24).

Folgende Hinweise ergänzen die Rezepturvorschläge:
- Bzgl. Hilfsstoffe, Verfahren und Packmittel s. Kap. 10.3 bis 10.5.
- Prozessbedingungen sind in Tabelle 2.23 bis 2.26 (S. 30 u. 31) aufgeführt.
- Ablauf der Mischprozesse:
  1. Hauptmischung (s. Abschn. 2.4.10)
  2. Schmiermittelzumischung (s. Abschn. 2.4.10)
- Da in diesem Beispiel auf Stabilitäts-/Kompatibilitätsstudien mit Pulvermischungen verzichtet wurde, sind die Haltbarkeitsprüfungen mit den empfohlenen Rezepturen vorzunehmen.

Literatur

2-1. Schmelmer V (1995) Systematik der Entwicklung von Pulvermischungen in Hartgelatinekapseln als Grundlage für ein wissensbasiertes System. Dissertation, Universität Heidelberg

2-2. Adesunloye TA, Stach PE (1998) Effect of glycine/citric acid on the dissolution stability of hard gelatin capsules. Drug Dev Ind Pharm 24(6): 493

2-3. Ahlneck C, Zografi G (1990) The molecular basis of moisture effects on the physical and chemical stability of drugs in the solid state. Int J Pharm 62: 87–95

2-4. American Pharmaceutical Association, The Pharmaceutical Society of Great Britain (ed) (1986) Handbook of pharmaceutical excipients, 1st edn. Pharmaceutical Press, London

2-5. Arzneimittelfarbstoffverordnung (AMFarbV) vom 25. August 1982

2-6. Barra J, Falson-Rieg F, Doelker E (1999) Influence of the organization of binary mixes on their compactibility. Pharm Res 16: 1449

2-7. Barra J, Lescure F, Falson-Rieg F, Doelker E (1998) Can the organization of a binary mix be predicted from the surface Energy, cohesion parameter and particle size of its components? Pharm Res 15: 1727

2-8. Bauer KH, Frömming KH, Führer C (1991) Pharmazeutische Technologie, 3. Aufl. Thieme, Stuttgart

2-9. Bean HS, Becket AH, Carless JE (eds) (1971) Advances in pharmaceutical sciences. Academic Press, London

2-10. Bell JH, Stevenson NA, Taylor JE (1973) A moisture transfer effect in hard gelatin capsules of sodium cromoglycate. J Pharm Pharmacol 25 [Suppl] 96: 103

2-11. Bestimmung der Rieselfähigkeit von Pulvern und Granulaten. Verfahren nach Pfrengle Normblatt DIN 53 916

2-12. Botzolakis JE, Augsburger LL (1984) The role of disintegrants in hard-gelatin capsules. J Pharm Pharmacol 36: 77–84

2-13. Botzolakis JE, Augsburger LL (1988) Disintegrating agents in hard gelatin capsules. Part II: Swelling efficiency. Drug Dev Ind Pharm 14: 1235–1248

2-14. Botzolakis,JE, Augsburger LL (1988) Disintegrating agents in hard gelatin capsules. Part I: Mechanism of action. Drug Dev Ind Pharm 14: 29–41

2-15. Bühler V (1992) Kollidon Polyvinylpyrrolidon für die pharmazeutische Industrie Firmenschrift der BASF AG, Ludwigshafen

2-16. Carson JW (1988) Overcoming particle segregation in the pharmaceutical and cosmetics industries. Drug Dev Ind Pharm 14: 2749–2758

2-17. Carstensen JT (1988) Effect of moisture on the stability of solid dosage forms. Drug Dev Ind Pharm 14: 1927–1969

2-18. Carstensen JT, Attarchi F (1988) Decomposition of aspirin in the solid state in the presence of limited amounts of moisture II: Kinetics and salting-in of aspirin in aqueous acetic acid solutions. J Pharm Sci 77: 314–317

2-19. Carstensen JT, Attarchi F (1988) Decomposition of aspirin in the solid state in the presence of limited amounts of moisture III: Effect of temperature and a possible mechanism. J Pharm Sci 77: 318–321

2-20. Carstensen JT, Wan Po AL (1992) The state of water in drug decomposition in the moist solid state: Description and modelling. Int J Pharm 83: 87–94

2-21. Carstensen JT, Attarchi F, Hou X-P (1985) Decomposition of aspirin in the solid state in the presence of limited amounts of moisture. J Pharm Sci 74: 741–745

2-22. Chang R-K, Raghavan KS, Hussain MA (1998) A study on gelatin capsule brittleness: Moisture Tranfer between the capsule shell and its content. J Pharm Sci 87: 556

2-23. Chiou WL, Riegelman S (1969) Preparation and dissolution of several fast-release solid dispersions of griseofulvin. J Pharm Sci 58: 1505–1510

2-24. Clapp KP, Ruel GJ (1991) Expert-Systems in Bioprocessing. Biopharm 4: 28–35

2-25. Cole GC, May G (1975) The instrumentation of a Zanasi LZ/64 capsule filling machine. J Pharm Pharmacol 27: 353–358

2-26. Crowder TM, Hickey AJ (2000) The physics of powder flow, applied to pharmaceutical solids. Pharmaceutical Technology 24(2): 50–59

2-27. Davar N, Shah R, Pope DG (1997) The selection of a dosing disk on a hofliger-karg capsule-filling machine. Pharmaceutical Technology 21(2): 32–49

2-28. Davies JE, Fell JT (1973) The influence of starch and lactose on the release rates of drugs from hard gelatin capsules. J Pharm Pharmacol 25: 431–432

2-29. de Beukelaer P, van Ooteghem M, Ludwig A (1985) The influence of the swelling characteristics of starch derivates on the disintegration of powders, packed in hard gelatin capsules. Drug Dev Ind Pharm 11: 431–439

2-30. de Haan P, Kroon C, Sam AP (1990) Decomposition and stabilization of the tablet excipient calcium hydrogenphosphate dihydrate. Drug Dev Ind Pharm 16: 2031–2055

2-31. Desai DS, Rubitski BA, Varia SA, Newman AW (1993) Physical interactions of magnesium stearate with starch-derived disintegrants and their effects on capsule and tablet dissolution. Int J Pharm 91: 217–226

2-32. Dietz R, Feilner K, Gerst F, Grimm W (1993) Stabilitätsprüfung von Arzneimitteln. Zuordnung von Ländern zu Klimazonen. Pharm Ind 55: 843–848

2-33. Digenis GA, Gold TB, Shah VP (1994) Cross-linking of gelatin capsules and its relevance to their in vitro-in vivo performance. J Pharm Sci 83: 915–921

2-34. Egermann H (1973) Zur Dosiergenauigkeit einzeldosierter, fester Arzneiformen mit niedrigem Wirkstoffgehalt. Sci Pharm 41: 319–331

2-35. Egermann H (1982) Definition and conversion of the mean particle diameter referring to mixing homogeneity. Powder Technol 31: 231–232

2-36. Egermann H (1985) Extension of Johnson's equation of homogeneity of random mixtures. J Pharm Pharmacol 37: 491–492

2-37. Egermann H (1991) Mischen von Feststoffen. In: Nürnberg E, Surmann P (eds) Hagers Handbuch der pharmazeutischen Praxis, 5. Aufl. Springer, Berlin Heidelberg New York

2-38. Egermann H (1993) Pulvereigenschaften als Kriterien für die Gestaltung von Mischprozessen bei der Herstellung von Tabletten- und Kapselpräparaten. Vortrag im Rahmen des galenische Kolloquiums des Instituts für Pharmazeutische Technologie und Biopharmazie, Heidelberg

2-39. Elworthy PH, Lipscomp FJ (1968) The effect of some non-ionic surfactants and a polyoxyethylene glycol on the dissolution rate of griseofulvin. J Pharm Pharmacol 20: 923–933

2-40. Fahrig W, Hofer U (eds) (1983) Die Kapsel. Grundlagen, Technologie und Biopharmazie einer modernen Arzneiform. Wissenschaftliche Verlagsgesellschaft, Stuttgart

2-41. Fiedler HP (1989) Lexikon der Hilfsstoffe für Pharmazie, Kosmetik und angrenzende Gebiete, 3. Aufl. Editio Cantor, Aulendorf

2-42. Firmenschrift der Fa. Allpack (1994) Die Aluformpackung. Waiblingen

2-43. Glombitza BW, Oelkrug D, Schmidt PC (1994) Surface acidity of solid pharmaceutical excipients. I. Determination of the surface acidity. Eur J Pharm Biopharm 40 : 289–293

2-44. Glombitza BW, Schmidt PC (1995) Surface acidity of solid pharmaceutical excipients. II. Effect of the surface acidity on the decomposition rate of acetylsalicylic acid. Eur J Pharm Biopharm 41: 114–119

2-45. Greaves FC, Beasley MW, Suddith AW, Swabrick J (1995) Novel approaches to the preparation of low-dose solid dosage forms. Pharm Technol 19(1): 60–64

2-46. Hartke K, Mutschler E (eds) (1987) DAB 9 – Kommentar, Deutsches Arzneibuch, 9. Ausgabe 1986 mit wissenschaftlichen Erläuterungen. Wissenschaftliche Verlagsgesellschaft, Stuttgart

2-47. Hauer B, Remmele T, Züger O, Sucker H (1993) Gezieltes Entwickeln und Optimieren von Kapselformulierungen mit einer instrumentierten Dosierröhrchen-Kapselabfüllmaschine. Pharm Ind 55: 509–515

2-48. Hauer B, Remmele T, Sucker H (1993) Gezieltes Entwickeln und Optimieren von Kapselformulierungen mit einer instrumentierten Dosierröhrchen-Kapselfüllmaschine. 2. Mitteilung: Grundlagen der Optimierungsstrategie. Pharm Ind 55: 780–786

2-49. Heidemann DR, Jarosz PJ (1991) Preformulation studies involving moisture uptake in solid dosage forms. Pharm Res 8: 292–297

2-50. Hölzer AW, Sjögren J (1981) Evaluation of some lubricants by the comparison of friction coefficients and tablet properties. Acta Pharm Suec 18: 139–148

2-51. Huber GMW (1993) Technologische Charakterisierung von Kapsel- und Tablettenhilfsstoffen und daraus resultierende Modellentwicklung zur Prognose der Fließfähigkeit von festen Schüttgütern. Dissertation, Universität (FU) Berlin

2-52. Iinoya K, Gotoh K, Higashitani K (eds) (1991) Powder technology handbook, 1st edn. Marcel Dekker, New York

2-53. Irwin GM, Dodson GJ, Ravin LJ (1970) Encapsulation of clomacran phosphate {2-chloro-9-[K3-(dimethylamino)propyl]acridan phosphate}. I: Effect of flowability of powder blends, lot-to-lot variability, and concentration of active ingredient on weight variation of capsules filled on an automatic capsule-filling machine. J Pharm Sci 59: 547–550

2-54. Jones BE (1995) Two-piece gelatin capsules: Excipients for powder products, european practice. Pharmaceutical Technology Europe 7(10): 25–39

2-55. Jones BE (1985) Hard gelatin capsules and the pharmaceutical formulator. Pharmaceutical Technology 9: 106–112

2-56. Jones BE (2001) The Filling of powders into two-piece hard capsules. Internat J Pharmaceutics 227: 5–26

2-57. Junghäni H, Bier HP, Sucker H (1981) Die Bestimmung der minimalen Schmiermittelkonzentration von Tablettiermischungen durch Leistungsmessung an Planetenmischern. Pharm Ind 43: 1015–1018

2-58. Kawakita K, Lüdde KH (1970/71) Some considerations on powder compression equations. Powder Technol 4: 57–60

2-59. Kontny MJ, Mulski CA (1989) Gelatin capsule brittleness as a function of relative humidity at room temperature. Int J Pharm 54: 79–85

2-60. Kontny MJ, Koppenol S, Graham ET (1992) Use of the sorption-desorption moisture transfer model to access the utility of a desiccant in a solid product. Int J Pharm 84: 261–271

2-61. Lachman L, Lieberman HA, Kanig JL (1986) The theory and practice of industrial pharmacy, 3. edn. Lea & Febiger, Philadelphia

2-62. Lieberman HA, Lachman L (ed) Pharmaceutical dosage forms: tablets. Marcel Dekker, New York

2-63. Lerk CF, Bolhuis GK, Smedema SS (1977) Interactions of lubricants and colloidal silica during mixing with excipients. I. Its effect on tabletting. Pharm Acta Helv 52: 33–39

2-64. Lerk CF, Bolhuis GK (1977) Interactions of lubricants and colloidal silica during mixing with excipients. II. Its effect on wettability and dissolution velocity. Pharm Acta Helv 52: 39–44

2-65. Lerk CF, Lagas M, Fell JT, Nauta P (1978) Effect of hydrophilization of hydrophobic drugs on release rate from capsules. J Pharm Sci 67: 935–939

2-66. Levy G, Gumtow RH (1963) Effect of certain tablet formulation factors on dissolution rate of the active ingredient III. Tablet lubricants. J Pharm Sci 52: 1139–1144

2-67. Metha AM, Augsburger LL (1981) A preliminary study of the effect of slug hardness on drug dissolution from hard gelatin capsules

2-67. filled on automatic capsule-filling machine. Int J Pharm 7: 327–334
2-68. Münzel K (1970) Galenische Formgebung und Arzneimittelwirkung. Neue Erkenntnisse und Feststellungen, 1. Teil. Prog Drug Res 14: 269–386
2-69. Muhammad NAH, Newton JM (1983) The influence of pH of dissolution fluid and particle size of drug on the in-vitro release of drug from hard gelatin capsules. J Pharm Pharmacol 35: 345–349
2-70. Murthy KS, Ghebre-Sellassie I (1993) Current perspectives on the dissolution stability of solid oral dosage forms. J Pharm Sci 82: 113–126
2-71. Naidoo NT (1989) Formulation and processing factors affecting the disintegration of hard-shell gelatine capsules. Drug Dev Ind Phar 15: 1329–1339
2-72. Newton JM, Bader F (1981) The prediction of the bulk densities of powder mixtures, and its relationship to the filling of hard gelatin capsules. J Pharm Pharmacol 33: 621–626
2-73. Newton JM, Razzo FN (1974) The influence of additives on the in vitro release of drugs from hard gelatin capsules. Int J Pharm 26 [Suppl] 30P–36P
2-74. Newton JM, Rowley G (1970) On the release of drug from hard gelatin capsules. J Pharm Pharmacol 22 (Suppl.): 163–168
2-75. Newton JM, Rowley G, Törnblom J-FV (1971) The effect of additives on the relaese of drug from hard gelatin capsules. J Pharm Pharmacol 23: 452–453
2-76. Newton JM, Rowley G, Törnblom J-FV (1971) Further studies on the effect of additives on the release of drug from hard gelatin capsules. J Pharm Pharmacol 23 [Suppl]: 156S–160S
2-77. Nikolakakis O, Aragon OB, Malamataris S (1998) Resistance to densification, tensile strength and capsule-filling performance of some pharmaceutical diluents. J Pharm Pharmacol 50: 713
2-78. Nilsson P, Westerberg M, Nyström C (1988) Physicochemical aspects of drug release. V. The importance of surface coverage and compaction on drug dissolution from ordered mixtures. Int J Pharm 45: 111–121
2-79. Nyqvist H, Nicklasson M (1985) Flow properties of compressible lactose containing small quantities of drug substance. Drug Dev Ind Pharm 11: 745–759
2-80. Nyström C, Westerberg M (1986) The use of ordered mixtures for improving the dissolution rate of low solubility compounds. Int J Pharm 38: 161–165
2-81. Otsuka M, Gao J, Matsuda Y (1993) Effects of mixer and mixing time on the pharmaceutical properties of theophylline tablets containing various kinds of lactose as diluents. Drug Dev Ind Pharm 19: 333–348
2-82. Patel R, Podczeck F (1995) Investigation of the effect of type and source of microcrystalline cellulose on capsule filling. Proc 1st World Meeting APGI/APV, Budapest, 9/11 May, 205
2-83. Patel NK, Patel IJ, Cutie AJ, Wadke DA, Monkhouse DC, Reier GE (1988) The effect of selected direct compression excipients on the stability of aspirin as a model hydrolyzable drug. Drug Dev Ind Pharm 14: 77–98
2-84. Pfeifer W, Marquardt G (1984) Untersuchungen zur Häufigkeit und Ursachen von Fehldosierungen bei der Abfüllung von Hartgelatinekapseln. 1. Mitt.: Fehldosierungen während der Abfüllung von Pulvern bzw. Granulaten. Pharm Ind 46: 860–863
2-85. The Pharmaceutical Society of Great Britain (ed) (1966) Post-graduate school for pharmacists. Characterization and manipulation of powders. Pharm. Press, London
2-86. Podczeck F, Newton JM (1999) Powder filling into hard gelatine capsules on a tamp filing machine. Internat J Pharmaceutics 185: 237
2-87. Prescott JK, Barnum RA (2000) On powder flowability. Pharmaceutical Technology 24(10): 60–85
2-88. Prescott JK, Hossfeld RJ (1994) Maintaining product uniformity and uninterrupted flow to direct-compression tabletting presses. Pharm Technol 18: 98–114
2-89. Ridgway K (ed) (1987)Hard capsules. Development and technology. The Pharmaceutical Press, London
2-90. Rowley G, Newton JM (1970) Limitations of liquid penetration in predicting the release of drugs from hard gelatin capsules. J Pharm

Pharmacol 22: 966–967

2-91. Shah KB, Augsburger LL, Marshall K (1986) An investigation of some factors influencing plug formation and fill weight in a dosing disk-type automatic capsule filling machine. J Pharm Sci 75: 291–296

2-92. Shah KB, Augsburger LL, Marshall K (1987) Multiple tamping effects on drug dissolution from capsules filled on a dosing-disk type automatic capsule filling machine. J Pharm Sci 76: 639–645

2-93. Shah VP, Konecny JJ, Everett RL, McCullough B, Noorizadeh AC, Skelly JP (1989) In vitro dissolution profile of water-insoluble drug dosage forms in presence of surfactants. Pharm Res 6: 612–618

2-94. Sindel U, Schweiger A, Zimmermann I (1998) Determination of the optimum mixing time for a mixture of lactose and colloidal silicon dioxide. J Pharm Sci 87: 524

2-95. Small LE, Augsburger LL (1978) Aspects of the lubrication requirements for an automatic capsule filling machine. Drug Dev Ind Pharm 4: 345–372

2-96. Small LE, Augsburger LL (1978) Apects of the lubrication requirements for an automatic capsule filling machine. Drug Dev Ind Pharm 4: 345–372

2-97. Stahl PH (1989) Die Charakterisierung und Aufbereitung des Wirkstoffs bei der Entwicklung fester Arzneiformen. Pharm Ind 51: 425–439

2-98. Stamm A, Boymond C, Mathis C (1984) Some aspects of the formulation of hard gelatin capsules. Drug Dev Ind Pharm 10: 355

2-99. Staple WJ (1975) The influence of size distribution on the bulk density of uniformly packed glass particles. Soil Sci Soc Amer Proc 39: 404–408

2-100. Stegmann S (1998) Hartgelatinekapseln – Aktueller Stand und Perspektiven. PZ Prisma 5: 42

2-101. Stewart AG, Grant DJW, Newton JM (1979) The release of a model low-dose drug (riboflavine) from hard gelatine capsule formulations. J Pharm Pharmacol 31: 1–6

2-102. Strickland WA, Moss M (1962) Water vapor sorption and diffusion through hard gelatin capsules. J Pharm Sci 51: 1002–1005

2-103. Stubberud L, Arwidsson HG, Graffner C (1995) Water-solid interactions: I. A technique for studying moisture sorption/desorption. Int J Pharm 114: 55–64

2-104. Sucker H, Fuchs P, Speiser P (1991) Pharmazeutische Technologie, 2. Aufl. Thieme, Stuttgart New York

2-105. Tan SB, Newton JM (1990) Powder flowability as an indication of capsule filling performance. Int J Pharm 61: 145–155

2-106. Tobiska S, Kleinebudde P (2001) A simple method for evaluating the mixing efficiency of a new type of pan coater. Internat J Pharmaceutics 224: 141

2-107. Torres AI, Camacho MA (1994) Solid state interactions of two new antineoplastic drugs (mitonafide and amonafid) and common tablet excipients in preformulation studies. Eur J Pharm Biopharm 40 : 41–43

2-108. Venables HJ, Wells JI (2001) Powder mixing. Drug Dev Ind Pharm 27: 599–612

2-109. Wade A, Weller PJ (eds) (1994) Handbook of pharmaceutical excipients, 2nd edn. The Pharmaceutical Press, London

2-110. Wells JI (1988) Pharmaceutical preformulation: the physicochemical properties of drug substances. Ellis Horwood, Chichester

2-111. Westerberg M, Nyström C (1993) Physicochemical aspects of drug release. XVII. The effect of drug surface area coverage to carrier materials on drug dissolution from ordered mixtures. Int J Pharm 90: 1–17

2-112. Westerberg M, Jonsson B, Nyström C (1986) Physicochemical aspects of drug release. IV. The effect of carrier particle properties on the dissolution rate of ordered mixtures. Int J Pharm 28: 23–31

2-113. Withey RJ, Mainville CA (1969) A critical analysis of a capsule dissolution test. J Pharm Sci 58: 1120–1126

2-114. York P (1981) Analysis of moisture sorption hysteresis in hard gelatin capsules, maize starch, and maize starch: drug powder mixtures. J Pharm Pharmacol 33: 269–273

2-115. Yoshioka S, Carstensen JT (1990) Rational storage conditions for accelerated testing of stability of solid pharmaceuticals. J Pharm Sci 79: 943–944

Entwicklung von Granulaten (Feuchtgranulation) 3

3.1	Definition der Produktanforderungen	41
3.2	Produkt- und maschinenspezifische Bedingungen	41
3.3	Arzneistoffeigenschaften	41
3.4	Entwicklungsprobleme (EP), Entwicklungsschritte (ES), Entwicklungsschrittaktionen (EA)	41
3.4.1	EP, ES: Schmelzpunkt des Arzneistoffes	41
3.4.2	EP, ES: Lösegeschwindigkeit des Arzneistoffes	47
3.4.3	EP, ES: Gehaltseinheitlichkeit des Arzneistoffes	47
3.4.4	EP: Granulierverfahren	48
3.4.5	EP: Problemkombination I, ES: Füllstoffauswahl	51
3.4.6	EP: Problemkombination II, ES: Auswahl Granulierflüssigkeit	54
3.4.7	EP: Problemkombination III, ES: Bindemittelauswahl	58
3.5	Demonstrationsbeispiel	62
	Literatur	65

Einleitung

Nach dem Deutschen Arzneibuch sind Granulate Zubereitungen, die aus festen und trockenen Körnern bestehen, wobei jedes Korn ein Agglomerat aus Pulverpartikeln mit genügend Festigkeit darstellt, um verschiedene Handhabungen zuzulassen. Sie enthalten einen oder mehrere Wirkstoffe mit oder ohne Hilfsstoffe und falls erforderlich, zugelassene Farb- und Aromastoffe.

Granulate können auf verschiedene Weise hergestellt werden: Unter Verwendung von Granulierflüssigkeit, Mischern und Sieben, unter Verwendung von Granulierflüssigkeit und Wirbelschichtgranulatoren sowie trocken mittels Brikettieranlagen und Mühlen.

Meist handelt es sich bei Granulaten um Zwischenprodukte, die entweder zu Tabletten verpresst oder in Hartgelatinekapseln abgefüllt werden. Gegenüber Pulvermischungen haben sie den Vorteil des besseren Fließens, der guten Gehaltseinheitlichkeit und der fehlenden Entmischungsgefahr.

Das in diesem Kapitel aufgeführte Wissen wurde z. T. der Literatur entnommen, zum großen Teil im Rahmen der Dissertation von M. Bultmann [Lit. 3-1] erarbeitet.

3.1 Definition der Produktanforderungen

Die in den folgenden Tabellen aufgelisteten Produktanforderungen entsprechen den heute üblichen. Tabelle 3.1 und 3.4 (S. 42 u. 43) enthalten Anforderungen, die für beide Zielsetzungen (d. h. Granulate für Hartkapseln und Granulate für die Tablettenverpressung) gelten, Tabelle 3.2 und 3.3 (S. 42 u. 43) solche, die nur bei Tablettengranulate zu realisieren sind. Die Werte in den Tabellen sind als Empfehlung zu verstehen.

3.2 Produkt- und maschinenspezifische Bedingungen

Bei Granulaten sind zu Beginn der Entwicklung neben den Produktanforderungen die in Tabelle 3.5 (S. 44) genannten Bedingungen festzulegen.

3.3 Arzneistoffeigenschaften

Die für eine wissensbasierte Entwicklung erforderlichen Arzneistoffeigenschaften – ermittelt nach den zitierten Bestimmungsmethoden – sind in den folgenden vier Tabellen (S. 44 bis 46) zusammengefasst.

Tabelle 3.6 enthält Eigenschaften, die für Kapsel- und Tablettengranulate gelten, Tabelle 3.7 betrifft nur Tablettengranulate, Tabelle 3.8 enthält Ergebnisse der Kompatibilität-/Stabilitätsuntersuchungen mit Pulvermischungen und Tabelle 3.9 chemische Eigenschaften, die für Inkompatibilitätsüberprüfungen benötigt werden (s. Kap. 1.3).

3.4 Entwicklungsprobleme (EP), Entwicklungsschritte (ES), Entwicklungsschrittaktionen (EA)

Folgende Probleme bzw. Schritte sind bei einer Granulatentwicklung zu bearbeiten bzw. vorzunehmen:

- Schmelzpunkt des Arzneistoffes,
- Lösegeschwindigkeit des Arzneistoffes,
- Gehaltseinheitlichkeit des Arzneistoffes,
- Granulierverfahren,
- Füllstoffauswahl,
- Auswahl Granulierflüssigkeit,
- Bindemittelauswahl.

3.4.1 EP, ES: Schmelzpunkt des Arzneistoffes

3.4.1.1 EA: Maßnahmen erforderlich?

Eine Maßnahme wird erforderlich, wenn der Schmelzpunkt des Arzneistoffes im Falle des Granulierverfahrens 1 und 3 (Wirbelschichtverfahren) 40 °C unterschreitet. Da keine Maßnahmen zur Verfügung stehen, muss bei Bejahung die wissensbasierte Entwicklung abgebrochen werden. Als Alternative kommt z. B. die Arzneiform Weichgelatinekapsel in Frage. Im Falle des Granulierverfahrens 2 (Schnellmischer ohne Kühlung) liegt der Mindestwert des Schmelzpunktes bei 70 °C. Ein Sicherheitszuschlag von 10 °C ist in beiden Fällen zu empfehlen. Liegt der Schmelzpunkt über den Toleranzgrenzen, wird zum nächsten Entwicklungsproblem übergegangen.

Tabelle 3.1
Produktanforderungen (Halbfertigprodukt Granulat)

Nr.	Produkteigenschaft/Messgröße	Einheit	Bestimmungsmethode	Optimaler Wert	Tolerierter Wert bzw. Bereich (z. B.)
1	Arzneistoffdosis	mg	–	–	–
2	Freigabe/Lösegeschwindigkeit (v_2)	%/t_x	B1	–	–
3	Feuchtegehalt	%	B21	–	–
4	Schüttvolumen pro Dosis	mm³	B6	–	< $V_{Matrize}$ bzw. V_K
5	Fließverhalten/Böschungswinkel	°	B2	20 bzw. 33	20–48 bzw. 33–53
6	Granulatfestigkeit	%	B26	80	60–100
7	Granulatgröße (geometrisches Mittel)	mm	B30	0,300	0,200–0,400
8	Feinanteil (< 0,10 mm)	%	B30	5	0–15
9	Grobanteil (> 0,7–1,0 mm)	%	B30	5	0–20
10	Grobanteil (> 1,0 mm)	%	B30	0	0
11	Gehaltseinheitlichkeit/ Homogenität (s_{rel})	%	B3	0	0–2
12	Haltbarkeitsdauer	a	–	–	–
13	Hydrolyse/Zersetzungsprodukt	%	B20	0	0,1
14	Oxidation/Zersetzungsprodukt	%	B20	0	0,1

Tabelle 3.2
Produktanforderungen (Untersuchungsobjekt Komprimat aus Granulat)

Nr.	Produkteigenschaft/Meßgröße	Einheit	Bestimmungsmethode	Optimaler Wert	Tolerierter Wert bzw. Bereich (z. B.)
15	Bruchfestigkeit ($B^1{}_{P_{max}K_0}$)	MPa	B22, 24	4	2–10
16	Zersetzungsprodukt infolge Druckbelastung (X_{ZD1})	%	B22	0	0–0,1
17	Zersetzungsprodukt infolge Druckbelastung (X_{ZD2})	%	B22	0	0–0,1
18	Zersetzungsprodukt infolge Druckbelastung (X_{ZD3})	%	B22	0	0–0,1
19	Zersetzungsprodukt infolge Druckbelastung (X_{ZD4})	%	B22	0	0–0,1
20	Zersetzungsprodukt infolge Druckbelastung (X_{ZD5})	%	B22	0	0–0,1
21	Zersetzungsprodukt infolge Druckbelastung (X_{ZD6})	%	B22	0	0–0,1

Tabelle 3.3
Produktanforderungen (vorgesehenes Endprodukt)

Nr.	Produkteigenschaft/Meßgröße	Einheit	Bestimmungsmethode	Optimaler Wert	Tolerierter Wert bzw. Bereich (z. B.)
22	Kapselvolumen (V_K)	mm³			
23	Tablettendurchmesser bzw. Breite (D)	mm			
24	Tablettenlänge (L)	mm			
25	Steghöhe (h)	mm			
26	Kalottenhöhe (h')	mm			
27	Vorpresskraft	%			
28	Äußerer Füllstoff vorgesehen	ja/nein			
29	Bruchfestigkeit	MPa			

Kommentare zu den Tabellen 3.1 bis 3.3:

Ad 1: Beträgt die Arzneistoffdosis weniger als ca. 3 mg bzw. 3% empfiehlt es sich, den Arzneistoff in der Granulierflüssigkeit zu lösen oder eine Vormischung, wie in Kap. 2.4.9 beschrieben, vorzunehmen.

Ad 2: t_x ist diejenige Zeit, nach der lt. Auflösetest der gelöste Anteil bestimmt wird. Die Granulatauflösegeschwindigkeit v_2 ergibt sich aus der geforderten Auflösegeschwindigkeit für die Tablette (v_3) bzw. Kapsel. Empfohlen wird im Fall nichtretardierter Tabletten: $v_2 \geq 2 \cdot v_3$ (z.B. 80%/10 min $\geq$ 80%/20 min). Damit soll der verzögernde Effekt durch das Granulieren und einen evtl. Binderzusatz berücksichtigt werden.

Ad 3: Empfohlene Werte für adsorbiertes Wasser hydrolyseempfindlicher Arzneistoffen: $\varphi_G < 0{,}5\%$ (vgl. z. B. Stabilitätsgrenztemperatur B20, S. 198), ansonsten ist die Gleichgewichtsfeuchte nach Konditionierung, z. B. bei 21 °C, 45% r.F. anzustreben. Dies ist von Bedeutung, da die Bruchfestigkeit von Komprimaten mit abnehmendem Feuchtegehalt geringer wird und Gelatine Feuchtigkeit ad- bzw. desorbiert (s. Ad 1-4 zu Tabelle 2.3, S. 15).

Ad 4: Im Falle von Tablettengranulaten ist die maximale Matrizenfülltiefe der Tablettiermaschine (h_M, s. Tabelle 10.63, S. 288 bzw. 10.64, S. 288) zu beachten, im Falle von Kapselgranulaten die vorgegebene Kapselgröße. (Auf die Zeichenerklärung in Kap. 10.1 sei hingewiesen.)

Bei runden Tabletten beträgt der tolerierte Maximalwert des Granulatschüttvolumens pro Dosis

$$V_{SGmax} = 0{,}25 \cdot D^2 \cdot \pi \cdot h_M \quad [\text{mm}^3]$$

bei Oblong-Tabletten gilt:

$$V_{SGmax} = (0{,}25 \cdot D^2 \cdot \pi + L \cdot D - D^2) \cdot h_M \quad [\text{mm}^3]$$

Der optimale Wert ist etwa halb so groß.
Das Kapselfüllvolumen und die Kapselgröße stehen in folgendem Verhältnis:

Tabelle 3.4
Kapselgröße und Kapselfüllvolumen (Unterteil)

Kapselgröße	Kapselvolumen V_K [mm³]
(5)	130
(4)	210
3	300
2	380
1	500
0	680
00	950

Ad 5: Das Fließverhalten bzw. der Böschungswinkel sind für die Gewichtseinheitlichkeit bei der Volumendosierung des Zwischenproduktes Granulat mitbestimmend. Bei Tablettengranulaten kann davon ausgegangen werden, dass evtl. später zugesetzte Fließregulierungsmittel den Böschungswinkel bis um 8° herabsetzen können, sodass ein maximaler Böschungswinkel des Granulates für Tabletten ohne Fließregulierungsmittel von 48° toleriert werden kann. Im Falle sehr schnell laufender Tablettiermaschinen und abhängig von ihrem Förderprinzip ist dieser Toleranzwert herabzusetzen (bis auf ca. 40°). Für Kapselgranulate beträgt der Toleranzbereich, abhängig vom Dosierprinzip und ohne Zusatz von Fließregulierungsmittel, 33–48° (Röhrchendosierprinzip) bzw. 33–53° (Dosierscheibenprinzip).

Ad 6: Die Granulatfestigkeit sollte so groß sein, dass das Granulat den Transport bis zur Abfüllstelle unbeschadet übersteht.

Ad 7–10: Die empfohlene mittlere Granulatgröße und Größenverteilung mit den tolerierten Bereichen erwiesen sich für die vorgesehene Weiterverarbeitung geeignet.

Ad 11: Die vom Gesetzgeber verlangte Gleichmäßigkeit des Gehaltes ist bei Granulaten mit der geforderten Größenverteilung weitgehend erfüllt. Die Standardabweichung der Gehaltsstreuung (ermittelt aus Stichproben) liegt bei höchstens 2%.

Ad 12–14: Siehe Kap. 1.3 (Stabilität).

Ad 15–21: Die Mindestanforderungen bezüglich Bruchfestigkeit und Pressdruckstabilität gelten für die bei maximalem Pressdruck aus dem Granulat lt. Bestimmungsmethode B22 hergestellten biplanen Komprimaten mit 0,5% Mg-Stearatzusatz. P_{max} ergibt sich aus dem lg B/ρ_r-Diagramm (s. Bestimmungsmethode B22, Kap. 10.2) und der tolerierten Zersetzung (X_{ZD}) infolge Druckbelastung. Die Indices D1 bis D6 bedeuten steigende Pressdruckniveaus. Der obere Index bei B und X_Z kennzeichnet das zugrunde liegende Granulierverfahren (s. Tabelle 3.10, S. 48).

Ad 22: Übliche Kapselgrößen und Kapselvolumina: s. Tabelle 3.4.

Ad 23–27: Bei runden Tabletten gilt: Breite D = Länge L. Bei Oblong-Tablette wird empfohlen: L = D (2,2 bis 2,5).
Des Weiteren werden empfohlen:

Biplane runde Tabletten:

▶ Steghöhe h = 0,25 · D [mm]
▶ Kalottenhöhe h' = 0 [mm]

Runde Tabletten mit Wölbung:

▶ Steghöhe h = 0,2 · D [mm]
▶ Kalottenhöhe h' = 0,1 · D [mm]

Gewölbte Oblong-Tabletten:

▶ Steghöhe h = 0,2 · D [mm]
▶ Kalottenhöhe h' = 0,15 · D [mm]

Wölbungsradius (r_w) und Kalottenhöhe (h') stehen wie folgt in Beziehung:

$$r_w = \frac{0{,}25 \cdot D^2 + h'^2}{2h'}$$

Der Toleranzbereich für die Steghöhe sollte wegen der noch ungewissen Komprimatporosität ± 10% betragen.
Auch andere als die vorgeschlagenen Tablettenformen sind möglich. Es wird davon ausgegangen, dass gewölbte Tabletten überzogen werden.

Ad 29: Sollen aus dem Granulat Tabletten hergestellt werden, ist festzulegen, ob ein äußerer Füllstoff (s. Abschn. 3.4.5.4) beigefügt werden soll.

Tabelle 3.5
Produkt- und maschinenspezifische Bedingungen

Nr.	Bedingungen	Einheit	Spezifikation
1	Lagerungstemperatur	°C	
2	Lagerungsluftfeuchte	% r.F.	
3	Packmittel	–	
4	Produktionsklima	°C, % r.F.	
5	Lichtschutz	–	
6	Abs. Zuluftfeuchte, (F_{zu})	$\frac{gH_2O}{m^3 \, Luft}$	
7	Vorgesehenes Granulierverfahren	–	
8	Vorgesehene Tablettiermaschine bzw. Kapselfüllmaschine	–	
9	Maschinengeschwindigkeit (Tablettiermaschine)	UpM	
10	Vorgesehene Tablettenumhüllung	–	
11	Produktionsstandort	Nr.	

Kommentare zu Tabelle 3.5:

Ad 1-4: Welche Packmittel zu wählen sind, ergibt sich aus der Stabilität/Labilität des betreffenden Arzneistoffes in dem betreffenden Packmittel und der Klimazone (bzw. dem entsprechenden Lagerungsklima), in der das Produkt eingeführt werden soll (s. Kap. 10.5).

Ad 5: Bei Arzneistoffen mit starker Lichtempfindlichkeit sind eine Verarbeitung unter Lichtschutz und lichtundurchlässige Packmittel erforderlich, bei Arzneistoffen mit mittlerer Lichtempfindlichkeit nur lichtschützende Packmittel.

Ad 6: Die absolute Zuluftfeuchte ist eine Prozessbedingung der Wirbelschichtgranulation und entweder mit der relativen Feuchte in den Produktionsräumen identisch oder das Ergebnis entsprechender vorgeschalteter Klimageräte. Die absolute Zuluftfeuchte geht in die Berechnung der optimalen Granulierflüssigkeitsmenge ein (B33).

Ad 7: Zu diesen Angaben s. auch Tabelle 3.10 (S. 48) und Abschn. 3.4.4.2. Um eine evtl. Wasserempfindlichkeit des Arzneistoffes zu berücksichtigen, ist die Granulierflüssigkeit (wässrig, organisch), mit anzugeben.

Ad 8 und 9: Falls das Granulat zu Tabletten weiterverarbeitet werden soll, müssen bei der Auswahl der Hilfsstoffe deren presstechnische Eigenschaften mitberücksichtigt werden. Diese können u.a. vom Tablettiermaschinentyp (s. Kap. 10.4.4) und der Maschinengeschwindigkeit abhängen. (Für die Granulatcharakterisierung steht diesbezüglich hier nur die Maschine 1, d. h. die Tablettiermaschine PH 100, s. Tabelle 10.63, S. 288 zur Diskussion.) Wenn das Granulat für Hartgelatinekapseln gedacht ist, ist die entsprechende Kapselfüllmaschine aus Kap. 10.4.8 festzulegen.

Ad 10: Bezüglich Tablettenumhüllung ist anzugeben: „ohne" oder „löslich" oder „MSR" (magensaftresistent). Diese Angaben sind insofern von Bedeutung, als bei einer magensaftresistenten Tablettenumhüllung auf Hilfsstoffe mit großer Sprengwirkung verzichtet werden sollte.

Tabelle 3.6
Arzneistoffeigenschaften

Nr.	Arzneistoffeigenschaft/Messgröße	Einheit	Bestimmungsmethode	Wert	SF
1	Löslichkeit in Wasser (25°C, Eigen-pH)	Massengehalt %	B10		
2	Löslichkeit in 2-Propanol (25°C)	Massengehalt %	B10		
3	Freigabe/Lösegeschwindigkeit (v_1)	%/t_x (min)	B11		
4	Lichtempfindlichkeit	%	B12		
5	Stempelbelag/Adhäsion/Werkzeughaftung	µg/cm^2	B7		
6	Wahre Dichte (ρ_w)	mg/mm^3	B13		
7	Scheinbare Teilchendichte	mg/mm^3	B14		
8	Schüttdichte (ρ_s)	mg/mm^3	B6		
9	Teilchengröße (d_o, geometrisches Mittel)	mm	B15		
10	Teilchengröße (d_{vo}, Volumenmittel)	mm	B15		

(Fortsetzung S. 45)

Tabelle 3.6
Arzneistoffeigenschaften (Fortsetzung)

Nr.	Arzneistoffeigenschaft/ Messgröße	Einheit	Bestimmungs-methode	Wert	SF
11	Feinanteil ($X^o_{fein} < 0{,}25 \cdot d_o$)	%	B15		
12	Grobanteil ($X^o_{grob\,1} > 0{,}080$ mm)	%	B15		
13	Teilchenform	–	B16		
14	Böschungswinkel (α)/Fließverhalten	°	B2		
15	Bindekraftgröße ($d_k^{H_2O}$)	mm	B27		
16	Bindekraftgröße ($d_w^{H_2O}$)	mm	B27		
17	Bindekraftgröße (d_k^{Pro})	mm	B27		
18	Bindekraftgröße (d_w^{Pro})	mm	B27		
19	Opt. Flüssigkeitsanteil $H^{opt,\,H_2O}$	g/g	B28		
20	Opt. Flüssigkeitsanteil $H^{opt,\,Pro}$	g/g	B28		
21	Stabilitätsgrenztemperatur (trocken)	°C	B27		
22	Stabilitätsgrenztemperatur (Wasser)	°C	B27		
23	Stabilitätsgrenztemperatur (2-Propanol)	°C	B27		
24	Schmelzpunkt (F.P.)	°C	B17		

Tabelle 3.7
Presstechnische Arzneistoffeigenschaften

Nr.	Arzneistoffeigenschaft/ Messgröße	Einheit	Bestimmungs-methode	Wert	SF
25	Zersetzungsprodukt infolge Druckbelastung ($X^1_{ZD(Pmax)}$)	mol%	B22		
26	Verdichtungskonstante (ρ^1_{rmax})	-	B22		
27	Verdichtungskonstante (ρ^1_{ro})	-	B22		
28	Verdichtungskonstante (k^1_D)	MPa	B22		
29	Maximaler Pressdruck (P^1_{rmax})	MPa	B22		
30	Bruchkonstante (a^1)	-	B22		
31	Bruchkonstante (b^1)	-	B22		
32	Ausstoßkonstante (F^1_o)	N/mm²	B22		
33	Ausstoßkonstante (f^1)	-	B22		
34	Krit. Maschinengeschw. ($v^1_{P,Kr}$)	UpM	B9		
35	Elastizitätsfaktor (g^1)	-	B9		

(Oberer Index 1 kennzeichnet die betreffende Tablettiermaschine, s. Kap. 10.4.4)

Tabelle 3.8
Arzneistoffstabilität

Nr.	Arzneistoffeigenschaft/ Messgröße	Einheit	Bestimmungs-methode	Wert	SF
36	Zersetzungsprodukt Hydrolyse (X_{ZHA}; innerhalb 100 d)	mol%	B20		
37	Zersetzungsexponent n_r für X_{ZHA}	–	B20		
38	Zersetzungsprodukt Oxidation (X_{ZXA}; innerhalb 100 d)	mol%	B20		
39	Zersetzungsexponent n_r für X_{ZXA}	–	B20		
40	Zersetzungsprodukt Hydrolyse (X_{ZHF}; innerhalb 100 d)	mol%	B20		
41	Zersetzungsexponent n_r für X_{ZHF}	–	B20		
42	Zersetzungsprodukt Oxidation (X_{ZXF}; innerhalb 100 d)	mol%	B20		
43	Zersetzungsexponent n_r für X_{ZXF}	–	B20		
44	Zersetzungsprodukt Hydrolyse (X_{ZHB}; innerhalb 100 d)	mol%	B20		
45	Zersetzungsexponent n_r für X_{ZHB}	–	B20		
46	Zersetzungsprodukt Oxidation (X_{ZXB}; innerhalb 100 d)	mol%	B20		
47	Zersetzungsexponent n_r für X_{ZXB}	–	B20		
48	Stabilitätsgrenztemperatur (H_2O, feucht)	°C	B20		
49	Stabilitätsgrenztemperatur (trocken)	°C	B20		
50	Wasserempfindlichkeit des Arzneistoffes	ja/nein	B20		

Tabelle 3.9
Chemische Arzneistoffeigenschaften

Nr	Arzneistoffeigenschaft	Bezeichnung (s. Tab. 1.1 und 1.2)	SF
51	Funktionelle Gruppen		
52	Gegenionen		
53	Grundgerüstklasse		
53	Reaktion (pka)		

Kommentare zu den Tabellen 3.6 bis 3.9:

Ad 1, 2: Löslichkeitsdaten werden bei der Auswahl von Füllstoffen und Granulierflüssigkeiten benötigt. (Gut lösliche Arzneistoffe erfordern zwecks schneller Auflösung weniger gut lösliche Füllstoffe und umgekehrt. Füll- und Arzneistoffe sollten sich in der Granulierflüssigkeit nicht zu gut und nicht zu schlecht lösen, insbesondere im Falle von Krustengranulaten.)

Ad 3: Abhängig von der Zielsetzung sind als Freigabe/Lösegeschwindigkeit des reinen Arzneistoffes (v_1) günstig: Kapselgranulat im Falle einer Produktanforderung von z.B. $v_2 \geq 80\%/15$ min: $v_1 \geq 80\%/5$ min, Tablettengranulat (Produktanforderung: z.3. $v_3 \geq 80\%/20$ min): $v_1 \geq 80\%/5$ min. t_x ist die Prüfdauer.

Ad 4: Die Lichtempfindlichkeit des Arzneistoffes kann in % angegeben werden: z. B. starke Lichtempfindlichkeit: 100%, mittlere Lichtempfindlichkeit: 50%, keine Lichtempfindlichkeit: 0%.

Ad 5: Da zurzeit für die Bestimmung der Pulverhaftung an Werkzeugen eine praktikable Methode fehlt, muss mit hypothetischen Werten gearbeitet werden: z.B. relevanter Stempelbelag: > 15, kein Stempelbelag: 0 [µg/cm²].

Ad 6: Die wahre Dichte der meisten organischen Feststoffe liegt zwischen 1,1 und 1,5 g/cm³.

Ad 7: Die scheinbare Teilchendichte entspricht - von Sprühprodukten abgesehen - meist der wahren Dichte.

Ad 9: Mit Hinblick auf das vorgesehene Granulierverfahren (s. Tabelle 3.10, S. 48) und die geforderte Granulatgröße (s. Tabelle 3.1, S. 42) ist zu beachten, dass bei Wirbelschichtgeräten wegen evtl. Verwirbelungsprobleme die mittlere Teilchengröße im Bereich von 0,03 bis 0,08 mm liegen sollte. Eine Vormischung mit Füllstoff kann im Falle sehr feine Arzneistoffen zu einer Agglomeration und damit zu gröberen Arzneistoffteilchen führen. Bei Rührmischern sollte mit Hinblick auf die angestrebte Granulatgröße die mittlere Teilchengröße 0,08 mm nicht überschreiten.

Ad 11: Der Grobanteil der Teilchengröße des Arzneistoffes sollte in Anbetracht der angestrebten Granulatgröße nicht über 2% liegen.

Ad 13: Nadel- oder plättchenförmige Arzneistoffpartikel sind insbesondere in Wirbelschichtgeräten schwierig zu granulieren (Alternative: Brikettgranulat).

Ad 14: Stark kohäsive Pulver geringer Dichte und Teilchengröße haben ein schlechtes Fließverhalten, d. h. einen großen Böschungswin-

	kel. Bei Wirbelschichtgranulatoren (Verfahren 1 und 3) sollte der Böschungswinkel 42° nicht überschreiten. Bei Schnellmischerverfahren (s. Tabelle 3.10, S. 48) spielt der Böschungswinkel des Pulvers keine Rolle.
Ad 15-18:	Die Bindekraftgröße d_k (≥ 0) kennzeichnet die Fähigkeit eines Pulvers, Krustengranulate zu bilden. Sie ist, wie unter Bestimmungsmethode B27 erläutert, u. a. von Art und Menge der Granulierflüssigkeit sowie der Partikelgröße abhängig (Pro = 2-Propanol). Die Bindekraftgröße dw (≥ 0) charakterisiert die Beeinflussung der Binderkonstante k_B durch den Arzneistoff bzw. Hilfsstoff. Ein Wert von $d_w = 0$ bedeutet, dass der Bindereffekt völlig aufgehoben wird, ein Wert von $d_w = 1,0$, dass k_B unbeeinflusst bleibt.
Ad 19, 20:	Der optimale Flüssigkeitsanteil (H^{opt}) bei der Granulatherstellung bedeutet: g Flüssigkeit/g Pulver (G = Granulat, Pro = 2-Propanol). Er resultiert aus den geforderten Granulateigenschaften: Mittlere Granulatgröße und Feinanteil. Der H^{opt}-Wert ist auch verfahrensspezifisch.
Ad 21-24:	Bei manchen Granulierverfahren kommt es zu einer Erwärmung der Pulvermischung, sodass die Stabilitätsgrenztemperatur und der Schmelzpunkt des Arzneistoffes eine Rolle spielen können (z. B. Erwärmung in Schnellmischern: bis zu 70 °C, in Wirbelschichtgranulatoren: bis zu 35 °C).
Ad 25:	Manche Arzneistoffe (z. B. Enzyme) unterliegen unter Druck einer chemischen Zersetzung bzw. physikalischen Veränderung. In diesem Falle wird der maximale Pressdruck zusätzlich nach oben begrenzt.
Ad 26-29:	Das Verdichtungsverhalten von Stoffen wird durch Verdichtungskonstanten beschrieben. Es spielt bei der Tablettierung eine wichtige Rolle. Der obere Index kennzeichnet die Tablettiermaschine (Tabelle 3.5, S. 44). Der maximale Pressdruck begrenzt den linearen Teil der Komprimatdichte/Pressdruckbeziehung und damit den Bereich genauerer Prognosen (s. B22, Kap. 10.2).
Ad 30-33:	Die Bruchfestigkeit der Komprimate basiert auf den Bruchkonstanten des Arzneistoffes. Entsprechendes gilt für die Ausstoßkraft.
Ad 34, 35:	Die Bruchfestigkeit der Komprimate bleibt bis zur kritischen Maschinengeschwindigkeit v_{PKr} konstant, danach nimmt sie – dem Elastizitätsfaktor g entsprechend – ab.
Ad 36-47:	Die Kompatibilitätsprüfung mit Pulvermischungen führt zu Daten, die die Zunahme der Zersetzungsprodukte mit der Zeit (X_Z) und deren zeitlichen Verlauf (n_t) kennzeichnen. Werden stattdessen erst die Endprodukte bzgl. Stabilität geprüft, entfallen diese Arzneistoffeigenschaften.
Ad 48, 49:	Die Stabilitätsgrenztemperatur des befeuchteten Arzneistoffpulvers kennzeichnet die Eignung einer Granulierflüssigkeit.
Ad 51-53:	Diese chemischen Eigenschaften werden für die Überprüfung von Inkompatibilitäten mit Hilfsstoffen bzw. Verfahren (Kap. 1.4.1.7) benötigt.

3.4.2 EP, ES: Lösegeschwindigkeit des Arzneistoffes

3.4.2.1 EA: Maßnahmen erforderlich?

Maßnahmen wären notwendig, wenn die Lösegeschwindigkeit des Arzneistoffes (v_1) kleiner ist, als die geforderte Lösegeschwindigkeit in Form des Granulates – ggf. in Kapseln – ($v_{2(PA)}$), bzw. in Form der angestrebten Tabletten ($v_{3(PA)}$), d. h. wenn

$$v_1 < 2 \cdot v_{2(PA)}$$

bzw.

$$v_1 < 4 \cdot v_{3(PA)}$$

Die geschätzten Faktoren 2 bzw. 4 basieren auf entsprechenden Literaturbefunden. Da jedoch hierfür keine Maßnahmen zur Verfügung stehen, erfolgt Abbruch der Entwicklung unter Hinweis auf Alternativen (z. B. Mahlung des Arzneistoffes, Netzmittelzusatz, feste Lösung des Arzneistoffes, besser lösliche Arzneistoffmodifikation).

Werden die entsprechenden Anforderungen erfüllt, sind keine Maßnahmen erforderlich und es kann

$$v_2 = v_{2(PA)} \quad [\%/t_x] \qquad (SF = 0,8)$$

prognostiziert sowie zum nächsten Entwicklungsproblem übergegangen werden.

3.4.3 EP, ES: Gehaltseinheitlichkeit des Arzneistoffes

Die Gehaltseinheitlichkeit des Arzneistoffes im Granulat (Homogenität, relative Standardabweichung s_{rel}) hängt u. a. von seiner Teilchengröße (d_0) und seiner Masse pro Dosis (m_A) ab.

$$s_{rel} = konst. \cdot d_0 \cdot m_A^{exp.} \quad [\%]$$

3.4.3.1 EA: Maßnahmen erforderlich?

Spezielle Maßnahmen entfallen, wenn mischerspezifisch

$$s_{rel} \leq s_{rel(PA)} \quad [\%] \quad (SF = 0{,}8)$$

und

$$d_o \leq \frac{s_{rel}}{28} \cdot m_A^{0,4} \quad [mm] \quad (SF = 0{,}8)$$

sind.

Das ist der Fall, wenn geeignete Mischer mit hoher Mischeffizienz und ausreichend feinkörniger Arzneistoff Verwendung finden sowie Granulate resultieren, deren Größe und Festigkeit den Produktanforderungen (PA) entsprechen. Wenn die Arzneistoffdosis 3% der Mischung mit Füllstoff unterschreitet, ist eine Vormischung, wie in Kap. 2.4.9 beschrieben, vorzunehmen.

Alternativen bei niedrigen Dosen wären, den Arzneistoff zu zerkleinern bzw. in der Granulierflüssigkeit zu lösen.

3.4.4 EP: Granulierverfahren

3.4.4.1 EA: Maßnahme erforderlich?

Diese Maßnahme ist immer erforderlich. Da das Granulierverfahren in Tabelle 3.5 (S. 44) vorgegeben wird, entfallen einige der folgenden Aktionen. Im Falle eines verfahrensbedingten Abbruches sind als Alternativen die Brikettgranulierung, andere Granulierflüssigkeiten bzw. andere Arzneiformen zu nennen.

3.4.4.2 EA: Verfügbare Maßnahmen

Die Granulierverfahren umfassen verschiedene Prozessschritte mit aufeinander abgestimmten Geräten. Die entsprechenden Prozessbedingungen sind systematisch zu ermitteln (Beispiel s. B48, Kap. 10.2). Von den Granuliergeräten bzw. -verfahren des Marktes sind einige in Tabelle 3.10 (S. 48) als Beispiele aufgeführt. Die Konstante k_G definiert das Verfahren (in Relation zu Verfahren 2) hinsichtlich der Fähigkeit, Krustengranulate zu erzeugen. Der Auflockerungsfaktor k_L kennzeichnet die Verminderung der Schüttdichte eines Pulvers durch die Granulation (vgl. Abschn. 3.4.5.4). Mit mittlerer Sicherheit (SF = 0,5) können für die Granulierverfahren 1 bis 3 die Werte $k_L^1 = k_L^3 = 0{,}6$ und $k_L^2 = 0{,}8$ angenommen werden. Falls das erste Kontrollexperiment einen davon wesentlich abwei-

Tabelle 3.10
Granulierverfahren

Nr.	Teilprozesse	Geräte (s. Kap. 10.4.4)	Eignung für organische, brennbare Granulierflüssigkeiten	Gut-Temperaturregelung (Kühlung)	k_G	k_L	Untergruppe
V1	Mischen, Befeuchten	UniGlatt	Nein	Ja	0,3	0,5	1
	Trocknen, Konditionieren	Hordenschrank TU60/60	Ja	Ja			
	Egalisieren (Trockensieben)	Wurfsieb	Ja	–			
V2	Mischen, Befeuchten	Diosna V10	Nein	Nein	1,0	0,8	1, 2
	Feuchtsieben	Frewitt MG 400	Ja	–			
	Trocknen, Konditionieren	Hordenschrank TU 60/60	Ja	Nein			
	Egalisieren (Trockensieben)	Frewitt MG 400	–	–			
V3	Mischen, Befeuchten	UniGlatt	Nein	Ja	0,15	0,5	1
	Trocknen	UniGlatt	Nein	Ja			
	Konditionieren	Hordenschrank TU 60/60	Ja	Ja			
	Egalisieren	Wurfsieb	Ja	–			

chenden Wert ergibt, ist mit diesem Wert ein neuer theoretischer Entwicklungslauf vorzunehmen.

3.4.4.3 EA: Untergruppenzuordnung

Mit Hinblick auf Gehaltseinheitlichkeit und Verwirbelbarkeit sind folgende Untergruppen angebracht (s. Tabelle 3.10, S. 48):

Wenn: $m_A/m_A+m_F \geq 0{,}05$ und $\alpha_{A+F} \leq 42°$, dann sind Verfahren aus UG 1 bis 3 zu wählen.

Wenn: $m_A/m_A+m_F < 0{,}05$ und/oder $\alpha_{A+F} > 42°$, dann sind Verfahren aus UG 2 zu wählen.

3.4.4.4 EA: Ermittlung von Prozessbedingungen

Die Granulierverfahren 1 und 3 unterscheiden sich infolge der spezifischer Prozessschritte in der Sprühdauer. Diesbezüglich sei auf B33 (Kap. 10.2) hingewiesen.

Die Prozessbedingungen für den Wirbelschichtgranulator Uni Glatt (Verfahren 1 und 3) sind in der Tabelle 3.11 (S. 49) zusammengefasst.

Tabelle 3.12 (S. 50) enthält die Prozessbedingungen für den Schnellmischer Diosna V10.

Die Prozessbedingungen für den Frewitt MG 400 und den Hordentrockenschrank sind in den Tabellen 3.13 bis 3.15 (S. 50) enthalten.

3.4.4.5 EA: Maßnahmenauswahl und Reihung

Obwohl das Granulierverfahren vorgegeben wird (Tabelle 3.5, S. 44), bleiben Auswahlkriterien von Interesse. Ein Beispiel zeigt Tabelle 3.16 (S. 51).

Tabelle 3.11
Maschinenspezifische Standardbedingungen für den Wirbelschichtgranulator Uni Glatt

Nr.	Bedingungen	Einheit	Optimaler Wert	Tolerierter Wert bzw. Bereich
1	Pulvervolumen	l	0,8	0,8
2	Zuluftgeschwindigkeit (Anfangswert)	m³/min	0,33	
3	Zuluftftemperatur (bei Granulierflüssigkeit H$_2$O)	°C	60	55–65
4	Vormischdauer (trockenes Vormischen)	min	5	2–10
5	Sprühdruck (bei Granulierflüssigkeit H$_2$O)	bar	1,0	0,5–1,0
6	Spezifische Sprühgeschwindigkeit (bei H$_2$O)	g/min	12	12
7	Temperatur der Granulierflüssigkeit	°C	20	18–22
8	Abstand: Düse/Boden	cm	25	25
9	Filterrüttelfolge	min	1,0	0,5–1,5
10	Trocknungsdauer (Verfahren 3)	min	5	4–6
11	Trocknungstemperatur (Zuluft, Verfahren 3)	°C	40	40–45

Kommentare zur Tabelle 3.11:

Ad 2: Die Zuluftgeschwindigkeit v_L ist so zu wählen, dass ein homogenes Wirbelbett resultiert. Während des Granulatwachstums muss sie allerdings bis um den Faktor 4 erhöht werden, um ein homogenes Wirbelbett zu gewährleisten. Der Anfangswert von 0,333 m³/min gilt für Pulvermassen mit einer wahren Dichte um 1,5 g/cm³.

Ad 3: Die Zulufttemperatur, die bei steigender Zuluftgeschwindigkeit nachgeregelt werden muss, um eine Überfeuchtung zu vermeiden, sollte die Stabilitätsgrenztemperatur des Arzneistoffes nicht überschreiten.

Ad 5: Mit zunehmendem Sprühdruck sinkt der resultierende Granulatdurchmesser und der Feinanteil steigt. Bei zu hohem Druck erfolgt Sprühtrocknung.

Ad 6: Es wird auf die Bestimmungsmethode B33 (Kap. 10.2) verwiesen. Die optimale Sprühgeschwindigkeit (v_{Sp}) wird aus der spezifischen Sprühgeschwindigkeit (v_{Sp}^*), der Zuluftgeschwindigkeit (v_L) und der absoluten Zuluftfeuchte (F_{Zu}, s. Tabelle 3.5, S. 44) berechnet:

$$v_{Sp} = v_{Sp}^* - v_L \cdot F_{Zu} \quad [g \text{ Flüssigkeit/Ansatz/min}] \quad (SF = 1{,}0)$$

Eine zu große Sprühgeschwindigkeit lässt die Granulatgröße und den Grobanteil ansteigen.

Ad 7: Höhere Temperaturen führen zu veränderten Granulateigenschaften.

Tabelle 3.12
Maschinenspezifische Standardbedingungen für den Schnellmischer Diosna V10

Nr.	Bedingungen	Einheit	Optimaler Wert	Tolerierter Wert bzw. Bereich
12	Pulvervolumen	l	50	45–55
13	Trockenmischdauer (vor Flüssigkeitszugabe)	min	2	2–4
14	Knetdauer (nach Flüssigkeitszugabe)	min	5	5–6
15	Rührerdrehzahl	UpM	300	300
16	Zerhackerdrehzahl	UpM	3000	3000
17	Flüssigkeitszugabedauer	min	5	4–6
18	Temperatur der Granulierflüssigkeit	°C	20	16–24

Kommentare zur Tabelle 3.12:

Ad 14: Die Knetdauer ist für die resultierende Granulatgröße ein wesentlicher Faktor und daher genau einzuhalten.

Ad 15, 16: Sie sind Faktoren der Granulatgröße und Verteilung. Die mittlere Granulatgröße ist umso größer, je größer die Rührerdrehzahl ist.

Nach der Flüssigkeitszugabe ist die Geschwindigkeit des Rührers auf 200 UpM und die des Zerhackers auf 1500 UpM herabzusetzen. Bei Substanzen mit hohem Leistungsbedarf ist die Rührerdrehzahl auf 200 UpM zu verringern.

Tabelle 3.13
Maschinenspezifische Standardbedingungen für den Feuchtzerkleinerer Frewitt MG400

Nr.	Bedingungen	Einheit	Optimaler Wert	Tolerierter Wert bzw. Bereich
19	Oszillationsgeschwindigkeit	min^{-1}	200	200
20	Siebmaschenweite	mm	2,5	2,5

Tabelle 3.14
Maschinenspezifische Standardbedingungen für den Egalisierer Frewitt MG400

Nr.	Bedingungen	Einheit	Optimaler Wert	Tolerierter Wert bzw. Bereich
21	Oszillationsgeschwindigkeit	min^{-1}	200	200
22	Sieb-Maschenweite	mm	1,0	1,0

Tabelle 3.15
Gerätespezifische Standardbedingungen für den Hordentrockenschrank TU 60/60

Nr.	Bedingungen	Einheit	Optimaler Wert	Tolerierter Wert bzw. Bereich
23	Trocknungsluftfeuchte	%	30	30–60
24	Trocknungstemperatur	°C	45	30–50
25	Trocknungsdauer	h	24	–
26	Konditionierungsdauer (Raumklima)	h	24	–

Kommentar zur Tabelle 3.15:

Ad 26: Im Anschluss an die Trocknung im Trockenschrank erfolgt eine Konditionierung des Granulats bei Raumklima, die zur Gleichgewichtsfeuchte im Granulat führt.

Tabelle 3.16
Normwerte von Auswahlkriterien der Granulierverfahren (Beispiel)

Auswahlkriterium	K.O.-Kriterium (z.B.)	Wichtungsfaktor (z. B.)	Verfahren 1 (WSG) A_{rel}	$w \cdot SF \cdot A_{rel}$	Verfahren 2 (Schnellmischer) A_{rel}	$w \cdot SF \cdot A_{rel}$
Verfügbarkeit am Produktionsort	Ja	0	100	0	100	0
Exschutz	Nein	10	(nein) 0	0	(nein) 0	0
Prozessaufwand	Nein	50	(kleiner) 80	4000	(größer) 40	2000
Reinigungsaufwand	Nein	40	(größer) 40	1600	(geringer) 80	3200
Summe	–	100	–	5600	–	5200
Rangzahl	–	–		1		2

3.4.4.6 EA: Eigenschaftsprognose

Die in den Verfahren 1 bis 3 implizite Konditionierung bewirkt eine Granulatfeuchte von

$$\varphi_G = \varphi_{G(PA)} \qquad (SF = 1{,}0)$$

3.4.5 EP: Problemkombination I, ES: Füllstoffauswahl

Die Problemkombination ist darauf zurückzuführen, dass sich Füllstoffe oft auf mehrere Produkteigenschaften auswirken (z. B. auf das Pressverhalten oder die Tablettenzerfallsdauer), was bei der Reihung der Füllstoffe (Abschn. 3.4.5.6) zu berücksichtigen ist.

3.4.5.1 EA: Maßnahme erforderlich?

Ein Füllstoffzusatz ist immer notwendig, außer die Dosis des granulierten Arzneistoffes entspricht in verpresster Form zufällig dem Volumen ($m_T \cdot \rho_{rT}^{-1}$) der vorgesehenen Tablette bzw. die Schütt- bzw. Stampfdichte des granulierten Arzneistoffes (Ag) dem Kapselfüllvolumen (vgl. Kap. 2.4.4.1). Eine Maßnahme ist demnach erforderlich, wenn

$$m_A < Q \cdot V_T \cdot \rho_{wA} \quad [mg] \qquad (SF = 0{,}9)$$

bzw.

$$m_A < Q \cdot V_K \cdot f \cdot \gamma_{S(Ag)} \quad [mg] \qquad (SF = 0{,}9)$$

bzw.

$$m_A < \frac{Q \cdot f \cdot \rho_{S(Ag)}}{\left(1 - \varepsilon_c \cdot 10^{-2}\right)} \cdot V_K \quad [mg] \qquad (SF = 0{,}9)$$

$$Q = 1 - \Phi_{Sp} - \Phi_B - \Phi_{Sm} - \Phi_F - (1 - \rho_{r_T})$$

Bezüglich f wird auf die Bestimmungsmethode B6 (Kap. 10.2) verwiesen.

Der Faktor Q berücksichtigt das Volumen der vor einer Verpressung eventuell noch zuzusetzenden Hilfsstoffe (z. B. Sprengmittel 4%, Bindemittel bis 4%, Schmiermittel 0,5 bzw. 1%, äußerer Füllstoff 10%, s. Kap. 6.4.2) sowie eine ungefähre Porosität der Tablette von ca. 10% bzw. $\rho_{r_T} = 0{,}9$. Daraus resultiert ein Wert von Q = 0,71. Verzichtet man auf Bindemittel und äußere Füllstoffe mit denen z. B. Massen- bzw. Dichteabweichungen kompensiert werden können, erhöht sich Q auf 0,85.

Falls die prognostizierte Steghöhe vom experimentell ermittelten Wert wesentlich abweicht, ist für einen erneuten Entwicklungslauf Q entsprechend zu korrigieren.

3.4.5.2 EA: Verfügbare Füllstoffe

Einige der üblichen Füllstoffe sind in Tabelle 3.17 (S. 52) enthalten, unter ihnen auch Mischungen, um die Eigenschaftspalette zu vergrößern. Die Eigenschaften dieser Füllstoffe sind in den Tabellen von Kap. 10.3.1 aufgelistet. Weitere Füllstoffe können nach Definition ihrer Eigenschaften hinzugefügt werden.

3.4.5.3 EA: Untergruppenzuordnung

Handelt es sich bei dem Endprodukt um Tabletten, die magensaftresistent umhüllt werden sollen, sind –

Tabelle 3.17
Füllstoffe

Füllstoff	Typ	Hersteller	Untergruppen
α-Laktose · H2O	GranuLac 140	Meggle	1,2
Mikrokristalline Zellulose	Avicel PH 101	FMC	1,2
Füllstoff LS1	GranuLac 140/Maisstärke (1/1)	Meggle/–	1
Füllstoff LC1	GranuLac 140/Avicel PH 101 (1/1)	Meggle/ FMC	1,2
Füllstoff SC1	Maisstärke/Avicel PH 101 (1/1)	–/FMC	1

um zu dicke, h. sich im Darmsaft nur langsam auflösende Hüllen zu vermeiden - Füllstoffe ohne ausgeprägte Sprengwirkung bzw. ohne Quellvermögen vorzuziehen (Untergruppe 2 in Tabelle 3.17, S. 52). Beträgt die tolerierte Zerfallsdauer lt. Produktanforderung z. B. ≤ 15 min, sind dafür geeignete Füllstoffe in beiden Untergruppen zu finden. Beträgt die Zerfallsdauer dagegen > 15 min, sind Füllstoffe aus der Untergruppe 2 zu bevorzugen.

3.4.5.4 EA: Ermittlung der Füllstoffmassen
Bevor Eigenschaftsprognosen vorgenommen werden können, muss die erforderliche Füllstoffmasse bekannt sein. Im Falle von Tablettengranulaten ergibt sich die Füllstoffmasse (m_F) aus der Arzneistoffmasse pro Dosis (m_A), dem Tablettenvolumen (V_T), und den wahren Dichten von Arzneistoff und Füllstoff (ρ_{WA}, ρ_{WF}).

$$m_F = \left(Q \cdot V_T - \frac{m_A}{\rho_{wA}} \right) \cdot \rho_{wF} \quad [mg] \quad (SF = 0,9)$$

Bei runden, oblong, biplanen oder gewölbten Tabletten ohne Facettenrand und Teilkerbe berechnet man das Tablettenvolumen aus den Produktanforderungen nach

$$V_T = \pi \cdot \left(0,25 \cdot D^2 \cdot h + 0,25 \cdot D^2 \cdot h' + 3 \cdot h'^3 \right)$$
$$+ (L - D) \cdot \left[2 \cdot r_w^2 \cdot \arcsin\left(\frac{0,5 \cdot D}{r_w} \right) \right.$$
$$\left. - D \cdot (r_w - h') + (D \cdot h) \right] \quad [mm^3]$$
$$(SF = 1,0)$$

$$r_w = \frac{0,25 \cdot D^2 + h'^2}{2 \cdot h'} \quad [mm] \quad (SF = 1,0)$$

b	arcsin b
0,10	0,10
0,20	0,20
0,30	0,30
0,40	0,41
0,50	0,52
0,60	0,64

Im Falle von Kapselgranulaten ergibt sich die Füllstoffmasse aus der Arzneistoffmasse, dem Kapselvolumen und der Granulatschüttdichte (ρ_{SG}), wenn weitere Hilfsstoffe (Spreng- und Schmiermittel) in üblichen Massen geplant sind und wenn ein Sicherheitsvolumen von 10% vorgesehen ist, nach

$$m_F = \frac{0,85 \cdot f \cdot \rho_{sG}}{\left(1 - \varepsilon_c \cdot 10^{-2}\right)} \cdot V_K - m_A \quad [mg] \quad (SF = 1,0)$$

ρ_{sG} resultiert aus den Schüttdichten der Komponenten ρ_{sA} und ρ_{sF}, den Massenanteilen X_A und X_F sowie dem Auflockerungsfaktor k_L (s. Tabelle 3.10, S. 48), der den gerätespezifischen Dichteunterschied zwischen Pulver und Granulat kennzeichnet:

$$\rho_{sG} = k_L \cdot \frac{m_A + m_F}{\frac{m_A}{f \cdot \rho_{sA}} + \frac{m_F}{f \cdot \rho_{sF}}} \quad [mg/mm^3] \quad (SF = 0,5)$$

Bzgl. des Faktors f s. Bestimmungsmethode B6 (Kap. 10.2).

3.4.5.5 EA: Eigenschaftsprognosen
Folgende Eigenschaften der Arzneistoff-Füllstoff-Pulvermischung sind zu prognostizieren:

- Kompatibilität (Zersetzung),
- mittlere Teilchengröße,
- mittlere Löslichkeit (in H_2O),
- mittlerer Böschungswinkel,
- Füllstoffkosten,

sowie bei Tablettengranulaten die Eigenschaften:

- maximaler Pressdruck,
- kritische Maschinengeschwindigkeit,
- Bruchfestigkeit,
- Ausstoßkraft,
- Elastizitätsfaktor,
- Werkzeughaftung
- Schüttvolumen pro Dosis.

Bei der Auswahl von Füllstoffen spielen auch die Eigenschaften von Krustengranulatkomprimaten eine Rolle, wobei ein Vorgriff auf Ergebnisse des nächsten Entwicklungsschrittes „Auswahl Granulierflüssigkeit" erforderlich wird. Die Eigenschaften von Mischungen können wie folgt prognostiziert werden. (Bei den Gleichungen wird auf die Zeichenerklärung in Kap. 10.1 hingewiesen.)

- Die Ergebnisse der Kompatibilitätsprüfung mit Arzneistoff-Füllstoff-Mischungen werden bezüglich Zersetzung (s. Arzneistoffeigenschaften) wie folgt ausgewertet:

$$X_{Z\Sigma(t_H)} = X_{ZA(100d)} \cdot (3{,}65 \cdot t_H)^{n_{rA}}$$
$$+ X_{ZF(100d)} \cdot (3{,}65 \cdot t_H)^{n_{rF}} \quad [\%]$$
$$(SF = 0{,}8)$$

$$n_r = 3{,}33 \cdot \lg(X_{Z(100d)}/X_{Z(50d)}) \quad (SF = 0{,}8)$$

- Die Teilchengrößen der Komponenten spielt bei Wirbelschichtverfahren deshalb eine Rolle, weil sich zu feine, d. h. zu kohäsive Pulver schlecht verwirbeln lassen. Daher werden bei den Auswahlkriterien Größenbereiche vorgegeben. Für Mischungen kann angenommen werden:

$$\overline{d}_{o(A+F)} = X_A \cdot \overline{d}_{oA} + X_F \cdot \overline{d}_{oF} \quad [mm] \quad (SF = 1{,}0)$$

- Für die Lösegeschwindigkeit von Arzneistoff-Füllstoff-Mischungen ist es vorteilhaft, wenn bei schlecht löslichen Arzneistoffe gut lösliche Füllstoffe gewählt werden und umgekehrt (S = Wasserlöslichkeit):

$$S_{A+F} = X_A \cdot S_A + X_F \cdot S_F \quad [\%] \quad (SF = 1{,}0)$$

- Der Böschungswinkel von Pulvermischungen α_{A+F} spielt bei der Direktverpressung, der Kapselfüllung und der Verwirbelung in Wirbelschichtgranulatoren eine Rolle. Zur Berechnung s. Kap. 2.4.4.5.
- Die Kosten für den Füllstoff pro Dosis ergeben sich aus

$$P_H = kg\text{-Preis} \cdot 10^{-6} \cdot m_F \quad [€] \quad (SF = 1{,}0)$$

- Aus den Stoffkonstanten erhält man den maximalen Pressdruck und die kritische Maschengeschwindigkeit nach:

$$P_{max} = 0{,}9 \cdot (\Phi_A \cdot P_{max\,A} + \Phi_F \cdot P_{max\,F}) \quad [MPa]$$
$$(SF = 0{,}5)$$

und

$$v_{P\,krit} = 1{,}5 \cdot (\Phi_A \cdot v_{P\,krit.\,A} + \Phi_F \cdot v_{P\,krit.\,F})$$
$$[UpM] \quad (SF = 0{,}5)$$

Bei beiden Größen sind die Werte der Mischungen nicht gleich der Summe der Anteile der Einzelkomponenten. Bei P_{max} ist der Wert granulatbedingt etwas kleiner, bei $v_{P\,krit}$ etwas größer.

- Die Ausstoßkraft F_A resultiert bei runden Tabletten (Komprimaten) aus dem maschinen- und stoffspezifischen Pressdruck P_{max} sowie den Stoffkonstanten nach

$$F_{A\,max} = D \cdot h \cdot \pi \left[\Phi_{SA} \cdot (F_{o(A)} + f_A \cdot P_{max})\right.$$
$$\left. + \Phi_{SF}(F_{o(F)} + f_F \cdot P_{max})\right] \quad [N]$$
$$(SF = 0{,}5)$$

Es ist zu beachten, dass die Ausstoßkonstanten F_0 und f mit einem Zusatz von 0,5% Mg-Stearat ermittelt werden (s. Bestimmungsmethode B22, Kap. 10.2).

▶ Der mittlere Elastizitätsfaktor, der die Abnahme der Bruchfestigkeit mit steigendem Pressdruck oberhalb der kritischen Maschinengeschwindigkeit beschreibt, wird prognostiziert nach

$$g_{A+F} = \Phi_A \cdot g_A + \Phi_F \cdot g_F \quad (SF = 0{,}5)$$

und die Werkzeughaftung (Belagbildung, Stempelbelag, Adhäsion) geschätzt nach

$$\kappa_{A+\Phi} = X_A \cdot \kappa_A + X_F \cdot \kappa_F \quad [\mu g/cm^2] \quad (SF = 0{,}1)$$

▶ Das Schüttvolumen pro Dosis (+ zusätzliche Hilfsstoffe) soll 90% des maximalen Matrizenfüllvolumens der betreffenden Tablettenpresse nicht überschreiten.

3.4.5.6 EA: Maßnahmenauswahl und Reihung

Die im Rahmen der Entscheidungsanalyse (Kap. 1.4.1.6) zur Berechnung dimensionsloser, normierter Eigenschaftswerte (A_{rel}) erforderlichen A_-- und A_+-Grenzwerte sind in Tabelle 3.18 (S. 55) zusammengefasst. Diejenigen Kriterien, die bzgl. A_- und A_+ unbedingt eingehalten werden müssen, sind entsprechend gekennzeichnet (K.O.-Kriterien). Weitere K.O.-Kriterien sind Inkompatibilitäten (s. Kap. 1.4.1.7). In Tabelle 3.18 (S. 55) sind des Weiteren Wichtungsfaktoren (w), die nach Ermessen festgelegt werden, enthalten. Die in Tabelle 3.18 mit (P) bzw. (Ko) gekennzeichneten Kriterien sind für die Mischung: Arzneistoff + Füllstoff zu prognostizieren.

Bei wasserempfindlichen Arzneistoffen sollte auf Füllstoffe mit locker gebundenen (adsorbiertem) Wasser wie z. B. mikrokristalline Cellulose oder Ca-Phosphat-Dihydrat verzichtet werden.

Die z. T. nach Transformation (s. Abbildungsvorschriften Tabelle 3.19, S. 56) normierten Kriterienwerte A_{rel} sowie die Produkte „w · SF · A_{rel}" einiger Füllstoffe sind in Tabelle 3.20 (S. 56) aufgelistet. Daraus ergeben sich die Rangzahlen und ihre Reihung.

3.4.5.7 EA: Rücksprünge
Sie entfallen bei diesem Entwicklungsschritt.

3.4.5.8 EA: Alternativen
Im Falle eines Entwicklungsabbruches stehen die in Tabelle 3.21 (S. 57) genannten Alternativen zur Debatte.

3.4.6 EP: Problemkombination II, ES: Auswahl Granulierflüssigkeit

Die Problemkombination II entsteht dadurch, dass Granulierflüssigkeiten nicht nur z. B. die Granulatgröße bestimmen, sondern auch die Arzneistoffstabilität, die Granulatfestigkeit, die Tablettenbruchfestigkeit etc. mit beeinflussen. Berücksichtigung findet das bei Arzneistoffeigenschaften (z. B. Stabilitätsgrenztemperatur) und in anderen Entwicklungsschritten.

3.4.6.1 EA: Maßnahme erforderlich?
Diese ist immer erforderlich.

3.4.6.2 EA: Verfügbare Maßnahmen
Verfügbare Granulierflüssigkeiten sind solche, die entsprechend charakterisiert sind (Kap. 10.3). Zwei Beispiele sind in Tabelle 3.22 (S. 57) aufgeführt.

3.4.6.3 EA: Untergruppenzuordnung
Um die Maßnahmenauswahl einfacher zu gestalten, wurden sog. Untergruppen und Auswahlkriterien eingeführt. Tabelle 3.23 (S. 57) enthält die Merkmale dieser Untergruppen.

3.4.6.4 EA: Ermittlung Granulierflüssigkeitsmasse
Der optimale Flüssigkeitsanteil H^{opt} ergibt sich in Zusammenhang mit der Bindemitteloptimierung aus den geforderten Granulateigenschaften: Mittlere Granulatgröße, Feinanteil und Festigkeit.

Im Falle von Verfahren 2 (Schnellmischer, Tabelle 3.10, S. 48), wird der optimale Flüssigkeitsanteil H^{opt} aus den Arzneistoff- und Füllstoffeigenschaften sowie den Massenanteilen berechnet (A: Arzneistoff; F: Füllstoff; Massenanteil $0 \leq X \leq 1$):

$$H^{opt}_{(A+F)} = X_A \cdot H^{opt}_A + X_F \cdot H^{opt}_F \quad [g/g] \quad (SF = 0{,}7)$$

Als Flüssigkeitsmasse pro Arzneistoffdosis (m_{Fl}) ergibt sich:

$$m_{Fl} = H^{opt}_{(A+F)} \cdot (m_A + m_F) \quad [mg] \quad (SF = 0{,}7)$$

Bei Verfahren 1 und 3 (Wirbelschichtgranulatoren, Tabelle 3.10, S. 48), wird der optimale Anteil Granulierflüssigkeit experimentell ermittelt (s. Bestimmungsmethode B33, Kap. 10.2).

Tabelle 3.18
Auswahlkriterien von Füllstoffen

Nr.	Kriterien	Messgröße, Bezug	K.O.-Kriterium (z. B.)	$A_-^{\alpha,\beta}$	A_+	Wichtung (z.B.)
1	Arzneibuchmonographie (F)	–	Nein	Nein	Ja	6
2	Pharmazeutische Qualität (F)	–	Ja	–	Ja	0
3	Physiologische Verträglichkeit (F)	–	Ja	Ausreichend	Sehr gut	5
4	Verfügbarkeit amt Produktionsstandor	–	Ja	–	Ja	0
5	d_k-Wert (F)		Nein	Niedrigster	Höchster	10
6	Preis pro Dosis (F)	–	Nein	Höchster	Niedrigster	1
7	Hygroskopizität (F)	kritische r.F.$^{-1}$	Nein	Höchste (PA)	Niedrigste (PA)	1
8	Zersetzung/Hydrolyse (P)	Gehalt/ Zersetzungsprodukt	Ja	Höchste (PA)	Niedrigste (PA)	10
9	Zersetzung/Oxidation (P)	Gehalt/ Zersetzungsprodukt	Ja	Höchste (PA)	Niedrigste (PA)	10
10	Mittlere Teilchengröße (P) bzw.	Schnellmischer (Verfahren 2)	Ja	0,001 mm	0,08 mm	0
	Mittlere Teilchengröße (P)	WSG (Verfahren 1 und 3)	Ja	0,03 mm	0,08 mm	0
11	Mittlere Löslichkeit (P) bzw.	Schnellmischer (Verfahren 2)	Nein	0 und 40 %	25 %	4
	Mittlere Löslichkeit (P)	WSG (Verfahren 1 und 3)	Nein	0 und 25 %	10 %	
12	Max. Pressdruck (P)	–	Nein	20 Mpa	F_{PmaxM}/A_s	1
13	Krit. Maschinengeschw. (P)	–	Nein	60 UpM	v_{PmaxM}	1
14	Elastizitätsfaktor (P)	–	Nein	1,0	0	1
15	Böschungswinkel (P)	WSG (Verfahren 1 und 3)	Ja	42°	25°	5
16	Bruchfestigkeit B_{Pmax} (Ko)	–	Ja	Niedrigste, Höchste (PA)	Optimale (PA)	40
17	Ausstoßkraft F_{APmax} (Ko)	–	Nein	Höchste (PA)	Niedrigste (PA)	5

F Füllstoff, *P* Pulvermischung, *Ko* Komprimat.

Kommentare zur Tabelle 3.18:

Ad 1-17: Unter den Kriterien befinden sich Füllstoffeigenschaften (F), Eigenschaften von Arzneistoff/Füllstoffpulvermischungen (P), und Komprimateigenschaften (Ko), die zu prognostizieren sind, wobei z. T. ein Vorgriff auf den Entwicklungsschritt "Auswahl Granulierflüssigkeit" notwendig wird.

Ad 5: Dieses Kriterium ist von der Granulierflüssigkeit abhängig, sodass ein Vorgriff auf den betreffenden Entwicklungsschritt erfolgen muss.

Ad 8, 9, 16: Die Toleranzgrenzen A_- und A_+ orientieren sich an denen der Produktanforderungen (Abschn. 3.1). Bei der Bruchfestigkeit handelt es sich um die Toleranzgrenzen für das vorgesehene Endprodukt.

Ad 10 - 13: Bei diesen Auswahlkriterien werden die Grenzen A_- und A_+ auch nach praktischen Gesichtspunkten festgelegt: z.B. sind bei Wirbelschichtgranulatoren meist nur Substanzen mit Teilchengrößen ≥ 0,03 mm und einer mittleren Löslichkeit bis maximal ca. 25% gut verarbeitbar.

Ad 12-14, 16: Diese Kriterien sind bei Kapselgranulaten gegenstandslos.

Ad 14: Der Elastizitätsfaktor, der die Abnahme der Bruchfestigkeit oberhalb der kritischen Maschinengeschwindigkeit kennzeichnet, sollte möglichst klein sein (opt. = 0).

Tabelle 3.19
Abbildungsvorschriften für Füllstoffeigenschaften

Kriterium (Maßnahmengruppe)	Qualitative Bewertung	A_{rel}	Maßnahme wird ausgeschlossen (K.O.-Kriterium)
Arzneibuchmonographie	Vorhanden	100	
	Nicht vorhanden	0	
Pharmazeutische Qualität	Belegt	100	
	Nicht belegt	(neg.)	Ja
Verfügbarkeit, Verwendbarkeit am Produktionsort	Ja	0	
	Nein	(neg.)	Ja
Physiologische Verträglichkeit	Sehr gut	100	
	Gut bis sehr gut	98	
	Gut	90	
	Eingeschränkt bis gut	75	
	Eingeschränkt	50	
	Ausreichend	0	
	Nicht ausreichend	(neg.)	Ja

Tabelle 3.20
Normwerte von Auswahlkriterien einiger Füllstoffe (Beispiel)

Nr.	Auswahlkriterien	Granulac 140		Avicel PH101		Maisstärke + Avicel PH101 (1+1)	
		A_{rel}	$w \cdot SF \cdot A_{rel}$	A_{rel}	$w \cdot SF \cdot A_{rel}$	A_{rel}	$w \cdot SF \cdot A_{rel}$
1	Arzneibuchmonographie (F)	100	600	100	600	100	600
2	Pharmazeutische Qualität (F)	100	0	100	0	100	0
3	Physiologische Verträglichkeit (F)	98	343	100	350	98	343
4	Verfügbarkeit am Produktionsstandort (F)	0	0	0	0	0	0
5	d_k-Wert (F)	100	800	14	112	27	216
6	Preis pro Dosis (F)	88	88	0	0	33	33
7	Hygroskopizität (F)	100	90	0	0	0	0
8	Zersetzung/Hydrolyse (P)						
9	Zersetzung/Oxidation (P)						
10	Mittlere Teilchengröße (P)						
11	Mittlere Löslichkeit (P)						
12	Max. Pressdruck (P)						
13	Krit. Maschinengeschw. (P)						
14	Elastizitätsfaktor (P)						
15	Böschungswinkel (P)						
16	Bruchfestigkeit B_{Pmax} (Ko)						
17	Ausstoßkraft $F_{A,Pmax}$ (Ko)						
	Summe	–		–		–	
	Rangzahl						

F Füllstoff, *P* Pulvermischung, *Ko* Komprimat, *A* Arzneistoff.

Tabelle 3.21
Alternativen

Wenn zu geringe Komprimatfestigkeit:	▸ Einsatz leistungsfähigerer Tablettiermaschinen bzw. Stempel mit größerer maximaler Presskraft
	▸ Granulierflüssigkeitsmenge erhöhen
Wenn Schüttvolumen zu groß:	▸ Anderes Granulierverfahren wählen (z. B. Schnellmischer)
	▸ Produktanforderungen bzgl. Abmessungen ändern
Wenn mittlere Teilchengröße der Pulvermischung zu klein:	▸ Anderes Granulierverfahren wählen (z. B. Schnellmischer)
Wenn mittlere Teilchengröße der Pulvermischung zu groß:	▸ Arzneistoff und/oder Füllstoff zerkleinern

Tabelle 3.22
Granulierflüssigkeiten

Hilfsstoff	Qualität lt.	Untergruppe
Wasser	EuAB	1, 2
Ethanol	EuAB	1, 3
2-Propanol	EuAB (NT1999)	1, 3

Tabelle 3.23
Untergruppen von Granulierflüssigkeiten

	Definition (*wenn*)		*Dann*
GV	ΔT_{H_2O}	ΔT_{Pro}	Untergruppe
Ja	> 0	> 0	1
Ja	> 0	≤ 0	2
Nein	> 0	> 0	2
Nein	> 0	≤ 0	2
Ja	≤ 0	> 0	3

Kommentar zur Tabelle 3.23:

Unter GV wird angegeben, ob für das Granulierverfahren brennbare Granulierflüssigkeiten geeignet sind oder nicht (Exschutz). ΔT ist die Temperaturdifferenz zwischen „Stabilitätsgrenztemperatur feucht" (s. Tabelle 3.6, S. 45) und der „niedrigsten realisierbaren Gut-Temperatur" im Mischer (s. Kap. 10.4.1). Mit ΔT werden auch wasserempfindliche Arzneistoffe berücksichtigt (s. B20, Kap. 10.2).

Bei Wirbelschichtverfahren (Verfahren 2) ergibt sich die zu versprühende Masse reinen Wassers (gegebenenfalls im Anschluss an die Binderlösung) aus dem Verhalten des Wirbelbettes im Wirbelschichtgranulator. Die kritische Gutfeuchte ist dann erreicht, wenn das Wirbelbett zusammenbricht, worauf der Sprühvorgang beendet wird und eine Hordentrocknung folgt. Soll dagegen in der Wirbelschicht getrocknet werden (Verfahren 3), ist die zuvor ermittelte Masse an Wasser um ca. 10% zu reduzieren.

3.4.6.5 EA: Eigenschaftsprognosen

▸ Die mittlere Größe von Krustengranulaten – hergestellt in Schnellmischern – ergibt sich nach

$$\bar{d}_g = k_G \cdot \bar{d}_K + \bar{d}_o \quad [mm] \quad (SF = 0{,}8)$$

Für die Bindekraftkonstante $\bar{d}_K$ gilt

$$\bar{d}_K = X_A \cdot d_{KA} + X_F \cdot d_{KF} \quad [mm] \quad (SF = 0{,}8)$$

Ist d_{KA} oder d_{KF} sehr klein, muss mit einem inhomogenen Krustengranulat gerechnet werden. k_G ist eine Konstante des Granulierverfahrens (s. Tabelle 3.10, S. 48), dessen Einfluss auf die Granulatgröße damit Berücksichtigung findet.

▸ Bei runden, biplanen Krustengranulatkomprimaten, die mit einer Geschwindigkeit von $v_P \leq v_{P_{krit}}$ verpresst werden, ist die Bruchfestigkeit zu berechnen nach:

$$B_{Ko} = k_{GB} \cdot B_A^{\Phi_{SA}} \cdot B_F^{\Phi_{SF}} \quad [MPa] \quad (SF = 0{,}7)$$

Mit dem Brucheffekt k_{GB} (s. B32, Kap. 10.2) wird berücksichtigt, dass Krustengranulate trotz eines evtl. höheren Feuchtgehaltes weniger feste Tabletten ergeben, als direktverpresste Pulver. Der Brucheffekt einer Mischung aus Arzneistoff und Füllstoff resultiert aus

$$k_{GB(A+F)} = X_A \cdot k_{GB(A)} + X_F \cdot k_{GB(F)} \qquad (SF = 0{,}7)$$

und kann allgemein etwa mit

$$k_{GB} = 0{,}4 \ (\pm\ 0{,}1) \qquad (SF = 0{,}5)$$

angenommen werden.
Der scheinbare Volumenanteil Φ_S ergibt sich aus den Massen und scheinbaren Dichten nach

$$\Phi_{SA} = 1 - \Phi_{SF} = \frac{m_A}{m_A + m_F \dfrac{\rho_{SA}}{\rho_{SF}}} \qquad (SF = 1{,}0)$$

Die Bruchfestigkeit eines einzelnen nichtgranulierten Stoffes lautet

$$B = 10^{a+b\rho_r} \quad [\text{MPa}] \qquad (SF = 0{,}7)$$

▸ Die relative Dichte des Komprimates bei maximalem Pressdruck P_{max} wird aus Stoffkonstanten berechnet:

$$\rho_r = \frac{\rho_{Ko}}{\rho_w}$$
$$= \left(\rho_{r\,max} - \rho_{r_o}\right)\left(1 - e^{-k_D \cdot P_{max}}\right) + \rho_{r_o}$$
$$(SF = 0{,}7)$$

Es handelt sich hier um die Heckel-Gleichung, in der jedoch $\rho_{r\,max} = 1$ ist.

3.4.6.6 EA: Maßnahmenauswahl und Reihung

Die im Rahmen der Entscheidungsanalyse angewandten Kriterien, Grenzwerte und Wichtungsfaktoren finden sich in Tabelle 3.24 (S. 59). Inkompatibilitäten sind K.O.-Auswahlkriterien (s. Kap. 1.4.1.7).

Die sich daraus ergebenden Normwerte und Rangzahlen sind in Tabelle 3.25 (S. 59) enthalten.

3.4.6.7 EA: Rücksprünge

Bei diesem Entwicklungsschritt kommen keine Rücksprünge in Frage.

3.4.6.8 EA: Alternativen

Falls keine geeignete Granulierflüssigkeit gefunden wird, können die in Tabelle 3.26 (S. 59) angeführten Alternativen diskutiert werden.

3.4.7 EP: Problemkombination III, ES: Bindemittelauswahl

Auch hier beruht die Problemkombination darauf, dass Bindemittel nicht nur z. B. die Granulatgröße beeinflussen, sondern auch andere Produkteigenschaften (z. B. die Tablettenzerfallsdauer) mitbestimmen.

3.4.7.1 EA: Maßnahme erforderlich?

Wirbelschichtgranulatoren (Verfahren 1 und 3) erfordern immer einen Bindemittelzusatz, da die Festigkeit von Krustengranulaten für die Beanspruchung im Wirbelbett zu gering ist. Das Bindemittel kann dabei als Pulver zugemischt oder als Binderlösung aufgesprüht werden (s. B33, Kap. 10.2).
Im Falle der Granulierung mittels Schnellmischer (Verfahren 2) wird ein Binderzusatz als Pulver dann erforderlich, wenn die mittlere Größe des Krustengranulates (s. Abschn. 3.4.6.5) kleiner ist als die Produktanforderung (UG = Untergrenze):

$$\overline{d}_{g(X_B=0)} = k_G \cdot \overline{d}_k + \overline{d}_o < \overline{d}_{g(PA,UG)} \quad [\text{mm}]$$
$$(SF = 1{,}0)$$

Auch wenn die Arzneistofflöslichkeit in der Granulierflüssigkeit kleiner ist, als ca. S < 5% bzw. d_{KA} oder d_{KF} sehr klein sind, sollte ein Binder verwendet werden, um die bevorzugte Granulierung eines der Stoffe zu vermeiden.

3.4.7.2 EA: Verfügbare Maßnahmen

Tabelle 3.27 (S. 59) enthält zwei von mehreren möglichen Bindemitteln, die in Kap. 10.3.4 näher charakterisiert werden.

Tabelle 3.24
Auswahlkriterien von Granulierflüssigkeiten

Auswahlkriterium	K.O.-Kriterium (z. B.)	$A^{\alpha, \beta}$	A_+	Wichtungsfaktor (z.B.)
Arzneibuchmonographie	Nein	Nein	Ja	60
Pharmazeutische Qualität	Ja	–	Ja	0
Löslichkeit der Pulvermischung (S_{A+F}) und	Ja			10
Verfahren 1 und 3		25% und 0%	10%	
bzw. Verfahren 2		50% und 0%	25%	
Entsorgungsproblematik	Nein	Groß	Keine	30
Verfügbarkeit am Produktionsort	Ja	–	Ja	0

Tabelle 3.25
Normwerte von Auswahlkriterien der Granulierflüssigkeiten (Beispiel)

Auswahlkriterien	K.O.-Kriterium (z.B.)	Wichtungsfaktor (z.B.)	Wasser A_{rel}	$w \cdot SF \cdot A_{rel}$	2-Propanol A_{rel}	$w \cdot SF \cdot A_{rel}$
Arzneibuchmonographie	Nein	60	100	6000	100	6000
Pharmazeutische Qualität	Ja	0	100	0	100	0
Löslichkeit der Pulvermischung(S_{A+F}) und Verfahren 2	Ja	10	(z.B.) 10	1000	(z.B.) 16	160
Entsorgungsproblematik	Nein	30	100	3000	30	900
Verfügbarkeit am Produktionsort	Ja	0	100	0	100	0
Summe	–	100	–	9100	–	7060
Rangzahl	–	–		1		2

Tabelle 3.26
Alternativen

Wenn Stabilitätsproblem:	▸ Direktverpressung ▸ Pressagglomeration ▸ Granulierung mit geeigneten Flüssigkeiten ▸ Zusatz sauer bzw. basischer Stabilisatoren (z. B. Weinsäure bzw. $MgCO_3$ bzw. in Granulierflüssigkeit gelöste Puffer)
Wenn zu kleines Granulat, zu großer Feinanteil, zu geringe Granulatfestigkeit:	▸ Granulierflüssigkeit mit besseren Lösungsmitteleigenschaften wählen ▸ Bindemittelgranulat
Wenn Granulatdichte zu gering:	▸ Schnellmischer- statt WSG-Verfahren

Tabelle 3.27
Bindemittel

Bindemittel	Typ	Hersteller	Untergruppe
Polyvinylpyrrolidon	Kollidon K 90	BASF	1, 2
Maltodextrin	Lycatab DSH	Roquette	1

3.4.7.3 EA: Untergruppenzuordnung

Unterteilt werden die Bindemittel nach ihrer Löslichkeit in der Granulierflüssigkeit wie folgt: Untergruppe 1: wasserlöslich. Untergruppe 2: löslich in 2-Propanol.

3.4.7.4 EA: Ermittlung der Bindemittelmasse

Die optimale Bindemittelmasse resultiert aus Stoff- und Gerätekonstanten nach

$$m_B = \frac{(m_A + m_F)X_B}{1 - X_B} \quad [mg] \qquad (SF = 1{,}0)$$

$$X_B = \frac{d_{g(PA)} - \bar{d}_o - k_G \cdot \bar{d}_K}{k_B \cdot \bar{d}_w} \qquad (SF = 0{,}8)$$

$$0 \leq X_B \leq X_{Bmax} \approx \Phi_{Bmax}$$

3.4.7.5 EA: Eigenschaftsprognosen

Folgende Eigenschaften von Mischungen lassen sich aus Stoff- und Gerätekonstanten prognostizieren, nachdem das Bindemittel ausgewählt worden ist (vgl. Zeichenerklärung Kap. 10.1).

- Bindekraftkonstante $\bar{d}_w$:

$$\bar{d}_w = X_A \cdot d_{WA} + X_F \cdot d_{WF}$$
$$+ X_A \cdot X_F \cdot |d_{WA} - d_{WF}| \quad [mm]$$
$$(SF = 0{,}8)$$

- Mittlere Granulatgröße $\bar{d}_g$:
  Wenn Verfahren 1 bzw. 3 und $\alpha_{(A+F)} \leq 42°$ bzw.
  wenn Verfahren 2:
  dann

$$\bar{d}_g = k_G \cdot \bar{d}_k + \bar{d}_w \cdot k_B \cdot X_B + \bar{d}_o \quad [mm]$$
$$(SF = 0{,}6)$$

- Feinanteil X^{fein}:
  Wenn $\bar{d}_g \geq 0{,}2$ mm   (SF = 0,7)
  dann $X^{fein} \leq 15$ [%]
- Grobanteil X^{grob1}:
  wenn $\bar{d}_g \leq 0{,}4$ mm
  dann $X^{grob1} \leq 20$ [%]   (SF = 0,7)
- Grobanteil X^{grob2}:
  Wenn Egalisiersiebmaschenweite = 1,0 mm
  dann $X^{grob2} = 0$ [%]   (SF = 1,0)
- Böschungswinkel α_G:
  Wenn $\bar{d}_g \geq 0{,}2$ mm und $\varphi \leq 3\%$
  dann $\alpha_G \leq 34$ [°]   (SF = 0,7)
- Granulatfestigkeit GF:
  Wenn $\bar{d}_g/\bar{d}_o \geq 3$
  dann GF ≥ 60 [%]   (SF = 0,4)
- Schüttdichte ρ_{SG}:
  Wenn Granulierverfahren 2 und $\bar{d}_g \geq 0{,}2$ mm
  dann

$$\rho_{SG} = 0{,}8 \cdot \frac{m_A + m_F + m_B}{\frac{m_A}{f \cdot \rho_{SA}} + \frac{m_F}{f \cdot \rho_{SF}} + \frac{m_B}{f \cdot \rho_{SB}}} \quad [g/cm^3]$$

$$(SF = 0{,}5)$$

Wenn Granulierverfahren 1 bzw. 3 und $\bar{d}_g \geq 0{,}2$ mm
dann

$$\rho_{SG} = 0{,}5 \cdot \frac{m_A + m_F + m_B}{\frac{m_A}{f \cdot \rho_{SA}} + \frac{m_F}{f \cdot \rho_{SF}} + \frac{m_B}{f \cdot \rho_{SB}}} \quad [g/cm^3]$$

$$(SF = 0{,}5)$$

Verfahrensbedingt sind WS-Granulate etwas lockerer als Schnellmischergranulate.

- Maximaler Pressdruck P_{max}:
  Die Prognose erfolgt wie in Abschn. 3.4.5.5 beschrieben. Im Falle von Stoffen mit Deckelneigung (s. Ad 18 zu Tabelle 5.6, S. 103) kann der Faktor von 0,9 bis auf 3,0 ansteigen.
- Granulatschüttvolumen pro Dosis V_{SG}:

$$V_{SG} = \frac{m_A + m_F + m_B}{\rho_{SG}} \quad [mm^3] \quad (SF = 0{,}5)$$

V_{SG} von runden Komprimaten darf

$$V_{SG} = 0{,}25 \cdot D^2 \cdot \pi \cdot h_M \quad [mm^3]$$

nicht überschreiten (h_M = maximale Matrizenfülltiefe).

- Wahre Granulatdichte ρ_{WG} bei Vernachlässigung der gegenseitigen Hohlraumausfüllung:

$$\rho_{WG} = \frac{m_A + m_F + m_B}{\dfrac{m_A}{\rho_{WA}} + \dfrac{m_F}{\rho_{WF}} + \dfrac{m_B}{\rho_{WB}}} \quad [g/cm^3] \quad (SF = 1{,}0)$$

- Mittlere Bruchfestigkeit (Komprimat, bei P_{max} und $v_P \leq v_{P\,krit.}$) B_{Ko}:

$$B_{Ko} = (k_{GB} + 1{,}5 \cdot d_w \cdot k_B \cdot X_B) B_A^{\Phi_{sA}} \cdot B_F^{\Phi_{sF}}$$
$$[MPa] \quad (SF = 0{,}5)$$

Die infolge Granulation um den Faktor k_{GB} verminderte Bruchfestigkeit von runden, biplanen Komprimaten aus Krustengranulaten (s. Abschn. 3.4.6.5) wird durch Binderzusatz mehr oder weniger wieder kompensiert.

- Friabilität FR:
Die Friabilität steht mit der Bruchfestigkeit von runden Komprimaten wie folgt in Beziehung:

$$FR = 3 \cdot B_{Ko}^{-1{,}48} \quad [\%] \quad (SF = 0{,}5)$$

d. h. sie nimmt mit steigender Bruchfestigkeit exponentiell ab.

- Zerfallsdauer (Komprimat) t_{ZKo}:

$$t_{ZKo} \leq 120 \quad [min] \quad (SF = 0{,}8)$$

- Zersetzung (Hydrolyse, Oxidation) $X_{Z\Sigma(t_H)}$:

$$X_{Z\Sigma(t_H)} = X_{ZA(100d)} \cdot (3{,}65 \cdot t_H)^{n_{rA}}$$
$$+ X_{ZF(100d)} \cdot (3{,}65 \cdot t_H)^{n_{rF1}}$$
$$+ X_{ZB(100d)} \cdot (3{,}65 \cdot t_H)^{n_{rB}} \quad [\%]$$
$$(SF = 0{,}8)$$

- Druckzersetzung des Arzneistoffes X_{ZD} im Granulat:

$$X_{ZD} = X_{ZD(A)} \quad (SF = 1{,}0)$$

3.4.7.6 EA: Maßnahmenauswahl und Reihung

Tabelle 3.28 (S. 61) enthält die für eine Entscheidungsanalyse mittels normierter Eigenschaftswerte erforderlichen Grenzwerte der Auswahlkriterien. Inkompatibilitäten sind weitere K.O.-Auswahlkriterien (s. Kap. 1.4.1.7)

Die normierten Eigenschaftswerte (A_{rel}), Wichtungsfaktoren (w), die Entscheidungszahlen ($\Sigma(w \cdot SF \cdot A_{rel})$) und Rangzahlen der beiden verfügbaren Bindemittel sind in Tabelle 3.29 (S. 62) aufgeführt.

Tabelle 3.28
Auswahlkriterien von Granulierflüssigkeiten

Auswahlkriterium	K.O.-Kriterium (z. B.)	$A_-^{\alpha,\beta}$	A_+	Wichtungsfaktor (z.B.)
Arzneibuchmonographie	Nein	Nein	Ja	20
Pharmazeutische Qualität	Ja	Ja	–	0
Physiologische Verträglichkeit	Ja	Ausreichend	Sehr gut	15
Zersetzung/Hydrolyse	Ja	Höchste (pa)	Niedrigste (pa)	20
Zersetzung/Oxidation	Ja	Höchste (pa)	Niedrigste (pa)	20
Kritische r.F.	Nein	Niedrigste (pa)	Höchste (pa)	5
$k_B^{H_2O}$-Wert	Nein	Niedrigster (pa)	Höchster (pa)	15
Bindekraftgröße d_W	Ja	0,1	1,0	5
Mittlere Granulatgröße	Ja	Höchste und Niedrigste (pa)	0,30 mm	0
Verfügbarkeit am Produktionsort	Ja	–	Ja	0

Tabelle 3.29
Normwerte von Auswahlkriterien einiger Bindemittel (Beispiel)

Auswahlkriterien	K.O.-Kriterium (z.B.)	Wichtungsfaktor (z.B.)	Kollidon K 90 A_{rel}	$w \cdot SF \cdot A_{rel}$	Lycatab DSH A_{rel}	$w \cdot SF \cdot A_{rel}$
Arzneibuchmonographie	Nein	20	100	2000	100	2000
Pharmazeutische Qualität	Ja	0	100	0	100	0
Physiologische Verträglichkeit	Ja	15	100	1500	98	1470
Kritische r.F.	Nein	5	0	0	100	250
$k_B^{H_2O}$-Wert	Nein	15	100	750	75	551
Verfügbarkeit am Produktionsort	Ja	0				
Bindekraftgröße d_w	Ja	5				
Mittlere Granulatgröße	Ja	0				
Zersetzung/Hydrolyse	Ja	20				
Zersetzung/Oxidation	Ja	20				
Summe	–	100	–		–	
Rangzahl	–					

Tabelle 3.30
Rücksprung von ES „Bindemittelauswahl" auf ES „Granulierflüssigkeitsauswahl" (*RZ* Rangzahl)

Entwicklungsschritt	Jeweilige Maßnahme	
	Lauf 1	Lauf 2
Auswahl Füllstoff	RZ1	RZ1
Auswahl Granulierflüssigkeit	RZ1	RZ2
Auswahl Bindemittel	alle K.O.	RZ1

Tabelle 3.31
Alternativen

Wenn zu kleines Granulat, zu großer Feinanteil, zu geringe Granulatfestigkeit:	▸ Bindemittel mit höheren $k_B \cdot X_{B(max)}$-Werten wählen
	▸ Granulierung mit Schnellmischer

3.4.7.7 EA: Rücksprung

Wenn im Falle von Wasser als Granulierflüssigkeit mit keinem Bindemittel eine ausreichende Granulatfestigkeit zu erzielen ist, kann vom ES „Bindemittelauswahl" auf den ES „Flüssigkeitsauswahl" zurückgesprungen werden (s. Tabelle 3.30, S. 62).

3.4.7.8 EA: Alternativen

Bei diesem Entwicklungsschritt werden die Alternativen in Tabelle 3.31 (S. 62) empfohlen.

3.5 Demonstrationsbeispiel

Zunächst werden bei der theoretischen wissensbasierten Entwicklung die festgelegten Verfahren und spezifischen Bedingungen (Kap. 2.2) dokumentiert.

Das folgende Beispiel geht von den Produktanforderungen in Tabelle 3.32 (S. 63) und den (in diesem Beispiel willkürlich gewählten) Arzneistoffeigenschaften in Tabelle 3.33 (S. 64) aus. Neben der optimierten Rezeptur (Krustengranulat) und den geeigneten Verfahren (Tabelle 3.34, S. 64) erhält man weitere Rezepturen, wenn Maßnahmen mit anderen Rangzahlen zugrunde gelegt werden.

Die Rangfolge bzw. Entscheidungszahlen der Füllstoffe lautet:

1. GranuLac 140 (EZ = 2581)
2. LS1 (EZ = 2277)
3. LC1 (EZ = 2248)
4. Avicel PH 101 (EZ = 2196)
5. SC1 (EZ = 2146)

Tabelle 3.32
Produktanforderungsprofil (Beispiel Granulat GR 52)

Produkteigenschaft	Optimaler Wert	Tolerierter Bereich bzw. Wert
Äußerer Füllstoff vorgesehen (T)	Nein	Nein
Ausstoßkraft bei P_{max} (Ko)	0,0 N	0–300 N
Bruchfestigkeit bei P_{max} (Ko)	3 Mpa	2–4 Mpa
Dosis	200 mg	200 mg
Feinanteil (< 0,100 mm)	5,0%	0–15%
Feuchtegehalt/Wassergehalt	0,5%	0–3%
Fließverhalten/Böschungswinkel	30°	20–48°
Freigabe/Lösegeschwindigkeit (v_2)	100%/t_x	80–100%/t_x
Freigabezeitraum (t_x)	10 min	10 min
Gleichförmigkeit des Gehaltes/Homogenität (s_{rel})	0%	0–2%
Granulatfestigkeit	80%	60–90%
Granulatgröße (geometr. Mittel)	0,3 mm	0,2–0,4 mm
Granulierverfahren	2	2
Grobanteil (> 1 mm)	0%	≤ 0%
Grobanteil (> 0,700–1 mm)	5%	0–20%
Haltbarkeitsdauer (t_H)	5 a	5 a
Hydrolyse/Zersetzungsprodukt	0%	0–0,1%/t_H
Kalottenhöhe (T)	0,9 mm	0,9 mm
Lagertemperatur	22 °C	15–22 °C
Lagerungsfeuchte (r.F.)	50%	40–60%
Lichtschutz	„Kein Lichtschutz"	„Kein Lichtschutz"
Maschinengeschwindigkeit	60 upm	≤ 60 Upm
Oxidation/Zersetzungsprodukt	0%	0–0,1%/t_H
Packmittel	"Kategorie III"	"Kategorie III"
Produktionsklima/rel. Feuchte	50%	40–60%
Produktionsstandort	A	A
Produktionstemperatur	22 °C	15–25 °C
Steghöhe (T)	1,8 mm	1,6–2,0 mm
Stempelbelag (Ko)	0 µg/cm²	0–10 µg/cm²
Tablettendurchmesser bzw. -breite (T)	9,0 mm	9,0 mm
Tablettenlänge (T)	9,0 mm	9,0 mm
Vorges. Tablettenhülle (T)	„Wasserlöslich"	„Wasserlöslich"
Vorges. Tablettierverfahren (T)	1	1
Vorpresskraft (T)	0%	0%
Zerfallszeit (Ko)	0 min	0–60 min
Zersetzungsprodukt, Druckstabilität (Ko)	0,0%	0–0,1%

P Pulver, *G* Granulat, *Ko* Komprimat, *T* Endprodukt Tablette.

Tabelle 3.33
Eigenschaften des Arzneistoffes WS 52

Eigenschaft	Wert	SF
Ausstoßkonstante (f)	0,0	0,8
Ausstoßkonstante (F_0)	0,50 N/mm²	0,8
Bindekraftgröße (d_k Wasser)	0,25 mm	0,8
Bindekraftgröße (d_w Wasser)	0,2 mm	0,8
Böschungswinkel	58°	1,0
Brucheffekt (k_{GB})	0,4	0,5
Bruchkonstante (a)	−1,86	0,8
Bruchkonstante (b)	2,87	0,8
Druckstabilität/ Zersetzungsprodukt (X_{ZD})	0,0%	1,0
Elastizitätsfaktor (g)	0	0,5
Feinanteil X^{Fein} (< 0,25 · d_0)	13%	1,0
Freigabe/Lösegeschwindigkeit (v_1)	80%/t_x	1,0
Freigabezeitraum (t_x)	5 min	1,0
Funktionelle Gruppen		
Gegenionen		
Granulierflüssigkeitsanteil (H^{opt})	0,09	0,8
Grobanteil X^{Grob} (> 0,08 mm)	0%	1,0
Grundgerüstklasse		
Hydrolyse/Zersetzungsprodukt (in künstlichem Magensaft)	0%/h	1,0
Krit. Maschinengeschwindigkeit	60 upm	0,5
Lichtempfindlichkeit	Nein	1,0
Löslichkeit in 2-Propanol		
Löslichkeit in Wasser	19%	1,0
Max. Pressdruck (P_{max})	270 mpa	0,5
Reaktion (pka)	6,5	1,0
Scheinbare Teilchendichte	1,5 g/cm³	1,0
Schmelzpunkt	210 °C	1,0
Schüttdichte (ρ_S)	0,7 g/cm³	0,9
Stabilitätsgrenztemperatur (trocken)	130 °C	1,0
Stabilitätsgrenztemperatur (Wasser)	60 °C	1,0
Stempelbelag	5 µg/cm²	0,1
Teilchengröße d_o (geometr. Mittel)	0,04 mm	0,9
Verdichtungskonstante ($\rho_{r\,0}$)	0,66	0,8
Verdichtungskonstante ($\rho_{r\,max}$)	0,96	0,8
Verdichtungskonstante (k_D)	0,007 mpa	0,8
Wahre Dichte (ρ_w)	1,5 g/cm³	1,0
Wasserempfindlichkeit	Nein	1,0

Tabelle 3.34
Zusammensetzung und Herstellung des Granulates GR 52

Stoffe	Masse pro Dosis
Arzneistoff WS 52	200,0 mg
GranuLac 140	+ 27,7 mg
	227,7 mg
Aqua purificata	20,5 mg

Geräte, Verfahren	
Schnellmischer	Diosna V10
Siebgranulierer	Frewitt, MG400 (2,5 mm)
Trockenschrank	TU 60/60
Egalisierer	Frewitt, MG400 (1,0 mm)

Prozessbedingungen siehe Tabellen 3.12 bis 3.15, S. 50.

Im Falle eines Bindemittelzusatzes würden sich diese Rangfolgen und die prognostizierten Produkteigenschaften ändern.

Die prognostizierten Granulateigenschaften sind in Tabelle 3.35 (S. 65) zusammengefasst. Abschließend sollte eine experimentelle Überprüfung der Rezepturvorschläge erfolgen.

Folgende Hinweise ergänzen die Rezepturvorschläge:

- Bzgl. Hilfsstoffe, Verfahren und Packmittel s. Kap. 10.3 bis 10.5.
- Die Geräte des Verfahrens 2 (s. Tabelle 3.10, S. 48) kommen wie folgt während des Produktionsablaufes der Reihe nach zum Einsatz:
  1. Diosna V10: Mischen und Befeuchten der Pulvermischung
  2. Frewitt MG400: Nasssiebung

Tabelle 3.35
Geforderte und prognostizierte Eigenschaften des Granulates GR 52

Eigenschaft	Anforderung	Prognostizierter Wert	SF
Ausstoßkraft bei P_{max} (Ko)	0,0–300 N	44,8 N	0,5
Bruchfestigkeit bei P_{max} (Ko)	2–4 MPa	2,2 MPa	0,5
Feinanteil (<0,10 mm)	0–15%	≤ 15%	0,5
Feuchtegehalt/Wassergehalt	0–3%	≤ 3%	1,0
Fließverhalten/Böschungswinkel	20–48°	≤ 34°	0,7
Freigabe/Lösegeschwindigkeit (v_2)	80–100/t_x	≥ 80%/t_x	0,8
Freigabezeitraum (t_x)	10 min	10 min	1,0
Gleichförmigkeit des Gehaltes/Homogenität (s_{rel})	0–2	≤ 2%	0,8
Granulatfestigkeit	60–100%	≥ 60%	0,4
Granulatgröße (geometr. Mittel)	0,2–0,4 mm	0,28 mm	0,8
Grobanteil (> 1mm)	≤ 0,0%	0,0%	1,0
Grobanteil (> 0,7–1mm)	0,0–20%	20%	0,7
Haltbarkeitsdauer	5 a	5 a	1,0
Hydrolyse/Zersetzungsprodukt	0–0,1%	0%	0,0
Lichtschutz/Lichtempfindlichkeit	Nein	Nein	1,0
Oxidation/Zersetzungsprodukt	0–0,1%	0%	0,0
Pressdruck, maximal (P_{max}) (Ko)	45–240 MPa	240 MPa	0,9
Schüttdichte	–	0,53 g/cm³	0,5
Schüttvolumen pro Dosis	≤ 858 m³	430 mm³	0,5
Stempelbelag (Ko)	0–10 µg/cm²	≤ 10 µg/cm²	0,1
Wahre Dichte (ρ_{wG})	–	1,5 g/cm³	0,9
Zerfallszeit (Ko)	0–120 min	≤ 120 min	0,8
Zersetzungsprodukt/Druckstabilität (Ko)	0–0,1%	0%	1,0

Ko Komprimat.

3. Trockenschrank TU 60/60: Trocknung, Konditionierung (Raumklima)
4. Frewitt MG400: Trockensiebung = Egalisierung
▶ Prozessbedingungen sind Tabelle 3.12 bis 3.15 (S. 50) zu entnehmen
▶ Da in diesem Beispiel auf Stabilitäts-/Kompatibilitätsstudien mit ausgewählten Pulvermischungen verzichtet wurde, sind Haltbarkeitsprüfungen mit den vorgeschlagenen Rezepturen vorzunehmen.

Literatur

3-1. Bultmann M (1998) Wissensbasierte Entwicklung von Tabletten aus Granulaten. Dissertation, Universität Heidelberg

3-2. Achanta AS, Adusumilli PS, James KW (1997) Endpoint determination and its relevance to physicochemical characteristics of solid dosage forms. Drug Dev Ind Pharm 23: 539–546

3-3. Airaksinen S, Antikainen O, Rantanen J (2000) Advanced testing of granule friability determinded from size distribution Data. Pharm Ind 62: 999

3-4. Akbuga J, Gursoy A (1987) Studies of Furosemide tablets II: Influence of wet-mixing time, binder-volume and batch variation on dissolution rate. Drug Dev Ind Pharm 13: 2541–2552

3-5. Alkan MH, Yuksel A (1986) Granulation in a

3-6. fluidized bed II. Effect of binder amount on the final granules. Drug Dev Ind Pharm 12: 1529–1543

3-6. Alkan MH, Yuksel A (1986) Granulation in an Fluidized bed II: Effect of binder amount on the final granules. Drug Dev Ind Pharm 12: 1529–1544

3-7. Alleva DS, Schwartz JB (1986) Granulation rheology I: Equipment design and preliminary testing. Drug Dev Ind Pharm 12: 471–488

3-8. Aqualon (2000) Effect of Klucel EF and EXF hydroxypropylcellulose as granulating Agents in a low-dose hydrochlorothiazide Tablet formulation. Aqualon Produktinfo VC-572

3-9. Aqualon (2000) Klucel EF and EXF hydroxypropylcellulose as granulating agents in a high-dose acetaminophen tablet formulation. Aqualon Produktinfo VC-560B

3-10. Andreev BV, Gorodnichev VI, Minina SA, El-Banna HM (1980) Granule growth of pharmaceutical powders in a fluidized bed. Pham Ind 42: 1304

3-11. Arnaud P, Brossard D, Chaumeil JC (1998) Effect of the granulation process on nitrofurantoin granule characteristics. Drug Dev Ind Pharm 24: 57

3-12. Asgharnejad M, Storey DE (1996) Application of a compaction simulator to the design of a high-dose tablet formulation. Part I. Drug Dev Ind Pharm 22: 967–975

3-13. Aulton ME, Banks M (1981) Fluidised bed granulation – factors influencing the quality of the product. Int J Pharm Tech Prod Mfr. 2: 24–29

3-14. Aulton ME, Banks M (1979) The measurement of spray droplet size distributions. J. Pharm Pharm 31: 102P

3-15. Aulton ME, Banks M, Smith DK (1977) The wettability of powders during fluidized bed granulation. J Pharm Pharmacol 29: 59P

3-16. Avicel (1985) Microcrystalline cellulose in wet granulation. Produktinfo FMC Corp. Philadelphia

3-17. Banks M, Aulton ME (1991) Fluidised-bed granulation: A chronology. Drug Dev Ind Pharm 17: 1437–1463

3-18. Bos CE, Vromans H, Lerk CF (1991) Lubricant sensitivity in relation to bulk density for granulations based on starch or cellulose. Int J Pharm 67: 39–49

3-19. Bühler V (1992) Kollidon. Polyvinylpyrrolidon für die pharmazeutische Industrie. Selbstverlag der BASF, Ludwigshafen

3-20. Byers JE, Peck GE (1990) The effect of mill variables on a granulation milling process. Drug Dev Ind Pharm 16: 1761–1779

3-21. Campy D, Eaves T, Grudzinski EM, Worthington HEC (1974) Scale up considerations in fluidized bed granulation: air flow rates and air pressure distribution. J Pharm Pharmacol 26: 76P

3-22. Carius W (1993) Trends in der Feststoffproduktion. Granulieren – eine Technologie mit Zukunft? Ein Technologievergleich aus Sicht der pharmazeutischen Produktion. Konferenzprotokoll (10.11.1993)

3-23. Chowhan ZT, Chow YP (1981) Compression properties of granulations made with binders containing different moisture contents. J Pharm Sciences 70: 1134

3-24. Chowhan ZT (1988) Aspects of granulation scale-up in high-shear mixers. Pharm Tech 12(8): 1079–1106

3-25. Christensen LH, Johansen HE, Schaefer T (1994) Moisture-activated dry granulation in a high shear mixer. Drug Dev Ind Pharm 20: 2195

3-26. Chrzanowski FA, Ulissi LA, Fegely BJ, Newman AC (1986) Preformulation excipient compatibility testing. application of a differential scanning calorimetric method versus a wet granulation simultating, isothermal stress method. Drug Dev Ind Pharm 12: 783–800

3-27. Clair JH, Shih E, Dehner EJ, Shiromani PK, Dempski RE (1993) Effect of high-shear granulator size and processing factors on the reproducibility of granulation characteristics. Pharm Res 10: S171

3-28. Colorcon (2000) Wet Granulation. Produktinfo

3-29. Corvari V, Fry WC, Seibert WL, Augsburger L (1992) Instrumentation of a high-shear mixer: evaluation and comparison of a new capacitive sensor, a watt meter, and a strain gage- sensor for wet granulation monitoring. Pharm Res 9: 1525–1533

3-30. Devay A, Uderszky J, Racz I (1984) Optimization of operational parameters in fluidized bed granulation of effervescent pharmaceutical preparations. Acta Pharm Technol 30: 239

3-31. Duschler G, Carius W, Bauer KH (1997) Single-step granulation: Development of a vacuum-based IR drying method. Drug Dev Ind Pharm 23: 119

3-32. Dussert A, Chulia D, Jeannin C, Ozil P (1995) Parametric study of fluidized-bed granulation of a low density micronized powder. Drug Dev Ind Pharm 21: 1439–1452

3-33. Ehrhardt L, Schindler E (1979) Pharmazeutische Granulate. Optimierung der Verarbeitungseigenschaften. 1. Mitteilung. Pharm Ind 41: 1063

3-34. Ehrhardt L, Schindler E (1979) Pharmazeutische Granulate. Optimierung der Verarbeitungseigenschaften. 2. Mitteilung. Pharm Ind 41: 1213

3-35. El-Arini SK (1981) Wirbelschichtgranulation – Verfahrensoptimierung mittels Factorial Design. Pharm Ind 43: 674

3-36. El-Gindy NA et al. (1988) Evaluation of binder activities on the physical properties and compression characteristics of granules prepared by two different modes. Drug Dev Ind Pharm 14: 977–1005

3-37. Erni W, Ritschel WA (1977) Effect of granulation method on dissolution of sulfathiazine experimental tablets. Pharm Ind 39: 284

3-38. Fábregas JL, Cucala J (1987) New approach to aqueous granulation of highly hydrosoluble drugs. Drug Dev Ind Pharm 13: 1217–1227

3-39. Faure A, Grimsey IM, Row RC (1999) Process control in a high shear mixer-granulator using wet mass consistency: The effect of formulation variables. J Pharm Sci 88: 191

3-40. Fowler HW (1977) The drying of porous granular solids. J Pharm Pharmacol 29: 61P

3-41. Fry WC, Stagner WC, Wichman KC (1984) Computer interfaced capacitive sensor for monitoring the granulation process. J Pharm Sci 73 : 420

3-42. Ganderton D, Selkirk AB (1970) The effect of granule properties on the pore structure of tablets of sucrose and lactose. J Pharm Pharmac 22: 345–353

3-43. Ghanta SR, Srinivas R, Rhodes CT (1986) Some studies of the effect of processing variables on the properties of granules and tablets made by wet granulation. Pharm Acta Helv 61: 191

3-44. Ghanta SR, Srinivas R, Rhodes CT (1984) Use of mixer-torque measurements as an aid to optimizing wet granulation process. Drug Dev Ind Pharm 10: 305–311

3-45. Ghanta SR, Srinivas R, Rhodes CT (1984) Use of mixer-torque measurements as an aid to optimizing wet granulation process. Drug Dev Ind Pharm 10: 305–312

3-46. Gore AY, McFarland DW, Batuyos NH (Jahr) Fluid-bed granulation: factors affecting the process in laboratory development and production scale-up. Pharm Technol 9: 114

3-47. Gotthardt S, Knoch A, Lee G (1999) Continuous wet granulation using fluidized-bed techniques I. Examination of powder mixing kinetics and preliminary granulation experiments. Eur J Pharm Biopharm 48: 189

3-48. Gupte AR (1973) Das Granulieren in der Wirbelschicht. Pharm Ind 35: 17–20

3-49. Haldar R, Gangadharan B, Martin D, Mehta A (1989) Fluid bed granulation of ibuprofen. Drug Dev Ind Pharm 15: 2675–2679

3-50. Haldar R, Gangadharan B, Martin D, Mehta A (1989) Fluid bed granulation of ibuprofen. Drug Dev Ind Pharm 15: 2675–2679

3-51. Hancock BC, York P, Rowe RC (1994) An assessment of substrate-binder interactions in model wet masses. 1: Mixer torque rheometry. Int J Pharm 102: 167–176

3-52. Holm P, Jungersen O, Schaefer T, Kristensen HG (1984) Granulation in high speed mixers. Part 2: Effect of process variables during kneading. Pharm Ind 46: 97

3-53. Holm P (1987) Effect of impeller and chopper design on granulation in a high-speed mixer. Drug Dev Ind Pharm 13: 1675–1701

3-54. Horisawa E, Danjo K, Sunada H (2000) Influence of granulating method on physical and mechanical properties, compression behavior, and compactibility of lactose and microcrystalline cellulose granules. Drug Dev Ind Pharm 26: 583

3-55. Imanidis G (1986) Untersuchungen über die

Agglomerierkinetik und die elektrische Leistungsaufnahme beim Granulierprozess im Schnellmischer. Dissertation, Universität Basel

3-56. Jäger K-F, Bauer KH (1984) Verwendung von Polymerblends aus Polyvinylpyrrolidonen zur Optimierung der Eigenschaften von Aufbaugranulaten und Tabletten. Acta Pharm Tech 30: 85–93

3-57. Jarosz PJ, Parrott EL (1983) Comparison of granule strength and tablet tensile strength. J Pharm Sci 72: 530

3-58. Johnson JR, Wang L-H, Gordon MS, Chowhan ZT (1991) Effect of formulation solubility and hygroscopicity on disintegrant efficiency in tablets prepared by wet granulation, in terms of dissolution. J Pharm Sci 80 : 469

3-59. Joneja SK, Harcum WW, Skinner GW (1999) Investigating the fundamental effects of binders on pharmaceutical tablet performance. Drug Dev Ind Pharm 25: 1129

3-60. Juslin L, Antikainen O, Merkku P, Yliruusi J (1995) Droplet size measurement: I. Effect of three independent variables on droplet size distribution and spray angle from a pneumatic nozzle. Int J Pharm 123: 247–256

3-61. Juslin L, Antikainen O, Merkku P, Yliruusi J (1995) Droplet size measurement: II. Effect of three independent variables on parameters describing the droplet size distribution from a pneumatic nozzle studied by multilinear stepwise regression analysis. Int J Pharm 123: 257–264

3-62. Khattab I, Menon A, Sakr A (1993) Effect of mode of incorporation of disintegrants on the characteristics of fluid-bed wet-granulated tablets. J Pharm Pharmacol 45: 687–691

3-63. Kopcha M, Roland E, Bubb G, Vadino WA (1992) Monitoring the granulation process in a high shear mixer/granulator: an evaluation of three approaches to instrumentation. Drug Dev Ind Pharm 18: 1945–1968

3-64. Kristensen G, Schaefer T (1987) Granulation – A review on pharmaceutical wet-granulation. Drug Dev Ind Pharm 13: 803–872

3-65. Kristensen HG, Schaefer T (1987) Granulation. A review on pharmaceutical wet granulation. Drug Dev Ind Pharm 13: 803–872

3-66. Kristl A, Mrhar A, Kozjek F (1993) Physicochemical evaluation and statistical assessment of wet granulation. Pharm Ind 55: 271

3-67. Laohavichien A, Olin BD, Sakr A (2000) Effect of binders, disintegrants and their interactions on fluidized bed produced tablet characteristics. Pharm Ind 62: 992

3-68. Lausier JM, Rhodes CT, Sienkiewicz G (1993) An Investigation of a wet granulation process using two mixers, two binders and two process variables. Pharm Res 10: 167

3-69. Leuenberger H (1982) Granulation, new techniques. Pharm Acta Helv 57: 72

3-70. Leuenberger H, Imanidis G (1986) Monitoring mass transfer process to control moist agglomeration. Pharm Technology 3: 56

3-71. Li LC, Peck GE (1990) The effect of agglomeration methods on the micrometric properties of a maltodextrin product, Maltrin 150. Drug Dev Ind Pharm 16: 1491–1503

3-72. Liebermann HA, Lachmann L (1981) Pharmaceutical dosage forms: tablets, vol. II. Marcel Dekker, New York

3-73. Lindberg N-O (1984) Granulation of lactose in a domestic type mixer. Drug Dev Ind Pharm 10: 45–56

3-74. Lindberg N-O, Jönsson C (1985) The granulation of lactose and starch in a recording high-speed mixer, Diosna P25. Drug Dev Ind Pharm 11: 387–403

3-75. Lindberg N-O, Jönsson C, Holmquist B (1985) The granulation of a tablet formulation in a high-speed mixer, Diosna P 25. Drug Dev Ind Pharm 11: 917–930

3-76. Lindberg N-O, Hansson E, Holmquist B (1987) The granulation of a tablet formulation in a high-speed mixer, diosna p25. influence on intragranular porosity and liquid saturation. Drug Dev Ind Pharm 13: 1069–1079

3-77. Lindberg N-O, Jönsson C, Holmquist B (1985) The Granulation of a Tablet Formulation in a High-Speed Mixer, Diosna P25. Drug Dev Ind Pharm 11: 917–930

3-78. Lipps DM, Sakr AM (1994) Characterization of wet granulation process parameters using response surface methodology. 1. Top spray fluidized bed. J Pharm Sci 83: 937

3-79. List K, Steffens K-J (1996) Überwachung und

Steuerung von Granulationsprozessen mit Hilfe der Nah-Infrarot-Spektroskopie. Pharm Ind 58: 347–353

3-80. List K-U, Beutlheuser A (1993) Granulation in geschlossenen Systemen. Granulation in der Wirbelschicht und im Intensiv-Mischer mit Vakuum-Mikrowellentrocknung – ein Vergleich. LB Bohle. Pharma meeting 2000

3-81. Liu C-H, Chen S-C, Lee Y-C, Sokoloski TD, Sheu MT (1994) Directly compressible Acetaminophen compositions prepared by fluidized-bed granulations. Drug Dev Ind Pharm 20: 1911–1922

3-82. Mandal TK (1995) Evaluation of microwave drying for pharmaceutical granulations. Drug Dev Ind Pharm 21: 1683

3-83. Massoud A, Bauer KH (1989) Klebkraft/Zeit-Kurven von ausgewählten Bindemittellösungen und Zusammenhänge mit der Granulatbildung. Pharm Ind 51: 1287

3-84. Merkku P, Lindqvist A-S, Leiviskä K, Yliruusi J (1994) Influence of granulation and compression process variables on flow rate of granulates and on tablet properties, with special reference to weight variation. Int J Pharm 102: 117–125

3-85. Merkku P, Yliruusi J (1993) Use of 3^3 factorial design and multilinear steppwise regression analysis in studying the fluidized bed granulation process, Part I. Eur J Pharm Biopharm 39: 75–81

3-86. Miwa A, Yajima T, Itai S (2000) Prediction of suitable amount of water addition for wet granulation. Int J Pharm 195: 81

3-87. Motzi JJ, Anderson NR (1984) The quantitative evaluation of a granulation milling process. II. Effect of output screen size, mill speed and impeller shape. Drug Dev Ind Pharm 10: 713–728

3-88. Motzi JJ, Anderson NR (1984) The quantitative evaluation of a granulation milling process. III. Prediction of output particle size. Drug Dev Ind Pharm 10: 915–928

3-89. Nagykaldi A, Gyarmati L (1980) Untersuchungen zur Feuchtgranulation im Diosna-Mischer V 25. Pharm Ind 42: 526

3-90. Ormos Z (1979) Studies on granulation in a fluidized bed. XII. Bed expansion of fluidized heterodisperse granule masses. Hung J Ind Chem 7: 221–236

3-91. Ormos Z, Pataki K (1979) Studies on Granulation in a fluidized bed. VIII. Effect of the raw material initial particle size upon granule formation. Hung J Ind Chem 7: 105–116

3-92. Ormos Z, Pataki K, Csukas B (1973) Studies on granulation in a fluidized bed III. Calculation of the feed rate of granulating liquid. Hung J Ind Chem 1: 463–474

3-93. Ormos Z, Pataki K, Stefko B (1979) Studies on granulation in a fluidized bed. IX. Effects of concentration of various binders upon granule formation. Hung J Ind Chem 7: 131–140

3-94. Paris L, Stamm A (1985) Optimal massing liquid volume determination by energy consumption measurement: Study of the Influence of some physical properties of solvents and products used. Drug Dev Ind Pharm 11: 361–386

3-95. Paschos S et al. (1988) Granulation with a high-speed mixer-granulator-dryer: the optimization of the process. Acta Pharm Technol 34: 80–83

3-96. Paul S (1986) Pharmazeutische Eignung von Verfahren zur kontinuierlichen Granulation. Dissertation, Universität Erlangen

3-97. Phadke DS, Anderson NR (1990) Effect of crospovidone on the wet granulation aspects of acetaminophen. Drug Dev Ind Pharm 16: 983–994

3-98. Podczeck F, Blackwell S, Gold M (1999) The filling of granules into hard gelatine capsules. Int J Pharm 188: 59

3-99. Railkar AM, Schwartz JB (2000) Evaluation and comparison of a Moist granulation technique to conventional methods. Drug Dev Ind Pharm 26: 885

3-100. Reading SJ, Spring MS (1984) The effects of binder film characteristics on granule and tablet properties. J Pharm Pharmacol 36: 421–426

3-101. Remon JP, Schwartz JB (1987) Effect of Raw Materials and Processing on the Quality of Granules Prepared from Microcristalline Cellulose-Lactose Mixtures. Drug Dev Ind Pharm 13: 1–14

3-102. Ridgway K, Morland I (1977) The bulk densi-

3-103. Ritala M, Jungersen O, Holm P, Schaefer T, Kristensen MG (1986) A comparison between binders in the wet phase of granulation in a high shear mixer. Drug Dev Ind Pharm 12: 1685–1700
3-104. Roberts RJ, Rowe RC (1987) Source and bathwise variability in the compressibility of microcristalline allulose. J Pharm Pharmacol 39: 70P
3-105. Roquette (1997) Lycatab DSH; Bindemittel für die Feuchtgranulierung. Produktinfo
3-106. Rubinstein MH, Garr JSM (1991) Compaction properties of a cellulose-lactose direct compression excipient. Pharm Tech 4: 76
3-107. Rupp R, Healy I (1975) Tablettierverhalten von Phenazetin. Acta Pharm Tech 21: 191
3-108. Schaefer T, Bak HH, Jaegerskou A, Kristensen A, Svensson JR, Holm P, Kristense HG (1987) Granulation in different types of high speed mixers. Part 2: Comparison between mixers. Pharm Ind 49: 297
3-109. Schaefer T, Bak HH, Jaegerskou A, Kristensen A, Svensson JR, Holm P, Kristensen HG (1986) Granulation in different types of high speed mixers. Part1: Effects of process variables and scaling-up. Pharm Ind 48: 1083
3-110. Schaefer T, Holm P, Kristensen HG (1986) Comparison between granule growth in a horizontal and a vertical high speed mixer. I. Granulation of dicalcium phosphate. Arch Pharm Chem Sci 14: 1–16
3-111. Schaefer T, Woerts O (1977) Control of fluidized bed granulation. II. Effects of droplet size of atomized binder solution. Arch Pharm Chemi Sci 5: 178–193
3-112. Schaefer T, Woerts O (1978) Control of fluidized bed granulation. IV. Effects of binder solution and atomization on granule size and size distribution. Arch Pharm Chemi Sci 6: 14–25
3-113. Schaefer T, Woerts O (1978) Control of fluidized bed granulation. V. Factors affecting granule growth. Arch Pharm Chemi Sci 6: 69–82
3-114. Schepky, G. Die Wirbelschichtgranulierung. Acta Pharm. Techn. 24, p. 185ff (1987)
3-115. Schepky G (Jahr) Granulate. In: Hagers Handbuch. Springer, Berlin Heidelberg New York Tokyo, p 722
3-116. Serajuddin AT, Thakur AB, Ghoshal RN (1999) Selection of solid dosage form composition through drug-excipient compatibility testing. J Pharm Sci 88: 696
3-117. Soyeux P, Delacourte A, Delie B (1998) Influence and optimisation of operating parameters with a new binder in wet granulation. I: use in powder form. Eur J Pharm Biopharm 46: 95
3-118. Spring MS (1983) The conductivity of the damp mass during the massing stage of the granulation process. Drug Dev Ind Pharm 9: 1507–1512
3-119. Stubberud L, Arwidsson HG, Larsson A, Graffner C (1996) Water solid interactions II. Effect of moisture sorption and glass transition temperature on compactibility of microcrystalline cellulose alone or in binary mixtures with polyvinyl pyrrolidone. Int J Pharm 134: 79–88
3-120. Symecko CW, Romero AJ, Rhodes CT (1993) Comparative evaluation of two pharmaceutical binders in the wet granulation of hydrochlorothiazide. Lycatab DSH versus Kollidon 30. Drug Dev Ind Pharm 19: 1131–1141
3-121. Timko RJ, Barrett JS, McHugh PA, Chen ST, Rosenberg HA (1987) Use of a motor load analysizer to monitor the granulation process in a high-intensity mixer. Drug Dev Ind Pharm 13: 405–435
3-122. Titley PC (1983) The use of a narrow band spectrum analyser to monitor sound frequencies during wet granulation. J Pharm Pharmacol 35 : 109P
3-123. Tulen C, Chaumeil IC (1998) Small-scale characterisation of wet powder mass suitable for extrusion-spheronization. Drug Dev Ind Pharm 24: 423
3-124. Usteri M (1988) Untersuchungen über das Agglomerierverhalten pharmazeutischer Hilfsstoffe im Schnellmischer. Dissertation, Universität Basel
3-125. Usteri M, Leuenberger H (1989) Agglomeration of binary mixtures in a high-speed mixer. Int J Pharm 55: 135–141
3-126. Visavarungroj N, Remon JP (1990) Cross-

linked starch as binding agent II. granulation in a high shear mixer. Int J Pharm 65: 43–48
3-127. Vojnovic D et al. (1992) Wet granulation in a small scale high shear mixer. Drug Dev Ind Pharm 18: 961–972
3-128. Wan LSC, Prasad KPP (1988) Tablet excipients and mixer energy consumption in wet granulation. Acta Pharm Technol 34: 200–203
3-129. Wilkinson WL (1990) Granulation and agglomeration of powders. Pharmaceutical Press, London, pp 179–184
3-130. Zajic L, Buckton G (1990) The use of surface energy values to predict optimum binder selection for granulations. Int J Pharm 59: 155–164
3-131. Zoglio MA, Carstensen JT (1983) Physical aspects of wet granulation III. Effect of wet granulation on granule porosity. Drug Dev Ind Pharm 9: 1417–1434
3-132. Zoglio MA, Carstensen JT (1983) Physical aspects of wet granulation. iii. effect of wet granulation on granule porosity. Drug Dev Ind Pharm 9: 1417–1434
3-133. Zuurman K et al. (1994) The relationship between bulk density and compactibility of lactose granulations. Int J Pharm 102: 1–9
3-134. Zuurman K, Bolhuis GK, Vromans H (1995) Effect of binder on the relationship between bulk density and compactibility of lactose granulations. Int J Pharm 119: 65–69

Entwicklung von Extrusionspellets

4.1	Definition der Produktanforderungen	75
4.2	Produkt- und maschinenspezifische Bedingungen	75
4.3	Arzneistoffeigenschaften	75
4.4	Entwicklungsprobleme (EP), Entwicklungsschritte (ES), Entwicklungsschrittaktionen (EA)	75
4.4.1	EP, ES: Schmelzpunkt des Arzneistoffes	75
4.4.2	EP, ES: Lösegeschwindigkeit des Arzneistoffes	75
4.4.3	EP: Pelletierverfahren	77
4.4.4	ES: Füllstoffauswahl	79
4.4.5	ES: Auswahl Extrudiermittel	83
4.4.6	EP: Problemkombination, ES: Auswahl Befeuchtungsflüssigkeit	83
4.5	Demonstrationsbeispiel	87
	Literatur	90

EINLEITUNG

Im Arzneibuch werden kugelförmige Aggregate aus festen Einzelteilchen – u. a. Arzneistoffen – Pellets genannt und der Monographie „Granulate" zugeordnet. Von den üblichen Granulaten unterscheiden sich Pellets – außer in der Form – in der scheinbaren Dichte, d. h. Pellets sind etwas dichter als Granulate. Sie sind meist Zwischenprodukte, da sie überwiegend mit Polymerhüllen versehen werden. Die geringe Größe der Pellets gewährleistet eine rasche Magenpassage sowie eine breite Verteilung im Darmtrakt.

Pellets können auf verschiedene Weise hergestellt werden: durch Extrusion und Spheronisation durch Aufbaudragierung, ausgehend von Starterkügelchen und im Wirbelbett. In diesem Kapitel werden nur Extrusionspellets mit rascher Arzneistofffreigabe behandelt, die abschließend umhüllt werden sollen.

Das in diesem Kapitel behandelte Wissen stammt z. T. aus der aufgeführten Literatur und zum wesentlichen Teil aus der Arbeit von Ch. Gröbel [Lit. 4-1].

4.1 Definition der Produktanforderungen

Die Anforderungen an Pellets resultieren aus gesetzlichen Forderungen sowie biopharmazeutisch-technologischen Qualitätsansprüchen (Tabelle 4.1, S. 76).

4.2 Produkt- und maschinenspezifische Bedingungen

Die in Tabelle 4.3 (S. 77) aufgeführten Bedingungen sind zusammen mit den Produktanforderungen vor jeder Entwicklung festzulegen.

4.3 Arzneistoffeigenschaften

Die Arzneistoffeigenschaften kennzeichnen die Ausgangssituation einer Entwicklung. Tabelle 4.5 (S. 78) enthält allgemeine Arzneistoffeigenschaften, Tabelle 4.6 (S. 78) Angaben zur Arzneistoffstabilität und Tabelle 4.7 (S. 79) chemische Arzneistoffeigenschaften, die für Inkompatibilitätskontrollen verwendet werden (s. Kap. 1.3).

4.4 Entwicklungsprobleme (EP), Entwicklungsschritte (ES), Entwicklungsschrittaktionen (EA)

Folgende Probleme bzw. Schritte sind bei der Entwicklung von Extrusionspellets zu bearbeiten:

- Schmelzpunkt des Arzneistoffes,
- Lösegeschwindigkeit des Arzneistoffes,
- Pelletierverfahren,
- Füllstoffauswahl,
- Extrudiermittelauswahl,
- Auswahl Befeuchtungsflüssigkeit.

Das Entwicklungsproblem „Pelletzerfall" fehlt, da die in diesem Kapitel beschriebenen, nicht zerfallenden Pellets relativ porös sind und die Arzneistofffreisetzung daher rasch erfolgen kann.

4.4.1 EP, ES: Schmelzpunkt des Arzneistoffes

4.4.1.1 EA: Maßnahmen erforderlich?

In Anbetracht der Materialerwärmung während der Extrusion, darf der Schmelzpunkt nicht unter 50° + 10° (Sicherheitszuschlag) = 60 °C liegen. Andernfalls scheiden Extrusionspellets aus und es muss ein anderes Herstellungsverfahren (s. Einleitung zu diesem Kap.) gewählt werden.

4.4.2 EP, ES: Lösegeschwindigkeit des Arzneistoffes

4.4.2.1 EA: Maßnahme erforderlich?

Maßnahmen werden erforderlich, wenn bei geplanten MSR-Pellets die Lösegeschwindigkeit des Arzneistoffes (v_1) kleiner ist als die lt. Produktanforderung geforderte Lösegeschwindigkeit des Zwischenproduktes (v_2). Der Faktor 3,3 (bzw. 0,33 der nächsten Gleichung) gilt für nicht zerfallende, relativ poröse, nach Verfahren 1 bis 4 gewonnene Pellets:

$$v_1 < 3{,}3 \cdot v_{2(PA,\, pH\, 6{,}8)} \quad [\%/t_x, \min] \quad (SF = 0{,}3)$$

Tabelle 4.1
Produktanforderungen

Nr.	Produkteigenschaft/Messgröße	Einheit	Bestimmungs-methode	Optimaler Wert	Tolerierter Wert bzw. Bereich (z. B.)
1	Arzneistoffdosis	mg	–		≤ 420
2	Freigabe/Lösegeschwindigkeit (v_2, pH6,8)	%/t_x (min)	B1	100%/min	80%/30 min
3	Freigabe/Auflösehalbwertszeit ($t_{50, pH1}$)	min	B1	0	20
4	Freigabe/Auflösehalbwertszeit ($t_{50, pH6,8}$)	min	B1	0	20
5	Feuchtegehalt/Wassergehalt	%	B21		
6	Pelletbruchfestigkeit	N/mm^2	B38	10	2–20
7	Abrieb, Friabilität	%	B47	0	≤ 0,5
8	Kapselfüllvolumen (V_K)	mm^3	–	–	–
9	Pelletschüttvolumen pro Dosis	mm^3	–	0,9 · V_K	–
10	Mittlerer Pelletdurchmesser	mm	B37	0,8	0,65–1,5
11	Pelletdurchmesser, Untergrenze	mm	–	0,8 · D_P	0,8 · D_P
12	Pelletdurchmesser, Obergrenze	mm	–	1,2 · D_P	1,2 · D_P
13	Nutzanteil	%	B36	100	85–100
14	Rundheit	%	B37	100	90–100
15	Haltbarkeitsdauer	a	–		
16	Hydrolyse/Zersetzungsprodukt	%	B20	0	0,1
17	Oxidation/Zersetzungsprodukt	%	B20	0	0,1
18	Beginnverzögerung der Freigabe (t_{lag})	min	B1	0	0–2

Kommentare zur Tabelle 4.1:

Ad 1: Die Arzneistoffdosis sollte wegen der Größe der Kapseln (s. Tabelle 4.2), in die Pellets üblicherweise gefüllt werden, und wegen anderer Faktoren 420 mg nicht überschreiten (vgl. Ad 7, 8).

Ad 2-4: Bei der Mindestlösegeschwindigkeit des Arzneistoffes ist die später aufzutragende magensaftresistente bzw. retardierende Hülle mit in Betracht zu ziehen. t_x ist die In-vitro-Prüfdauer. Es wird davon ausgegangen, dass die Arzneistofffreigabe aus (nicht überzogenen) Pellets möglichst rasch erfolgen soll. v_2 betrifft geplante MSR-Pellets, t_{50} geplante RET-Pellets.

Ad 5: Optimale Werte für adsorbiertes Wasser hydrolyseempfindlicher Arzneistoffen: φ_G < 0,5%. Ansonsten ist die Gleichgewichtsfeuchte nach Konditionierung bei Raumklima (z. B. 21 °C, 45% r.F.) zugrunde zu legen.

Ad 8, 9: Bei der Wahl der Kapselgröße bzw. des Kapselfüllvolumens (V_K), kann von der Arzneistoffdosis ausgegangen werden (Tabelle 4.2). Dabei wird ein aus Gründen optimaler Pelleteigenschaften tolerierter Extrusionsmittelanteil von 0,3-0,7, eine Schüttdichte von 0,72 mg/mm^3 sowie eine 80% Nutzung des Kapselfüllvolumens zugrunde gelegt (d. h. Pelletschüttvolumen = 0,8 · V_K). Damit wird berücksichtigt, dass Pellets meist noch mit einer Hülle versehen werden.

Tabelle 4.2
Kapselgröße und Kapselfüllvolumen (Unterteil)

Arzneistoffdosis (mg)	Kapselgröße	Kapselfüllvolumen (V_K, mm^3)
< 120	3	300
70–160	2	380
95–225	1	500
125–300	0	680
180–420	00	950

Ad 10-12: Als mittlerer Pelletdurchmesser (vor Siebung) können Werte zwischen 0,65 und 1,5 angenommen werden. Die zu fordernde Ober- und Untergrenze (nach Siebung), die die Größenverteilung kennzeichnen, ergeben sich u. a. aus der technischen Realisierbarkeit, dem angestrebten Nutzanteil und der Zielsetzung, dass für das Aufbringen von Hüllen eine möglichst einheitliche Pelletgröße bzw. -oberfläche anzustreben ist.

Ad 13: Der Nutzanteil ist der nach Siebung resultierende Anteil zwischen 0,8 · D_P und 1,2 · D_P. Liegt er über 90%, verringert sich der tolerierte Extrudiermittelmassenbereich auf 40–60% und der mittlere Pelletdurchmesser nimmt zu.

Ad 14: Rundheit bedeutet den %-Anteil im Circularity-Bereich 0,93–1,00 (entsprechend einem Aspect ratio von 1,0–1,2), d. h. nahezu runde Pellets (s. B37). Diese Grenzwerte sichern eine Gewichtsstreuung der in Hartgelatinekapseln abgefüllten Pellets von ±10%.

Ad 15-17: Hierzu wird auf Kommentare in vorausgegangenen Kapiteln sowie Kap. 1.3 (Stabilität) verwiesen.

Tabelle 4.3
Produkt- und maschinenspezifische Bedingungen

Nr.	Bedingung	Spezifikation
1	Packmittel	–
2	Lagerungstemperatur	°C
3	Lagerungsluftfeuchte	% r.F.
4	Produktionsklima	°C, %r.F.
5	Lichtschutz	–
6	Pelletisierverfahren, Matrizenöffnungen (d_M)	– mm
7	Vorgesehene Pelletumhüllung	–
8	Kapselgröße	–
9	Produktionsstandort	Nr

Kommentare zur Tabelle 4.3:

Ad 1-4: Spezifikationen s. Kap. 10.5. Das Packmittel betrifft das Endprodukt (d. h. z. B. umhüllte Pellets in Hartgelatinekapseln).

Ad 5: Bei Arzneistoffen mit starker Lichtempfindlichkeit sind eine Verarbeitung unter Lichtschutz und lichtundurchlässige Packmittel erforderlich, bei Arzneistoffen mit mittlerer Lichtempfindlichkeit genügen lichtschützende Packmittel.

Ad 6: Der Durchmesser der zu wählenden Matrizenöffnungen d_M hängt vom angestrebten mittleren Pelletdurchmesser ab (s. Tabelle 4.4) und ist Teil des Verfahrens (s. Tabelle 4.8, S. 80).

Ad 7: Anzugeben ist: MSR (magensaftresistente Umhüllung) oder RET (retardierende Umhüllung) oder keine.

Ad 8: Siehe Tabelle 4.2 und Kommentar ad 8 zu Tabelle 4.1.

Tabelle 4.4
Pelletdurchmesser

Pelletdurchmesser lt. PA [mm]	Matrizenöffnung d_M [mm]
0,50–0,75	0,80
0,70–0,95	1,00
0,90–1,15	1,20

Bei geplanten RET-Pellets werden Maßnahmen notwendig, wenn die Auflösehalbwertszeit des Arzneistoffes den Toleranzwert der Produktanforderung nach

$$t_{50}^o > 0{,}33 \cdot t_{50(PA)} \quad [\text{min}] \qquad (SF = 0{,}3)$$

überschreitet. Mit dem Sicherheitsfaktor von SF = 0,3 kommt zum Ausdruck, dass diese Relationen nur als gröbere Schätzung zu verstehen sind.

4.4.2.2 EA: Verfügbare Maßnahmen

Für dieses Entwicklungsproblem kämen Sprengmittel, Netzmittel, pH-bestimmende Hilfsstoffe (z. B. Bernsteinsäure) porositätserhöhende Maßnahmen und eine Arzneistoffzerkleinerung in Frage. Da die Wissenslage diesbezüglich jedoch zu schwach ist, wird im Folgenden auf diese Maßnahmen bzw. Hilfsstoffgruppen verzichtet.

Wenn Maßnahmen notwendig wären, muss die theoretische Entwicklung abgebrochen werden.

4.4.2.3 EA: Eigenschaftsprognose

Wenn keine Maßnahmen erforderlich sind, gilt:

$$v_2 \geq 0{,}3 \cdot v_1 \quad [\%/t_x] \qquad (SF = 0{,}4)$$

$$t_{50(pH1)} \leq 3 \cdot t_{50(pH1)}^o \quad [\text{min}] \qquad (SF = 0{,}4)$$

$$t_{50(pH6,8)} \leq 3 \cdot t_{50(pH6,8)}^o \quad [\text{min}] \qquad (SF = 0{,}4)$$

4.4.3 EP: Pelletierverfahren

4.4.3.1 EA: Maßnahme erforderlich?

Das Pelletierverfahren wird in Tabelle 4.3 (S. 77) vorgegeben, dennoch sind die entsprechenden Entwicklungsschrittaktionen von Interesse.

4.4.3.2 EA: Verfügbare Maßnahmen

Tabelle 4.8 (S. 80) enthält einige übliche Pelletierverfahren. Zum Teil unterscheiden sie sich nur in der Größe der Matrizenöffnungen. Zur Matrizenauswahl s. Tabelle 4.3 (S. 77), Kommentar 6.

Die Prozessschritte (Teilprozesse) sind in allen Fällen gleich, nur bei relativ geringen Arzneistoffdosen, d. h. wenn Füllstoffzusätze erforderlich werden, empfiehlt sich eine Vormischung entsprechend Kap. 2.4.9.1. k_{v1} und k_{v2} sind verfahrensspezifische Konstanten (k_{v1} bzgl. Pelletbruchfestigkeit, k_{v2} bzgl. Pelletdurchmesser, s. Abschn. 4.4.6.5).

4.4.3.3 EA: Untergruppenzuordnung

Entfällt bei den diskutierten Pelletierverfahren.

4.4.3.4 EA: Prozessbedingungen

Die Prozessbedingungen haben großen Einfluss auf die Produkteigenschaften und sollten daher eingehalten werden (Tabellen 4.9 bis 4.17, S. 81 u. 82).

Tabelle 4.5
Arzneistoffeigenschaften

Nr.	Arzneistoffeigenschaft/ Messgröße	Einheit	Bestimmungs- methode	Wert	SF
1	Freigabe/Lösegeschwindigkeit (v_1, pH 6,8)	%/t_x (min)	B11		
2	Freigabe/Auflösehalbwertszeit ($t_{50,pH1}$)	min	B11		
3	Freigabe/Auflösehalbwertszeit ($t_{50,pH6,8}$)	min	B11		
4	Löslichkeit in Wasser (25°C, Eigen-pH)	%	B10		
5	Opt. Flüssigkeitsanteil H^{opt, H_2O}	g/g	B28		
6	wahre Dichte (ρ_w)	mg/mm³	B13		
7	Teilchengröße d_o (geometrisches Mittel)	mm	B15		
8	Schmelzpunkt (F.P.)	°C	B17		
9	Metallverträglichkeit	–	B20		

Tabelle 4.6
Arzneistoffstabilität

Nr.	Arzneistoffeigenschaft/ Messgröße	Einheit	Bestimmungs- methode	Wert	SF
10	Stabilitätsgrenztemperatur (trocken)	°C	B20		
11	Stabilitätsgrenztemperatur (feucht)	°C	B20		
12	Zersetzungsprodukt (X_{ZA}, in Lösung, pH 6,8, Lichtausschluss)	mol%	B20		
13	Zersetzungsprodukt Hydrolyse (X_{ZHA}; innerhalb 100 d)	mol%	B20		
14	Zersetzungsexponent n_r für X_{ZHA}	–	B20		
15	Zersetzungsprodukt Oxidation (X_{ZXA}; innerhalb 100 d)	mol%	B20		
16	Zersetzungsexponent n_r für X_{ZXA}	–	B20		
17	Zersetzungsprodukt Hydrolyse (X_{ZHE}; innerhalb 100 d)	mol%	B20		
18	Zersetzungsexponent n_r für X_{ZHE}	–	B20		
19	Zersetzungsprodukt Oxidation (X_{ZXE}; innerhalb 100 d)	mol%	B20		
20	Zersetzungsexponent n_r für X_{ZXE}	–	B20		
21	Zersetzungsprodukt Hydrolyse (X_{ZHF}; innerhalb 100 d)	mol%	B20		
22	Zersetzungsexponent n_r für X_{ZHF}	–	B20		
23	Zersetzungsprodukt Oxidation (X_{ZXF}; innerhalb 100 d)	mol%	B20		
24	Zersetzungsexponent n_r für X_{ZXF}	–	B20		
25	Wasserempfindlichkeit des Arzneistoffes	ja/nein	B20		

4.4.3.5 EA: Maßnahmenauswahl
Da das Pelletierverfahren vorgegeben wird, entfällt dieses Kapitel.

4.4.3.6 EA: Eigenschaftsprognose
Der Faktor „Matrizenöffnungen" wurde bereits in Tabelle 4.4 (S. 77) aufgeführt. Die Prognose der mittleren Pelletgröße erfolgt später, da auch andere Faktoren (Extrudiermittel etc.) eine Rolle spielen. Der in den Verfahren implizite Trocknungsprozess führt zu einer Restfeuchte (Feuchtegehalt) von

$$\varphi_P = \varphi_{P(PA)} \quad [\%] \qquad (SF = 1,0)$$

Tabelle 4.7
Chemische Arzneistoffeigenschaften

Nr.	Arzneistoffeigenschaft	Bezeichnung (s. Tabellen 1.1 und 1.2, 5, 6)	SF
26	Funktionelle Gruppen		
27	Gegenionen des Arzneistoffes		
28	Grundgerüstklasse		
29	Reaktion (pk$_a$)		

Kommentare zu den Tabellen 4.5 bis 4.7

Ad 1: v_1 ist nur bei MSR-Pellets von Bedeutung und bezieht sich auf die Produktanforderung v_2.

Soll: $v_1 \geq 3{,}3 \cdot v_{2(PA)}$ [%/t$_x$]

Ad 2, 3: Für geplante RET-Pellets lauten die tolerierten Werte: $t^o_{50} \leq 0{,}3\ t_{50(PA)}$. (Ist t^o_{50} größer, könnte evtl. ein Sprengmittel zugesetzt werden. Diese Hilfsstoffgruppe wird jedoch im Folgenden nicht berücksichtigt.)

Ad 4: Die Stofflöslichkeit in Wasser sollte 30% nicht überschreiten, da ansonsten die Pellet-Ausbeute stark abnimmt.

Ad 5: Der optimale Flüssigkeitsanteil der Pulvermasse beim Pelletieren (H^{opt}, g Flüssigkeit/g Pulver) ist auch verfahrensabhängig.

Ad 6: Bei organischen Stoffen liegt die wahre Dichte zwischen 1,1 und 1,5 g/cm^3.

Ad 8, 10, 11: Beim Extrudieren mit ungekühlten Extrudern kommt es zu einer Erwärmung der feuchten Pulvermasse (bis 50 °C). Dies muss bei temperaturempfindlichen Arzneistoffen berücksichtigt werden.

Ad 12: Bei geplanten RET-Pellets sollte die Zersetzung nach 6 Stunden 1% nicht überschreiten.

Ad 13–24: Die Kompatibilitätsprüfung einzelner Pulvermischungen führt zu Daten, die die Zunahme der Zersetzungsprodukte mit der Zeit (X_z) und deren zeitlichen Verlauf (n_t) beschreiben. Werden statt dessen erst die Endprodukte hinsichtlich Stabilität geprüft, entfallen diese Arzneistoffeigenschaften.

Ad 26–28: Diese chemischen Eigenschaften dienen der Überprüfung von Inkompatibilitäten (s. Kap. 1.4.1.7).

4.4.4 ES: Füllstoffauswahl

Füllstoffe für sich allein müssen nicht extrudierbar sein. Sie sind unter Umständen notwendig, da ein zu großer bzw. zu kleiner Anteil Extrudiermittel (> 70%, < 30%) keine optimalen Pellets liefert.

4.4.4.1 EA: Maßnahme erforderlich?

Um Pellets mit optimalen Eigenschaften zu erhalten, ist ein Zusatz von Füllstoffen dann erforderlich, wenn die Arzneistoffdosis 30% von $0{,}8 \cdot V_K \cdot f \cdot \bar{\rho}_{sP}$ (vgl. Tabelle 4.1 (S. 76) unterschreitet, d. h.

$$m_A < 0{,}24 \cdot V_K \cdot f \cdot \bar{\rho}_{sP} \quad [mg]$$

Dabei wird von 80% des Kapselvolumens (V_K) ausgegangen, um die bei Pellets übliche Polymerhülle zu berücksichtigen. Diese ca. 25%ige Zunahme des Schüttvolumens infolge Umhüllung kann für Pellets mit einem mittleren Durchmesser von 0,9 mm angenommen werden. Bei größeren bzw. kleineren Pellets muss mit einem kleineren (ca. 15%) bzw. größeren (bis 30%) Volumen gerechnet werden. Bezüglich des Faktors f s. Bestimmungsmethode B6, zur Schüttdichte der Pellets $\bar{\rho}_{sP}$ s. Abschn. 4.4.6.5.

4.4.4.2 EA: Verfügbare Füllstoffe

Von vielen möglichen Füllstoffen ist in diesem Kap. nur „GranuLac 140" (α-Laktose $\cdot$ H$_2$O, s. Kap. 10.3.1.1) berücksichtigt. In Betracht zu ziehen ist insbesondere auch z. B. Mannitol.

4.4.4.3 EA: Untergruppenzuordnung

Da nur ein Füllstoff zur Diskussion steht, entfällt das Kapitel Untergruppenzuordnung.

4.4.4.4 EA: Ermittlung der Füllstoffmasse

Vergleiche Abschn. 4.4.4.1. Die Füllstoffmasse ergibt sich lt.:

$$m_F = 0{,}24 \cdot V_K \cdot f \cdot \bar{\rho}_{sP} - m_A \quad [mg]$$

4.4.4.5 EA: Eigenschaftsprognosen

Da die meisten Produkteigenschaften von der Befeuchtungsflüssigkeit abhängen, wird an dieser Stelle auf Prognosen verzichtet. Ebenso entfällt, da nur ein Füllstoff zur Diskussion steht, die EA „Rücksprünge".

4.4.4.6 EA: Maßnahmenauswahl

Obwohl in diesem Kapitel nur ein Füllstoff behandelt wird, sollen dennoch die Auswahlkriterien besonders im Hinblick auf K.O.-Kriterien genannt werden (Ta-

Tabelle 4.8
Pelletierverfahren

Nr.	Geräte	Hersteller	Teilprozesse	k_{v1}	k_{v2}	Eignung für organische, brennbare Flüssigkeiten	Gut-Temperaturregelung
V1	Lödige MGT 30	Lödige, Paderborn	Mischen, Befeuchten	1,8	1,1	Ja	Nein
	Gabler Pharmex T35/ Matrize LP2 ($d_M = 1,0$ mm)	Gabler, Karlsruhe	Extrudieren			Nein	Nein
	Gabler Spheronizer 602	Gabler, Karlsruhe	Ausrunden			Nein	Nein
	Hordentrockenschrank TU 60/60	Heraeus, Hanau	Trocknen			Ja	Ja
	Wurfsieb		Sieben			Ja	–
V2	Collette MP 20	Masch. Collette, Antwerpen	Mischen, Befeuchten	1,0	1,0	Ja	Nein
	Nica E 140/Matrize ($d_M = 1,0$ mm)	Nica, Schweden	Extrudieren			Nein	Nein
	Nica S 450	Nica, Schweden	Ausrunden			Nein	Nein
	Glatt TR2 Wirbelschichttrockner	Glatt, Binzen	Trocknen			Nein	Ja
	Wurfsieb		Sieben			Ja	–
V3	Collette MP 20	Masch. Collette, Antwerpen	Mischen, Befeuchten	1,0	1,0	Ja	Nein
	Nica E 140/Matrize ($d_M = 0,8$ mm)	Nica, Schweden	Extrudieren			Nein	Nein
	Nica S 450	Nica, Schweden	Ausrunden			Nein	Nein
	Glatt TR2 Wirbelschichttrockner	Glatt, Binzen	Trocknen			Nein	Ja
	Wurfsieb		Sieben			Ja	–
V4	Collette MP 20	Masch. Collette, Antwerpen	Mischen, Befeuchten	1,0	1,0	Ja	Nein
	Nica E 140/Matrize ($d_M = 1,2$ mm)	Nica, Schweden	Extrudieren			Nein	Nein
	Nica S 450	Nica, Schweden	Ausrunden			Nein	Nein
	Glatt TR2 Wirbelschichttrockner	Glatt, Binzen	Trocknen			Nein	Ja
	Wurfsieb		Sieben			Ja	–

Tabelle 4.9
Maschinenspezifische Standardbedingungen für den Schnellmischer Lödige MGT 30

Nr.	Bedingungen	Einheit	Optimaler Wert	Tolerierter Bereich bzw. Wert
1	Beladung	l	25	20–30
2	Trockenmischdauer (vor Flüssigkeitszugabe)	min	2	2–4
3	Knetdauer (nach Flüssigkeitszugabe)	min	5	5–6
4	Rührerdrehzahl	UpM	300	300
5	Zerhackerdrehzahl	UpM	3000	3000
6	Flüssigkeitszugabedauer	min	0,1	0,1–0,2
7	Temperatur der Granulierflüssigkeit	°C	20	16–24

Tabelle 4.10
Maschinenspezifische Standardbedingungen für den Mischer Collette MP 20

Nr.	Bedingungen	Einheit	Optimaler Wert	Tolerierter Bereich bzw. Wert
8	Beladung	l	2	2–3
9	Trockenmischdauer (vor Flüssigkeitszugabe)	min	2	2–4
10	Flüssigkeitszugabegeschwindigkeit	ml/min	300	200–400
11	Rührerdrehzahl (Vormischung und Flüssigkeitszugabe)	UpM	208	208
12	Rührerdrehzahl (nach Flüssigkeitszugabe)	UpM	119	119
13	Abstreiferdrehzahl (Vormischung und Flüssigkeitszugabe)	UpM	208	208
14	Abstreiferdrehzahl (nach Flüssigkeitszugabe)	UpM	119	119
15	Knetdauer (nach Flüssigkeitszugabe)	Min	10	5–10
16	Temperatur der Granulierflüssigkeit	°C	20	16–24

Tabelle 4.11
Maschinenspezifische Standardbedingungen für den Einschnecken-Extruder Pharmex T35

Nr.	Bedingungen	Einheit	Optimaler Wert	Tolerierter Bereich bzw. Wert
17	Rotationsgeschwindigkeit der Schnecke	UpM	100	90–110
18	Stromaufnahme in Ampere (Extrusionskraft)	A	2	2–2,6

Tabelle 4.12
Maschinenspezifische Standardbedingungen für den Extruder Nica E 140

Nr.	Bedingungen	Einheit	Optimaler Wert	Tolerierter Bereich bzw. Wert
19	Rotationsgeschwindigkeit (Zuführwerk)	UpM	70	60–80
20	Rotationsgeschwindigkeit (Extruderschnecke)	UpM	55	50–60
21	Stromaufnahme in Ampere (Extrusionskraft)	A	1,5	1–2

Tabelle 4.13
Maschinenspezifische Standardbedingungen für den Spheronizer Gabler Typ 602

Nr.	Bedingungen	Einheit	Optimaler Wert	Tolerierter Bereich bzw. Wert
22	Umdrehungszahl	UpM	300	300
23	Ausrundungsdauer	min	10	9–11
24	Beladung	g	3000	2000–4000

Tabelle 4.14
Maschinenspezifische Standardbedingungen für den Spheronizer Nica S 450

Nr.	Bedingungen	Einheit	Optimaler Wert	Tolerierter Bereich bzw. Wert
25	Umdrehungszahl	UpM	400	400
26	Ausrundungsdauer	min	10	9–11
27	Beladung	g	2000	1500–2000

Tabelle 4.15
Maschinenspezifische Standardbedingungen für den Hordentrockenschrank TU 60/60

Nr.	Bedingungen	Einheit	Optimaler Wert	Tolerierter Bereich bzw. Wert
28	Trocknungsluftfeuchte	%	30	30–60
29	Trocknungstemperatur	°C	50	45–60
30	Trocknungsdauer	h	24	18–30
31	Nachtrocknungstemperatur (Konditionierung)	°C	Raumklima	–
32	Nachtrocknungsdauer	h	24	–

Tabelle 4.16
Maschinenspezifische Standardbedingungen für den Wirbelschichttrockner Glatt TR 2

Nr.	Bedingungen	Einheit	Optimaler Wert	Tolerierter Bereich bzw. Wert
33	Beladung	l	35	25–45
34	Zuluftgeschwindigkeit	m³/min	1	0,8–2,0
35	Zulufttemperatur	°C	45	40–50
36	Trocknungsdauer	min	30	25–45
37	Nachtrocknungstemperatur (Konditionierung)	°C	Raumklima	–
38	Nachtrocknungsdauer	h	24	–

Tabelle 4.17
Maschinenspezifische Standardbedingungen für das Wurfsieb

Nr.	Bedingungen	Einheit	Optimaler Wert	Tolerierter Bereich bzw. Wert
39	Anzahl der Siebe	–	2	–
40	Maschenweite			
	A	mm	ca. $0{,}8 \cdot D_P$	
	B	mm	ca. $1{,}2 \cdot D_P$	

Kommentare zu den Tabellen 4.9 bis 4.17

Ad 6: Bei diesem Gerät wird die gesamte Flüssigkeitsmenge auf einmal zugegeben.

Ad 15: Alle 3 min erfolgt Abstreifen der feuchten Pulvermasse von der Behälterwand.

Ad 18, 21: Die Extrusionskraft ist gerätespezifisch und kann von Stoff zu Stoff um ±30% schwanken.

Ad 22, 25: Entspricht einer Umdrehungsgeschwindigkeit von 9,4 m/s.

Ad 31, 32, 37, 38: Konditionierung bei Raumklima auf Horden

Ad 34: Die Zuluftgeschwindigkeit ist so einzustellen, dass ein homogenes Fließbett resultiert. Die optimale Zuluftgeschwindigkeit ist von der Dichte des Gutes abhängig. Wegen des Wasserverlustes muss sie während der Trocknung nachreguliert werden.

Ad 35: Die Zulufttemperatur darf die Stabilitätsgrenztemperatur des Arzneistoffes um maximal 10 °C überschreiten.

Ad 40: D_p ist der mittlere Pelletdurchmesser vor der Siebung.

---

belle 4.18, S. 84). Hierzu zählen auch Inkompatibilitäten (s. Kap. 1.4.1.7). Abbildungsvorschriften finden sich in Tabelle 4.19 (S. 84).

4.4.5 ES: Auswahl Extrudiermittel

4.4.5.1 EA: Maßnahme erforderlich?
Im Falle von Extrusionspellets sind Extrudiermittel unerlässlich.

4.4.5.2 EA: Verfügbare Extrudiermittel
Geeignete Extrudiermittel sind Hilfsstoffe mit guten Trockenbindereigenschaften und hoher Flüssigkeitsaufnahmefähigkeit wie z. B. mikrokristalline Cellulose. In dieser Ausarbeitung wird nur einer dieser Stoffe berücksichtigt: Avicel PH 101 (s. Kap. 10.3.1.2).

4.4.5.3 EA: Untergruppenzuordnung
Diese Entwicklungsaktivität entfällt aus dem in Abschn. 4.4.4.3 genannten Grund.

4.4.5.4 EA: Ermittlung der Masse Extrudiermittel
Vergleiche Abschn. 4.4.4.1. Bei der Berechnung von m_E ist die relativ geringe Prognosegenauigkeit der Pelletschüttdichte $\bar{\rho}_{sP}$ zu berücksichtigen (s. Abschn. 4.4.6.5).

$$m_E = 0{,}8 \cdot V_K \cdot f \cdot \bar{\rho}_{sP} - m_A - m_F \quad [mg] \quad (SF = 0{,}4)$$

Der Anteil X_E sollte innerhalb folgender Grenzen liegen, damit optimale Pelleteigenschaften resultieren:

$$0{,}3 \leq X_E = \frac{m_E}{m_A + m_E + m_F} \leq 0{,}7$$

4.4.5.5 EA: Eigenschaftsprognosen
Siehe Abschn. 4.4.6.5.

4.4.5.6 EA: Maßnahmenauswahl
Obwohl in diesem Kapitel nur ein Extrudiermittel besprochen wird, sollen dennoch die Auswahlkriterien besonders im Hinblick auf K.O.-Kriterien betrachtet werden. Hierzu zählen auch Inkompatibilitäten (s. Kap. 1.4.1.7). Abbildungsvorschriften werden in Tabelle 4.21 (S. 85) beschrieben.

4.4.5.7 EA: Rücksprunge
Entfallen.

4.4.5.8 EA: Alternativen
Wenn keine Pellets mit tolerablen Eigenschaften resultieren, sind die in Tabelle 4.22 (S. 85) genannten Alternativen zu überprüfen.

4.4.6 EP: Problemkombination, ES: Auswahl Befeuchtungsflüssigkeit

Die Problemkombination ergibt sich daraus, dass das Befeuchtungsmittel mehrere Pelleteigenschaften mitbestimmt. Hierzu zählen: der Pelletdurchmesser, der Nutzanteil, die Rundheit, die Pelletbruchfestigkeit etc.

4.4.6.1 EA: Maßnahme erforderlich?
Zur Herstellung von Pellets sind Befeuchtungsmittel unerlässlich.

4.4.6.2 EA: Verfügbare Befeuchtungsflüssigkeiten
In diesem Kapitel findet nur Wasser Berücksichtigung. Organische Flüssigkeiten, wie z. B. 2-Propanol, kommen meist nur in Zusammenhang mit Bindemitteln in Frage und setzen exgeschützte Verfahren voraus. Sie wären vorzuziehen, wenn der Arzneistoffanteil und seine Wasserlöslichkeit groß sind (> 30%) bzw. wenn es sich um einen wasserempfindlichen Arzneistoff handelt.

Tabelle 4.18
Auswahlkriterien von Füllstoffen

Nr.	Kriterien	K.O.-Kriterium (z. B.)	$A^{\alpha,\beta}$	A_+	Wichtungsfaktor (z.B.)
1	Arzneibuchmonographie	Nein	Nein	Ja	10
2	Pharmazeutische Qualität	Ja	–	Ja	0
3	Physiologische Verträglichkeit	Ja	Ausreichend	Sehr gut	30
4	Verfügbarkeit am Produktionsstandort	Ja	–	Ja	0
5	Zersetzung/Hydrolyse	Ja	Höchste (PA)	Niedrigste (PA)	15
6	Zersetzung/Oxidation	Ja	Höchste (PA)	Niedrigste (PA)	15
7	Krit. R.F./Hygroskopizität	Nein			10
	und Verfahren 1 und 3		0 und 25%	10%	
	bzw. Verfahren 2		0 und 50%	25%	
8	Löslichkeit in Flüssigkeit (S_{A+F})	Nein	5% und 30%	15%	5
9	Füllmitteleignung	Ja	Ausreichend	Sehr gut	15

Tabelle 4.19
Abbildungsvorschriften für Füllstoffeigenschaften

Kriterium (Maßnahmengruppe)	Qualitative Bewertung	A_{rel}	Maßnahme wird ausgeschlossen (K.O.-Kriterium)
Arzneibuchmonographie	Vorhanden	100	
	Nicht vorhanden	0	
Pharmazeutische Qualität	Belegt	100	
	Nicht belegt	(neg.)	Ja
Verfügbarkeit am Produktionsort	Ja	0	
	Nein	(neg.)	Ja
Physiologische Verträglichkeit	Sehr gut	100	
	Gut bis sehr gut	98	
	Gut	90	
	Eingeschränkt bis gut	75	
	Eingeschränkt	50	
	Ausreichend	0	
	Nicht ausreichend	(neg.)	Ja
Füllmitteleignung	Sehr gut	100	
	Mittel	50	
	Ausreichend	0	
	Keine	(neg.)	Ja

Tabelle 4.20
Auswahlkriterien von Extrudiermitteln

Nr.	Kriterien	K.O.-Kriterium (z. B.)	A_-	A_+	Wichtungsfaktor (z.B.)
1	Arzneibuchmonographie	Nein	Nein	Ja	10
2	Pharmazeutische Qualität	Ja	–	Ja	0
3	Physiologische Verträglichkeit	Ja	Ausreichend	Sehr gut	20
4	Verfügbarkeit am Produktionsstandort	Ja	–	Ja	0
5	Zersetzung/Hydrolyse	Ja	Höchste (PA)	Niedrigste (PA)	10
6	Zersetzung/Oxidation	Ja	Höchste (PA)	Niedrigste (PA	10
7	Krit. r.F./Hygroskopizität	Nein	< 40%	≥ 90%	10
8	Extrudierbarkeit	Ja	Ausreichend	Sehr gut	40

Tabelle 4.21
Abbildungsvorschriften für Extrudiermitteleigenschaften

Kriterium (Maßnahmengruppe)	Qualitative Bewertung	A_{rel}	Maßnahme wird ausgeschlossen (K.O.-Kriterium)
Arzneibuchmonographie	Vorhanden	100	
	Nicht vorhanden	0	
Pharmazeutische Qualität	Belegt	100	
	Nicht belegt	(neg.)	Ja
Verfügbarkeit am Produktionsort	Ja	0	
	Nein	(neg.)	Ja
Physiologische Verträglichkeit	Sehr gut	100	
	Gut bis sehr gut	98	
	Gut	90	
	Eingeschränkt bis gut	75	
	Eingeschränkt	50	
	Ausreichend	0	
	Nicht ausreichend	(neg.)	Ja
Extrudierbarkeit	Sehr gut	100	
	Mittel	50	
	Ausreichend	0	
	Keine	(neg.)	Ja

Tabelle 4.22
Alternativen

Wenn Nutzanteil zu gering:	▶ 50% Extrudiermittel vorgeben
Wenn Rundheit zu schlecht:	▶ 50% Extrudiermittel vorgeben
Wenn Bruchfestigkeit zu gering:	▶ 70% Extrudiermittel vorgeben

4.4.6.3 EA: Untergruppenzuordnung
Entfällt.

4.4.6.4 EA: Ermittlung der Flüssigkeitsmasse
Bezüglich des optimalen Flüssigkeitsanteils wird auf die verfahrensabhängigen Stoffeigenschaften und die Bestimmungsmethode B28 hingewiesen. Der optimale Flüssigkeitsanteil H^{opt} ist definiert durch einen Nutzanteil von 85 bis 90%, eine Rundheit von $\geq$ 90% und einen mittleren Pelletdurchmesser im Bereich 0,8 bis 1,0 mm. H^{opt} ist verfahrensabhängig.

Für Stoffmischungen gilt:

$$H^{opt} = H_A^{opt} \cdot X_A + H_F^{opt} \cdot X_F + H_E^{opt} \cdot X_E \quad [g/g] \quad (SF = 0{,}8)$$

$$m_{H_2O,opt} = H^{opt} \cdot (m_A + m_F + m_E) \quad [mg] \quad (SF = 1{,}0)$$

4.4.6.5 EA: Eigenschaftsprognosen
Die meisten der folgenden Prognosen setzen optimale Prozessbedingungen und Flüssigkeitsanteile voraus. Aus den in vorausgegangenen Kapiteln diskutierten Zusammenhängen lassen sich für die nach Verfahren 1 bis 4 gewonnenen relativ porösen Pellets, unter der Voraussetzung eines optimalen Flüssigkeitsanteiles folgende Eigenschaftsprognosen treffen:

▸ Die Freigabegeschwindigkeit des Arzneistoffes in Form von Pellets, hergestellt nach Verfahren 1 bis 4, beträgt:

bis $v_1 \approx 80\%/min$ etwa

$$v_2 \approx v_1 \quad [\%/t_{x,min}] \quad (SF = 0{,}5)$$

ab $v_1 \approx 8\%/min$ etwa:

$$v_2 \approx 5 \quad [\%/t_{x,min}] \quad (SF = 0{,}5)$$

bzw. die Freigabehalbwertszeit bei pH 1 und 6,8:

$$t_{50}^o \leq 8 \text{ Min etwa: } t_{50} \approx 12 \quad [min] \quad (SF = 0{,}5)$$

$$t_{50}^o > 8 \text{ Min etwa: } t_{50} \approx t_{50}^o \quad [min] \quad (SF = 0{,}5)$$

▸ Schüttdichte $\bar{\rho}_{sP}$: Die Prognose dieser Pelleteigenschaft hat einen niedrigen Sicherheitsfaktor, da über zwei Einflussgrößen genaueres Wissen fehlt: Die verfahrensabhängige innere Pelletporosität ε_{intra} und die formabhängige äußere Pelletporosität ε_{inter}:

$$\bar{\rho}_{sP} = \bar{\rho}_W \cdot (1 - \varepsilon_{intra}) \cdot (1 - \varepsilon_{inter})$$

Für die in diesem Kapitel aufgeführten Extrudierverfahren und Hilfsstoffe kann grob annähernd eine innere Porosität von $\varepsilon_{intra} = 0{,}1$ (entspr. 10%) und

$$\bar{\rho}_{sP} = \bar{\rho}_W \cdot (1 - 0{,}1) \cdot (1 - 0{,}47)$$

angenommen werden.

Die Abhängigkeit von $\bar{\rho}_{sP}$ der Stofflöslichkeit ist fraglich, vom Stoffanteil wahrscheinlich. Sie nimmt mit abnehmendem Extrudiermittelanteil ab. Außerdem hängt sie von der Bestimmungsmethode (B6) ab, sodass der mit dem Messzylinder ermittelte Wert mit einem Faktor zu korrigieren ist (Kapselgrößen 2 bis 00: f = 0,96; Kapselgröße 3: f = 0,86).

Der mittlere Wert von

$$f \cdot \bar{\rho}_{sP} = 0{,}72 \quad [g/ml] \quad (SF = 0{,}4)$$

gilt für Pellets mit dem Extrudiermittel Avicel PH 101. (Das gröbere Avicel PH 102 ergibt einen größeren ε_{intra}-Wert und damit einen kleineren $\bar{\rho}_{sP}$-Wert). Es wird empfohlen, nach dem ersten theoretischen Entwicklungslauf $\bar{\rho}_{sP}$ experimentell zu ermitteln und bei einer stärkeren Abweichung mit diesem Wert einen weiteren theoretischen Entwicklungslauf vorzunehmen.

▸ Schüttvolumen pro Dosis:

$$V_{sP} = \frac{m_A + m_E + m_F}{f \cdot \bar{\rho}_{sP}} \quad [mm^3] \quad (SF = 0{,}4)$$

▸ Bruchfestigkeit der Pellets:,

$$B_P = 40 \cdot k_{v1} \cdot 10^{X_E} \cdot d_o \quad [N/mm^2] \quad (SF = 0{,}4)$$

Die Bruchfestigkeit von Pellets ist stoffspezifisch, und nimmt mit steigendem Extrudiermittelanteil sowie wahrscheinlich mit steigender Teilchengröße des Arzneistoffes (d_o) zu. Sie ist des weiteren um so größer, je geringer die innere Pelletporosität ist. Die Extruderkonstante k_{v1} (s. Tabelle 4.8, S. 80) berücksichtigt u. a. den Extrusionsdruck. Die Beziehung ist nur schwach belegt, daher der Sicherheitsfaktor SF = 0,4.

▸ Mittlerer Pelletdurchmesser (vor Siebung):

$$D_p = k_{v2} \cdot d_M (1{,}0 - 0{,}25 \cdot X_E) \quad [mm]$$
$$(SF = 0{,}5)$$

Der mittlere Pelletdurchmesser resultiert aus der Schrumpfung während des Wasserverlustes beim Trocknen und bei höheren Extrudierdrücken aus der Aufweitung des Stranges nach der Matrizenpassage. Dies berücksichtigen die Extruderkonstante k_{v2} (s. Tabelle 4.8 S. 80) und die Matrizenöffnung d_M.

▸ Mittleres Pelletgewicht:

$$\overline{m}_p = 0{,}52 \cdot (1 - \varepsilon_{intra}) \cdot \overline{\rho}_w \cdot \overline{D}_p^3 \quad [mg]$$
$$(SF = 0{,}3)$$

▸ Abrieb, Friabilität der Pellets:

$$FR_p \approx B_p^{-1} \quad [\%] \qquad (SF = 0{,}4)$$

▸ Nutzanteil (nach Siebung):

$$NA \geq 85 \quad [\%] \qquad (SF = 0{,}8)$$

▸ Rundheit:

$$Ru \geq 90 \quad [\%] \qquad (SF = 0{,}8)$$

Rundheit und Nutzanteil durchlaufen bei steigendem Flüssigkeitsanteil ein Maximum, dessen Optimalwert stoffabhängig ist (vgl. Abschn. 4.4.6.4. Avicel PH 101 benötigt den höchsten Wasseranteil).

▸ Pelletgrößenuntergrenze (nach Siebung):

$$D_{Pu} \approx 0{,}8 \cdot D_P \quad [mm] \qquad (SF = 0{,}5)$$

▸ Pelletgrößenobergrenze (nach Siebung):

$$D_{Po} \approx 1{,}2 \cdot D_P \quad [mm] \qquad (SF = 0{,}5)$$

▸ Zersetzung/Hydrolyse bzw. Oxidation:

$$X_{Z\Sigma(t_H)} = X_{ZA(100d)} \cdot (3{,}65 \cdot t_H)^{n_{rA}}$$
$$+ X_{ZE(100d)} \cdot (3{,}65 \cdot t_H)^{n_{rE}}$$
$$+ X_{ZF(100d)} \cdot (3{,}65 \cdot t_H)^{n_{rF}} \quad [\%]$$
$$(SF = 0{,}8)$$

4.4.6.6 EA: Maßnahmenauswahl

Für wasserempfindliche Arzneistoffe steht in diesem Kap. keine Befeuchtungsflüssigkeit zur Wahl (s. Alternativen).

4.4.6.7 EA: Alternativen

Zur Beschleunigung der Arzneistofffreigabe s. Abschn. 4.4.2.2. Bei wasserempfindlichen Arzneistoffen können z. B. nichtwässrige Flüssigkeiten plus Bindemittel verwendet werden.

4.5 Demonstrationsbeispiel

Die theoretische, wissensbasierte Entwicklung von Extrusionspellets wird mit einem Beispiel beschrieben.

Ausgegangen wird von den Produktanforderungen und den spezifischen Bedingungen in Tabelle 4.23 (S. 88) sowie den (hypothetischen) Arzneistoffeigenschaften in Tabelle 4.24 (S. 88). Es resultiert ein Rezepturvorschlag (Tabelle 4.25, S. 89) mit prognostizierten Produkteigenschaften (Tabelle 4.26, S. 90).

Zu den Rezepturvorschlägen folgende Hinweise:

▸ Prozessschritte:

1. Vormischung, Mischung und Befeuchten der Pulvermasse: Colette MP 20
2. Extrudierung: Extruder Nica E 140 (d_M = 1,0 mm)
3. Ausrundund: Ausrunder Nica S 450
4. Wirbelschichttrocknung: Trockner Glatt TR 2
5. Sieben: Wurfsieb (mit 2 Sieben)

▸ Prozessbedingungen sind den Tabellen 4.10, 4.12, 4.14, 4.16 (S. 81, 82) zu entnehmen.
▸ Bzgl. Hilfsstoffe, Verfahren und Packmittel s. Kap. 10.3 bis 10.5
▸ Bei kleiner Arzneistoffdosis empfiehlt es sich, den Arzneistoff in der Befeuchtungsflüssigkeit zu lösen bzw. mit Füllstoff vorzumischen.

Tabelle 4.23
Produktanforderungsprofil (Beispiel Pellets PE 41)

Eigenschaft	Optimaler Wert	Tolerierter Bereich bzw. Wert
Packmittel	Kat III	–
Lagerungstemperatur	21 °C	6–21 °C
Lagerungs-Luftfeuchte	40%	20–50%
Produktionsklima	25 °C, 30% r.F.	20–27 °C, 20–40% r.F.
Lichtschutz	Kein Lichtschutz	–
Pelletisierverfahren	V2	–
Matrizenöffnungen (d_M)	1,0 mm	1,0 mm
Pelletumhüllung vorges.	RET	–
Arzneistoffdosis	50 mg	50 mg
Freigabe/Auflösehalbwertszeit ($t_{50,\,pH1}$)	0 min	15 min
Freigabe/Auflösehalbwertszeit ($t_{50,\,pH6,8}$)	0 min	15 min
Feuchtegehalt/Wassergehalt	0,5%	0,5–5%
Pelletbruchfestigkeit	10 N/mm²	2–20 N/mm²
Friabilität, Abrieb	0%	0–0,5%
Beginnverzögerung der Freigabe (t_{lag})	0 min	0–5 min
Produktionsstandort	A	A
Kapselfüllvolumen	380 mm²	380 mm³
Pelletschüttvolumen pro Dosis	310 mm²	280–310 mm³
Mittlerer Pelletdurchmesser	0,8 mm	0,70–0,95 mm
Pelletdurchmesser, Untergrenze	0,60 mm	0,60–0,70 mm
Pelletdurchmesser, Obergrenze	1,0 mm	1,0 mm
Nutzanteil	85%	85–100%
Rundheit	100%	90–100%
Haltbarkeitsdauer	5 a	5 a
Hydrolyse/Zersetzungsprodukt	0%/t_H	0,2%/t_H
Oxidation/Zersetzungsprodukt	0%/t_H	0,2%/t_H

Tabelle 4.24
Eigenschaften des Arzneistoffes WS 41

Eigenschaft	Wert	SF
Freigabe/Auflösehalbwertszeit ($t_{50,pH1}$)	5 min	1,0
Freigabe/Auflösehalbwertszeit ($t_{50,pH6,8}$)	5 min	1,0
Funktionelle Gruppen		
Gegenionen des Arzneistoffes		
Grundgerüstklasse		
Löslichkeit in Wasser (25 °C, Eigen-pH)	10%	1,0
Metallverträglichkeit	Ja	1,0

(Fortsetzung S. 89)

Tabelle 4.24
Eigenschaften des Arzneistoffes WS 41 (Fortsetzung)

Eigenschaft	Wert	SF
Opt. Flüssigkeitsanteil $H^{H_2O,P}$	0,12	1,0
Schmelzpunkt	210 °C	1,0
Stabilitätsgrenztemperatur (feucht)	70 °C	1,0
Stabilitätsgrenztemperatur (trocken)	> 80 °C	1,0
Teilchengröße d_o (geometrisches Mittel)	0,05 mm	1,0
Wahre Dichte	1,5 g/ml	1,0
Zersetzungsexponent n_r für X_{ZHA}	1,0	1,0
Zersetzungsexponent n_r für X_{ZHE}	1,0	1,0
Zersetzungsexponent n_r für X_{ZHF}	–	–
Zersetzungsexponent n_r für X_{ZXA}	–	–
Zersetzungsexponent n_r für X_{ZXE}	–	–
Zersetzungsexponent n_r für X_{ZXF}	–	–
Zersetzungsprodukt Hydrolyse (X_{ZHA}; innerhalb 100 d)	$3 \cdot 10^{-3}$%	1,0
Zersetzungsprodukt Hydrolyse (X_{ZHE}; innerhalb 100 d)	$4 \cdot 10^{-3}$%	0,8
Zersetzungsprodukt Hydrolyse (X_{ZHF}; innerhalb 100 d)	0%	1,0
Zersetzungsprodukt Oxidation (X_{ZXA}; innerhalb 100 d)	0%	1,0
Zersetzungsprodukt Oxidation (X_{ZXE}; innerhalb 100 d)	0%	1,0
Zersetzungsprodukt Oxidation (X_{ZXF}; innerhalb 100 d)	0%	1,0
Zersetzungsprodukt X_{ZA} (in Lösung, pH 6,8, Lichtausschluss, 37 °C, 48 h)	$5 \cdot 10^{-3}$%	1,0

Tabelle 4.25
Zusammensetzung und Herstellung der Pellets PE 41

Stoffe	Masse pro Dosis
Arzneistoff WS 41	50,0 mg
Avicel PH 101	+ 147,0 mg
Granulac 140	+ 13,0 mg
	210,0 mg
Aqua purificata	161,2 mg

Geräte, Verfahren	
Planetenmischer	Collette MP20
Extruder	Nica E140 (d_M = 1,0 mm)
Ausrunder	Nica S 450
Trockner	Glatt TR 2
Wurfsieb	(zwei Siebe, 0,71 und 1,0 mm)

Prozessbedingungen siehe Tabelle 4.10, 4.12, 4.14, 4.16 (S. 81, 82).

Tabelle 4.26
Geforderte und prognostizierte Eigenschaften der Pellets PE 41

Eigenschaft	Anforderung	Prognostizierter Wert	SF
Arzneistoffdosis (m_A)	50 mg	50 mg	1,0
Beginnverzögerung der Freigabe (t_{lag})	≤ 5 min	0 min	0,4
Feuchtegehalt/Wassergehalt	0,5–1%	≤ 1%	1,0
Freigabe/Auflösehalbwertszeit ($t_{50, pH1}$)	≤ 15 min	≤ 15 min	0,4
Freigabe/Auflösehalbwertszeit ($t_{50, pH6,8}$)	≤ 15 min	≤ 15 min	0,4
Friabilität	≤ 0,5%	0,1%	0,5
Haltbarkeitsdauer (t_H)	5 a	5 a	1,0
Hydrolyse/Zersetzungsprodukt	≤ 0,2%/t_H	0,13%/t_H	0,8
Kapselfüllvolumen	380 mm^3	380 mm^3	1,0
Mittlerer Pelletdurchmesser	0,70–0,95 mm	0,83 mm	0,5
Mittleres Pelletgewicht $\overline{m}_P$	–	0,4 mg	0,3
Nutzanteil	85–100%	≥ 85%	0,8
Oxidation/Zersetzungsprodukt	≤ 0,2%/t_H	0,0%/t_H	1,0
Pelletbruchfestigkeit	2–20 N/mm^2	10 N/mm^2	0,4
Pelletdurchmesser, Obergrenze	1,0 mm	1,0 mm	0,5
Pelletdurchmesser, Untergrenze	0,6–0,71 mm	0,71 mm	0,5
Pelletschüttdichte	–	0,72 g/ml	0,4
Pelletschüttvolumen pro Dosis	280–310 mm^3	292 mm^3	0,4
Rundheit	90–100%	≥ 90%	0,8

Literatur

4-1. Gröbel C (2001) Wissensbasierte Entwicklung von Extrusionspellets. Geplante Dissertation, Universität Heidelberg

4-2. Baert L, Fanara D, de Baets P, Remon JP (1991) Instrumentation of a gravity feed extruder and the influence of the composition of binary and ternary mixtures on the extrusion forces. J Pharm Pharmacol 43: 745–749

4-3. Bug J (1994) Prozesssteuerung bei Pelletherstellung und Coating. APV-Kurs 109

4-4. Baert L, Fanara D, Remon JP, Massart DL (1992) Correlation of extrusion forces, raw materials and sphere characteristics. J Pharm Pharmacol 44: 676–678

4-5. Baert L, Remon JP (1993) Influence of amount of granulation liquid on the drug release rate from pellets made by extrusion/spheronisation. Int J Pharm 95: 135–141

4-6. Baert L, Remon JP, Elbers JAC, Van Bommel EMG (1993) Comparison between a gravity feed extruder an a twin screw extruder. Int J Pharm 99: 7–12

4-7. Baert L, Remon JP, Knight P, Newton JM (1992) A comparison beteeen the Extrusion forces and sphere quality of a gravity feed extruder and a ram extruder. Int J Pharm 86: 187–192

4-8. Baert L, Vermeersch H, Remon JP, Smeyers-Verbeke J, Massart DL (1993) Study of parameters important in the spheronisation process. Int J Pharm 96: 225–229

4-9. Balszuweit F, Wagner T, Kleinebudde P (2000) Eine neue Methode zur Charakterisierung der spezifischen Oberfläche von Pellets mittels Flachbettscanner und Bildanalyse. Pharm Ind 62: 985

4-10. Barrau JP, Bataille B, Jacob M (1993) The influence of spheronizer load in extrusion/spheronisation. Pharm Techn Intern 9: 66–70

4-11. Berg von I, Aderborn G (2001) Effect of drying rate on porosity an tabletting behaviour of cellulose pellets. Int J Pharm 227: 81–86

4-12. Bianchini R, Bruni G, Gazzangia A, Vecchio C (1992) Influence of extrusion-spheronisation processing on the physical properties of d-Indobufen pellets containing pH-adjusters. Drug Dev Ind Pharm 18: 1485–1503

4-13. Blanque D, Sternagel H, Podczeck F, Newton JM (1995) Some factors influencing the formation and in vitro drug release from matrix pellets prepared by extruion/spheronisation. Int J Pharm 119: 203–211

4-14. Bothmann V, Schmidt W, Mehnert W, Frömming KH (1994) Herstellung von Pellets in einem Labor-Rotorgranulator. Pharm Ind 56: 570–573

4-15. Chatlapalli R, Rohera BD (1995) Extrusion and spheronisation I: Evaluation of some hydrophilic polymers as extrusion and spheronisation aids for controled release applications. Pharm Res 12: 156

4-16. Chohan RK, Newton JM (1996) Analysis of extrusion of some wet powder masses used in extrusion/spheronisation. Int J Pharm 131: 201–207

4-17. Dietrich R, Brausse R (1988) Erste Erfahrungen und Validierungsversuche an einem neu entwickelten GMP-gerechten und instrumentierten Pharma-Extruder. Pharm Ind 50: 1179–1186

4-18. Dyer AM, Khan KA, Aulton ME (1994) Effect of the drying method on the mechanical and drug release properties of pellets prepared by extrusion-spheronisation. Drug Dev Ind Pharm 20: 3045–3068

4-19. Eerikäinen S (1991) Effects of spheronization on some properties of uncoated and coated granules containing different kinds of fillers. Int J Pharm 77: 89–106

4-20. Eerikäinen S, Lindqvist AS (1991) The behaviour of various fillers in spheronized uncoated and film-coated granules containing slightliy water-soluble indomethacin. Int J Pharm 75: 181–192

4-21. Elbers JAC, Bakkenes HW, Fokkens JG (1992) Effect of amount and composition of granulation liquid on mixing, extrusion and spheronisation. Drug Dev Ind Pharm 18: 501–517

4-22. Fekete R, Zelkó R, Marton S, Rácz I (1998) Effect of the formulation parameters on the characteristics of pellets. Drug Dev Ind Pharm 24: 1073–1076

4-23. Fielden KE, Newton JM, Rowe RC (1992) A comparison of the extrusion and spheronisation behaviour of wet powder masses processed by a ram extruder and a cylinder extruder. Int J Pharm 81: 225–233

4-24. Fielden KE, Newton JM, Rowe RC (1989) The effect of lactose particle size on the extrusion properties of microcrystalline cellulose-lactose mixtures. J Pharm Pharmacol 41: 217–221

4-25. Fielden KE, Newton JM, Rowe RC (1992) The influence of lactose particle size on spheronization of extrudate processed by a ram extruder. Int J Pharm 81: 205–224

4-26. Fielden KE, Newton JM, Rowe RC (1993) The influence of moisture content on spheronization of extrudates processed by a ram extruder. Int J Pharm 97: 79–92

4-27. Funck JAB, Schwartz JB, Reilly WJ, Ghali ES (1991) Binder effectiveness for beads with high drug levels. Drug Dev Ind Pharm 17: 1143–1156

4-28. Gamlen MJ, Eardley C (1986) Continuous extrusion using a Baker Perkins MP 50 (Multipurpose) extruder. Drug Dev Ind Pharm 12: 1701–1713

4-29. Ghali ES, Klinger GH, Schwartz JB (1989) Modified drug release from beads prepared with combinations of two grades of microcrystalline cellulose. Drug Dev Ind Pharm 15: 1455–1473

4-30. Ghebre-Sellassie I (1989) Pharmaceutical pelletisation technology, 1. edn. Marcel Dekker, New York

4-31. Ghebre-Sellassie I, Gordon RH, Fawzi MB, Nesbitt RU (1985) Evaluation of a high-speed pelletization process and equipment. Drug Dev Ind Pharm 11: 1523–1541

4-32. Goskonda SR, Hileman GA, Upadrashta SM (1994) Controlled release pellets by extru-

4-33. Gouldson MP, Deasy PB (1997) Use of cellulose ether containing excipients with microcrystalline cellulose for the production of pellets containing metformin hydrochloride by the process of extrusion-spheronization. J Microencapsulation 14 : 137–153

4-34. Harrison PJ, Newton JM, Rowe RC (1984) Convergent flow analysis in the extrusion of wet powder masses. J Pharm Pharmacol 36: 796–798

4-35. Harrison PJ, Newton JM, Rowe RC (1985) The characterisation of wet powder masses suitable for extrusion/spheronisation. J Pharm Pharmacol 37: 686–691

4-36. Hellén L, Bohm K, Merkku P, Yliruusi J (1995) Pelletisation of waer insoluble ibuprofen: effect of particle size of ibuprofen and amount of granulation liquid on the properties of pellets. PTC Barcelona: 604–608

4-37. Hellén L, Yliruusi J (1993) Process variables of instant granulator and spheroniser – III) Shape and shape distribution of pellets. Int J Pharm 96: 217–223

4-38. Hellén L, Yliruusi J, Kristofferson E (1993) Process variables of instant granulator and spheroniser: – II) Size and size distribution of pellets. Int J Pharm 96: 205–216

4-39. Hellén L, Yliruusi J, Mannermaa JP, Merkku P (1995) Effect of the amount of granulation liquid and particle size on the properties of ibuprofen pellets made in a Nica Pelletizer. Pharm Res 12: 189

4-40. Hellén L, Yliruusi J, Merkku P, Kristofferson E (1993) Process variables of instant granulator and spheroniser: – I) Physical properties of granules, extrudates and pellets. Int J Pharm 96: 197–204

4-41. Heng PWS, Koo OMY (2001) A study of the effects of the physical characteristics of microcrystalline cellulose on performance in extrusion spheronization. Pharm Res 18: 480

4-42. Heng PWS, Staniforth JN (1988) The effect of moisture on the cohesive properties of microcrystalline cellulose. J Pharm Pharmacol 40: 360–362

4-43. Heng PWS, Wan LSC, Ling BL (1995) Assessment of powder cohesiveness in spheronisation studies. Int J Pharm 116: 119–123

4-44. Herman J, Remon JP, Visavarungroj N, Schwartz JB, Klinger GH (1988) Formation of theophylline monohydrate during the pelletisation of microcrystalline cellulose – anhydrous theophylline blends. Int J Pharm 42: 15–18

4-45. Herman J, Remon JP, Lefebvre R, Bogaert M, Klinger HG, Schwartz JB (1988) The dissolution rate and bioavailability of hydrochlorothiazide in pellet formulations. J Pharm Pharmacol 40: 157–160

4-46. Hileman GA, Goskonda SR, Spalitto AJ, Upadrashta SM (1993) Response surface optimization of high dose pellets by extrusion and speronisation. Int J Pharm 100: 71–79

4-47. Holm P, Bonde M, Wigmore T (1996) Pelletization by granulation in a Roto-Processor RP-2. part I: effects of process and product variables on granule growth. Pharm Tech Eur 8: 21

4-48. Holm P (1996) Pelletization by granulation in a Roto-Processor RP-2. Part II: Effects of process and product variables on agglomerates' shape and porosity. Pharm Tech Eur 8: 38

4-49. Holm P (1996) Pelletization by granulation in a Roto-Processor RP-2. Part III: Methods of process control and the effect of microcrystalline cellulose on wet granulation. Pharm Tech Eur 8: 46

4-50. Jones DM (1985) Factors to consider in fluid-bed processing. Pharm Tech 4: 12

4-51. Jover I, Podczeck F, Newton M (1996) Evaluation, by a statistically disigned experiment, of an experimental grade of microcrystalline cellulose, Avicel 955, as a technology to aid the production of pellets with high drug loading. J Pharm Sci 85: 700

4-52. Kim C-K, Yoon Y-S (1991) The preparation of ascorbic acid pellets using the wet pelletization process in liquid media. Drug Dev Ind Pharm 17: 581–591

4-53. Kleinebudde P (1993) Application of low substituted hydroxypropylcellulose (L-HPC) in the production of pellets using extrusion/spheronisation. Int J Pharm 96: 119–128

4-54. Kleinebudde P (1994) Shrinking and swelling

properties of pellets containing microcrystalline cellulose and low substituted hydoxypropylcellulose: I) Shrinking properties. Int J Pharm 109: 209–219

4-55. Kleinebudde P (1994) Shrinking and swelling properties of pellets containing microcrystalline cellulose and low substituted hydoxypropylcellulose: II) Swelling properties. Int J Pharm 109: 221–227

4-56. Kleinebudde P (1995) Use of a power-consumption-controlled extruder in the development of pellet formulations. J Pharm Sci 84: 1259–1266

4-57. Kleinebudde P (1997) Pharmazeutische Pellets durch Extrudieren/Sphäronisieren. Herstellung, Eigenschaften, Modifizierung. Habilitationsschrift, Universität Kiel

4-58. Kleinebudde P, Lindner H (1993) Experiments with an instrumented twin-screw extruder using a single step granulation/extrusion process. Int J Pharm 94: 49–58

4-59. Kleinebudde P, Nymo L (1995) Homogeneous pellets of binary mixtures, comparison between extruder/spheronizer and high-shear mixer. Proc 1. World Meeting APGI/APV Budapest: 343–344

4-60. Kleinebudde P, Solvberg AJ, Lindner H (1994) The power-consumption-controlled extruder: A tool for pellet production. J Pharm Pharmacol 46: 542–546

4-61. Knop K, Lippold BC (1989) Die Wirbelschichtgranulation als Herstellungsmethode für Pellets. Pharm Ind 51: 302–309

4-62. Knop K, Lippold BC (1991) Pelletherstellung in der Wirbelschicht am Beispiel der gut löslichen Arzneistoffe Ascorbinsäure und Etofyllin. Pharm Ind 53: 1065

4-63. Körber U, Moest T (1990) Gerät zur Bestimmung des Abriebs von festen Arzneiformen, insbesondere von Pellets. Acta Pharm Technol 36: 33–35

4-64. Ku CC, Joshi YM, Bergum JS, Jain NB (1993) Bead manufacture by Extrusion/spheronisation – a statistical design for process optimation. Drug Dev Ind Pharm 19: 1505–1519

4-65. Law MFL, Deasy PB (1998) Use of hydrophilic polymers with microcrystalline cellulose to improve extrusion-spheronization. Eur J Pharm Biopharm 45: 57–65

4-66. Law MFL, Deasy PB, McLaughlin JP, Gabriel S (1997) Comparison of two commercial brands of microcrystalline cellulose for extrusion-spheronization. J Microencapsulation 14: 713–723

4-67. Lindner H (1993) Entwicklung eines leistungsgeregelten Zweischneckenextruders zur Herstellung pharmazeutischer Pellets. Dissertation Universität Kiel

4-68. Lindner H, Kleinebudde P (1993) Anwendung der automatischen Bildanalyse zur Charakterisierung von Pellets. Pharm Ind 55: 694–701

4-69. Lindner H, Kleinebudde P (1994) Use of powdered cellulose for the production of pellets by extrusion/spheronisation. J Pharm Pharmacol 46: 2–7

4-70. Lövgren K, Lundberg PJ (1989) Determination of sphericity of pellets prepared by extrusion/spheronisation and the impact of some process parameters. Drug Dev Ind Pharm 15: 2375–2392

4-71. Lustig-Gustafsson C, Kaur Johal H, Podczeck F, Newton JM (1999) The influence of water content and drug solubility on the formulation of pellets by extrusion and spheronisation. Eur J Pharm Sci 8: 147–152

4-72. Maggi L, Bonfanti A, Santi P (1996) The suitability of a small scale high-shear mixer for powder pelletization. Pharm Tech Eur 8(9): 82–90

4-73. Mesiha MS, Vallés J (1993) A screening study of lubricants in wet powder masses suitable for extrusion-spheronisation. Drug Dev Ind Pharm 19: 943–959

4-74. Millili GP, Schwartz JB (1990) The strength of microcrystalline cellulose pellets: the effect of granulating with water/ethanol mixtures. Drug Dev Ind Pharm 16: 1411–1426

4-75. Neau SH, Chow MY, Durrani MJ (1996) Fabrication and characterization of extruded and spheronized beads containing Carbopol 974P, NF resin. Int J Pharm 131: 47–55

4-76. Neau SH, Chow MY, Hileman GA, Durrani MJ, Gheyas F, Evans BA (2000) Formulation and process considerations for beads containing Carbopol 974P, NF resin made by extrusion-spheronization. Int J Pharm 199: 129–140

4-77. Newton JM, Chapman SR, Rowe RC (1995) The influence of process variables on the preparation and properties of spherical granules by the process of extrusion an spheronisation. Int J Pharm 120: 101–109

4-78. Newton JM, Chow AK, Jeewa KB (1993) The effect of excipient source on spherical granules made by extrusion/spheronization. Pharm Tech 3: 166–174

4-79. Nürnberg E, Wunderlich J (1996) Vereinfachung der Rezepturoptimierung für Extrusionsprozesse bei der Pelletherstellung. Pharm Ind 58: 653–658

4-80. Nymo L, Schröder M, Schultz P, Müller BW, Waaler T, Kleinebudde P (1995) Properties of extruded pellets made from binary mixtures. Proc 1. World Meeting APGI/APV Budapest: 367–368

4-81. O´Connor RE, Schwartz JB (1993) Drug release mechanism from a microcrystalline cellulose pellet system. Pharm Res 10: 356–361

4-82. O´Connor RE, Schwartz JB (1985) Spheronization II: Drug release from drug-diluent mixtures. Drug Dev Ind Pharm 11: 1837–1857

4-83. Otsuka M, Gao J, Matsuda Y (1994) Effect of amount of added water during extrusion-spheronization process on pharmaceutical properties of granules. Drug Dev Ind Pharm 20: 2977–2992

4-84. Pinto JF, Buckton G, Newton JM (1992) The influence of four selected processing and formulation factors on the production of spheres by extrusion and spheronisation. Int J Pharm 83: 187–196

4-85. Pinto JF, Buckton G, Newton JM (1995) A relationship between surface free energy and polarity data and some physical properties of spheroids. Int J Pharm 118: 95–101

4-86. Pišek R, Planinšek O, Tuš M (2000) Influence of rotational speed and surface of rotating disc on pellets produced by direct rotor pelletization. Pharm Ind 62: 312

4-87. Reher M (1996) Untersuchungen zur Steuerung der Pelletherstellung in Intensivmischern durch Bestimmung der elektrischen Leistungsaufnahme. Dissertation, Universität Marburg

4-88. Reilly WJ, Schwartz JB, Gahli ES (1994) Reprocessing of microcrystalline cellulose spheres with low drug concentrations. Drug Dev Ind Pharm 20: 1511–1515

4-89. Robinson RL, Hollenbeck RG (1991) Manufacture of spherical acetaminophen pellets: Comparison of rotary processing with multiple-step extrusion and spheronization. Pharm Tech 5: 48–56

4-90. Sadeghi F, Ford JL, Rubinstein MH (2001) Study of Drug Release from Pellets Coated with Surelease Containing Hydroxypropylmethylcellulose. Drug Dev Ind Pharm 27: 419

4-91. Schmidt C (1999) Herstellung pharmazeutischer Pellet – Strategien zur Einflussnahme in Granulation, Extrusion, Sphäronisation. Dissertation, Universität Kiel

4-92. Schmidt C, Kleinebudde P (1998) Comparison between a twin-screw extruder and a rotary ring die press. II. Influence of process variables. Eur J Pharm Biopharm 45: 173–179

4-93. Schmidt C, Lindner H, Kleinebudde P (1997) Comparison between a twin-screw extruder and a rotary ring die press. I. Influence of formulation variables. Eur J Pharm Biopharm 44: 169–176

4-94. Schröder M (1996) Struktur und Eigenschaften schnellfreisetzender, extrudierter Pellets. Dissertation Universität Kiel

4-95. Schröder M, Kleinebudde P (1995) Influence of formulation parameters on dissolution of propyphenazone pellets. Eur J Pharm Biopharm 41: 382–387

4-96. Schröder M, Kleinebudde P (1995) Structure and pharmaceutical properties of pellets, effect of the granulation liquid. Proc 1. World Meeting APGI/APV Budapest: 341–342

4-97. Schultz P, Kleinebudde P (1995) Determination of pellet friability by use of an air stream apparatus. Pharm Ind 57: 323–328

4-98. Shah RD, Kabadi M, Pope DG, Augsburger LL (1994) Physico-mechanical characterisation of the extrusion-spheronisation process – 1) Instrumentation of the extruder. Pharm Res 11: 355–360

4-99. Shah RD, Kabadi M, Pope DG, Augsburger LL (1995) Physico-mechanical characterisation of the extrusion-spheronisation process – 2) rheological determinants for successful extru-

sion and spheronisation. Pharm Res 12: 496–507
4-100. Sienkiewicz G, Pereira R, Rudnic EM (1997) Spheronization of theophylline-avicel combinations using a fluidized-bed rotogranulation technique. Drug Dev Ind Pharm 23: 173
4-101. Sirca J, Kerc J, Srcic S, Kofler B (1995) Preparation of neutral and ketoprofen pellets by extrusion/spheronisation technology. Proc 1. World Meeting APGI/APV Budapest: 369–370
4-102. Sonaglio D, Bataille B, Terol A, Jacob M, Pauvert B, Cassanas G (1995) Physical characterization of two types of microcrystalline cellulose and feasibility of microsheres by extrusion/spheronisation. Drug Dev Ind Pharm 21: 537–547
4-103. Sousa JJ, Sousa A, Podczeck F, Newton JM (1996) Influence of process conditions on drug release from pellets. Int J Pharm 144: 159–169
4-104. Sousa JJ, Sousa A, Podczeck F, Newton JM (2002) Factors influencing the physical characteristics of pellets obtained by extrusion-spheronization. Int J Pharm 232: 91–106
4-105. Stamm A, Paris L (1985) Influence of technological factors on the optimal granulation liquid requirement measured by power consumption. Drug Dev Ind Pharm 11: 333–360
4-106. Thoma K, Ziegler I (1998) Investigations on the influence of the type of extruder for pelletization by extrusion-spheronization. I. Extrusion behaviour of formulations. Drug Dev Ind Pharm 24: 401–411
4-107. Thoma K, Ziegler I (1998) Investigations on the influence of the type of extruder for pelletization by extrusion-spheronization. II. Sphere characteristics. Drug Dev Ind Pharm 24: 413–422
4-108. Tomer G, Podczeck F, Newton IM (2002) The influence of model drugs on the preparation of pellets by extrusion/spheronization: II. Spheronization parameters. Int J Pharm 231: 107–119
4-109. Tuleu C, Chaumeil JC (1998) Small-scale characterization of wet powder masses suitable for extrusion-spheronization. Drug Dev Ind Pharm 24: 423–429
4-110. Umprayn K, Chitropas P, Amarekajorn S (1999) Development of terbutaline sulfate sustained-release coated pellets. Drug Dev Ind Pharm 25: 477
4-111. Umprayn K, Chitropas P, Amarekajorn S (1999) Influence of process variables on physical properties of the pellets using extruder and spheronizer. Drug Dev Ind Pharm 25: 45–61
4-112. Vecchio C, Bruni G, Gazzangia A (1994) Preparation of Indobufen pellets by using centrifugal rotary fluidized bed equipment without starting seeds. Drug Dev Ind Pharm 20: 1943–1956
4-113. Vertommen J, Kinget R (1994) The influence of five selected processing and formulation variables on the production of pellets using a rotary processor. Proc. 40th. Annual Congress APV/Eur J Pharm Biopharm 40: 29S
4-114. Vertommen J, Kinget R (1997) The influence of five selected processing and formulation variables on the particle size, particle size distribution, and friability of pellets produced in a rotary processor. Drug Dev Ind Pharm 23: 39
4-115. Vertommen J, Rombaut P, Kinget R (1998) Internal and external structure of pellets made in a rotary processor. Int J Pharm 161: 225–236
4-116. Vertommen J, Rombaut P, Kinget R (1997) Shape and surface smoothness of pellets made in a rotary processor. Int J Pharm 146: 21–29
4-117. Vertommen J, Rombaut P, Kinget R (1997) Shape and surface smoothness of pellets made in a rotary processor. Int J Pharm 146: 21
4-118. Vervaet C, Baert L, Remon JP (1994) Enhancement of in vitro drug release by using polyethylene glycol 400 and PEG-40 hydrogenated castor oil in pellets made by extrusion/spheronisation. Int J Pharm 108: 207–212
4-119. Vervaet C, Baert L, Remon JP (1995) Extrusion-Spheronisation: A literature review. Int J Pharm 116: 131–146
4-120. Vervaet C, Remon JP (1996) Influence of impeller design, method of screen perforation and perforation geometry on the quality of

pellets made by extrusion-spheronisation. Int J Pharm 133: 29–37

4-121. Vojnovic D, Moneghini M, Masiello S (1995) Design and optimization of theophylline pellets obtained by wet spheronization in a high-shear mixer. Drug Dev Ind Pharm 21: 2129–2137

4-122. Vonk P, Guillaume CPF, Ramaker JS (1997) Growth mechanisms of high-shear pelletisation. Int J Pharm 157: 93

4-123. Wan LSC, Heng PWS, Liew CV (1993) Spheronisation conditions on spheroid shape and size. Int J Pharm 96: 59–65

4-124. Wan LSC, Heng PWS, Liew CV (1994) The role of moisture and gap air pressure in the formation of spherical granules by rotary processing. Drug Dev Ind Pharm 20: 2551–2561

4-125. Wan LSC, Jeyabalan T (1986) A simple apparatus fur measuring the crushing strength of pellets. Acta Pharm Technol 32: 197–199

4-126. Werner D (1996) An evaluation of the sorption characteristics of pellets – a valuable instrument for stability considerations. Pharm Tech Eur 8(9): 30–37

4-127. Zacharias K (1987) Eignung von Polyvinylalkoholen zur Pelletherstellung. Dissertation, Universität Berlin

4-128. Zhang G, Schwartz JB, Schnaare RL (1990) Effects of spheronisation technique on drug release from uncoated beads. Drug Dev Ind Pharm 16: 1171–1184

4-129. Zimmer T (1989) Grundprinzipien der Pelletherstellung in der pharm. Industrie Concept-Symposium Agglomerationstechnologie

Entwicklung von Tabletten (Direktverpressung) 5

5.1	Definition der Produktanforderungen	99
5.2	Produkt- und maschinenspezifische Bedingungen	99
5.3	Arzneistoffeigenschaften	99
5.4	Entwicklungsprobleme (EP), Entwicklungsschritte (ES), Entwicklungsschrittaktionen (EA)	99
5.4.1	EP: Schmelzpunkt des Arzneistoffes	104
5.4.2	EP: Lösegeschwindigkeit des Arzneistoffes	104
5.4.3	EP: Gehalts- und Masseneinheitlichkeit des Arzneistoffes ES: Teilchengröße des Arzneistoffes	104
5.4.4	ES: Auswahl des Pressdruckniveaus	106
5.4.5	EP: Problemkombination, ES: Füllstoffauswahl	106
5.4.6	ES: Sprengmittelauswahl	110
5.4.7	EP: Masseneinheitlichkeit des Arzneistoffes ES: Auswahl Fließregulierungsmittel	113
5.4.8	EP: Werkzeughaftung, ES: Schmiermittelauswahl	114
5.4.9	EP: Gehaltseinheitlichkeit des Arzneistoffes ES: Mischerauswahl I	115
5.4.10	EP: Gehaltseinheitlichkeit des Arzneistoffes ES: Mischerauswahl II	116
5.5	Demonstrationsbeispiele	117
5.5.1	Beispiel 1	117
5.5.2	Beispiel 2	118
	Literatur	119

Einleitung

Tabletten werden durch Verpressen eines konstanten Volumens von Substanzteilchen hergestellt. Die Teilchen bestehen aus einem oder mehreren Wirkstoffen mit oder ohne Zusatz von Füll-, Binde-, Spreng-, Gleit- und/oder Schmiermitteln sowie von Substanzen, die das Verhalten der Tabletten im Verdauungstrakt bestimmen.

Im Arzneibuch werden unterschieden:

- nichtüberzogene Tabletten,
- überzogene Tabletten (lösliche Hüllen),
- magensaftresistent überzogene Tabletten,
- Tabletten mit modifizierter Wirkstofffreisetzung (Matrixtabletten, Tabletten mit retardierenden Hüllen).

Des Weiteren:

- Brausetabletten,
- Tabletten zur Anwendung in der Mundhöhle.

Im folgenden Kapitel wird die Entwicklung von nichtüberzogenen, schnell freisetzenden Tabletten behandelt, die durch Direktverpressung von Pulvermischungen hergestellt werden. Sie stellen entweder das Endprodukt oder ein Zwischenprodukt dar. Letzteres, wenn sie anschließend mit einer Hülle überzogen werden sollen.

Voraussetzungen für eine Direktverpressung sind vor allem ein gutes Fließverhalten der Pulvermischung (zwecks Masseneinheitlichkeit), keine Entmischungsneigung (zwecks Gehaltseinheitlichkeit) sowie eine gute Verpressbarkeit bzw. Bruchfestigkeit der Tabletten. Wenn dies nicht zu realisieren ist, muss zur aufwendigeren Granulatverpressung übergangen werden (s. Kap. 6).

Das in diesem Kapitel aufgeführte Wissen ist zum Teil auf die zitierte Literatur zurückzuführen, zum wesentlichen Teil stammt es aus der Dissertation von S. Wiegel [Lit. 5-1].

5.1 Definition der Produktanforderungen

Die Anforderungen an Tabletten haben verschiedenen Ursprung (Gesetzgeber, biologische Wirkung, Qualitätsforderungen etc.) und hängen z.T. von einer evtl. Weiterverarbeitung ab.
Tabelle 5.1 (S. 100) fasst die üblichen Anforderungen an die zu verpressende Pulvermischung, Tabelle 5.2 (S. 100) die an die resultierenden Tabletten, zusammen. Das gesamte Produktanforderungsprofil besteht aus dem Inhalt der Tabellen 5.1, 5.2 und 5.3. Die Werte in diesen Tabellen sind als Empfehlung zu verstehen.

5.2 Produkt- und maschinenspezifische Bedingungen

Die produkt- und maschinenspezifischen Bedingungen sind in Tabelle 5.3 (S. 101) enthalten. Bezüglich der festzulegenden Tablettiermaschine s. Tabelle 5.4 (S. 101).

5.3 Arzneistoffeigenschaften

Bei einer wissensbasierten Entwicklung ist von folgenden Arzneistoffeigenschaften auszugehen: physikalisch-technologische Eigenschaften (Tabelle 5.5, S. 102), Stabilitätsdaten (Tabelle 5.6, S. 103) und chemische Angaben (Tabelle 5.7, S. 103) für Inkompatibilitätskontrollen, wie sie in Kap. 1.3 beschrieben werden. Die Daten in Tabelle 5.6 dienen der Eigenschaftsprognose anhand von Kompatibilitätsstudien mit Pulvermischungen lt. Bestimmungsmethode B20 (Kap. 10.2). Werden statt dessen die Haltbarkeitsprüfungen mit Rezepturvorschlägen durchgeführt, entfällt diese Tabelle.

5.4 Entwicklungsprobleme (EP), Entwicklungsschritte (ES), Entwicklungsschrittaktionen (EA)

Die wissensbasierte Entwicklung geschieht in Schritten, in denen folgende Probleme mit Arzneistoffeigenschaften und presstechnische Aspekte bearbeitet werden:

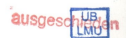

Tabelle 5.1
Produktanforderungen (Pulvermischung)

Nr.	Produkteigenschaft/Messgröße	Einheit	Bestimmungs-methode	Optimaler Wert (z. B.)	Tolerierter Wert bzw. Bereich (z. B.)
1	Fließverhalten/Böschungswinkel	°	B 2	25	
2	Gehaltseinheitlichkeit/Homogenität (s_{rel})	%	B 3	0	5
3	Adhäsion/Stempelbelag	µg/cm²	B 7	0	10
4	Schüttvolumen pro Dosis	mm³	B 6		$\leq 0{,}9 \cdot V_{s\,max}$

Tabelle 5.2
Produktanforderungen (Tablette)

Nr.	Produkteigenschaft/Messgröße	Einheit	Bestimmungs-methode	Optimaler Wert (z. B.)	Tolerierter Wert bzw. Bereich (z. B.)
5	Arzneistoffdosis	mg	–		
6	Tablettenform	–	–		
7	Tablettendurchmesser bzw. -breite (D)	mm	–		
8	Steghöhe (h)	mm	–		
9	Kalottenhöhe (h')	mm	–		
10	Tablettenlänge (L)	mm	–		
11	Haltbarkeitsdauer	a	–		
12	Hydrolyse/Zersetzungsprodukt	%	B 20	0	0–0,1
13	Oxidation/Zersetzungsprodukt	%	B 20	0	0–0,1
14	Druckzersetzung/Zersetzungsprodukt	%	B 22	0	0–0,1
15	Zerfallszeit (t_z) bei pH 1	min	B 5		
	bei pH 6,8	min	B 5		
16	Freigabe/Lösegeschwindigkeit (v_{PA}) bei pH 1	%/t_x	B 1		
	bei pH 6,8	%/t_x			
17	Friabilität (FR)	%	B 23	0	0–0,1
18	Bruchfestigkeit (B)	MPa	B 24		
19	Relative Dichte (ρ_r)	–	–		0,8–0,95
20	Presskraft (F_P)	N	B 25	0	
21	Ausstoßkraft (F_A)	N	B 25	0	

Kommentare zu den Tabellen 5.1 und 5.2

Ad 1: Der erforderliche Böschungswinkel hängt vom Tablettierverfahren (Förderprinzip) ab und orientiert sich an einem Gewichtsstreuungsmaximum von ≤ 3,3%, entsprechend den Anforderungen des Arzneibuches bzgl. Tablettenmasse (Drei-Sigma-Regel). Die Tablettierverfahren 1 bzw. 2 erlauben einen Maximalwert des Böschungswinkels α von 40° bzw. 45°. Bei schnell laufenden Tablettenpressen kann dieser Toleranzwert niedriger liegen.

Ad 2: Die Gehaltseinheitlichkeit ist eine Folge des Mischungs- und Entmischungsverhaltens einer Pulvermischung (vgl. Bestimmungsmethode B3 und Abschn. 5.4.9).

Ad 3: Siehe hierzu die entsprechenden Kommentare in vorausgegangenen Kapiteln.

Ad 4: Tolerierter Maximalwert des Pulverschüttvolumens bei runden Tabletten und einem Sicherheitsabschlag von 10%:

$V_{S\,max} = 0{,}9 \cdot 0{,}25 \cdot D^2 \cdot \pi \cdot h_M$ [mm³]

h_M = maximale Matrizenfülltiefe (s. Tabelle 5.4)

Für Oblong-Tabletten gilt:

$V_{S\,max} = 0{,}9 \cdot (0{,}25 \cdot D^2 \cdot \pi + LD - D^2) \cdot h_M$ [mm³]

Ad 7–10: Siehe Kommentare 23–27 zu Tabelle 3.3. Wegen der vorerst hypothetischen Tablettenporosität sollte der Toleranzbereich für die Steghöhe ±10% betragen.

Ad 15: Bei schnellzerfallenden Tabletten: $t_z \leq 15$ min, bei Tabletten mit geplanter MSR-Hülle und pH 1: $t_z \geq 1$ min bzw. pH 6,8: $t_z \leq 15$ min.

Ad 16: Zum Beispiel $t_x = 20$ min. Empfehlungen bzgl. des tolerierten Bereiches bei schneller Auflösung und raschem Zerfall ($t_z \leq 15'$): $v_3 \geq 80\%/20$ min. Bei Tabletten mit MSR-Hülle und pH 1: $v_3 \geq 1\%/30$ min. Bei pH 6,8: $v_3 \geq 80\%/30$ min.

Ad 17: Empfohlene Toleranzwerte: 0,8% bei nicht zu überziehenden Tabletten bzw. 0,5% bei zu überziehenden Tabletten.

Ad 18: B = Bruchkraft (F)/Bruchfläche (A_B) [N · mm^{-2} = MPa]. F ist die aufzuwendende Kraft z. B. für die Teilung der Tablette, B eine Materialkonstante. Da mit steigender Bruchfestigkeit auch die Zerfallszeit zunimmt, sollten die Toleranzbereiche beachtet werden:

- Runde Tabletten: 20 bis 120 N bzw. 2 bis 4 MPa (opt.: 3 MPa)
- Oblong-Tabletten: 14 bis 85 N bzw. 1,4 bis 2,8 MPa (opt.: 2,1 MPa)

Die tablettenformabhängigen Unterschiede beruhen darauf, dass maschinell gemessene und manuell empfundene Bruchkräfte nicht übereinstimmen. Im Falle des Füllstoffes Calciumhydrogenphosphat-Dihydrat ist eine mögliche „Nachhärtung" der Tabletten zu bedenken (s. Abschn. 5.4.5.5).

Ad 19: Die relative Dichte ist das Verhältnis: scheinbare Komprimatdichte/wahre Dichte. Bei zu überziehenden Tabletten ist die untere Toleranzgrenze vorteilhafter, da auf poröseren Tabletten Filme besser haften.

Ad 20: Der tolerierte Wert ergibt sich aus der maximalen Belastbarkeit von Stempel und Maschine (Herstelldaten). Die Stempelbelastbarkeit hängt u. a. von der Pressfläche A_P ab. Es wird empfohlen, 80% der maximalen Belastbarkeit nicht zu überschreiten. Für die Tablettiermaschinen 1 und 2 (Tabelle 5.4) sind das in Verbindung mit entsprechenden Presswerkzeugen ca. 60 kN. Die tolerierte Obergrenze wird außer durch die Maschinenbelastbarkeit auch durch P_{max} (s. B22) vorgegeben.

Ad 21: Die obere Toleranzgrenze ergibt sich aus ca. 80% der maximalen Maschinenbelastung (s. Tabelle 5.4).

Tabelle 5.3
Produkt- und maschinenspezifische Bedingungen

Nr.	Bedingungen	Spezifikation
1	Packmittel	–
2	Lagerungsbedingungen	°C, % r.F.
3	Produktionsklima	°C, % r.F.
4	Lichtschutz	–
5	Tablettiermaschine/Verfahren	Nr.
6	Maschinengeschwindigkeit	UpM
7	Vorpresskraft	%
8	Vorges. Tablettenumhüllung	ja/nein
9	Produktionsstandort	Nr

Kommentare zu Tabelle 5.3

Ad 1–3: Die Spezifikationen können Kap. 10.5 entnommen werden.

Ad 4: Bei Arzneistoffen mit starker Lichtempfindlichkeit sind eine Verarbeitung unter Lichtschutz und lichtundurchlässige Packmittel erforderlich, bei Arzneistoffen mit mittlerer Lichtempfindlichkeit genügen lichtschützende Packmittel.

Ad 5, 6: Das festzulegende Tablettierverfahren, bzw. die entsprechende Tablettiermaschine (s. Tabelle 5.4) kann anhand der Kriterien in Tabelle 5.11 (S. 107) ausgewählt werden. Die maximale Maschinengeschwindigkeit, die auch von Stoffeigenschaften abhängen kann, wird maschinenspezifisch durch $v_{P\,max(M)}$ nach oben begrenzt.

Ad 7: Die bei der Tablettiermaschine Nr. 2 festzulegende Vorpresskraft beträgt 10%, da die Pressdaten in Tabelle 10.3ff (S. 219) etc. unter dieser Bedingung ermittelt wurden.

Tabelle 5.4
Tablettiermaschinen

Spezifikation	Tablettiermaschine	
	Nr. 1 PH 100	Nr. 2 PH 230
Hersteller	Fa. Korsch	Fa. Korsch
Wählbare Vorpresskraft	0%	10% (0–20%)
Max. Matrizenfülltiefe (h_M)	15 mm	15 mm
Max. Presskraft ($F_{P\,max,\,M}$)	60 kN	60 kN
Max. Maschinengeschwindigkeit ($v_{P\,max,\,M}$)	90 UpM	120 UpM
Max. Ausstoßkraft ($F_{A\,max,\,M}$)	1,0 kN	1,5 kN
Förderprinzip	Schwerkraft	Rührflügel
Böschungswinkel der Pulvermasse	≤ 40°	≤ 45°

Tabelle 5.5
Arzneistoffeigenschaften

Nr.	Arzneistoffeigenschaft/Messgröße		Einheit	Bestimmungs-methode	Wert	SF
1	Adhäsion, Stempelbelag		µg/cm²	B 7		
2	Ausstoßkonstante (F_0^1)		N/mm²	B 22		
3	Ausstoßkonstante (F_0^2)		N/mm²	B 22		
4	Ausstoßkonstante (f^1)		–	B 22		
5	Ausstoßkonstante (f^2)		–	B 22		
6	Benetzbarkeit (v_4)		%/t_x	B 11		
7	Bruchkonstante (a^1)		–	B 22		
8	Bruchkonstante (a^2)		–	B 22		
9	Bruchkonstante (b^1)		–	B 22		
10	Bruchkonstante (b^2)		–	B 22		
11	Elastizitätsfaktor (g^1)			B 9		
12	Elastizitätsfaktor (g^2)			B 9		
13	Fließverhalten/Böschungswinkel		°	B 2		
14	Formfaktor (volumenbezogen)		–	B 16		
15	Freigabe/Lösegeschwindigkeit (v_1)	bei pH 1	%/t_x	B 11		
		bei pH 6,8	%/t_x	B 11		
16	Krit. Maschinengeschw. ($v_{P(Kr)}^1$)		UpM	B 9		
17	Krit. Maschinengeschw. ($v_{P(Kr)}^2$)		UpM	B 9		
18	Löslichkeit (H_2O, Eigen-pH, 25°C)		%	B 10		
19	Maximaler Pressdruck ($P_{max\,T}^1$)		MPa	B 22		
20	Maximaler Pressdruck ($P_{max\,T}^2$)		MPa	B 22		
21	scheinbare Korndichte		mg/mm³	B 14		
22	Schmelzpunkt		°C	B 17		
23	Schüttdichte		mg/mm³	B 6		
24	Teilchengröße (geometrisches Mittel, d_o)		mm	B 11		
25	Teilchengröße (Volumenmittel, d_{vo})		mm	B 11		
26	Verdichtungskonstante ($\rho_{r\,max}^1$)		–	B 22		
27	Verdichtungskonstante ($\rho_{r\,max}^2$)		–	B 22		
28	Verdichtungskonstante (ρ_{r0}^1)		–	B 22		
29	Verdichtungskonstante (ρ_{r0}^2)		–	B 22		
30	Verdichtungskonstante (k_D^1)		MPa⁻¹	B 22		
31	Verdichtungskonstante (k_D^2)		MPa⁻¹	B 22		
32	Wahre Dichte (ρ_w)		mg/mm³	B 13		

Kommentare zu Tabelle 5.5

Ad 1: Empfohlene Werte für schnelle Auflösung (pH 1 und pH 6,8): v_1 ≥ 80%/10 min, für zu überziehende MSR-Retardtabletten bei pH 1: v_1 ≥ 10%/20 min, bei pH 6,8 ≥ 80%/10 min.

Ad 5: Da zurzeit keine praktikable Bestimmungsmethode existiert, sollte ein hypothetischer Wert von 5–10 µg/cm² gewählt werden.

Ad 6, 7: Bei organischen Stoffen liegt die wahre Dichte meist zwischen 1,1 und 1,5 g/cm³. Von Sprühprodukten abgesehen, entspricht die scheinbare Teilchendichte meist der wahren Dichte.

(Fortsetzung S. 103)

Tabelle 5.6
Arzneistoffstabilität

Nr.	Arzneistoffeigenschaft/ Messgröße	Einheit	Bestimmungs- methode	Wert	SF
33	Wasserempfindlichkeit des Arzneistoffes	ja/nein	B20		
34	Zersetzungsprodukt infolge Druckbelastung (X_{ZD1})	%	B 22		
35	Zersetzungsprodukt infolge Druckbelastung (X_{ZD2})	%	B 22		
36	Zersetzungsprodukt infolge Druckbelastung (X_{ZD3})	%	B 22		
37	Zersetzungsprodukt infolge Druckbelastung (X_{ZD4})	%	B 22		
38	Zersetzungsprodukt infolge Druckbelastung (X_{ZD5})	%	B 22		
39	Zersetzungsprodukt infolge Druckbelastung (X_{ZD6})	%	B 22		
40	Zersetzungsprodukt Hydrolyse (X_{ZH_A} innerhalb 100 d)	%	B 20		
41	Zersetzungsprodukt Hydrolyse (X_{ZH_A} innerhalb 50 d)	%	B 20		
42	Zersetzungsprodukt Oxidation (X_{ZX_A} innerhalb 100 d)	%	B 20		
43	Zersetzungsprodukt Oxidation (X_{ZX_A} innerhalb 50 d)	%	B 20		
44	Zersetzungsprodukt Hydrolyse (X_{ZH_F} innerhalb 100 d)	%	B 20		
45	Zersetzungsprodukt Hydrolyse (X_{ZH_F} innerhalb 50 d)	%	B 20		
46	Zersetzungsprodukt Oxidation (X_{ZX_F} innerhalb 100 d)	%	B 20		
47	Zersetzungsprodukt Oxidation (X_{ZX_F} innerhalb 50 d)	%	B 20		
48	Zersetzungsprodukt Hydrolyse ($X_{ZH\_Ä}$ innerhalb 100 d)	%	B 20		
49	Zersetzungsprodukt Hydrolyse ($X_{ZH\_Ä}$ innerhalb 50 d)	%	B 20		
50	Zersetzungsprodukt Oxidation ($X_{ZX\_Ä}$ innerhalb 100 d)	%	B 20		
51	Zersetzungsprodukt Oxidation ($X_{ZX\_Ä}$ innerhalb 50 d)	%	B 20		
52	Zersetzungsprodukt Hydrolyse (X_{ZH_Sm} innerhalb 100 d)	%	B 20		
53	Zersetzungsprodukt Hydrolyse (X_{ZH_Sm} innerhalb 50 d)	%	B 20		
54	Zersetzungsprodukt Oxidation (X_{ZX_Sm} innerhalb 100 d)	%	B 20		
55	Zersetzungsprodukt Oxidation (X_{ZX_Sm} innerhalb 50 d)	%	B 20		
56	Zersetzungsprodukt Hydrolyse (X_{ZH_Sp} innerhalb 100 d)	%	B 20		
57	Zersetzungsprodukt Hydrolyse (X_{ZH_Sp} innerhalb 50 d)	%	B 20		
58	Zersetzungsprodukt Oxidation (X_{ZX_Sp} innerhalb 100 d)	%	B 20		
59	Zersetzungsprodukt Oxidation (X_{ZX_Sp} innerhalb 50 d)	%	B 20		

Kommentare zu Tabelle 5.5 (Fortsetzung von S. 102)

Ad 13–32: Der obere Index an den presstechnischen Daten kennzeichnet die betreffende Tablettiermaschine (s. Tabelle 5.4, S. 101).

Ad 18–20: Arzneistoffe mit starker Deckelneigung, d.h. niedrigem P_{max}-Wert und daher meist niedriger Tabletten-Bruchfestigkeit sollten granuliert werden, wenn nicht eine Herabsetzung der Maschinengeschwindigkeit zum Erfolg führt (s. Tabelle 5.17, S. 113).

Kommentar zu Tabelle 5.6

Der untere Zahlenindex kennzeichnet Pressdruckniveaus. X_{ZD1} bis X_{ZD6} bedeuten z.B. 45, 90, 135, 180, 225, 270 MPa. Zu anderen Indizes s. Kap. 10.1 und die zitierten Bestimmungsmethoden.

Tabelle 5.7
Chemische Arzneistoffeigenschaften

Nr.	Arzneistoffeigenschaft	Bezeichnung (s. Tabelle 1.1 und 1.2)	SF
60	Funktionelle Gruppen		
61	Gegenionen des Arzneistoffes		
62	Grundgerüstklasse		
63	Reaktion (pka)		

- Schmelzpunkt des Arzneistoffes,
- Lösegeschwindigkeit des Arzneistoffes,
- Teilchengröße des Arzneistoffes,
- Auswahl des Pressdruckniveaus,
- Füllstoffauswahl,
- Sprengmittelauswahl,
- Auswahl Fließregulierungsmittel,
- Schmiermittelauswahl,
- Mischerauswahl.

Tabelle 5.8 Netzmittel

Hilfsstoff	Qualität	Firma, Hersteller
Natriumdodecylsulfat	EuAB	Henkel
Natriumdioctylsulfosuccinat	USP	American Cyanamid

5.4.1 EP: Schmelzpunkt des Arzneistoffes

Wegen der Erwärmung der Pulvermasse während des Verpressens wäre eine Maßnahme erforderlich, wenn der Schmelzpunkt des Arzneistoffes ca. 50 °C unterschreitet. Da diesbezüglich keine Maßnahmen zur Verfügung stehen, muss auf Alternativen verwiesen werden (höher schmelzende Varianten des Arzneistoffes, Arzneiform Weichgelatinekapsel, Pulver in Hartkapseln etc.).

5.4.2 EP: Lösegeschwindigkeit des Arzneistoffes

5.4.2.1 EA: Maßnahme erforderlich?
Maßnahmen sind erforderlich, wenn die Lösegeschwindigkeit des Arzneistoffes (v_1 lt. Bestimmungsmethode B11) um den Faktor 0,5 kleiner ist, als die Produktanforderung für die Tablette (v_{PA}):

$$v_1 < 2 \cdot v_{PA} \quad [\%/t_x]$$

5.4.2.2 EA: Verfügbare Maßnahmen
Netzmittel sind als Maßnahme verfügbar, wenn mit ihnen

$$v_4 \geq 2 \cdot v_{PA} \quad [\%/t_x]$$

erzielt wird (s. Bestimmungsmethode B11, Kap. 10.2).

5.4.2.3 EA: Untergruppenzuordnung
Entfällt.

5.4.2.4 EA: Ermittlung der Netzmittelmasse
Mangels genaueren Wissens über die Beziehung zwischen Netzmittelanteil und Lösegeschwindigkeit bedient man sich des üblichen Anteils von 0,5% (s. Tabelle 10.25 und 10.26, S. 261).

5.4.2.5 EA: Eigenschaftsprognosen
Da bei verfügbaren Maßnahmen $v_4 \geq 2 \cdot v_{PA}$ vorausgesetzt wird, gilt für Tabletten mit Netzmittelzusatz:

$$v_3 \geq v_{PA} \quad [\%/t_x] \qquad (SF = 0,8)$$

5.4.2.6 EA: Maßnahmenauswahl und Reihung
Tabelle 5.9 (S. 105) enthält Auswahlkriterien, aus denen sich die Rangfolge mittels Entscheidungsanalyse ermitteln lässt (vgl. z. B. Tabelle 2.14, S. 23).

5.4.2.7 EA: Rücksprünge
Entfallen.

5.4.2.8 EA: Alternativen
Falls die Produktanforderungen nicht zu erzielen sind, sind Alternativen (Tabelle 5.10, S. 105) in Betracht zu ziehen.

5.4.3 EP: Gehalts- und Masseneinheitlichkeit des Arzneistoffes, ES: Teilchengröße des Arzneistoffes

Die Gehaltseinheitlichkeit eines Arzneistoffes hängt auch vom Mischverfahren (s. Kap. 2.4.9) und bei niedrig dosierten Arzneistoffen auch von der Teilchengröße ab.

Die Masseneinheitlichkeit eines Arzneistoffes wird im Wesentlichen vom Fließverhalten der Pulvermischung mitbestimmt, das ebenfalls von der Teilchengröße des Arzneistoffes abhängt. So nimmt der Böschungswinkel als Maß des Fließverhaltens u.a. mit steigender Teilchengröße ab. Unterhalb ca. 0,08 mm unterschreiten das Fließverhalten die Mindestanfor-

Tabelle 5.9
Auswahlkriterien von Netzmitteln

Nr.	Kriterien	K.O.-Kriterium (z. B.)	A_-	A_+	Wichtungsfaktor (z.B.)
1	Arzneibuch-Monographie	Nein	Nein	Ja	20
2	Pharmazeutische Qualität	Ja	–	Ja	0
3	Physiolog. Verträglichkeit	Ja	Ausreichend	Sehr gut	20
4	Übliche Konzentration	Nein	Höchste	Niedrigste	20
5	Zersetzung/Hydrolyse	Ja	Höchste (PA)	Niedrigste (PA)	10
6	Zersetzung/Oxidation	Ja	Höchste (PA)	Niedrigste (PA)	10
7	Benetzbarkeit (v_4)	Ja	$2 \cdot v_{PA}$	Höchste	20
8	Verfügbarkeit am Produktionsstandort	Ja	Ja	–	0

Tabelle 5.10
Alternativen

Für relativ langsam sich auflösende Arzneistoffe der Teilchengröße ≥ 0,01 mm:	▸ Reduzierung der Teilchengröße des Arzneistoffs ▸ Besser lösliche Modifikation des Arzneistoffs ▸ Feste Lösung des Arzneistoffs
Für Arzneistoffe der Teilchengröße < 0,01 mm:	▸ Besser lösliche Modifikation des Arzneistoffs ▸ Feste Lösung des Arzneistoffs
Bei Stabilitätsproblemen:	▸ Packmittel und Produktionsfeuchte niedrigerer Kategorie wählen ▸ Zusatz basischer bzw. saurer Stabilisatoren

derung bzw. der Böschungswinkel die tolerierte Obergrenze.

5.4.3.1 EA: Maßnahmen erforderlich?

Handelt es sich um einen niedrig dosierten Arzneistoff (≤ 3% der Pulvermischung), muss seine Teilchengröße

$$d_{o(A)} \leq 0{,}07 \cdot m_A^{0,04} \quad [mm]$$

entsprechen, damit er sich homogen verteilen kann, und die Produktanforderung von s_{rel} = 2% erfüllt wird. Da Füllstoffe möglichst eine mittlere Teilchengröße von d_o ≥ 0,08 mm aufweisen sollen (s. Kap. 2.4.4.2), kann es zu einer Adsorption sehr kleiner Arzneistoffteilchen an die Oberfläche der größeren Füllstoffpartikel kommen, wodurch eine Entmischung vermieden wird. Die wissensbasierte Entwicklung sieht bei Nichterfüllung der Anforderung einen Abbruch vor, da keine geeignete Maßnahme vorhanden ist. Als Alternative wird Feinmahlung des Arzneistoffes empfohlen, worauf ein neuer theoretischer Entwicklungslauf zu starten ist.

Handelt es sich um einen höher dosierten Arzneistoff (> 3%), sollte sein Fließen durch eine ausreichend große Teilchengröße gewährleistet sein:

$$\overline{d}_{o(A)} \geq 0{,}08 \quad [mm]$$

Wird diese Grenze wesentlich unterschritten, muss die Entwicklung abgebrochen werden, da keine Maßnahmen vorhanden sind.

Als Alternativen werden empfohlen: andere Arzneiform (z. B. Granulattabletten), feste Arzneistofflösungen etc.

5.4.4 ES: Auswahl des Pressdruckniveaus

In Zusammenhang mit dem Pressdruckniveau sind zu berücksichtigen: die Maschinengeschwindigkeit, eine evtl. Vorpressung und das Förderprinzip (s. Tabelle 5.3 und 5.4, S. 101). Ebenso sind die stoffspezifische maximale Presskraft und die maximale (kritische) Pressgeschwindigkeit bzw. Druckhaltezeit (s. Bestimmungsmethode B9 und B22) zu beachten.
Mit dem Pressdruck wird eine bestimmte Festigkeit und Friabilität des Komprimates angestrebt. Als unerwünschter Nebeneffekt bei hohem Pressdruck können auftreten: zu langsamer Zerfall, verlangsamte Arzneistofffreigabe, Deckelneigung, erhöhte Ausstoßkraft und Arzneistoffzersetzung.

5.4.4.1 EA: Maßnahme erforderlich?
Die in Abschn. 5.2 ausgewählte Tablettiermaschine ist in Tabelle 5.4 (S. 101) presstechnisch charakterisiert. Naturgemäß sind bei diesem Entwicklungsschritt Maßnahmen, d. h. Pressdruckniveaus, unerlässlich.

5.4.4.2 EA: Verfügbare Maßnahmen
Im Presskraftbereich 0 bis „maximale Presskraft" (s. Tabelle 5.4, S. 101) sind alle Niveaus möglich. Als Maßnahmen können z. B. folgende Pressdrucke zugrunde gelegt werden:

$$45, 90, 135, 180, 225, 270 \; [MPa].$$

5.4.4.3 EA: Untergruppenzuordnung
Entfällt.

5.4.4.4 EA: Ermittlung der Pressdruckniveaus
Diese Entwicklungsaktivität ist mit der EA „verfügbare Maßnahmen" identisch.

5.4.4.5 EA: Eigenschaftsprognosen
Da die meisten Eigenschaften sowohl von Pressdruck als auch vom Füllstofftyp abhängen, wird auf den Abschn. 5.4.5.5 verwiesen.

5.4.4.6 EA: Maßnahmenauswahl und Reihung
Die infrage kommenden Pressdruckniveaus werden nach oben durch P_{maxM} bzw. P_{max} begrenzt. Zur Schonung der Tablettiermaschine sollte ein möglichst niedriges Pressdruckniveau bevorzugt werden, d. h. das niedrigste Pressdruckniveau, das zu den gewünschten Tabletteneigenschaften führt, hat die Rangzahl 1. Andere Prioritäten sind möglich (s. Tabelle 5.16, S. 112).

Die Suche nach dem optimalen Pressdruckniveau (Auswahlkriterien s. Tabelle 5.11, S. 107) geschieht in Zusammenhang mit der Suche nach optimalen Füllstoffen (s. Abschn. 5.4.5.6).

5.4.4.7 EA: Rücksprünge
Rücksprünge kommen bei diesem Entwicklungsschritt nicht vor.

5.4.4.8 EA: Alternativen
Falls sich die Produktanforderungen mit den verfügbaren Pressdruckniveaus und Füllstoffen nicht realisieren lassen, werden Alternativen empfohlen (s. Tabelle 5.12, S. 107).

5.4.5 EP: Problemkombination, ES: Füllstoffauswahl

Eine Problemkombination liegt vor, da Füllstoffe eine Vielzahl von Tabletteneigenschaften mitbestimmen (s. Abschn. 5.4.5.5).

5.4.5.1 EA: Maßnahme erforderlich?
Füllstoffe sind immer erforderlich, außer die Wirkstoffdosis entspräche in verpresster Form im Wesentlichen der vorgesehenen Tablettengröße. Unter Berücksichtigung eines Zusatzes von Schmiermitteln, Fließregulierungsmitteln, Sprengmitteln sowie der Annahme einer ungefähren 10%igen Tablettenporosität (d. h. Q = 0,85) hieße das:

$$\textit{wenn}: \; m_A = Q \cdot V_T \cdot \rho_{WA} \; [mg]$$
$$\textit{dann}: \; \text{keine Maßnahme erforderlich.}$$

Zum Tablettenvolumen V_T s. Kap. 3.4.5.4.

5.4.5.2 EA: Verfügbare Füllstoffe
Tabelle 5.13 (S. 107) enthält drei der üblichen Füllstoffe und deren 1/1-Mischungen. Weitere Füllstoffe können nach Bestimmung der für die wissensbasierte Entwicklung erforderlichen Eigenschaften hinzugefügt werden. Eine genauere Charakterisierung der verfügbaren Füllstoffe ist in Kap. 10.3.1 enthalten.

5.4.5.3 EA: Untergruppenzuordnung
Abhängig davon, ob eine schnell zerfallende Tablette ($t_z \leq 15$ min) geplant ist oder eine Tablette mit MSR-Hülle, kommen Füllstoffe mit Sprengwirkung (z. B. Stärke) in Frage oder nicht. Die Zuordnung der Füll-

stoffe zu Untergruppen orientiert sich an der unter „Produktanforderungen" vorgegebenen Zerfallszeit:

Eine Zerfallszeit $t_z \leq 15$ min definiert Füllstoffe der Untergruppe UG 1, eine Zerfallszeit (bei pH 1) von $t_z > 15$ min Füllstoffe der Untergruppe UG 2.

Es empfiehlt sich, für wasserempfindliche Arzneistoffe weitere Füllstoff-Untergruppen anzulegen:

- **UG 3**: Füllstoffe mit locker gebundenem (adsorbiertem) Wasser wie z. B. mikrokristalline Cellulose, Calciumphosphat-Dihydrat.
- **UG 4**: Füllstoffe ohne gebundenes bzw. mit fest gebundenem Wasser wie z. B. α-Laktose-Monohydrat.

5.4.5.4 EA: Ermittlung der Füllstoffmasse

Unter Annahme eines noch folgenden Zusatzes von 4% Sprengmittel und ca. 1% Schmiermittel + Fließregulierungsmittel sowie einer geschätzten Tablettenporosität von 10% (d.h. $\rho_{r_T} = 0{,}90$, $Q = 0{,}85$) ergibt sich aus der Arzneistoffdosis m_A, dem Tablettenvolumen V_T (s. Kap. 3.4.5.4) und den wahren Dichten ρ_w:

$$m_F = \left(Q \cdot V_T - \frac{m_A}{\rho_{w(A)}} \right) \cdot \rho_{w(F)} \quad [mg] \quad (SF = 0{,}7)$$

$$Q = 1 - \Phi_{Sp} - \Phi_{Sm} - (1 - \rho_r)$$

Eine Berechnung der Tablettenporosität bzw. der relativen Tablettendichte ρ_r ist aus $B_{(PA)}$ möglich, wenn anschließend der Pressdruck P aus ρ_r berechnet (s. S. 109) und überprüft wird, ob $P \leq P_{max}$.

Tabelle 5.11
Auswahlkriterien von Pressdruckniveaus

Nr.	Kriterien	K.O.-Kriterium	$A^{\alpha, \beta}$	A_+	Wichtungsfaktor (z.B.)
1	Presskraft	Ja	F_{Pmax}	0	80
2	Druckzersetzung	Ja	Höchste (PA)	0	20
3	Bruchfestigkeit	Ja	Niedrigste, Höchste (PA)	Mittlere	0
4	Ausstoßkraft	Ja	Höchste (PA)	0	0
5	Zerfallszeit	Ja	Höchste (PA)	0	0

Tabelle 5.12
Alternativen

Bei zu hohem Schütt-/Stampfvolumen:	▸ Änderung der geforderten Tablettenabmessungen
Bei zu hoher Druckzersetzung:	▸ Arzneiform: Pulver in Hartgelatinekapsel
Bei zu geringer Bruchfestigkeit:	▸ Verpressen von Granulaten

Tabelle 5.13
Füllstoffe

Hilfsstoff	Typ	Firma, Hersteller	Untergruppe
α-Lactose · H₂O	Tablettose 80	Meggle	1, 2, 4
Calciumhydrogenphosphat-Dihydrat	Emcompress	Mendell	1, 2, 3
Mikrokristalline Zellulose	Avicel PH 102	FMC	1, 2, 3
Füllstoff LC2	Tablettose 80 + Avicel PH 102 (1+1)	Meggle, FMC	1, 2, 3
Füllstoff LK1	Tablettose 80 + Emcompress (1+1)	Meggle, Mendell	1, 2, 3
Füllstoff CK1	Avicel PH 102 + Emcompress (1+1)	FMC, Mendell	1, 2, 3

Handelt es sich um (1+1) Pulvermischungen, ist der Mittelwert $\bar{\rho}_{w(F_1+F_2)}$ einzusetzen.

Zur evtl. Abweichung der prognostizierten von der tatsächlichen Tablettensteghöhe s. Anmerkung in Kap. 3.4.5.4.

5.4.5.5 EA: Eigenschaftsprognosen

Für die Hilfsstoffauswahl und die abschließende Produktbeschreibung werden Eigenschaften benötigt, die mit Gleichungen bzw. Regeln prognostiziert werden. Diese Eigenschaften lassen sich drei Bereichen zuordnen: *Füllstoffe* und *Pulvermischungen, presstechnische Faktoren* und das Produkt *„Tablette"*.

▶ Vom Fließverhalten bzw. Böschungswinkel α der zu verpressenden Pulvermischung hängt insbesondere die Masseneinheitlichkeit der Tabletten ab. (Zur Prognose s. Kap. 2.4.4.5).

▶ Die Ergebnisse der Kompatibilitätsprüfung mit Arzneistoff-/Füllstoffmischungen werden hinsichtlich Zersetzung (s. Arzneistoffeigenschaften) wie folgt ausgewertet:

$$X_{Z\Sigma(t_H)} = X_{ZA(100d)} \cdot (3{,}65 \cdot t_H)^{n_{rA}}$$
$$+ X_{ZF(100d)} \cdot (3{,}65 \cdot t_H)^{n_{rF}} \quad [\%]$$
$$(SF = 0{,}8)$$

$$n_r = 3{,}33 \cdot \lg(X_{Z(100d)}/X_{Z(50d)}) \quad (SF = 0{,}8)$$

▶ Der mittlere Elastizitätsfaktor, der die Abnahme der Bruchfestigkeit mit steigendem Pressdruck oberhalb der kritischen Maschinengeschwindigkeit beschreibt, kann nach

$$g_{(A+F)} = \Phi_A \cdot g_A + \Phi_F \cdot g_F \quad (SF = 0{,}6)$$

geschätzt werden.

▶ Statt vom Massenanteil X hängen manche Eigenschaften vom Volumenanteil Φ ab (ρ_s = Schütt- bzw. scheinbare Dichte, V_s = spez. Schüttvolumen):

$$\Phi_1 = \frac{V_{S1}}{V_{S1} + V_{S2}} = \frac{m_{S1}}{m_{S1} + m_{S2}\dfrac{\rho_{S1}}{\rho_{S2}}} \quad (SF = 1{,}0)$$

▶ Die Werkzeughaftung (Belagbildung, Stempelbelag, Adhäsion) kann nur sehr ungenau geschätzt werden nach

$$\kappa_{(A+F)} = X_A \cdot \kappa_A + X_F \cdot \kappa_F \quad [\mu g/cm^2] \quad (SF = 0{,}1)$$

▶ Um die Lösegeschwindigkeit zu steigern, ist es vorteilhaft, schlecht mit gutlösliche Stoffe zu mischen. Die Löslichkeit von Pulvermischung ($\bar{S}$) ergibt sich aus

$$\bar{S}_{(A+F)} = X_A \cdot S_A + X_F \cdot S_F \quad [\%] \quad (SF = 0{,}7)$$

▶ Bezüglich der Prognose einer evtl. Entmischung von Pulvermischungen wird auf Kap. 2.4.4.5 hingewiesen.

▶ Die Füllstoffkosten pro Dosis betragen:

$$P_H = 10^{-6} \cdot m_F \cdot (Preis/kg) \quad [\text{€/Dosis}] \quad (SF = 1{,}0)$$

▶ Das Schüttvolumen der Pulvermischung pro Dosis kann bei geringen Teilchengrößenunterschieden (d. h. keiner gegenseitigen Hohlraumausfüllung) nach

$$V_s = \frac{m_A}{\rho_{s(A)}} + \frac{m_F}{\rho_{s(F)}} \quad [mm^3] \quad (SF = 0{,}8)$$

$$\rho_s = \frac{m}{V_s} = \rho_r \cdot \rho_w$$

ermittelt werden.

▶ Die mittlere, wahre Dichte von Mischungen ergibt sich nach

$$\bar{\rho}_w = \frac{m_A + m_F}{\dfrac{m_A}{\rho_{WA}} + \dfrac{m_F}{\rho_{WF}}} \quad [g/cm^3] \quad (SF = 1{,}0)$$

▶ Der maximale Pressdruck einer Pulvermischung (Definition s. B22) beträgt im Fall runder Tabletten (D = L) annähernd:

$$P_{max(A+F)} = \Phi_A \cdot P_{maxA} + \Phi_F \cdot P_{maxF} \quad [MPa]$$
$$(SF = 0{,}5)$$

Bei Oblong-Tabletten (D < L) ist der maschinell bestimmte maximale Pressdruck (messtechnisch bedingt) kleiner als bei runden Tabletten:

$$P_{max(A+F)} = 0{,}6 \cdot (\Phi_A \cdot P_{maxA} + \Phi_F \cdot P_{maxF})$$
$$[MPa] \quad (SF = 0{,}5)$$

Auf den Kommentar Ad 18 zu Tabelle 5.5 (S. 103) wird hingewiesen.
Die Presskraft F_P steht wie folgt mit dem Pressdruck P in Beziehung:

$$F_P = A_P \cdot P \quad [N] \qquad (SF = 1{,}0)$$

Die Pressfläche A_P ergibt sich nach:

$$A_P = (0{,}25 \cdot \pi - 1) \cdot D^2 + D \cdot L \quad [mm^2]$$
$$(SF = 1{,}0)$$

▸ Die Ausstoßkraft F_A verpresster Pulvermischungen sollte möglichst gering sein, um den Schmiermittelanteil niedrig halten zu können. Für runde Tabletten mit einem Zusatz von 0,5% Mg-Stearat (oder dergleichen) gilt:

$$\begin{aligned} F_A &= A_s \cdot F_{An} \\ &= \Phi_A \cdot (F_{o(A)} + f_{(A)} \cdot P) \cdot A_s \\ &\quad + \Phi_F \cdot (F_{o(F)} + f_{(F)} \cdot P) \cdot A_s \quad [N] \end{aligned}$$
$$(SF = 0{,}8)$$

Bei höheren Schmiermittelanteilen (z. B. 0,01) sinkt die Ausstoßkraft um bis zu 40%.
Bei Oblong-Tabletten ist die Ausstoßkraft aus zuvor genannten Gründen um ca. 40% kleiner als bei runden Tabletten:

$$F_A = 0{,}6 \cdot A_s \cdot F_{An} \quad [N] \qquad (SF = 0{,}5)$$

Die Ausstoßfläche A_s resultiert aus der Steghöhe h, der Breite D und der Länge L der Tablette wie folgt:

$$A_s = h \cdot [D \cdot \pi + 2(L - D)] \quad [mm^2] \quad (SF = 0{,}8)$$

▸ Die Prognose der Tablettensteghöhe h (vgl. Kap. 3.4.5.4) geschieht nach

$$\begin{aligned} h = &\frac{m_A + \Sigma m_F + \Sigma m_H}{\rho_{rT} \cdot \bar{\rho}_{WT} \cdot D \cdot (0{,}25 \cdot D \cdot \pi + L - D)} \\ &- \frac{(L-D) \cdot \left[2 \cdot r_w^2 \cdot \arcsin\left(\frac{0{,}5 \cdot D}{r_w}\right)\right]}{D \cdot (0{,}25 \cdot D \cdot \pi + L - D)} \\ &+ \frac{(L-D) \cdot D \cdot (r_w - h')}{D \cdot (0{,}25 \cdot D \cdot \pi + L - D)} \\ &- \frac{0{,}25 \cdot D^2 \cdot h' \cdot \pi + 3 \cdot h'^3 \cdot \pi}{D \cdot (0{,}25 \cdot D \cdot \pi + L - D)} \quad [mm] \end{aligned}$$
$$(SF = 0{,}7)$$

▸ Die kritische Maschinengeschwindigkeit ergibt sich bei Pulvermischungen aus den Anteilen der Komponenten annähernd wie folgt:

$$v_{P(kr)} = \Phi_A \cdot v_{P(kr)A} + \Phi_F \cdot v_{P(kr)F} \quad [UpM]$$
$$(SF = 0{,}6)$$

Oberhalb $v_{P(Kr)}$ nimmt die Tablettenfestigkeit (s. Elastizitätsfaktor) und u. U. auch die Masseneinheitlichkeit ab.

▸ Die Bruchfestigkeit von Einstoff-Tabletten setzt sich – unter der Voraussetzung $v_P \leq v_{P(kr)}$ – aus den Stoffkonstanten a und b nach

$$B = 10^{a + b \cdot \rho_r} \quad [MPa] \qquad (SF = 0{,}8)$$

zusammen.
Die zugrunde liegende relative Dichte ρ_r wird im Sinne der Heckel-Gleichung (dort $\rho_{r(max)} = 1$) aus Stoffkonstanten berechnet:

$$\rho_r = (\rho_{r(max)} - \rho_{r(o)}) \cdot (1 - e^{-k_D \cdot P}) + \rho_{r_o}$$
$$(SF = 0{,}8)$$

Die Werte der Stoffkonstanten dieser Gleichung basieren auf einem Zusatz von 0,5% Mg-Stearat und Pressdrucken zwischen 40 MPa und P_{max}. (Für niedrigere, nicht praxisübliche Pressdrucke werden in der Literatur andere Beziehungen beschrieben).

Die relative Tablettendichte ρ_{rT} bzw. Porosität ε_T beträgt ungefähr

$$\rho_{rT} = \Phi_A \cdot \rho_{rA} + \Phi_F \cdot \rho_{rF} + \Phi_{Sp} \cdot \rho_{rSp} \qquad (SF = 0{,}3)$$

Bei einer Maschinengeschwindigkeit von $v_P > v_{P(kr)}$ sinkt die relative Dichte und damit die Bruchfestigkeit auf Grund von elastischen Rückdehnungen entsprechend:

$$B = 10^{a + b\rho_r - g(v_P/v_{P(kr)} - 1)} \quad [MPa] \qquad (SF = 0{,}6)$$

Die Bruchfestigkeit runder biplaner Tabletten aus Stoffmischungen ergibt sich (unter Vernachlässigung des Sprengmittels) dann aus den scheinbaren Volumenanteilen Φ_s nach:

$$B = B_A^{\Phi_{SA}} \cdot B_F^{\Phi_{SF}}$$

bzw.

$$B = B_A^{\Phi_{SA}} \cdot B_{F1}^{\Phi_{SF1}} \cdot B_{F2}^{\Phi_{SF2}} \quad [MPa] \qquad (SF = 0{,}6)$$

Bei der Prognose der Bruchfestigkeit gewölbter bzw. Oblong-Tabletten ist zu beachten, dass sie auf B-Werte zurückgreift, die mit biplanen Tabletten ermittelt wurden.
Daher beträgt die manuell empfundene Bruchfestigkeit ca. 75% der maschinell ermittelten (s. Bestimmungsmethode B24):

$$B = 0{,}75 \cdot B_A^{\Phi_{SA}} \cdot B_F^{\Phi_{SF}} \quad [MPa] \qquad (SF = 0{,}6)$$

Bei Calciumhydrogenphosphat-Dihydrat ist zu beachten, dass solche Tabletten bei Lagerung zum Nachhärten neigen.

- Der Tablettenabrieb FR steht mit der Bruchfestigkeit in Zusammenhang und wird von der Tablettenform mitbestimmt. Folgende Beziehungen können zur Prognose herangezogen werden (h' = Kalottenhöhe, Tablettenbreite = D, Tablettenlänge = L):

$$D = L, h' = 0: \quad FR = 3 \cdot B^{-1{,}48} \quad [\%] \qquad (SF = 0{,}6)$$
$$D = L, h' > 0: \quad FR = B^{-1{,}48} \quad [\%] \qquad (SF = 0{,}6)$$
$$D < L, h' > 0: \quad FR = 0{,}3 \cdot B^{-1{,}48} \quad [\%] \qquad (SF = 0{,}6)$$

5.4.5.6 Maßnahmenauswahl und Reihung
Bei wasserempfindlichen Arzneistoffen ist auf Füllstoffe mit locker gebundenen (adsorbiertem) Wasser wie z. B. mikrokristalline Cellulose oder Ca-Phosphat-Dihydrat zu verzichten.

Die Suche nach den für einen Arzneistoff optimalen bzw. geeigneten Füllstoffen geht von Auswahlkriterien aus (Tabelle 5.14, S. 111). Bezüglich der dimensionslosen Größen, K.O.-Kriterien etc. wird auf vorausgegangenen Kap. verwiesen (z. B. Kap. 1.4.1.7 und 3.4.5.6). Bruchfestigkeit, Schüttvolumen etc., d. h. alle in Tabelle 5.14 mit (P) bzw. (T) gekennzeichneten Eigenschaften, sind für die Mischungen Füllstoff + Arzneistoff zu prognostizieren.

Die meisten Kriterien ergeben sich aus Produktanforderungen und prognostizierten Eigenschaften. Manche der Kriterien können nur qualitativ bewertet werden und müssen daher mittels Abbildungsvorschriften transformiert werden (s. Tabelle 5.15, S. 112). Die Suche nach optimalen bzw. geeigneten Füllstoffen wird in Kombination mit der Suche nach dem optimalen Pressdruckniveau vorgenommen. Das Beispiel in Tabelle 5.16 (S. 112) erläutert die Ermittlung der Rangfolge anhand zweier Füllstoffe, zweier Pressdruckniveaus und dreier Kriterien: Bei einem Pressdruck von P = 135 MPa erreichen die Tablettose-80-haltigen Tabletten nicht die geforderte Bruchfestigkeit und bei P = 180 MPa überschreiten die Emcompress-haltigen Tabletten die obere Bruchfestigkeitsgrenze.

5.4.5.7 EA: Rücksprünge
Üblicherweise erfolgen Rücksprünge auf vorausgegangene Entwicklungsschritte, wenn keine Maßnahme mehr geeignet ist. Im Falle der Füllstoffauswahl werden jedoch solange Rücksprünge auf das Kapitel „Pressdruckniveaus" vorgenommen, bis alle verfügbaren Füllstoffe mit allen verfügbaren Pressdruckniveaus kombiniert worden sind.

5.4.5.8 EA: Alternativen
Falls die wissensbasierte Entwicklung wegen unlösbarer Entwicklungsprobleme abgebrochen werden muss, können Alternativen diskutiert werden (s. Tabelle 5.17, S. 113).

5.4.6 ES: Sprengmittelauswahl

5.4.6.1 EA: Maßnahme erforderlich?
Wenn eine ausreichend große Freigabegeschwindigkeit des Arzneistoffes in Form von Tabletten gewährleistet werden soll, ist ein Sprengmittelzusatz immer zu empfehlen. Bei geplanten RET-Tabletten ist auf Sprengmittel zu verzichten.

Tabelle 5.14
Auswahlkriterien für Füllstoffe und Pressdrucke

Nr.	Kriterien	K.O.-Kriterium (z. B.)	$A_{\alpha,\beta}$	A_+	Wichtungsfaktor (z.B.)
1	Arzneibuch-Monographie (F)	Nein	Nein	Ja	0
2	Pharmazeutische Qualität (F)	Ja	–	Ja	0
3	Physiolog. Verträglichkeit (F)	Ja	Ausreichend	Sehr gut	8
4	Stempelbelag (F)	Nein	Höchster	Niedrigster	1
5	Zersetzung/Hydrolyse (P)	Ja	Höchste (PA)	0	4
6	Zersetzung/Oxidation (P)	Ja	Höchste (PA)	0	4
7	Böschungswinkel (P)	Ja	43°	25°	8
8	Schüttvolumen pro Dosis (P)	Ja	Höchstes (PA)	Optimales (PA)	0
9	Pressdruck (T)	Ja	P_{max}	0	20
10	Krit. Maschinengeschw. (P)	Nein	40 UpM	120 UpM	3
11	Elastizitätsfaktor (P)	Nein	10	0	2
12	Mittlere Teilchengröße (P)	Nein	0,8 mm, 2,0 mm	1,0 mm	10
13	Druckzersetzung (T)	Ja	Höchste (PA)	0	8
14	Bruchfestigkeit (T)	Ja	Niedrigste und Höchste (PA)	Optimale (PA)	20
15	Friabilität (T)	Ja	Höchste	0	2
16	Entmischung (P)	Ja	2%	0%	3
17	Ausstoßkraft (T)	Nein	Höchste (PA)	Niedrigste (PA)	1
18	Quellfähigkeit (F)	Nein	Höchste	0	2
19	Abrasivität (F)	Nein	Ja	Nein	2
20	Löslichkeit in Wasser (P)	Nein	0 bzw. 100 %	10 %	2
21	Verfügbarkeit am Produktionsstandort (F)	Ja	Ja	–	0

F Füllstoff, P Pulvermischung mit Arzneistoff, T Tablette

5.4.6.2 EA: Verfügbare Sprengmittel
Während früher überwiegend Stärke als Sprengmittel verwendet wurde, kommen heute vor allem hochwirksame, synthetische Produkte zum Einsatz. Beispiele enthält Tabelle 5.18 (S. 113).

5.4.6.3 EA: Untergruppenzuordnung
Sie entfällt bei dieser Hilfsstoffgruppe.

5.4.6.4 EA: Ermittlung des Sprengmittelanteiles
Da entsprechendes Wissen fehlt, wird auf übliche Anteile zurückgegriffen (s. Tabelle 5.18, S. 113), wenn bei den Produktanforderungen $t_Z \leq 15$ min vorgegeben ist. Bei Tabletten mit vorgesehener MSR-Hülle ($t_Z > 1$ min bei pH 1) reduziert man den Anteil bis auf 20% des üblichen Wertes. Zur Berechnung von m_{Sp} s. Kap. 2.4.6.4.

5.4.6.5 EA: Eigenschaftsprognosen
- Bei Zusatz hochwirksamer Sprengmittel in üblicher Konzentration kann ein Tablettenzerfall von

$$t_Z \leq 15 \quad [min] \qquad (SF = 0{,}7)$$

angenommen werden.

- Bzgl. Lösegeschwindigkeit des Arzneistoffes nach einen Sprengmittel- und ggf. Netzmittelzusatz kann prognostiziert werden:

$$v_3 \geq v_{PA} \quad [min] \qquad (SF = 0{,}7)$$

Tabelle 5.15
Abbildungsvorschriften für Füllstoffeigenschaften

Kriterium (Maßnahmengruppe)	Qualitative Bewertung	A_{rel}	Maßnahme wird ausgeschlossen (K.O.-Kriterium)
Arzneibuchmonographie	Vorhanden	100	
	Nicht vorhanden	0	
Pharmazeutische Qualität	Belegt	100	
	Nicht belegt	(neg.)	Ja
Verfügbarkeit am Produktionsort	Ja	0	
	Nein	(neg.)	Ja
Physiolog. Verträglichkeit	Sehr gut	100	
	Gut bis sehr gut	98	
	Gut	90	
	Eingeschränkt bis gut	75	
	Eingeschränkt	50	
	Ausreichend	0	
	Nicht ausreichend	(neg.)	Ja
Entmischung	0%	100	
	1%	50	
	2%	0	
	10%	(neg.)	Ja
Abrasivität	Keine	100	
	Mittlere	50	
	Ja	0	
Pressdruck	0	100	
	$0.2 \cdot P_{max}$	80	
	$0.5 \cdot P_{max}$	50	
	$0.8 \cdot P_{max}$	20	
	P_{max}	0	
	$> P_{max}$	(neg)	Ja

Tabelle 5.16
Normwerte einiger Auswahlkriterien für Füllstoffe und Pressdruck (Beispiel: PA-Soll: B = 2,3 ± 0,3 MPa)

| Auswahlkriterien | w | P = 135 MPa | | P = 180 MPa | |
		Tablettose 80 $w \cdot SF \cdot A_{rel}$	Emcompress $w \cdot SF \cdot A_{rel}$	Tablettose 80 $w \cdot SF \cdot A_{rel}$	Emcompress $w \cdot SF \cdot A_{rel}$
Pressdruck	20	1000	1000	666	666
Bruchfestigkeit	20	K.O.	0	560	K.O.
Abrasivität	2	200	100	200	100
Summe		–	1100	1426	–
Rangzahl		–	2	1	–

Tabelle 5.17
Alternativen

Bei zu hohem Arzneistoffschüttvolumen:	▸ Änderung der Produktanforderungen, die das Tablettenvolumen definieren
	▸ Einsatz eines Arzneistoffpulvers mit höherer Schüttdichte
Bei Stabilitätsproblemen:	▸ Packmittel und Produktionsfeuchte niedrigerer Kategorie wählen
	▸ Zusatz basischer bzw. saurer Stabilisatoren
Bei zu geringer Bruchfestigkeit, Deckelneigung und zu hoher Friabilität:	▸ Reduzierung der Maschinengeschwindigkeit
	▸ Granulierung
Bei zu schlechtem Fließverhalten:	▸ Mittlere Teilchengröße des Arzneistoffes erhöhen
	▸ Granulierung
Bei Entmischungen:	▸ Mittlere Teilchengröße des Arzneistoffes und geeigneter Füllstoffe angleichen
	▸ Mittlere Teilchengröße des Arzneistoffes und geeigneter Füllstoffe reduzieren
	▸ Granulierung
Bei Belagbildung:	▸ Verwendung von teflonisierten Werkzeugen
Bei zu hohen Ausstoßkraft:	▸ Andere Füllstoffe prüfen
	▸ Erhöhung des Schmiermittelanteils über den tolerierten Anteil hinaus

Tabelle 5.18
Sprengmittel

Sprengmittel	Typ	Firma	Üblicher Anteil [%]
Na-Glykolstärke	Primojel	Avebe	0,04
Na-Carboxymethylcellulose (vernetzt)	AcDiSol	FMC	0,04
Polyvinylpyrrolidon (vernetzt)	Polyplasdone XL	GAF	0,04

▸ Eine eventuelle Wirkstoffzersetzung unter dem Einfluss von Sprengmitteln wird nach

$$X_{Z\Sigma(t_H)} = X_{ZA(100d)} \cdot (3{,}65 \cdot t_H)^{n_{rA}}$$
$$+ X_{ZF(100d)} \cdot (3{,}65 \cdot t_H)^{n_{rF}}$$
$$+ X_{ZSp(100d)} \cdot (3{,}65 \cdot t_H)^{n_{rSp}}$$

$$n_r = 3{,}33 \lg (X_{Z(100d)}/X_{Z(50d)})$$

$$(SF = 0{,}8)$$

berechnet.

▸ Die Beeinflussung der Tablettenbruchfestigkeit durch Sprengmittel kann wegen des geringen Anteiles vernachlässigt werden.

5.4.6.6 EA: Maßnahmenauswahl und Reihung
Hierzu wird auf Kap. 2.4.6.6 verwiesen.

5.4.6.7 EA: Rücksprünge
Rücksprünge kommen bei diesem Entwicklungsschritt nicht vor.

5.4.6.8 EA: Alternativen
Zum Beispiel Verwendung von mehr Hilfsstoff, d. h. größere Tabletten.

5.4.7 EP: Masseneinheitlichkeit des Arzneistoffes, ES: Auswahl Fließregulierungsmittel

5.4.7.1 EA: Maßnahmen erforderlich?
Maßnahmen sind zu treffen, wenn das Arzneistoff-Füllstoff-Pulvergemisch einen Böschungswinkel von

$$\alpha_{A+F} > 35° \text{ bzw. } > 45°$$

aufweist (s. Tabelle 5.4, S. 101).

5.4.7.2 EA: Verfügbare Maßnahmen
Im Falle $\alpha_{A+F} \leq 55°$ steht hier nur ein Fließregulierungsmittel, und zwar kollidales Siliciumdioxid: (Aerosil 200, s. Kap. 10.3) zur Diskussion, andere wären möglich. Im Falle von $\alpha_{A+F} > 55°$ sind keine Maßnahmen verfügbar.

5.4.7.3 EA: Untergruppenzuordnung
Entfällt bei diesem Entwicklungsschritt.

5.4.7.4 EA: Ermittlung der Hilfsstoffmasse
Aerosil 200 hat in einer Konzentration bis zu 0,25% einen fließfördernden Effekt, wenn Böschungswinkel zwischen 35° und 55° vorliegen. Es kann einheitlich folgender Anteil gewählt werden:

$$m_{Ä} = 2,5 \cdot 10^{-3} \cdot (m_A + m_F) \quad [mg] \qquad (SF = 0,9)$$

5.4.7.5 EA: Eigenschaftsprognose
Bei einem 0,25%igen Aerosilzusatz sinkt der Böschungswinkel einer Pulvermischung mit $55° \geq \alpha_{(A+F)} \geq 35°$ auf:

$$\alpha_{(A+F+Ä)} = 0,7 \cdot \alpha_{(A+F)} + 8,6 \quad [°] \qquad (SF = 0,7)$$

- Wegen des geringen Anteils an Fließregulierungsmittel kann eine Beeinflussung der Arzneistoffstabilität außer Betracht bleiben.

5.4.7.6 EA: Maßnahmenauswahl und Reihung
Entfallen.

5.4.7.7 EA: Alternativen
Zum Beispiel Granulatverpressung.

5.4.8 EP: Werkzeughaftung, ES: Schmiermittelauswahl

Als unerwünschte Nebenwirkungen höherer Schmiermittelanteile können auf Grund ihres lipophilen Charakters auftreten: Abnahme der Komprimatfestigkeit und Erhöhung der Zerfallszeit. Durch basische Schmiermittel (z. B. Mg-Stearat) kann auch die Arzneistoffstabilität beeinträchtigt werden.

5.4.8.1 EA: Maßnahmen erforderlich?
Da die Stoffeigenschaft „Adhäsion/Werkzeughaftung" zurzeit nicht ausreichend praktikabel bestimmt werden kann, sollte stets Schmiermittel zugesetzt werden.

5.4.8.2 EA: Verfügbare Schmiermittel
Diesbezüglich wird auf Kap. 2.4.8.2 hingewiesen.

5.4.8.3 EA. Untergruppenzuordnung
Entfällt.

5.4.8.4 EA: Ermittlung der Schmiermittelmasse
Wenn die nach der Gleichung im Abschn. 5.4.5.5 berechnete Ausstoßkraft gegenüber der oberen Toleranzgrenze der Produktanforderung

$$F_A \leq 0,5 \cdot F_{A(PA\,tol)} \quad [N]$$

beträgt, dann sind 50% des üblichen Maximalanteils $X_{Sm,max}$ (s. Kap. 10.3.5) ausreichend.

Beträgt

$$F_A > 0,5 \cdot F_{A(PA\,tol)} \quad [N]$$

dann ist der übliche Maximalanteil des Schmiermittels einzusetzen. (Bei gleich großen wahren Dichten ist Massenanteil = Volumenanteil, $X_{sm} = \Phi_{sm}$).

$$m_{Sm} = \frac{X_{Sm,max}}{1 - X_{Sm,max}} \left(m_A + m_F + m_{Sp} \right) \quad [mg]$$

$$(SF = 0,8)$$

5.4.8.5 EA: Eigenschaftsprognosen
Bei einem Schmiermittelanteil von $0,5 \cdot X_{Sm,\,max}$ gelten – wenn nicht anderes vorausgesetzt – die Prognosen in Absch. 5.4.5.5. Der höhere Schmiermittelanteil von $X_{Sm,\,max}$ kann folgende Auswirkungen auf die Tabletteneigenschaften haben:

- Hinsichtlich einer evtl. Stabilitätsbeeinflussung können aus den Daten der Kompatibilitätsprüfung mit Pulvermischungen (s. Arzneistoffeigenschaften, Sm = Schmiermittel), Zersetzungsraten nach Haltbarkeitsfrist (t_H) wie folgt berechnet werden:

$$\begin{aligned} X_{Z\Sigma(t_H)} = {} & X_{ZA(100d)} \cdot (3,65 \cdot t_H)^{n_{rA}} \\ & + X_{ZF(100d)} \cdot (3,65 \cdot t_H)^{n_{rF}} \\ & + X_{ZSp(100d)} \cdot (3,65 \cdot t_H)^{n_{rSp}} \\ & + X_{ZSm(100d)} \cdot (3,65 \cdot t_H)^{n_{rSm}} \end{aligned}$$

$$n_r = 3,33 \lg (X_{Z(100d)}/X_{Z(50d)})$$

$$(SF = 0,8)$$

- Die Prognose der Haftung der Pulvermasse an Werkzeugteilen (Adhäsion) nach Schmiermittelzusatz bleibt mangels praktikabler Bestimmungsmethode vage:

  $\kappa_{A+F+Sm} < \kappa_{A+F}$ [µg/cm²] (SF = 0,8)

- Die Ausstoßkraft bleibt unter der Produktanforderung:

  $F_A \leq F_{A(PA,\,max)}$ [N] (SF = 0,5)

- Die Tablettenbruchfestigkeit nimmt bei $X_{Sm\,max}$ um ca. 25% ab, da Bindungskräfte beeinträchtigt werden:

  $B = 0{,}75 \cdot B_{(0{,}5 \cdot X_{Sm,max})}$ [MPa] (SF = 0,6)

- Die Zerfallsdauer sprengmittelhaltiger Tabletten mit $X_{Sm\,max}$ lautet unverändert:

  $t_Z \leq 15$ [min] (SF = 0,7)

- Die Lösegeschwindigkeit des Arzneistoffes bleibt trotz des Hydrophobierungseffektes auch bei $X_{sm,max}$:

  $v_3 \geq v_{PA}$ [%/t_x] (SF = 0,7)

- Bezüglich Abrieb wird auf Abschn. 5.4.5.5 verwiesen.

5.4.8.6 EA: Maßnahmenauswahl und Reihung
Siehe hierzu Kap. 2.4.8.6.

5.4.8.7 EA: Rücksprünge
Entfallen.

5.4.8.8 EA: Alternativen
Falls das basische Magnesiumstearat ein Stabilitätsproblem hervorruft, stehen auch neutrale Schmiermittel zur Wahl.

5.4.9 EP: Gehaltseinheitlichkeit des Arzneistoffes, ES: Mischerauswahl I

Die Mischerauswahl I betrifft die so genannte Hauptmischung der Komponenten, d. h. ohne Schmiermittelzusatz.

5.4.9.1 EA: Maßnahme erforderlich?
Um eine ausreichende Gehaltseinheitlichkeit des Arzneistoffes zu erreichen, ist dann, wenn der Arzneistoffanteil einer Pulvermischung ca. 10% unterschreitet, eine sog. Vormischung von 1:1 bis 1:10 Mischungen – unter Umständen in mehreren Stufen – vorzunehmen. Des weiteren sollte, ab einer Teilchengröße von $d_0 \leq 0{,}03$ mm – um eventuelle größere Agglomerate zu zerstören – die Vormischung durch ein Sieb geeigneter Maschenweite (z. B. 0,09 mm) gegeben werden.

5.4.9.2 Verfügbare Mischer
In Tabelle 2.22 (S. 30) sind einige übliche Mischer zusammengefasst und zwar Fallmischer (Verfahren 1 und 2) sowie Mischer mit bewegten Werkzeugen (Verfahren 3 und 4).

5.4.9.3 EA: Untergruppenzuordnung
Manche Mischer, insbesondere solche mit bewegten Werkzeugen, können eine gewisse Zerkleinerung des Mahlgutes bewirken. Diese ist jedoch so gering, dass sie vernachlässigt werden kann. Eine Untergruppenbildung ist dagegen bezüglich des Fließverhaltens angebracht, da Fallmischer ein Mindestfließverhalten voraussetzen (s. Kap. 2.4.9.3).

5.4.9.4 EA: Prozessbedingungen
Hierbei handelt es sich um maschinenspezifische Standardbedingungen, wie sie in den Tabellen 2.23 bis 2.26 (S. 30, 31) zusammengefasst sind. Entsprechende Abbildungsvorschriften finden sich in Tabelle 2.27 (S. 31).

5.4.9.5 EA: Eigenschaftsprognosen
Da alle Mischer der Tabelle 2.22 (S. 30) eine gute Mischintensität aufweisen, kann unter Beachtung der zuvor behandelnden Faktoren eine Gehaltseinheitlichkeit (Homogenität) von

$s_{rel} \leq 1$ [%] (SF = 0,9)

angenommen werden.

5.4.9.6 EA: Mischerauswahl und Reihung
Maßgebend für die Mischerauswahl sind die Kriterien in Tabelle 2.28 (S. 31). Die in Kap. 1.4.1.6 behandelte Entscheidungsanalyse führt zur Rangfolge der Mischer.

5.4.9.7 EA: Rücksprünge
Entfallen.

5.4.9.8 EA: Alternativen
Siehe Tabelle 2.29 (S. 32).

5.4.10 EP: Gehaltseinheitlichkeit des Arzneistoffes, ES: Mischerauswahl II

Die Mischerauswahl II betrifft Zumischung des Schmiermittels.

Tabelle 5.19
Produktanforderungsprofil (Beispiel: Oblong-Tablette TA 51)

Produkteigenschaft	Optimaler Wert	Tolerierter Bereich bzw. Wert
Ausstoßkraft	0,0 N	0–300 N
Böschungswinkel (Pulver)	25 °	25–40 °
Bruchfestigkeit	2,1 MPa	1,4–2,8 MPa
Dichte, relative	0,8	0,7–1,0
Dosis	750 mg	750 mg
Freigabe/Lösegeschwindigkeit (v_3)	100%/t_x	80–100%/t_x
Freigabezeitraum (t_x)	20 min	20 min
Friabilität	0,0%	0–0,5%
Gehaltsgleichförmigkeit (s_{rel})	0%	0–2%
Haltbarkeitsdauer (t_H)	5 a	5 a
Hydrolyse/Zersetzungsprodukt	0,0 mol%/t_H	0,0–0,1 mol%/t_H
Kalottenhöhe	1,35 mm	1,35 mm
Lagerungsfeuchte (r.F.)	50%	40–60%
Lagerungstemperatur	22 °C	15–25 °C
Lichtschutz	„Kein Lichtschutz"	„Kein Lichtschutz"
Maschinengeschwindigkeit	60 UpM	≤ 60 UpM
Oxidation/Zersetzungsprodukt	0,0 mol%/t_H	0,0–0,1 mol%/t_H
Packmittel	„Kategorie III"	„Kategorie III"
Pressdruck, maximal (Pmax)	50 MPa	≤ 50 MPa
Presskraft	0,0 kN	0-32 kN
Produktionsfeuchte (r.F.)	50%	40–60%
Produktionsstandort	A	A
Produktionstemperatur	22 °C	15–25 °C
Schüttvolumen (Pulver)	–	≤ 2500 mm³
Steghöhe	1,8 mm	1,8–2,2 mm
Stempelbelag	0,0 µg/cm²	0-10 µg/cm²
Tablettenbreite/-durchmesser	9,0 mm	9,0 mm
Tablettenlänge	22,5 mm	22,5 mm
Tablettierverfahren	1	1
Vorpresskraft	0%	0%
Zerfallszeit	0,1 min	≤ 15 min
Zersetzungsprodukt/Druckstabilität	0,0 mol%	0,0-0,1 mol%

5.4.10.1 EA: Maßnahme erforderlich?

Gesonderte Mischer für die Zumischung des Schmiermittels, die im Anschluss an die Hauptmischung vorgenommen wird, sind dann einzusetzen, wenn die erforderlichen milderen Prozessbedingungen mit den Mischern der Gruppe I nicht zu erzielen sind.

5.4.10.2 EA: Verfügbarer Mischer

Sind möglichst die der Hauptmischung.

5.4.10.3 EA: Untergruppenzuordnung

Entspricht den Kapiteln 2.4.9.2 und 2.4.9.3

5.4.10.4 EA: Prozessbedingungen

Für die Hauptmischung gelten die speziellen Prozessbedingungen in Tabelle 2.23 bis Tabelle 2.26 (S. 31). Für die Zumischung des Schmiermittels ist die Mischdauer um 90% zu reduzieren, um die Hydrophobisierung des Arzneistoffes durch unvollständige Verteilung des Schmiermittels auf ein Minimum zu senken.

5.4.10.5 EA: Eigenschaftsprognosen

bis

5.4.10.8 EA: Alternativen

entsprechen den Kapiteln 2.4.9.5 bis 2.4.9.8.

5.5 Demonstrationsbeispiele

5.5.1 Beispiel 1

Bei der theoretischen, wissensbasierten Entwicklung einer durch Direktverpressung herzustellenden Tablette werden, ausgehend von den Produktanforderungen (Tabelle 5.19, S. 116) und den (willkürlich festgelegten) Eigenschaften des Arzneistoffes WS 51 (Tabelle 5.20, S. 117), eine der geeigneten Rezepturen (Tabelle 5.21, S. 118), bei der die Rangfolge der Hilfsstoffe außer Betracht gelassen wurde, sowie entsprechende Produkteigenschaften (Tabelle 5.22, S. 118) abgeleitet. Spezielle Hinweise ergänzen die Vorschläge. Eine experimentelle Überprüfung schließt die Entwicklung ab.

Zu Hilfsstoffen, Verfahren und Packmitteln s. Kap. 10.3 bis 10.5. Prozessbedingungen sind in Tabelle 2.23 bis 2.26 (S. 30, 31) aufgeführt. Die Pulvermischung wird in zwei Schritten hergestellt:

▶ Hauptmischung (s. Abschn. 5.4.9)
▶ Schmiermittelzumischung (s. Abschn. 5.4.10)

Bezüglich einer eventuellen Differenz zwischen geforderter und prognostizierter Steghöhe wird auf Kap. 3.4.5.4 hingewiesen.

Da in diesem Beispiel keine Stabilitäts-/Kompatibilitätsstudien mit ausgewählten Pulvermischungen vorgesehen sind, sind Haltbarkeitsprüfungen mit den empfohlenen Rezepturen durchzuführen.

Tabelle 5.20
Eigenschaften des Arzneistoffes WS 51

Eigenschaft	Wert	S.F.
Ausstoßkonstante (f)	0,0	0,8
Ausstoßkonstante (F_0)	0,40 N/mm²	0,8
Belagbildung, Adhäsion	5 µg/cm²	0,1
Böschungswinkel	38°	1,0
Bruchkonstante (a)	–1,86	0,8
Bruchkonstante (b)	2,87	0,8
Dichte, wahre (ρ_w)	1,5 mg/mm³	1,0
Elastizitätsfaktor (g)	0,0	0,5
Formfaktor (volumenbezogen)	1,0	0,5
Freigabe/Lösegeschwindigkeit (v_1)		
bei pH 1	80%/10 min	1,0
bei pH 6,8	80%/10 min	1,0
Korndichte, scheinbare	1,5 mg/mm³	1,0
Kritische Maschinengeschwindigkeit ($v_{P/Kr}$)	60 UpM	0,5
Löslichkeit (25 °C, H₂O, Eigen-pH)	22%	1,0
Molmasse	289 g/mol	1,0
Pressdruck, maximal (P_{max})	270 MPa	0,5
Reaktion (pk_a)	6,5	1,0
Schmelzpunkt	200 °C	1,0
Schüttdichte (ρ_s)	0,7 mg/mm³	0,9
Teilchengröße (geometrisches Mittel d_0)	0,08 mm	0,9
Verdichtungskonstante ($\rho_{r\,max}$)	0,96	0,8
Verdichtungskonstante (ρ_{r0})	0,66	0,8
Verdichtungskonstante (k_D)	0,007 MPa	0,8
Zersetzungsprodukt durch Druck (X_{ZD}, 45–270 MPa)	0,0	1,0

Tabelle 5.21
Zusammensetzung und Herstellung der Tablette TA 51

Stoffe	Masse pro Dosis
Arzneistoff WS 51	750,0 mg
Avicel PH 102	+ 98,1 mg
AcDiSol	+ 35,6 mg
Magnesiumstearat	+ 4,4 mg
	888,1 mg

Geräte, Verfahren	
Taumelmischer (Hauptmischung: 30 min bei 50 UpM, Schmiermittelzumischung: 3 Min bei 50 UpM)	Turbula 2
Tablettierverfahren (Pressdruck: 90 MPa, Maschinengeschw.: 60 UpM)	Maschine 1, d. h. PH 100

Prozessbedingungen: s. Tabelle 2.24 und 5.4 (S. 30 u. 101).

5.5.2 Beispiel 2

Der Arzneistoff WS 52 hat gegenüber WS 51 eine kleinere Korngröße ($\bar{d}_o$ = 0,040 mm) und ein schlechteres Fließverhalten (α = 58°). Dieses und die relativ große Dosis führen bei der wissensbasierten Entwicklung zu einer nichtrealisierbaren Arzneiform. Als Alternative werden Granulatverpressung empfohlen.

Tabelle 5.22
Geforderte und prognostizierte Eigenschaften der Tablette TA 51

Eigenschaft	Anforderung	Prognostizierter Wert	S.F.
Ausstoßkraft	0–300 N	30,2 N	0,8
Böschungswinkel (Pulver)	25–40°	38°	0,8
Bruchfestigkeit	1,4–2,8 MPa	2,0 MPa	0,5
Dichte, relative	0,7–1,0	0,8	0,8
Druckstabilität/Zersetzungsprodukt	0,0–0,1 mol%	0,0 mol%	1,0
Freigabe/Lösegeschwindigkeit (v_3)	80–100%/10 min	≥ 80%/10 min	0,7
Friabilität	0–0,5%	0,11%	0,6
Gehaltseinheitlichkeit	0–2%	≤ 1%	0,9
Kalottenhöhe	1,35 mm	1,35 mm	1,0
Presskraft	0–50 kN	16,7 kN	1,0
Schüttvolumen pro Dosis (Pulver)	≤ 2500 mm³	1388 mm³	0,8
Steghöhe	1,8–2,2 mm	2,17 mm	0,7
Stempelbelag, Adhäsion	≤ 10 µg/cm²	≤ 10 µg/cm²	0,1
Tablettendurchmesser	9,0 mm	9,0 mm	1,0
Tablettenlänge	22,5 mm	22,5 mm	1,0
Zerfallsdauer	≤ 15 min	≤ 15 min	0,7
Zersetzungsprodukt/Hydrolyse	≤ 0,1 mol%	0,1 mol%	0
Zersetzungsprodukt/Oxidation	≤ 0,1 mol%	0,1 mol%	0

Literatur

5-1. Wiegel S (1996) Systematik der Entwicklung direktverpreßter Tabletten. Dissertation Universität Heidelberg

5-2. Ahlneck C, Zografi G (1990) The molecular basis of moisture effects on the physical and chemical stability of drugs in the solid state. Int J Pharm 62: 87–95

5-3. Antequera MVV, Munoz-Ruiz A, Perales MCM, Ballesteros MRJ-C (1994) Effect of the addition of three disintegrants on the tabletability of calcium-phosphate based materials. Eur J Pharm Biopharm 40: 344–347

5-4 Armstrong NA, Palvrey L (1989) The effect of machine speed on the consolidation of four directly compressible tablet diluents. J Pharm Pharmacol 41: 149–151

5-5. Association American Pharmaceutical, Britain, The Pharmaceutical Society of Great (1986) Handbook of Pharmaceutical Excipients. The Pharmaceutical Press, London

5-6. Bangudu A B Pilpel N (1985) Effects of composition moisture and stearic acid on the plasto-elasticity and tableting of paracetamol-microcrystalline cellulose mixtures. J Pharm Pharmacol 37: 289–293

5-7. Bauer-Brandl A (1993) Hochleistungsrundlaufpressen. Pharm Ind 55: 404

5-8. Bermann J, Planchard JA (1995) Blend uniformity and unit dosage sampling. Drug Dev Ind Phar 21: 1257–1283

5-9. Bertoni M, Ferrari F, Bonferoni MC, Rossi S, Caramella C (1995) Functionality tests for tablet disintegrants. the case of sodium carboxymethylcelluloses. Pharm Technol: 17–24

5-10. Bogs U Lenhardt E (1971) Zur Kenntnis thermischer Vorgänge beim Tablettenpressen. Pharm Ind 33: 850–854

5-11. Bolhuis GK, Arends-Scholte AW, Stuut GJ, de Vries JA (1994) disintegration efficiency of sodium starch glycolates prepared from native starches. Eur J Pharm Biopharm 40: 317–320

5-12. Bolhuis GK, de Jong SW, Lerk CF (1987) The effect of magnesium stearate admixing in different types of laboratory and industrial mixers on tablet crushing strength. Drug Dev Ind Pharm 13: 1547–1567

5-13. Bolhuis GK, Reichman G, Lerk CF, van Kamp HV, Zuurman K (1985) Evaluation of Anhydrous a-Lactose a New Excipient in Direct Compression. Drug Dev Ind Pharm 11: 1657–1681

5-14. Bolhuis GK, Smallenbroek AJ, Lerk CF (1981) Interaction of tablet disintegrants and magnesium stearate duringmixing i: effect on tablet disintegration. J Pharm Sci 70: 1328–1330

5-15. Bolhuis GK, van Kamp HV, Lerk CF, Sessink FGM (1982) On the mechanism of action of modern disintegrants. Acta Pharm Technol 28: 111–114

5-16. Bose M, Sakr A, Warner A (1993) Effect of lubricants on the characteristics of triamteren/hydrochlorothiazide directly compressed tablets. Pharm Ind 55: 519–522

5-17. Bossert J, Stamm A (1980) Effect of mixing on the lubrication of crystalline lactose by magnesium stearate. Drug Dev Ind Pharm 6: 573–589

5-18. Botzolakis JE, Augsburger LL (1988) Disintegrating agents in hard gelatine capsules, part II: swelling efficiency. Drug Dev Ind Pharm 14: 1235–1248

5-19. Callahan JC, Cleary GW, Elefant M, Kaplan G, Kensler T, Nash RA (1982) Equilibrium moisture content of pharmaceutical excipients. Drug Dev Ind Pharm 8: 355–369

5-20. Caramella C, Colombo P, Conte U, La Manna A (1987) Tablet disintegration update: the dynamic approach. Drug Dev Ind Pharm 13: 2111–2145

5-21. Caramella C, Ferrari F, Bonferoni MC, Ronchi M (1990) Disintegrants in solid dosage forms. Drug Dev Ind Pharm 16: 2561–2577

5-22. Carstensen JT, Chan PL Relation between Particle Size and Repose Angles of PowdersPowder Technol 15: 129–131 (1976)

5-23. Carstensen JT, Ertell C (1990) Physical and chemical properties of calcium phosphates for solid state pharmaceutical formulations. Drug Dev Ind Pharm 16: 1121–1133

5-24. Carstensen JT, Geoffroy JM, Dellamonica C (1990) Compression characteristics of binary mixtures. Powder Technol 62: 119–124

5-25. Carstensen JT, Rhodes CT (1984) Optimization of preblending in random mixing. Drug Dev Ind Pharm 10: 1017–1024

5-26. Casahoursat L, Lemagnen G, Larrouture D (1989) Dependence of compression phase on elasticity of the material. Drug Dev Ind Pharm 15: 2213–2226

5-27. Castillo-Rubio S, Villafuerte-Robles L (1995) Compactability of binary mixtures of pharmaceutical powders. Eur J Pharm Biopharm 41: 309–314

5-28. Celik M, Marshall K (1989) Use of a compaction simulator system in tabletting research. Drug Dev Ind Pharm 15: 759–800

5-29. Celik M, Okutgen E (1995) Compaction data bank (1) batch-to-batch plant-to-plant and manufacture-to-manufacture consistency of microcrystalline cellulose and dicalcium phosphate. Proc 1st World Meeting APGI/APV Budapest 9-11 May: 163–164

5-30. Chang R-K, Badawy S, Hussain MA, Buehler JDA (1995) Comparison of free-flowing segregating and non-free-flowing cohesive mixing systems in assessing the performance of a modified v-shaped solids mixer. Drug Dev Ind Pharm 21: 361–368

5-31. Chowhan ZT (1993) Excipients and their functionality in drug product development. Pharm Technol 9: 72–82

5-32. Danjo K, Ertell C, Carstensen JT (1989) Effect of compaction speed and die diameter on athy-heckel and hardness parameters of compressed tablets. Drug Dev Ind Pharm 15: 1–10

5-33. Dawoodbhai S, Rhodes CT (1989) The effect of moisture on powder flow and on compaction and physical stability. Drug Dev Ind Pharm 15: 1577–1600

5-34. de Haan P, Kroon C, Sam AP (1990) Decomposition and stabilization of the tablet excipient calcium hydrogenphosphat dihydrate. Drug Dev Ind Pharm 16: 2031–2055

5-35. de Villiers MM, van der Watt JG (1989) Interactive mixing between agglomerated drug particles and coarse carrier particles. Drug Dev Ind Pharm 15: 2055–2061

5-36. Djuric M, Jovanovic M, Djuric Z (1986) Effect of dioctylsodiumsulphosuccinat (DSS) on tablet disintegration. Pharmazie 41: 816–817

5-37. Doelker E, Mordier D, Iten H, Humbert-Droz P (1987) Comparative Tableting Properties of Sixteen Microcrystalline Celluloses. Drug Dev Ind Pharm 13: 1847–1875

5-38. Doldán C, Souto C, Martínez-Pacheco R, Gómez-Amoza JL, Concheiro A (1995) Dicalcium Phosphate Dihydrate and Anhydrous Dicalcium Phosphate for Direct Compression: A Comparative Study. Int J Pharm 124: 69–74

5-39. Egermann H (1982) Definition and Conversion of the Mean Particle Diameter Referring to Mixing Homogeneity. Powder Technol 31: 231–232

5-40. Egermann H (1991) Mischen von Feststoffen. Hagers Handbuch der Pharmazeutischen Praxis. Springer, Berlin Heidelberg New York Tokyo

5-41. Egermann H (1979) Studien zum Mischverhalten kohäsiver Pulver. Pharm Ind 41: 285–289

5-42. Eriksson M, Alderborn G (1995) The effect of particle fragmentation and deformation on the interparticulate bond formation process during powder compaction. Pharm Res 12: 1031–1039

5-43. Faroongsarng D, Peck GE (1994) Surface morphology study of solid pow-ders evaluated by particle size distributi-on and nitrogen adsorption. Drug Dev Ind Pharm 20: 2353–2367

5-44. Fassihi AR, Falamarzian M, Parker MS (1980) The influence of the rate of production of tablets at constant pressure upon their physical properties. Drug Dev Ind Pharm 6: 441–450

5-45. Fassihi AR, Kanfer I (1986) Effect of compressibility and powder flow properties on tablet weight variation. Drug Dev Ind Pharm 12: 1947–1966

5-46. Fell JT, Newton JM (1970) Prediction of the tensile strength of tablets. J Pharm Pharmacol 22: 247–248

5-47. Fiedler HP (1989) Lexikon der Hilfsstoffe für Pharmazie Kosmetik und angrenzende Gebiete. Editio Cantor, Aulendorf

5-48. Filbry (1986) Homogenität des Druckes in Tabletten verschiedener Wölbung und ihr

Einfluß auf errechnete und gemessene Parameter der Verdichtung verschiedener Substanzen. Dissertation Institut für Pharmazeutische Chemie, Abt Pharmazeutische Technologie Hamburg

5-49. Fisher DG, Rowe RC (1976) The adhesion of film coatings to tablet surfaces – instrumentation and preliminary evaluation. J Pharm Pharmac 28: 886–889

5-50. Führer C, Bayraktar-Alpmen G, Schmidt M (1977) Untersuchungen von Kraft-Weg-Diagrammen bei der Tablettierung von Pulvermischungen. Acta Pharm Technol 23: 215-224

5-51. Gabaude CM, Guillot M, Gautier J-C (1999) Effects of true density compacted mass compression speed and punch deformation on the mean yield pressure. Journal of Pharmaceutical Sciences 88: 22–28

5-52. Garr JSM, Rubinstein MH (1991) An investigation into the capping of paracetamol at increasing speeds of compression. Int J Pharm 72: 117–122

5-53. Garr JSM, Rubinstein MH (1991) Compaction properties of a cellulose-lactose direct compression excipient. Pharm Technol Int 15(7): 24–27

5-54. Garr JSM, Rubinstein MH (1992) Consolidation and compaction characteristics of a three-component particulate system. Int J Pharm 82: 71–77

5-55. Glombitza BW, Schmidt PC (1995) Surface acidity of solid pharmaceutical excipients – ii effect of the surface acidity on the decomposition rate of acetylsalicylic acid. Eur J Pharm Biopharm 41: 114–119

5-56. Gordon MS, Chowhan ZT (1990) The effect of aging on disintegrant efficiency in direct compression tablets with varied solubility and hygroscopicity in terms of dissolution. Drug Dev Ind Pharm 16: 437–447

5-57. Graf E, Ghanem AH, Mahmoud H (1982) Studies on the direct compression of pharmaceuticals. Part 8: role of liquid penetration and humudity on tablet formulations. Pharm Ind 44: 200–203

5-58. Graf E, Sakr A, Gaftiteanu E (1979) Studies on the direct compression of pharmaceuticals. 3. Ephedrine tablets. a) Effect of excipients and compression pressure on the characteristics of directly compressed ephedrine-HCl tablets. Pharm Ind 41: 884–886

5-59. Hauer B, Remmele T, Sucker H (1993) Gezieltes Entwickeln und Optimieren von Kapselformulierungen mit einer instrumentierten Dosierröhrchen-Kapselfüllmaschine; 2. Mitteilung: Grundlagen der Optimierungsstrategie. Pharm Ind 55: 780–786

5-60. Hedge RP, Rheingold JL, Welch S, Rhodes CT (1985) Studies of powder flow using a recording powder flowmeter and measurement of the dynamic angle of repose. J Pharm Sci 74: 11–15

5-61. Heng PWS, Wan LSC, Ang TSH (1990) Role of surfactant on drug release from tablets. drug dev ind pharm 16: 951–962

5-62. Hoblitzell JR, Rhodes CT (1990) Instrumented tablet press studies on the effect of some formulation and processing variables on the compaction process. Drug Dev Ind Pharm 16: 469–507

5-63. Hoblitzell JR, Rhodes CT (1986) Preliminary investigations on the parity of tablet compression data obtained from different instrumented tablet presses. Drug Dev Ind Pharm 12: 507–525

5-64. Holman LE (1991) The Compressibility of Pharmaceutical Particulate Systems An Illustration of Percolation. Int J Pharm 71: 81–94

5-65. Holman LE, Leuenberger H (1990) The effect of varying the composition of binary powder mixtures and compacts on their properties: A percolation phenomenon. Powder Technol 60: 249–258

5-66. Hölzer AW, Sjögren J (1981) Evaluation of some lubricants by the comparison of friction coefficients and tablet properties. Acta Pharm Suec 18: 139–148

5-67. Huber GMW, Becker R, Müller RH (1994) Zusammenhang zwischen Fließeigenschaften und Oberfläche pulverförmiger Rezepturen. Pharm Ind 56: 389–392

5-68. Hwang R, Peck GR (2001) A systematic evaluation of the compression of tablets characteristics of microcrystalline cellulose. Pharmaceutical Technology (3): 112–132

5-69. Hwang R Peck GR (2001) A systematic eva-

5-70. Ibrahim H, Sallam E, Takieddin M, Shamat MA (1988) Dissolution characteristics of interactive powder mixtures part one: Effect of solubility and partcle size of excipients. Drug Dev Ind Phar 14: 1249–1276

luation of the compression of tablets lactose microcristalline cellulose and dibasic calcium phosphate. Pharmaceutical Technology (3): 55–81

5-71. Illkka J, Paronen P (1993) Prediction of the compression behaviour of powder mixtures by the Heckel equation. Int J Pharm 94: 181–187

5-72. Imbert C, Tchoreloff BL, Couarraze G (1997) Indices of tableting performance and application of percolation theory to powder compaction. European Journal of Pharmaceutics and Biopharmaceutics 44: 273–282

5-73. Kikuta J, Kitamori N (1994) Effect of mixing time on the lubricating properties of magnesium stearate and the final characteristics of the compressed tablets. Drug Dev Ind Pharm 20(3): 343–356

5-74. Jarosz PJL, Parrott E (1984) Effect of lubricants on tensile strengths of tablets. Drug Dev Ind Pharm 10: 259–274

5-75. Jetzer WE (1986) Compaction characteristics of binary mixtures. Int J Pharm 31: 201–207

5-76. Johansson ME, Nicklasson M (1986) Investigation of the film formation of magnesium stearate by applying a flow-through dissolution technique. J Pharm Sci 38: 51–54

5-77. Johnson MCR (1972) Particle Size Distribution of the Active Ingerdient for Solid Dosage Forms of Low Dosage. Pharm Acta Helv 47: 546–559

5-78. Jones TM (1978) Prefomulation studies to predict the compaction properties of materials used in tablets and capsules. Acta Pharm Technol 6: 141–159

5-79. Jovanovic M, Samardzic Z, Djuric Z, Mihailovic D, Milanovic V, Srentic M, Rudez B (1987) An evaluation of the sodium laurylsulphate as tablet adjuvant. Pharmazie 42: 741–742

5-80. Jvaid KA (1983) Disintegration and dissolution parameters of compressed tablets prepared by direct compression-wet granulation process and compression of granulation of both sections. Drug Dev Ind Pharm 9: 1061–1072

5-81. Kahn KA, Rhodes CT (1972) Effect of compaction pressure on the dissolution efficiency of some direct compression systems. Pharm Acta Helv 47: 594–607

5-82. Karehill PG, Nyström C (1990) Studies on direct compression of tablets xxii investigation of strength increase upon ageing and bonding mechanisms for some plastically deforming materials. Int J Pharm 64: 27–34

5-83. Khan KA, Musikabhumma P, Rubinstein MH (1983) The effect of mixing time of magnesium stearate on the tableting properties of dried microcrystalline cellulose. Pharm Acta Helv 58: 109–111

5-84. Khan KA, Rhodes CT (1975) Disintegration properties of calcium phosphat dibasic dihydrate tablets. J Pharm Sci 64: 166–168

5-85. Kikuta J, Kitamori N (1985) Frictional properties of tablet lubricants. Drug Dev Ind Pharm 11: 845–854

5-86. Koch H (1990) Bewertung der Presseigenschaften pharmazeutischer Wirk- und Hilfsstoffe anhand von Presskraft-Zeit-Kurven. Institut für Pharmazeutische Technologie der Philipps-Universität Marburg/Lahn

5-87. Krycer I, Pope DG, Hersey JA (1982) An evaluation of the techniques employed to investigate powder compaction behaviour. Int J Pharm 12: 113–134

5-88. Kuentz M, Leuenberger H (2000) A new theoretical approach to tablet strength of a binary mixture consisting of a well and a poorly compactable substance. European Journal of Pharmaceutics and Biopharmaceutics 49: 151–159

5-89. Lahdenpää E, Niskanen M, Yliruusi J (1997) Crushing strength disintegration time and weight variation of tablets compressed from three Avicel – PH grades and their mixtures. European Journal of Pharmaceutics and Biopharmaceutics 43 S315-322

5-90. Laich T, Hundt T, Kissel T (1995) Experimentelle Untersuchungen zur Reibungsarbeit beim Tablettieren mit Hilfe der axialen Matrizenwandkraftmessung. Pharm Ind 57: 686–693

5-91. Langenbucher F (1972) Statistical analysis of the USP XVIII content uniformity sampling plan for tablets. Pharm Acta Helv 47: 142–152

5-92. Lerk CF, Bolhuis GK (1977) Interaction of lubricants and colloidal silicea during mixing with excipientsii its effect on wettability and dissolution velocity. Pharm Acta Helv 52: 39–44

5-93. Lerk CF, Bolhuis GK, Smallenbroek AJ, Zuurman K (1982) Interaction of tablet disintegrants and magnesium stearate during mixingii effect on dissolution rate. Pharm Acta Helv 57: 282–286

5-94. Lerk CF, Bolhuis GK, Smedema SS (1977) Interaction of lubricants and colloidal silicea during mixing with excipientsi its effect on tableting. Pharm Acta Helv 52: 33–39

5-95. Leuenberger H, Bonny JD, Lerk CF, Vromans H (1989) Relation between crushing strength and internal specific surface of lactose compacts. Int J Pharm 52: 91–100

5-96. Leuenberger H, Rohera BD (1986) Fundamentals of powder compression. I. The compactability and compressibility of pharmaceutical powders. Pharm Res 3: 12–22

5-97. Leuenberger H, Rohera BD (1986) Fundamentals of powder compression. II. The compression of binary powder mixtures. Pharm Res 3: 65-74

5-98. Levy G, Gumtow RH (1963) Effect of certain tablet formulation factors on dissolution rate of the active ingredient III. J Pharm Sci 52: 1139–1144

5-99. Lieberman HA, Lachman L (1980) Pharmaceutical Dosage Forms. Tablets 1. Marcel Dekker, New York, Basel

5-100. Liebner E (1990) Über die Rückdehnung von Tabletten aus Cellulosen – Strukturrelevante physikalische Eigenschaften während Lagerung bei verschiedenen relativen Feuchten. Dissertation Institut für Pharmazeutische Chemie, Abt. für Pharmazeutische Technologie, Hamburg

5-101. Lindberg N-O, Hansson E, Holmquist B (1987) The granulation of a tablet formulation in a high-speed mixer diosna p25 influence on intragranular porosity and liquid saturation. Drug Dev Ind Pharm 13: 1069–1079

5-102. Lindberg N-O, Holmquist B (1987) Optimizing the friability of a tablet formulation. Drug Dev Ind Pharm 13: 1063–1067

5-103. Lindberg N-O, Holmquist C, Jönsson B (1985) Optimization of disintegration time and crushing strength of a tablet formulation. Drug Dev Ind Pharm 11: 931–943

5-104. Lindberg N-O, Jönsson C (1983) Granulation of lactose in a recording high-speed mixer diosna P25. Drug Dev Ind Pharm 9: 959–970

5-105. List PH, Muazzam UA (1981) Quellung – die treibende Kraft beim Tablettenzerfall. 4. Mitteilung. Pharm Ind 43: 480–484

5-106. Lordi N, Shiromani P (1985) Compressibility of salts. Drug Dev Ind Pharm 11: 13–30

5-107. Lowenthal W (1973) Mechanism of action of tablet disintegrants. Pharm Acta Helv 48: 589–609

5-108. Malamataris S, Goidas P, Dimitriou A (1991) Moisture sorption and tensile strength of some tableted direct compression excipients. Int J Pharm 68: 51–60

5-109. Miseta M, Pintye-Hódi K, Szabó-Révész P, Szalay L, Sághi P (1993) Investigation of new commercial sodium starch glycolate products. Pharm Ind 55: 515-518

5-110. Mitrevej A, Augsburger L (1980) Adhesion of tablets in a rotary tablet press iinstrumentation and preliminary study of variables affecting adhesion. Drug Dev Ind Pharm 6: 331–377

5-111. Mitrevej KT, Augsburger LL (1982) Adhesion of tablets in a rotary tablet press iieffects of blending time running time and lubrication concentration. Drug Dev Ind Pharm 8: 237–282

5-112. Mollan MJ Jr, Celik M (1996) The effects of lubrication on the compaction and post-compaction properties of directly compressible maltodextrins. International Journal of Pharmaceutics 144: 1–9

5-113. Mufrod Parrot EL (1990) Effect of pressure on disintegration of tablets and dissolution of ephedrine sulfate. Drug Dev Ind Pharm 16: 1081–1090

5-114. Munos-Ruiz A, Villar TP, Munoz NM, Perales MCM, Jimenez-Castellanos MR (1994) Analysis of the physical characterization and the

tabetability of calcium phosphate-based materials. Int J Pharm 110: 37–45
5-115. Munoz-Ruiz A, Antequera MV, del Perales MCM Ballesteros MRJ-C (1994) Tabletting Properties of New Granular Microcrystalline Celluloses. Eur J Pharm Biopharm 40: 36–40
5-116 Muñoz-Ruiz A, Perales MCM, Antequera MVV, Villar TP, Muñoz-Muñoz N, Jiménez-Castellanos MR (1993) Rheology and compression characteristics of lactose based direct compression excipients. Int J Pharm 95: 201–207
5-117. Nadkarni PD, Kildsig DO, Kramer P, Banker GS (1975) Effect of surface roughness and coating solvent on film adhesion to tablets. J Pharm Sci 64: 1554–1557
5-118. Newton J M Alderborn G Nyström C Stanley P (1993) The compressive to tensile strength ratio of pharmceutical compacts. Int J Pharm 93: 249–251
5-119. Newton JM, Bader F (1981) The prediction of the bulk densities of powder mixtures and its relationsship to the filling of hard gelatine capsules. J Pharm Pharmacol 33: 621–626
5-120. Newton JM, Cook DT, Hollebon CE (1977) The strength of tablets of mixed components. J Pharm Pharmacol 29: 247–249
5-121. Nokhodchi A, Rubinstein MH, Larhrib H, Guyot JC (1995) The effect of moisture content on the energies involved in the compaction of ibuprofen. Int J Pharm 120: 13–20
5-122. Nürnberg E, Hopp A (1981) Flüssigkristalle und berührungslose Temperaturmessung – ihre Anwendung in der Tablettierung. Deutsche Apotheker Zeitung 121: 1133–1142
5-123. Nyström C, Mazur J, Sjögren J (1982) Studies on direct compression of tablets. II. The influence of the particle size of a dry binder on the mechanical strength of tablets. Int J Pharm 10: 209–218
5-124. Otsuka M, Gao J, Matsuda Y (1993) Effects of mixer and mixing time on the pharmaceutical properties of theophylline tablets containing various kinds of lactose as diluents. Drug Dev Ind Pharm 19: 333–348
5-125. Paronen P (1986) Heckel plot as indicators of elastic properties of pharmaceuticals. Drug Dev Ind Pharm 12: 1903–1912
5-126. Paronen P, Juslin M (1983) Compressional characteristics of four starches. J Pharm Pharmacol 35: 627–635
5-127. Patel NK, Patel IJ, Cutie AJ, Wadke DA, Monkhouse DC, Reier GE (1988) The effect of selected direct compression excipients on the stability of aspirin as a model hydrolyzable drug. Drug Dev Ind Pharm 14: 77–98
5-128. Patel NK, Patel IJ, Cutie AJ, Wadke DA, Monkhouse DC, Reier GE (1988) The effect of selected direct compression excipients on the stability of aspirin as a model hydrolyzable drug. Drug Dev Ind Pharm 14: 77–98
5-129. Patel NK, Upadhyay AH, Bergum JS, Reier GE (1994) An evaluation of microcristalline cellulose and lactose excipients using an instrumented single station tablet press. Int J Pharm: 203–210
5-130. Perales MCM, Munoz-Ruiz A, Antequera MVV, Munoz NM, Jiminez-Castellanos MR (1994) Analysis comparative of methods to evaluate consolidation mechanisms in plastic and viscoelastic materials used as direct compression excipients. Drug Dev Ind Pharm 20: 327–342
5-131. Perales MCM, Munoz-Ruiz A, Antequera MVV, Ballesteros MRJ-C (1994) Study of the compaction mechanisms of lactose-based direct compression excipients using indentation hardness and Heckel plots. J Pharm Pharmacol 46: 177–181
5-132. Pesonen T, Paronen P (1990) The effect of particle and powder properties on the mechanical properties of directly compressed cellulose tablets. Drug Dev Ind Pharm 16: 31–54
5-133. Pesonen T, Paronen P, Ketolainen J (1989) Disintegrant properties of agglomerated cellulose powder. Int J Pharm 57: 139–147
5-134. Pintye-Hódi K, Gyurkó E, Szabó-Révész P, Miseta M (1991) Gemeinsamer Einfluss von Hilfsstoffen und Presskraft auf die Parameter von Tabletten mit gut verpressbaren Wirkstoffen. Pharm Ind 53: 591–594
5-135. Podczeck F, Miah Y (1996) The influence of particle size and shape on the angle of internal friction and the flow factor of unlubricated and lubricated powders. International

Journal of Pharmaceutics 144: 187–194

5-136. Podczeck F, Wenzel U (1989) Untersuchungen zur Direkttablettierung von Arzneistoffen. Pharm Ind 51: 524–527

5-137. Ponchel G, Duchene D (1990) Evaluation of Formalin-Casein as a Tablet Disintegrant. Drug Dev Ind Pharm 16: 613–628

5-138. Proost JH, Bolhuis GK, Lerk CF (1983) The effect of the swelling capacity of disintegrants on the in- vitro and in-vivo availability of diazepam tablets containing magnesium stearate as a lubricant. Int J Pharm 13: 287–296

5-139. Rees JE, Rue PJ (1978) Time-dependent deformation of some direct compression excipients. J Pharm Pharmac 30: 601–607

5-140. Reisen P (1987) Untersuchungen zur Wirkung von Schmiermitteln bei der Tablettierung auf Exzenter- und Rundläufertablettenpressen am Beispiel verschiedener Magnesiumstearate. Pharmazeutisches Institut der Christian-Albrechts-Universität

5-141. Riepma KA, Lerk CF, de Boer AH, Bolhuis GK, Kussendrager KD (1990) Consolidation and compaction of powder mixtures i binary mixtures of same particle size fractions of different types of crystalline lactose. Int J Pharm 66: 47–52

5-142. Riepma KA, Veenstra J, de Boer AH, Bolhuis GK, Zuurman K, Lerk CF, Vromans H (1991) Consolidation and compaction of powder mixtures: II. Binary mixtures of different particle size fractions of a-lactose monohydrate. Int J Pharm 76: 9–15

5-143. Riepma KA, Vromans H, Lerk CF A (1993) Coherent matrix model for the consolidation and compaction of an excipient with magnesium stearate. Int J Pharm 97: 195-203

5-144. Riepma KA, Zuurman K, Bolhuis GK, de Boer AH, Lerk CF (1992) Consolidation and compaction of powder mixtures: III. Binary mixtures of different particle size fractions of different types of crystalline lactose. Int J Pharm 85: 121–128

5-145. Ringard J (1988) Calculation of Disintegrant Critical Concentration in Order to Optimize Tablets Disintegration. Drug Dev Ind Pharm 14: 2321–2339

5-146. Ritter M, Dürrenberger Sucker H (1978) Messmethode zur Quantifizierung des Klebens von Tabletten. Pharm Ind 40: 1181–1183

5-147. Roberts RJ, Rowe RC (1999) Relationships between the modulus of elasticity and tensile strength for pharmaceutical drugs and excipients. J Pharm Pharmacol 51: 975–977

5-148. Roberts RJ, Rowe RC (1985) The effect of punch velocity on the compaction of a variety of materials. J Pharm Pharmacol 37: 377–384

5-149. Roberts RJ, Rowe RC (1986) The effect of the relationship between punch velocity and particle size on the compaction behaviour of materials with varying deformation mechanisms. J Pharm Pharmacol 38: 567–571

5-150. Roberts RJ, Rowe RC (1987) The Young's modulus of pharmaceutical materials. Int J Pharm 37: 15-18

5-151. Rowe RC (1978) The measurement of the adhesion of film coatings to tablet surfaces: the effect of tablet porosity surface roughness and film thickness. J Pharm Pharmac 30: 343–346

5-152. Rubensdörfer C (1993) Einsatz und Charakterisierung von Ludipress als Direkttablettierhilfsmittel. Dissertation Fakultät für Chemie und Pharmazie der Eberhard-Karls-Universität Tübingen

5-153. Rue PJ, Rees JE (1978) Limitations of the Heckel relation for predicting powder compaction mechanisms. J Pharm Pharmac 30: 642

5-154. Sakr AM, Kassem AA, Farrag NA (1975) Carboxy Methyl-Starch: A New Tablet Disintegrant. Pharm Ind 37: 283–287

5-155. Sangekar SA, Sarli M, Sheth PR (1972) Effect of Moisture on Physical Characteristics of Tablets Prepared from Direct Compression Excipients. J Pharm Sci 61: 939–944

5-156. Schmidt PC, Ebel S, Koch H, Profitlich T, Tenter U (1988) Presskraft- und Weg-Zeit-Charakteristik von Rundlauftablettenpressen. 4. Mitteilung: Quantitative Auswertung von Presskraft-Zeit-Kurven. Pharm Ind 50: 1409–1412

5-157. Schmidt PC, Steffens K-J, Knebel G (1983) Vereinfachung der Registrierung physikalischer Parameter bei der Tablettierung. 3. Mitteilung: Quantitative Erfassung des „Klebens"

von Pressmassen. Pharm Ind 45: 800–805
5-158. Schmidt PC, Tenter U (1988) Presskraft- und Weg-Zeit-Charakteristik von Rundlauftablettenpressen. 3. Mitteilung: Vergleich verschiedener Pressmaterialien. Pharm Ind 50: 376–381
5-159. Schmidt PC, Leitritz M (1997) Compression force/time-profiles of microcrystalline cellulose dicalcium phosphate dihydrate and their binary mixtures – a critical consideration of experimental parameters. European Journal of Pharmaceutics and Biopharmaceutics 44: 303–313
5-160. Schlack H (2001) Vergleich der Kompressionseigenschaften an Rundläufer- und Exzenterpressen, Dissertation Universität Freiburg
5-161. Schwabe L, Schuppan D, Rietbrock N, Frömming K-H (1981) Einfluss von Tabletten-Füllstoffen auf die In-vitro-Freisetzung und die relative Bioverfügbarkeit von Nitrofurantoin. Pharm Ind 43: 1134–1138
5-162. Schwartz JB, Martin ET, Dehner EJ (1975) Intragranular starch: comparison of starch usp and modified cornstarch. J Pharm Sci 64: 328–332
5-163. Sheik-Salem M, Alkaysi H, Fell JT (1988) The tensile strength of tablets of binary mixtures lubricated with magnesium stearate. Drug Dev Ind Pharm 14: 895–903
5-164. Stamm A, Mathis C (1976) Verpressbarkeit von festen Hilfsstoffen für Direkttablettierung. Acta Pharm Technol Suppl. 1: 7–16
5-165. Staniforth JN (1993) The Design and use of Tableting Excipients. Drug Dev Ind Pharm 19: 2273–2308
5-166. Stanley P (2001) Mechanical strength testing of compacted powders. International Journal of Pharmaceutics 227: 27–38
5-167. Steffens K-J, Müller BW, List PH (1982) Tribologische Gesetzmäßigkeiten und Erkenntnisse in der Tablettentechnologie. 7. Mitteilung. Pharm Ind 44: 826–830
5-168. Sucker H, Fuchs P, Speiser P (1991) Pharmazeutische Technologie. Thieme, Stuttgart New York
5-169. Szabó-Révész P, Petö K, Pintye-Hódi K (1986) Untersuchung der Verwendbarkeit von mikrokristallinen Cellulosen bei der Herstellung von Phenobarbital-Tabletten. 2. Mitteilung: Einfluss von Avicel PH 101 sowie von Avicel PH 101 und Maisstärke auf die Parameter von Tabletten. Pharm Ind 48: 289–291
5-170. Thwaites PM (1992) The effect of mixing time and mixing intensity on the compression properties of tablettose. Drug Dev Ind Pharm 18: 2001–2010
5-171. Thwaites PM, Mashadi AB, Moore WD (1991) An investigation of the effect of high speed mixing on the mechanical and physical properties of direct compression lactose. Drug Dev Ind Pharm 17: 503–517
5-172. Udeala OK, Aly SAS (1989) Linear relationship between tablet properties in systems compressed under fixed compression force. Drug Dev Ind Pharm 15: 133–145
5-173. Van der Voort Maarschalk K, Bolhuis GK (1999) Improving Properties of Materials for Direct Compaction. Pharmaceutical Technology (5): 34
5-174. van der Watt JG, de Villiers MM (1997) The effect of V-mixer scale-up on the mixing of magnesium stearate with direct compression microcrystalline cellulose. European Journal of Pharmaceutics and Biopharmaceutics 43: 91–94
5-175. van Kamp HV, Bolhuis GK, de Boer AH, Lerk CF, Lie-A-Huen L (1986) The role of water uptake on tablet disintegration. Pharm Acta Helv 61: 22–29
5-176. Van Veen B, van der Voort Maarschalk K, Bolhuis GK (2000) Tensile strength of tablets containing two materials with a different compaction behaviour. International Journal of Pharmaceutics 203: 71–79
5-177. Varthalis S, Pilpel N (1977) The action of colloidal silicon dioxide as a glidant for lactose paracetamol oxytetracycline and their mixtures. J Pharm Pharmacol 29: 37–40
5-178. Velasco M,V Munoz-Ruiz A, Monedero MC, Jimenez-Castellanos MR (1995) Study of flowability of powders effect of the addition of lubricants. Drug Dev Ind Pharm 21: 2385–2391
5-179. Vezin WR, Pang HM, Khan KA, Malkowska S (1983) The effect of precompression in a rotary machine on tablet strength. Drug Dev Ind

Pharm 9: 1465–1474

5-180. Vromans H, de Boer AH, Bolhuis GK, Lerk CF, Kussendrager KD (1986) Studies on tableting properties of lactose: The effect of initial particle size on binding properties and dehydration characteristics of α-lactose monohydrate. Drug Dev Ind Pharm 12: 1715-1730

5-181. Wade A, Weller PJ (1994) Handbook of Pharmaceutical Excipients. The Pharmaceutical Press, London

5-182. Walz M (1988) Haftung und Kleben von Tablettenmassen an Presswerkzeugen, Dissertation, Institut für Pharmazeutische Technologie und Biopharmazie der Ruprecht-Karls-Universität Heidelberg

5-183. Wan LS, Heng PWS (1986) Action of Surfactant on Disintegration and Dissolution of Tablets containing Microcrystalline cellulose. Pharm Acta Helv 61: 157–163

5-184. Wang L-H, Chowhan ZT (1990) Drug-excipient interaction resulting from powder mixing v role of sodium lauryl sulfate. Int J Pharm 60: 61–78

5-185. Warring MJ, Sen H, Forrester JW, Salmon JR (1986) Instrumented and computer interfaced single punch tablet press for the rapid evaluation of compression and lubrication behavior. Drug Dev Ind Pharm 12: 1847–1868

5-186. Weinekötter R (1995) Mischzeiten in Feststoffmischern – Gestaltung von Chargenmischprozessen. Schüttgut 1: 125-128

5-187. Wells JI 1988 Pharmaceutical preformulation – the physicochemical properties of drug substances. Ellis Horwood, Chichester

5-188. Westerberg M, Nyström C (1991) Physicochemical aspects of drug release. XII. The effect of some carrier particle properties and lubricant admixture on drug dissolution from tableted ordered mixtures. Int J Pharm 69: 129–141

5-189. Whiteman M, Yarwood RJ (1990) Variations in lactose NF from different sources and their influence on tablet properties. Drug Dev Ind Pharm 16: 1815-1827

5-190. Williams RO, McGinity JW (1988) The use of tableting properties to study the compaction properties of powders. Drug Dev Ind Pharm 14: 1823–1844

5-191. Zhang Y, Johnson KC (1997) Effect of drug particle size on content uniformity of low-dose solid dosage forms. International Journal of Pharmaceutics 154: 179–183

Entwicklung von Tabletten (Granulatverpressung) 6

6.1	Definition der Produktanforderungen	131
6.2	Produkt- und maschinenspezifische Bedingungen	131
6.3	Arzneistoff- und Granulateigenschaften	131
6.4	Entwicklungsprobleme (EP), Entwicklungsschritte (ES), Entwicklungsschrittaktionen (EA)	131
6.4.1	EP: Tablettenzerfall, ES: Sprengmittelauswahl	131
6.4.2	ES: Auswahl des „äußeren" Füllstoffes	133
6.4.3	ES: Auswahl des Pressdruckniveaus	137
6.4.4	EP: Werkzeughaftung, ES: Schmiermittelauswahl	137
6.4.5	ES: Auswahl Fließregulierungsmittel	137
6.5	Demonstrationsbeispiel	137
	Literatur	140

EINLEITUNG

In diesem Kapitel wird die Entwicklung von Tabletten aus wirkstoffhaltigen Granulaten behandelt. Darauf, dass bereits bei der Granulatentwicklung viele Anforderungen an das Endprodukt Tablette berücksichtigt werden, wurde bereits in Kap. 3 hingewiesen.

Das im Folgenden zur Anwendung kommende Wissen stammt z. T. aus der am Ende des Kapitels aufgeführten Literatur, zum wesentlichen Teil aus der Dissertation von M. Bultmann [Lit. 6-1].

6.1 Definition der Produktanforderungen

Die Anforderungen an Granulattabletten (Tabelle 6.2, S. 132) sind größtenteils die gleichen, wie die an Tabletten, die durch Direktverpressung gewonnen werden (s. Kap. 5.1). An die Stelle der Pulvermischung mit ihren Eigenschaften tritt in diesem Falle das Granulat mit seinen Beimischungen (Tabelle 6.1, S. 132).

6.2 Produkt- und maschinenspezifische Bedingungen

Die Bedingungen entsprechen denen in Tabelle 5.3 und 5.4 (S. 101) mit den dazugehörigen Kommentaren.

6.3 Arzneistoff- und Granulateigenschaften

Das Ausgangswissen bei der Entwicklung von Granulattabletten besteht aus den presstechnischen Arzneistoffeigenschaften (Tabelle 6.3, S. 134) und den Eigenschaften des zu verwendeten Granulats (Tabelle 6.4 und 6.5, S. 136). Letztere können z. B. Tabelle 3.35 (S. 65) entnommen oder experimentell bestimmt werden. Tabelle 6.3 enthält auch die presstechnischen Daten der für die Granulate verwendeten Füllstoffe (F), die für Eigenschaftsprognosen benötigt werden. Die oberen Indizes an den presstechnischen Daten sind Hinweise auf die betreffende Tablettiermaschine (s. Kap. 10.4.4).

In den beiden rechten Spalten der Tabellen 6.4 und 6.5 (S. 136) werden Eigenschaftstoleranzen empfohlen, die eine Realisierung der angestrebten Tabletteneigenschaften gewährleisten (vgl. hierzu auch Produktanforderungen an Granulate in Kap. 3.1).

Stabilitätsdaten des Arzneistoffes können ggf. aus Tabelle 3.8 (S. 46) übernommen werden. Andernfalls sind sie experimentell zu bestimmen. Sie sind, wenn keine Stabilitätsprüfung mit dem Endprodukt vorgesehen ist, um Stabilitätsdaten zu ergänzen, die mit Mischungen aus Arzneistoff und Beimischungskomponenten (äußerer Füllstoff, Fließregulierungsmittel, Sprengmittel, Schmiermittel) nach Bestimmungsmethode B20 erhalten werden.

6.4 Entwicklungsprobleme (EP), Entwicklungsschritte (ES), Entwicklungsschrittaktionen (EA)

Die Probleme bzw. Schritte bei der Entwicklung von Granulattabletten lauten:

- Schmelzpunkt des Arzneistoffes (s. Kap. 3.4),
- Lösegeschwindigkeit (s. Kap. 3.4),
- Granulatgröße, mittlere (s. Kap. 3.4),
- Feinanteil des Granulats (s. Kap. 3.4),
- Grobanteil des Granulats (s. Kap. 3.4),
- Feuchtegehalt (s. Kap. 3.4),
- Festigkeit (s. Kap. 3.4),
- Mischerauswahl (s. Kap. 2.4.9; 2.4.10),
- Auswahl Fließregulierungsmittel (vgl. Kap. 5.4.7, Hinweis: Index G statt A)
- Sprengmittelauswahl,
- Auswahl des äußeren Füllstoffes,
- Auswahl des Pressdruckniveaus,
- Schmiermittelauswahl.

Von diesen Entwicklungsschritten wurden die meisten bereits in vorausgegangen Kapiteln behandelt, sodass darauf verwiesen werden kann.

6.4.1 EP: Tablettenzerfall, ES: Sprengmittelauswahl

Hierzu wird auf Kap. 5.4.6 hingewiesen. Nur bei der Prognose der Wirkstoffzersetzung ist folgende erweiterte Gleichung zugrunde zu legen, wenngleich In-

Tabelle 6.1
Anforderungen (Granulat mit allen Zumischungen = Pressmasse)

Nr.	Produkteigenschaft/Messgröße	Einheit	Bestimmungs-methode	Optimaler Wert (z. B.)	Tolerierter Wert bzw. Bereich (z. B.)
1	Fließverhalten/Böschungswinkel	°	B 2	25	25–48
2	Gehaltseinheitlichkeit/Homogenität (s_{rel})	%	B 3	0	2
3	Adhäsion/Stempelbelag	µg/cm²	B 7	0	≤ 10
4	Schüttvolumen pro Dosis	mm³	B 6		

Tabelle 6.2
Produktanforderungen (Tablette)

Nr.	Produkteigenschaft/Messgröße	Einheit	Bestimmungs-methode	Optimaler Wert (z. B.)	Tolerierter Wert bzw. Bereich (z. B.)
5	Arzneistoffdosis	mg	–		
6	Tablettendurchmesser bzw. -breite (D)	mm	–		
7	Steghöhe (h)	mm	–		
8	Kalottenhöhe (h')	mm			
9	Tablettenlänge (L)	mm	–		
10	Haltbarkeitsdauer	min	–		
11	Hydrolyse/Zersetzungsprodukt	%	B 20	0–0,1	
12	Oxidation/Zersetzungsprodukt	%	B 20	0–0,1	
13	Druckstabilität/Zersetzungsprodukt	%	B 22	0–0,1	
14	Zerfallszeit bei pH 1	min	B 5		
	" bei pH 6,8	"	"		
15	Freigabe /Lösegeschwindigkeit (v_3) bei pH 1	%/t_x	B 1		
	bei pH 6,8	"	"		
16	Friabilität	%	B 23		
17	Bruchfestigkeit (B)	MPa	B 24		
18	Relative Tablettendichte (ρ_r)	–	–	0,8–1,0	
19	Presskraft (F_P)	N	B 25		
20	Ausstoßkraft (F_A)	N	B 25		
21	Freigabezeitraum (t_x)	min	B 1		
22	Vorpresskraft	%	–		
23	Stempelbelag, Adhäsion	µg/cm²	B7	0	≤ 10

Kommentare zu den Tabellen 6.1 und 6.2

Ad 2: Die Gehaltseinheitlichkeit bzgl. des Arzneistoffes ist bei Granulaten normalerweise hoch (s_{rel} ≤ 2%).

Ad 3: Siehe hierzu die entsprechenden Kommentare in vorausgegangenen Kapiteln.

Ad 4: Der Maximalwert des Schüttvolumens der Pressmasse bei runden Tabletten lautet:

$$V_{Smax} = 0{,}25 \cdot D^2 \cdot \pi \cdot h_M \quad [\text{mm}^3]$$

h_M = maximale Matrizenfülltiefe (s. Tabelle 5.4, S. 101)

Für Oblong-Tabletten gilt:

$$V_{Smax} = (0{,}25 \cdot D^2 \cdot \pi + LD - D^2) \cdot h_M \quad [\text{mm}^3]$$

Ad 6–9: Siehe Kommentare 23–27 zu Tabelle 3.3 (S. 43). Wegen der vorerst hypothetischen Tablettenporosität sollte der Toleranzbereich für die Steghöhe ±10% betragen.

(Fortsetzung S. 133)

Kommentare zu den Tabellen 6.1 und 6.2 (Fortsetzung)

Ad 10-12: Angaben entfallen bei Stabilitätsprüfungen mit dem Endprodukt.

Ad 14: Bei schnellzerfallenden Tabletten: $t_z \leq 15$ min, bei Tabletten mit geplanter MSR-Hülle und pH 1: $t_z > 1$ min, bzw. pH 6,8: $t_z \leq 15$ min.

Ad 15: Zum Beispiel $t_x = 20$ min. Empfehlung bzgl. des tolerierten Bereiches bei schneller Auflösung und raschem Zerfall ($t_z \leq 15'$): $v_3 \geq 80\%/20$ min. Bei Tabletten mit MSR-Hülle und pH 1: $v_3 \geq 1\%/30$ min. Bei pH 6,8: v_3 80%/30 min.

Ad 16: Empfohlene Toleranzwerte: 0,8% bei nicht zu überziehenden Tabletten bzw. 0,5% bei zu überziehenden Tabletten.

Ad 17: B = Bruchkraft (F)/Bruchfläche (A_B) [N · mm^{-2} = MPa]. F ist die aufzuwendende Kraft z. B. zur Teilung der Tablette, B eine Materialeigenschaft. Da mit steigender Bruchfestigkeit auch die Zerfallszeit zunimmt, sollte der Toleranzbereich beachtet werden.

Bezüglich der empfohlenen Werte und Toleranzbereiche wird auf Kommentar Ad 18 zu Tabelle 5.1 (S. 100) hingewiesen.

Ad 18: Die relative Dichte ist das Verhältnis: Komprimatdichte/wahre Dichte. Bei zu überziehenden Tabletten ist der untere Grenzbereich vorteilhafter, da auf poröseren Tabletten Filme besser haften.

Ad 19: Der tolerierte Wert ergibt sich aus der maximalen Belastbarkeit von Stempel und Maschine (Herstelldaten). Die Stempelbelastbarkeit hängt u. a. von der Pressfläche A_P ab. Es wird empfohlen, 80% der maximalen Belastbarkeit nicht zu überschreiten. Für die Tablettiermaschinen 1 und 2 (Tabelle 5.3, S. 103) sind das in Verbindung mit entsprechenden Presswerkzeugen ca. 40 kN. Die tolerierte Obergrenze ist außer durch die Maschinenbelastbarkeit auch durch P_{max} (s. B22) vorgegeben.

Ad 20: Die obere Toleranzgrenze ergibt sich aus 80% der maximalen Maschinenbelastung (s. Tabelle 5.3, S. 103).

kompatibilitäten infolge der Arzneistoffeinbettung im Granulat nicht gravierend zum Tragen kommen.

$$X_{Z\Sigma(t_H)} = X_{ZA(100d)} \cdot (3{,}65 \cdot t_H)^{n_{rA}}$$
$$+ X_{ZF(100d)} \cdot (3{,}65 \cdot t_H)^{n_{rF}}$$
$$+ X_{ZB(100d)} \cdot (3{,}65 \cdot t_H)^{n_{rB}}$$
$$+ X_{ZSp(100d)} \cdot (3{,}65 \cdot t_H)^{n_{rSp}} \quad [\%]$$

(SF = 0,8)

6.4.2 ES: Auswahl des „äußeren" Füllstoffes

6.4.2.1 EA: Maßnahme erforderlich?
Sie ist nicht erforderlich, wenn bei der Entwicklung des Granulats, genauer bei der Berechnung Füllstoffmasse in Kap. 3.4.5.4, ein Q-Wert von 0,85 zugrunde gelegt wurde.

6.4.2.2 EA: Verfügbare „äußere" Füllstoffe (Fä)
Als äußere Füllstoffe sind besonders Trockenbindemittel mit guter Fließfähigkeit zu empfehlen. Tabelle 6.6 (S. 137) enthält zwei Beispiele, weitere können nach entsprechender Charakterisierung hinzugefügt werden.

6.4.2.3 EA: Untergruppenzuordnung
Siehe Kap. 5.4.5.3.

6.4.2.4 EA: Ermittlung der Füllstoffmasse
Entsprechend Kap. 5.4.5.4 und 3.4.7.5 ergibt sich die Masse an äußerem Füllstoff nach:

$$m_{F\ddot{a}} = \left(0{,}85 \cdot V_T - \frac{m_G}{\rho_{W(G)}} \right) \cdot \rho_{W(F\ddot{a})} \quad [mg]$$

(SF = 0,8)

Bezüglich $\rho_{W(G)}$ und V_T s. Kap. 3.4.7.5 und 3.4.5.4.

6.4.2.5 EA: Eigenschaftsprognosen
▶ Das Fließverhalten der Mischung aus Granulat, Sprengmittel und evtl. äußerem Füllstoff ist aufgrund der ähnlichen Teilchengröße normalerweise so gut, dass die Produktanforderung (Toleranzgrenze) erfüllt wird:

$$\alpha_{G+Sp+F\ddot{a}} \leq \alpha_{PA} \quad [°] \qquad (SF = 0{,}8)$$

▶ Zwischen Arzneistoff und Zumischungskomponenten können infolge der Arzneistoffeinbettung im Granulat Inkompatibilitäten weitgehend ausgeschlossen werden.

▶ Davon ausgehend, dass der geringe Anteil des äußeren Füllstoffes nur einen kleinen Effekt hat, kann der Elastizitätsfaktor des Granulats übernommen werden.

▶ Viele Prognosen können in Analogie zu den Kapiteln 2.4.4.5 und 5.4.5.5 vorgenommen werden,

Tabelle 6.3
Arzneistoff- und Füllstoffeigenschaften

Eigenschaft/Messgröße		Einheit	Bestimmungsmethode	Wert	SF
Ausstoßkonstante	$(F^1_{o(A)})$	MPa	B22		
	$(F^1_{o(F)})$				
Ausstoßkonstante	$(f^1_{(A)})$	–	B22		
	$(f^1_{(F)})$				
Ausstoßkonstante	$(F^2_{o(A)})$	MPa	B22		
	$(F^2_{o(F)})$				
Ausstoßkonstante	$(f^2_{(A)})$	–	B22		
	$(f^2_{(F)})$				
Bruchkonstante	$(a^1_{(A)})$	–	B22		
	$(a^1_{(F)})$				
Bruchkonstante	$(b^1_{(A)})$	–	B22		
	$(b^1_{(F)})$				
Bruchkonstante	$(a^2_{(A)})$	–	B22		
	$(a^2_{(F)})$				
Bruchkonstante	$(b^2_{(A)})$	–	B22		
	$(b^2_{(F)})$				
Druckstabilität/ Zersetzungsprodukt (X_{ZD})		%	B22		
Elastizitätsfaktor	(g^1_A)	–	B9		
	(g^1_F)				
Elastizitätsfaktor	(g^2_A)	–	B9		
	(g^2_F)				
Krit. Maschinengeschw.	$(v^1_{P(Kr)A})$	UpM	B9		
	$(v^1_{P(Kr)F})$				
Krit. Maschinengeschw.	$(v^2_{P(Kr)A})$	UpM	B9		
	$(v^2_{P(Kr)F})$				
Lichtempfindlichkeit		Ja/nein	B20		
Maximaler Pressdruck	$(\rho^1_{rmax(A)})$	MPa	B22		
	$(\rho^1_{rmax(F)})$				
Maximaler Pressdruck	$(\rho^2_{rmax(A)})$	MPa	B22		
	$(\rho^2_{rmax(F)})$				
Reaktion (pk_a)					
Schmelzpunkt		°C	B17		
Verdichtungskonstante	$(\rho^1_{rmax(A)})$	–	B22		
	$(\rho^1_{rmax(F)})$				
Verdichtungskonstante	$(\rho^1_{r_o(A)})$	–	B22		
	$(\rho^1_{r_o(F)})$				

(Fortsetzung S. 135)

Tabelle 6.3
Arzneistoff- und Füllstoffeigenschaften (Fortsetzung)

Eigenschaft/Messgröße		Einheit	Bestimmungsmethode	Wert	SF
Verdichtungskonstante ($k^1_{D(A)}$)		MPa^{-1}	B22		
	($k^1_{D(F)}$)				
Verdichtungskonstante ($\rho^2_{rmax(A)}$)		–	B22		
	($\rho^2_{rmax(F)}$)				
Verdichtungskonstante ($\rho^2_{r_o(A)}$)		–	B22		
	($\rho^2_{r_o(F)}$)				
Verdichtungskonstante ($k^2_{D(A)}$)		MPa^{-1}	B22		
	($k^2_{D(F)}$)				
Wahre Dichte	($\rho_{W(A)}$)	g/cm^3	B13		
	($\rho_{W(F)}$)				

A Arzneistoff, F Füllstoff.

Tabelle 6.4
Granulateigenschaften

Eigenschaft/Messgröße	Einheit	Bestimmungs-methode	Wert	SF	Optimaler Wert	Empfohlener bzw. tolerierter Bereich (z. B.)
Arzneistoffbezeichnung	–	–			–	–
Arzneistoffmasse pro Dosis	mg	–			–	–
Ausstoßkonstante ($F^1_{o(G)}$)	MPa	B22				
Ausstoßkonstante ($f^1_{(G)}$)	–	B22				
Ausstoßkonstante ($F^2_{o(G)}$)	MPa	B22				
Ausstoßkonstante ($f^2_{(G)}$)	–	B22				
Bindermasse	mg	–				
Bindertyp	–	–				
Bruchkonstante ($a^1_{(G)}$)	–	B22				
Bruchkonstante ($b^1_{(G)}$)	–	B22				
Bruchkonstante ($a^2_{(G)}$)	–	B22				
Bruchkonstante ($b^2_{(G)}$)	–	B22				
Elastizitätsfaktor (g^1_G)	–	B9				
Elastizitätsfaktor (g^2_G)	–	B9				
Feinanteil X^{fein} (< 0,10 mm)	%	B30			5	0–15
Feuchtegehalt	%	B21				
Fließverhalten/Böschungswinkel	°	B2			20	20–48
Freigabe/Lösegeschwindigkeit (v_2)	%/t_x	B1				
Freigabezeitraum (t_x)	min	B1				
Füllstoffbezeichnung	–	–			–	–
Füllstoffmasse pro Dosis	mg	–			–	–

(Fortsetzung S. 136)

Tabelle 6.4
Granulateigenschaften (Fortsetzung)

Eigenschaft/Messgröße	Einheit	Bestimmungs-methode	Wert	SF	Optimaler Wert	Empfohlener bzw. tolerierter Bereich (z. B.)
Gleichförmigkeit des Gehaltes/ Homogenität (S_{rel})	%	B3			0	
Granulatfestigkeit	%	B26			80	60–100
Granulatgröße (geometrisches Mittel, dg)	mm	B30			0,3	0,2–0,4
Granulatmasse pro Dosis	mg	–				
Grobanteil X^{grob1} (> 0,7 ≤ 1,0 mm)	%	B30			5	0–20
Krit. Maschinengeschw. ($v^1_{P(Kr)G}$)	UpM	B9				
Krit. Maschinengeschw. ($v^2_{P(Kr)G}$)	UpM	B9				
Lichtempfindlichkeit	Ja/nein	B20			Nein	
Schüttdichte	mg/mm³	B6			–	–
Schüttvolumen pro Dosis	mm³	B6			≤ 0,9 · V_{smax}	
Verdichtungskonstante ($\rho^1_{rmax(G)}$)	–	B22				
Verdichtungskonstante ($\rho^1_{r_o(G)}$)	–	B22				
Verdichtungskonstante ($k^1_{D(G)}$)	MPa^{-1}	B22				
Verdichtungskonstante ($\rho^2_{rmax(G)}$)	–	B22				
Verdichtungskonstante ($\rho^2_{r_o(G)}$)	–	B22				
Verdichtungskonstante ($k^2_{D(G)}$)	MPa^{-1}	B22				

Tabelle 6.5
Granulateigenschaften (Untersuchungsobjekt: Komprimate)

Eigenschaft/Messgröße	Einheit	Bestimmungs-methode	Wert	SF	Optimaler Wert	Empfohlener bzw. tolerierter Bereich (z. B.)
Ausstoßkraft ($F^1_{A(Pmax)}$)	N	B25			0	0–300
Ausstoßkraft ($F^2_{A(Pmax)}$)	N	B25				
Bruchfestigkeit ($B^1_{(Pmax)}$)	MPa	B24			3	2–4
Bruchfestigkeit ($B^2_{(Pmax)}$)	MPa	B24				
Maximaler Pressdruck (P^1_{max})	MPa	B22				
Maximaler Pressdruck (P^2_{max})	MPa	B22				
Stempelbelag/Adhäsion	µg/cm²	B7			0	0–10
Zerfallszeit	min	B5			0	0–120
Zersetzungsprodukt infolge Druckbelastung ($X_{ZD(Pmax)}$)	%	B22			0	0–0,1

wenn statt der Arzneistoffdaten die entsprechenden Daten des Granulates verwendet werden (Index: G statt A und Fä statt F)
Dies gilt für:

- die Werkzeughaftung (κ),
- den maximalen Pressdruck ($P_{max(G+Fä)}$),
- die Ausstoßkraft (F_A),
- den Tablettenabrieb (FR),

Tabelle 6.6
„Äußere" Füllstoffe

Füllstoff	Typ	Firma, Hersteller	Untersuchungsgruppe (vgl. Kap. 5.4.8.3)
α-Laktose · H_2O	Tablettose 60	Meggle	1, 2, 3
Mikrokristalline Zellulose	Avicel PH 200	FMC	1, 2, 4

- die Presskraft (F_P),
- die Lösegeschwindigkeit (v_3),
- das Schüttvolumen pro Dosis (V_S),
- den Böschungswinkel (α).

▶ Aus Granulaten hergestellte Tabletten haben bei gleichen Prozessbedingungen eine etwas abweichende Bruchfestigkeit gegenüber Tabletten aus Pulvermischungen (vgl. Kap. 5.4.5.5).
Ist $v_P \leq v_{P\,Krit.}$ lautet die Prognose für runde biplane Tabletten:

$$B = (k_{GB} + 1{,}5 \cdot d_w \cdot k_B \cdot X_B) \cdot B_A^{\Phi_{SA}} \cdot B_F^{\Phi_{SF}} \cdot B_{Fä}^{\Phi_{SFä}} \quad [\text{MPa}] \quad (SF = 0{,}5)$$

Dabei ist bei mittels Schnellmischern hergestellten Granulaten $k_{GB} \approx 0{,}4$, d.h. die Bruchfestigkeit von Tabletten aus Krustengranulaten (bzgl. k_{GB} s. B32) ist geringer als die von direktverpressten Tabletten. Bei Tabletten aus Bindergranulaten wird dieser Effekt z. T. wieder kompensiert.
Bei in Wirbelschichtgeräten hergestellten Bindergranulaten ist dagegen $k_{GB} = 1{,}0$. Dies ist auf Unterschiede in der Granulatdichte zurückzuführen (s. Kap. 3.4.7.5).
Wie in Kap. 5.4.5.5 erläutert, beträgt die Bruchfestigkeit runder, gewölbter Tabletten ca. 80%, die von Oblong-Tabletten ca. 70% des oben prognostizierten Wertes.
Wird die kritische Maschinengeschwindigkeit überschritten, ist die in Kap. 5.4.5.5 erläuterte Erweiterung der Prognosegleichung vorzunehmen.

6.4.2.6 EA: Maßnahmenauswahl und Reihung
Wie bereits an anderen Stellen beschrieben (z. B. Kap. 1.4.1.7, 3.4.5.6 sowie Tabelle 3.18, S. 55, und 5.14, S. 111) wird auch bei äußeren Füllstoffen anhand von Auswahlkriterien (Tabelle 6.7, S. 138) eine Rangfolge erstellt. Abbildungsvorschriften sind in Tabelle 5.15 (S. 112) enthalten. Wie in Kap. 5.4.5.6 erläutert, erfolgt die Suche nach dem optimalen äußeren Füllstoff in Kombination mit der Suche nach dem optimalen Pressdruckniveau.

6.4.2.7 EA: Rücksprünge
Entfallen.

6.4.2.8 EA: Alternativen
Bezüglich Alternativen s. Tabelle 6.8 (S. 138).

6.4.3 ES: Auswahl des Pressdruckniveaus
Dieser Entwicklungsschritt ist mit dem in Kap. 5.4.4 identisch und wird in Kombination mit dem ES „Auswahl des äußeren Füllstoffes" bearbeitet. Auch wenn kein äußerer Füllstoff in Frage kommt (Q = 0,85) sind bei der Auswahl des Pressdruckniveaus die mit T gekennzeichneten Kriterien in Tabelle 6.7 (S. 138) maßgebend.

6.4.4 EP: Werkzeughaftung, ES: Schmiermittelauswahl
Dieser Entwicklungsschritt entspricht dem in Kap. 5.4.8 (Index G statt A).

6.4.5 ES: Auswahl Fließregulierungsmittel
Vergleiche hierzu Kap. 5.4.7 (Index G statt A).

6.5 Demonstrationsbeispiel
Die im Folgenden beschriebene wissensbasierte Entwicklung der Tablette TA 52, hergestellt durch Granu-

Tabelle 6.7
Auswahlkriterien für äußere Füllstoffe und Pressdruck

Kriterien	K.O.-Kriterium	A_	A_+	Wichtungsfaktor (z. B.)
Abrasivität (Fä)	Nein	Ja	Nein	3
Arzneibuchmonographie (Fä)	Nein	Nein	Ja	5
Ausstoßkraft (T)	Nein	Höchste (PA)	Niedrigste (PA)	5
Böschungswinkel (G)	Ja	40°	25°	10
Bruchfestigkeit (T)		Höchste u. Niedrigste (PA)	Optimale (PA)	20
Friabilität (T)	Ja	Höchste (PA)	0	3
Krit. Maschinengeschw. (G)	Nein	60 UpM	270 UpM	3
Pharmazeutische Qualität (Fä)	Ja	–	Ja	0
Physiolog. Verträglichkeit (Fä)	Ja	Ausreichend	Sehr gut	8
Pressdruck (T)	Ja	P_{max}	0	20
Schüttvolumen pro Dosis (G)	Ja	Höchstes (PA)	Optimales (PA)	0
Stempelbelag (Fä)	Nein	Höchster (PA)	Niedrigster (PA)	3
Verfügbarkeit am Produktionsstandort (Fä)	Ja	Ja	–	0
Zersetzung (Hydrolyse) (G)	Ja	Höchste (PA)	0	10
Zersetzung (Oxidation) (G)	Ja	Höchste (PA)	0	10

Fä Füllstoff, *G* Granulat + Zumischung, *T* Tablette.

Tabelle 6.8
Alternativen

Bei zu schlechtem Fließen der Pressmasse:	❱ Zusatz von Fließregulierungsmitteln
Bei zu hoher Ausstoßkraft:	❱ Schmiermittelanteil weiter erhöhen

Tabelle 6.9
Produktanforderungsprofil (Beispiel: Tablette TA 52)

Produkteigenschaft/Messgröße		Einheit	Optimaler Wert (z. B.)	Tolerierter Wert bzw. Bereich (z. B.)
Arzneistoffdosis		mg	200	200
Ausstoßkraft (F_A)		N	0	0–300
Böschungswinkel (Pressmasse)		°	25	25–48 bzw. 40°
Bruchfestigkeit (B)		MPa	3	2–4
Druckstabilität/Zersetzungsprodukt		%	0	0–0,1
Freigabe/Lösegeschwindigkeit (v_3)	bei pH 1	%/20 min	100%/20 min	80–100%/20 min
"	bei pH 6,8	"	"	"
Freigabezeitraum (t_x)		min	20	20
Friabilität		%	0	0–0,5
Haltbarkeitsdauer		a	5	5

(Fortsetzung S. 139)

Tabelle 6.9
Produktanforderungsprofil (Beispiel: Tablette TA 52) (Fortsetzung)

Produkteigenschaft/Messgröße		Einheit	Optimaler Wert (z. B.)	Tolerierter Wert bzw. Bereich (z. B.)
Hydrolyse/Zersetzungsprodukt		%	0	0–0,1
Kalottenhöhe (h')		mm	0,9	–
Oxidation/Zersetzungsprodukt		%	0	0–0,1
Presskraft (F_P)		kN	0	0–50
Relative Tablettendichte (ρ_r)		–	0,8	0,7–1,0
Schüttvolumen (Pressmasse)		mm^3	–	≤ 858
Steghöhe (h)		mm	1,8	1,7–2,0
Stempelbelag, Adhäsion		µg/cm^2	0	≤ 10
Tablettendurchmesser bzw. -breite (D)		mm	9,0	–
Tablettenlänge (L)		mm	9,0	–
Vorpresskraft		%	0	0
Zerfallszeit	bei pH 1	min	0	≤ 15
"	bei pH 6,8	"	0	≤ 15

Tabelle 6.10
Zusammensetzung und Herstellung der Tablette TA 52

Stoffe	Masse pro Dosis
Granulat GR 52	227,7 mg
Polyplasdone XL	+ 9,5 mg
Magnesiumstearat	+ 1,2 mg
	238,4 mg

Geräte, Verfahren	
Taumelmischer (Hauptmischung: 30 min bei 50 UpM, Schmiermittelzumischung: 3 min bei 50 UpM)	Turbula 2
Tablettierverfahren (Pressdruck 180 MPa, Maschinengeschw.: 60 UpM)	Maschine 1, d. h. PH 100

Prozessbedingungen: Tabelle 2.24 und 5.4 (S. 30 und 101)

latverpressung, geht aus von den Anforderungen an das Endprodukt und die Pressmasse (Tabelle 6.9, S. 139), einigen Eigenschaften des Arzneistoffes WS 52 (s. Tabelle 3.33, S. 64) und den Eigenschaften des Halbfertigproduktes „Granulat GR 52" (s. Tabelle 3.34 und 3.35, S. 64, 65). Bezüglich der Eigenschaften des Granulierfüllstoffes s. Tabelle 10.3, S. 219.

Daraus werden abgeleitet: eine optimierte Rezeptur (Tabelle 6.10, S. 139) und die prognostizierten Produkteigenschaften (Tabelle 6.11, S. 140). Weitere Rezepturen werden mit Maßnahmen höherer Rangzahlen erhalten. Zur Rangfolge der Spreng- und Schmiermittel s. Tabelle 2.21 (S. 30) und 2.24 (S. 30). Spezielle Hinweise ergänzen die Vorschläge. Eine experimentelle Überprüfung soll die Entwicklung abschließen.

Bezüglich Hilfsstoffe, Verfahren und Packmittel s. Kap. 10.3 bis 10.5. Prozessbedingungen sind in den Tabelle 2.23 bis 2.26 (S. 31) sowie in Tabelle 5.4 (S. 101) aufgeführt.

Die zu verpressende Mischung wird in zwei Schritten hergestellt (s. Kap. 2.4.10):

1. Hauptmischung (Zumischung von Hilfsstoffen),
2. Schmiermittelzumischung.

Da in diesem Beispiel keine Stabilitäts-/Kompatibilitätsstudien mit ausgewählten Pulvermischungen vorgesehen sind, sind Haltbarkeitsprüfungen mit den empfohlenen Rezepturen durchzuführen.

Tabelle 6.11
Geforderte und prognostizierte Eigenschaften der Tablette TA 52

Eigenschaft	Anforderung	Prognostizierter Wert	SF
Ausstoßkraft	0–300 N	37,7 N	0,5
Böschungswinkel (Pressmasse)	25–40°	≤ 34°	0,7
Bruchfestigkeit	2–4	3,4 MPa	0,5
Freigabe/Lösegeschwindigkeit (v_3)	80–100%/20 min	≥ 80%/20 min	0,7
Friabilität	0–0,5%	0,16%	0,6
Kalottenhöhe	0,9 mm	0,9 mm	1,0
Lichtempfindlichkeit	–	Nein	1,0
Presskraft	0–50 N	11,5 kN	1,0
Relative Tablettendichte	0,7–1,0	0,88	0,5
Schüttvolumen pro Dosis (Pressmasse)	≤ 858 mm³	434 mm³	0,5
Steghöhe	1,7–2,0 mm	1,8 mm	0,7
Stempelbelag, Adhäsion	≤ 10 µg/cm²	≤ 10 µg/cm²	0,1
Tablettendurchmesser	9,0 mm	9,0 mm	1,0
Tablettenlänge	9,0 mm	9,0 mm	1,0
Zerfallsdauer	≤ 15 min	≤ 15 min	0,7
Zersetzungsprodukt/Druckstabilität	0,0–0,1 mol%	0,0 mol%	1,0
Zersetzungsprodukt/Hydrolyse	≤ 0,1 mol%	0,0 mol%	0
Zersetzungsprodukt/Oxidation	≤ 0,1 mol%	0,0 mol%	0

Literatur

An dieser Stelle ist ein großer Teil der Literatur zu nennen, die bereits in den Kapiteln 3 und 5 aufgeführt worden ist.

Weitere Publikationen zum Thema Granulatverpressung sind:

6-1. Bultmann M (1998) Wissensbasierte Entwicklung von Tabletten aus Granulaten, Dissertation, Universität Heidelberg

6-2. Achanta AS, Adusumilli PS, JAmes KW (1997) Endpoint determination and its relevance to physicochemical characteristics of solid dosage forms. Drug Dev Ind Pharm 23: 539–546

6-3. Aly SAS (1989) Stability study of some water soluble tablet formulations prepared with acrylic resins as binders. Part 1: The reliability of accelerated stability testing to evaluate two acrylic resin polymers. Pharm Ind 51: 690

6-4. Asgharnejad M, Storey DE (1996) Application of a compaction simulator to the design of a high-dose tablet formulation. Part I. Drug Dev Ind Pharm 22: 967–975

6-5. Badawy SIF, Menning MM, Gorko MA, Gilbert DL (2000) Effect of process parameters on compressibility of granulation manufactured in a high-shear mixer. Int J Pharm 198: 51–61

6-6. Bavitz JF, Shiromani PK (1986) Granulation surface area as basis for magnesium stearate concentration in tablet formulations. Drug Dev Ind Pharm 12: 2481–2492

6-7. Becker D, Rigassi T, Bauer-Brandl A (1997) Effectiveness of binders in wet granulation: A comparison using model formulations of different tabletability. Drug Dev Ind Pharm 23: 791–808

6-8. Chowhan ZT, Chow YP (1981) Compression properties of granulations made with binders containing different moisture contents. J Pharm Sci 70: 1134–1139

6-9. El-Gindy NA et al. (1988) Evaluation of binder activities on the physical properties and compression characteristics of granules prepared by two different modes. Drug Dev Ind Pharm 14: 977–1005
6-10. Erni W, Ritschel WA (1977) Effect of granulation method on dissolution of sulfathiazine experimental tablets. Pharm Ind 39: 284
6-11. Ethridge DM (1987) Influence of mixing time on the compaction properties of compacts containing avicel PH101 and magnesium stearate. J Pharm Sci 76: 263
6-12. Etrel KD, Zoglio MA, Ritschel WA, Carstensen JT (1990) Physical aspects of wet granulation IV – Effect of kneading time on dissolution rate and tablet properties. Drug Dev Ind Pharm 16: 963–981
6-13. Gadalla MAF (1989) A comparative evaluation of some starches as disintegrants for double compressed tablets. Drug Dev Ind Pharm 15: 427–446
6-14. Ganderton D, Selkirk AB (1971) The effect of granule properties on the pore structure of tablets of sucrose and lactose. J Pharm Pharmac 22: 345–353
6-15. Ghanta SR, Srinivas R, Rhodes CT (1986) Some studies of the effect of processing variables on the properties of granules and tablets made by wet granulation. Pharm Acta Helv 61: 191
6-16. Jarosz PJ, Parrott EL (1983) Comparison of granule strength and tablet tensile strength. J Pharm Sci 72: 530
6-17. Johnson JR, Wang L-H, Gordon MS, Chowhan ZT (1991) Effect of formulation solubility and hygroscopicity on disintegrant efficiency in tablets prepared by wet granulation, in terms of dissolution. J Pharm Sci 80 : 469
6-18. Lerk CF, Bolluis GK, Smedena SS (1977) Interaction of lubricants and colloidal silicea during mixing with excipients. Pharm Acta Helv 52: 33–39
6-19. Lo JB, MacKay GG, Sinko CM (1995) Effects of water, granulation methods, and drying conditions on compactibility of microcristalline cellulose. Pharm Res 12: 165
6-20. Ragnarsson G, Sjögren J (1982) Influence of the granulating method on bulk properties and tablettability of a high dosage drug. Int J Pharm 12: 163–171
6-21. Rowe RC (1990) Correlation between predicted binder spreading coefficients and measured granule and tablet properties in the granulation of paracetamol. Int J Pharm 58: 209–213
6-22. Rubinstein MH, Garr JSM (1991) Compaction properties of a cellulose-lactose direct compression excipient.Pharm Tech (4): 76
6-23. Rupp R, Healy I (1975) Tablettierverhalten von Phenacetin. Acta Pharm Tech 21: 191
6-24. Schildcrout SA, Huss CA, Mayer RF, Minnett MD (1995) Influence of granulation process on dissolution failure of compressed tablets. Pharm Res 12: 179
6-25. Shirakura O et al. (1992) Effect of amount and composition of granulating solution on physical characteristics of tablets. Drug Dev Ind Pharm 18: 1099–1110
6-26. Sunada H, Hasegawa M, Makino T, Sakamoto H, Fujita K, Tanino T, Kokubo H, Kawaguchi T (1988) Study of standard tablet formulation based on fluidized-bed granulation. Drug Dev Ind Pharm 24: 225–233
6-27. Symecko CW, Rhodes CT (1995) Binder functionality in tabletted systems. Drug Dev Ind Pharm 21: 1091–1114
6-28. Wang C, McGinity JW, Shah NH, Zhang G, Infeld MH, Malick AW (1993) A compaction study of physical-mechanical properties of binary granular mixtures. Pharm Research 10: 163
6-29. Westerhuis JA, Coenegracht PMJ, Coenraad FL (1997) Multivariate modelling of the tablet manufacturing process with wet granulation for tablet optimization and in-process control. Int J Pharm 156: 109–117
6-30. Wikberg M, Alderborn G (1990) Compression characteristics of granulated materials. II. Evaluation of granule fragmentation during compression by tablet permeability and porosity measurements. Int J Pharmaceutics 62: 229–241
6-31. Wikberg M, Alderborn G (1991) Compression characteristics of granulated materials. IV. The effect of granule porosity on the fragmentation propensity and the compactibility

6-32. Wikberg M, Alderborn G (1992) Compression characteristics of granulated materials: VI. Pore size distribution, assessed by mercury penetration, of compacts of two lactose granulations with different fragmentation propensities. Int J Pharm 84: 191–195

of some granulations. Int J Pharm 69: 239–253

6-33. Wikberg M, Alderborn G (1993) Compresion characteristics of granulated materials. VII. The effect of intragranular binder distribution on the compactability of some lactose granulations. Pharm Res 10: 88–94

6-34. Wu P, Attarchi F, Anderson N, Carstensen JT (1989) Effect of drug solubility in wet granulation fluids on the dissolution rates of the resulting tablets. Drug Dev Ind Pharm 15: 11–16

Entwicklung von umhüllten Tabletten

7

7.1	Definition der Produktanforderungen	145
7.2	Produkt- und maschinenspezifische Bedingungen	145
7.3	Arzneistoff- und Halbfertigprodukteigenschaften	145
7.4	Entwicklungsprobleme (EP), Entwicklungsschritte (ES), Entwicklungsschrittaktionen (EA)	145
7.4.1	EP: Schmelzpunkt des Arzneistoffes	145
7.4.2	EP: pH-Reaktion des Halbfertigproduktes	148
7.4.3	ES: Auswahl Sprühflüssigkeit	148
7.4.4	ES: Auswahl Pigmente	150
7.4.5	ES: Auswahl Filmbildner	151
7.4.6	ES: Auswahl Weichmacher	153
7.4.7	ES: Auswahl Antiklebemittel	153
7.4.8	ES: Auswahl Stabilisator, Netzmittel	154
7.4.9	ES: Auswahl Überzugsverfahren	154
7.5	Demonstrationsbeispiel	157
	Literatur	158

EINLEITUNG

Tabletten werden aus unterschiedlichen Gründen mit Hüllen versehen: Mit löslichen Hüllen (L) zwecks besserer Schluckbarkeit bzw. Fließfähigkeit bzw. Geschmackskaschierung, mit magensaftresistenten Hüllen (MSR) aus Stabilitäts- bzw. Verträglichkeitsgründen oder zur Erzielung eines Retardeffektes (RET). Hierbei ist zu beachten, dass Tabletten mit in Magensaft unlöslichen Hüllen und einem Durchmesser über ca. 5 mm eine längere bzw. stark schwankende Verweilzeit im Magen aufweisen. Stoffe mit hoher Dichte (z. B. Bariumsulfat, Calciumphosphat) erhöhen ebenfalls die Magenverweilzeit. Kleinere Tabletten dagegen passieren den Magen in nüchternem Zustand innerhalb von ca. 15 Minuten.

In diesem Kapitel wird die Entwicklung von Tabletten mit löslichen bzw. magensaftresistenten Filmhüllen besprochen, wobei von Zwischenprodukten, wie sie in Kap. 5 und 6 beschrieben wurden, ausgegangen wird.

Das Wissen stammt aus der am Ende des Kapitels zitierten Literatur, insbesondere aus der Dissertation von F. Ch. Lintz [Lit. 7-1].

7.1 Definition der Produktanforderungen

Die Anforderungen an umhüllte Tabletten (Tabelle 7.1, S. 146) ergeben sich aus den o. g. Zielsetzungen, z. B. bzgl. der Wirkstofffreisetzung in künstlichen Magen- und Darmsaft. Die Lagerungsstabilität chemischer und physikalischer Produkteigenschaften ist mit Rezepturvorschlägen der wissensbasierten Entwicklung zu prüfen, wobei von den Eigenschaften des Zwischenproduktes „nicht umhüllte Tablette" ausgegangen werden kann.

7.2 Produkt- und maschinenspezifische Bedingungen

Im Produktanforderungsprofil sind die Produktanforderungen und spezifische Bedingungen (Tabelle 7.2, S. 146) zusammengefasst.

7.3 Arzneistoff- und Halbfertigprodukteigenschaften

Für die wissensbasierte Entwicklung von Tablettenhüllen müssen nicht nur bestimmte Arzneistoffeigenschaften bekannt sein (s. Tabelle 7.4, S. 147), sondern vor allem die Eigenschaften des Halbfertigproduktes „nicht umhüllte Tablette" (s. Tabelle 7.3, S. 147). Diese werden nach Kap. 5 bzw. 6 prognostiziert und/oder sind experimentell zu bestimmen. Es kann davon ausgegangen werden, dass – abgesehen von einem evtl. Lichteinfluss – die Eigenschaften des Halbfertigproduktes den Produktanforderungen entsprechen.

7.4 Entwicklungsprobleme (EP), Entwicklungsschritte (ES), Entwicklungsschrittaktionen (EA)

Folgende „Probleme" bzw. „Schritte" sind im Laufe der Entwicklung zu bearbeiten:

- Schmelzpunkt des Arzneistoffes,
- pH-Reaktion des Halbfertigproduktes,
- Auswahl Sprühflüssigkeit,
- Auswahl Pigmente,
- Auswahl Filmbildner,
- Auswahl Weichmacher,
- Auswahl Antiklebemittel,
- Auswahl Netzmittel, Stabilisator,
- Auswahl Überzugsverfahren.

Eine abschließende Polierung kann in manchen Fällen zur Glättung der Tablettenoberfläche gewünscht werden. Verwendet wird hierzu meist eine ethanolische Lösung von Polyethylenglykol PEG 6000. Auf diesen Entwicklungsschritt wird in diesem Kapitel jedoch verzichtet.

7.4.1 EP: Schmelzpunkt des Arzneistoffes

Da beim Umhüllungsprozess erhöhte Temperaturen auftreten, sollte der Schmelzpunkt des Arzneistoffes > 50 °C betragen. Andernfalls ist auf andere Zubereitungsformen (z. B. Weichkapseln) überzugehen.

Tabelle 7.1
Produktanforderungen

Nr.	Produkteigenschaft/Messgröße	Einheit	Bestimmungs-methode	Optimaler Wert	Tolerierter Wert bzw. Bereich (z. B.)
1	Friabilität	%	B23	0	≤ 0,2
2	Farbe der Hülle	–	B40		
3	Bruchfestigkeit	MPa	B24		
4	Restfeuchte (Lösungsmittelreste in Hülle und Kern)	%	B21	0	
5	Zerfallszeit in künstlichem Magensaft $t_{Z(MS)}$ (L-Hülle)	min	B5	0	≤ 20
6	Zerfallszeit in künstlichem Darmsaft $t_{Z(DS)}$ (L-Hülle)	min	B5	0	≤ 20
7	Zerfallszeit in künstlichem Magensaft $t_{Z(MS)}$ (MSR-Hülle)	min	B5	> 120	> 120
8	Zerfallszeit in künstlichem Darmsaft $t_{Z(DS)}$ (MSR-Hülle)	min	B5	0	≤ 30
9	Stabilität in künstlichem Magensaft/ Zersetzungsgeschwindigkeit	%/h	B20	0	≤ 0,1

Kommentare zu Tabelle 7.1

Ad 2: Anzugeben ist in Anbetracht der verfügbaren Pigmente: farblos oder weiß oder gelb oder rot oder braun.

Ad 3: Die Bruchfestigkeit des Halbfertigproduktes sollte nicht unterschritten werden.

Ad 4: Tolerierter Maximalwert bei pharmakologisch unbedenklichen organischen Lösungs- bzw. Dispergierungsmitteln: Restfeuchte des Endproduktes – Restfeuchte des Halbfertigproduktes ≤ 1 bzw. 0,5%.

Ad 5 bis 8: Die Zerfallszeiten ergeben sich aus der in Tabelle 7.2 (S. 146) vorgegebenen Hüllenfunktion.

Ad 9: Diese Angabe ist nur bei säurelabilen Arzneistoffen (s. Tabelle 7.4, S. 147) von Bedeutung.

Tabelle 7.2
Produkt- und maschinenspezifische Bedingungen

Nr.	Bedingungen	Spezifikation
10	Hüllenfunktion	
11	Packmittel	
12	Lagerungsbedingungen (°C, % r.F.)	
13	Produktionsklima (°C, % r.F.)	
14	Lichtschutz (Tablettenhülle)	
15	Temperungsverfahren (Typ)	
16	Überzugsverfahren (Typ)	
17	Produktionsstandort (Nr)	

Kommentare zu Tabelle 7.2

Ad 10: Anzugeben ist: löslich (L) oder magensaftresistent (MSR).

Ad 11-13: Die Spezifikationen können Kap. 10.5 entnommen werden.

Ad 14: Siehe hierzu die entsprechende Arzneistoffeigenschaft (Tabelle 7.4, S. 147) und vorausgegangene Kommentare zu diesem Thema (z. B. Ad 4, Tabelle 5.4, S. 101). Anzugeben ist: Lichtundurchlässiges Packmittel und/oder Herstellung unter Lichtschutz und/oder Lichtschutz durch Filmhülle oder „keine Maßnahme erforderlich".

Ad 15, 16: In diesem Kapitel stehen zwei Überzugsverfahren zur Diskussion (s. Tabelle 7.10, S. 155).

Tabelle 7.3
Eigenschaften des Halbfertigproduktes (nicht umhüllte Tabletten)

Nr.	Eigenschaft/Messgröße	Einheit	Bestimmungs-methode	Wert	SF	Optimaler Wert	Tolerierter Wert bzw. Bereich (z.B.)
1	Arzneistoffname	–				–	–
2	Arzneistoffmasse je Tablette	mg				–	–
3	Mittleres Tablettengewicht	mg				–	–
4	Durchmesser (D)	mm				–	
5	Tablettenlänge (L)	mm				–	
6	Steghöhe (h)	mm				–	–
7	Kalottenhöhe (h')	mm				–	–
8	Relative Dichte (ρ_r)	-				0,8	0,8–0,95
9	Bruchfestigkeit (B)	MPa	B24				
10	Friabilität (FR)	%	B23			0	0–0,5
11	Feuchtegehalt, Restfeuchte (φ)	%	B21				
12	Zerfallszeit in künstlichem Magensaft, pH 1 ($t_{z(MS)}$)	min	B5				
13	Zerfallszeit in künstlichem Darmsaft, pH 6,8 ($t_{z(DS)}$)	min	B5			0	0–15
14	Freigabe/Lösegeschwindigkeit bei pH 1	$\%/t_x$	B1				
15	Freigabe/Lösegeschwindigkeit bei pH 6,8	$\%/t_x$	B1			100 %/10 min	
16	Reaktion	pH				6,5	
17	Haltbarkeitsdauer	a					
18	Hydrolyse/Zersetzungsprodukt	$\%/t_x$	B20			0	
19	Oxidation/Zersetzungsprodukt	$\%/t_x$	B20			0	

Tabelle 7.4
Eigenschaften des Arzneistoffes

Nr.	Arzneistoffeigenschaft/ Messgröße	Einheit	Bestimmungs-methode	Wert bzw. Bezeichnung	SF	Optimaler Wert	Tolerierter Wert bzw. Bereich (z.B.)
20	Lichtempfindlichkeit	Ja/nein	B12				
21	Wasserempfindlichkeit	Ja/nein	B20				
22	Hydrolyse/Zersetzungsprodukt in künstl. Magensaft	%/h	B20				
23	Schmelzpunkt	°C	B17				
24	Löslichkeit in Wasser	%	B10				
25	Löslichkeit in z.B. (Methylenchlorid + Methanol)	%	B10				

(Fortsetzung S. 148)

Tabelle 7.4
Eigenschaften des Arzneistoffes (Fortsetzung)

Nr.	Arzneistoffeigenschaft/Messgröße	Einheit	Bestimmungsmethode	Wert bzw. Bezeichnung	SF	Optimaler Wert	Tolerierter Wert bzw. Bereich (z.B.)
26	Funktionelle Gruppen	–	–				
27	Gegenion des Arzneistoffes	–	–				
28	Grundgerüstklasse	–	–				
29	Reaktion (pk_a)	–	–				

Kommentare zu Tabelle 7.3 und 7.4

Ad 4, 5: Wie einleitend erwähnt, sollten MSR-Tabletten mit Durchmessern ≥ 5 mm vermieden werden. Alternative: Pellets.

Ad 6, 7: Nur gewölbte Tabletten können umhüllt werden (vgl. Ad 23–27 zu Tabelle 3.3, S. 43).

Ad 8: Polymerfilme haften auf Tablettenoberflächen besser, wenn die relative Dichte der Kerne nicht zu hoch ist. Der visuelle Aspekt ist allerdings ebenfalls maßgebend.

Ad 9: Um einen problemlosen Überzugsprozess sicherzustellen, sollten die Empfehlungen und Toleranzbereiche, wie sie unter Kommentar Ad 17 zu Tabelle 5.1 (S. 101) aufgeführt sind, eingehalten werden.

Ad 10: Ein einwandfreier Film setzt einen geringen Abrieb (≤ 0,5%) voraus.

Ad 11: Der Feuchtegehalt des Halbfertigproduktes sollte der Gleichgewichtsfeuchte entsprechen.

Ad 12–15: Als Voraussetzung für Umhüllungen mit löslichen Hüllen wird der Zerfallszeit üblicherweise gegenüber der Freigabegeschwindigkeit der Vorzug gegeben. Im Falle von geplanten MSR-Hüllen sollte statt dessen die Freigabegeschwindigkeit bei pH 1 ≥ 1%/30 min und bei pH 6,8 ≥ 80%/20 min betragen.

Ad 16: Die Reaktion angefeuchteter Tabletten spielt bei löslichen Hüllen keine Rolle. Bei vorgesehener MSR-Hülle sollte das Halbfertigprodukt dagegen weitgehend neutral reagieren (s. Abschn. 7.4.2).

Ad 17–22: Bei der Entwicklung von Tablettenhüllen wird von einem physikalisch und chemisch ausreichend lagerungsstabilen Halbfertigprodukt ausgegangen. Bei stärkerer Wasserempfindlichkeit des Arzneistoffes sind Alternativen zu erwägen (s. Abschn. 7.4.5.8). Lichtempfindlichkeit erfordert ebenfalls Maßnahmen.

Ad 24, 25: Die Löslichkeiten spielen bei der Auswahl der Sprühgeschwindigkeit eine Rolle.

Ad 26–28: Diese Eigenschaften dienen der Inkompatibilitätskontrolle (z. B. Reaktionen zwischen basischem Arzneistoff und Hüllenpolymer mit sauren Gruppen).

7.4.2 EP: pH-Reaktionen des Halbfertigproduktes

Falls das noch nicht umhüllte Halbfertigprodukt eine saure oder basische Reaktion aufweist, ist das bei löslichen Hüllen bedeutungslos. Bei MSR-Hüllen dagegen führt das im Falle einer sauren Reaktion ($pk_a < 4$) zu einem bis zu 60 min verlangsamten Hüllenabbau in künstlichem Darmsaft, im Falle einer basischen Reaktion ($pk_a > 8$) zu einer Verkürzung der Magensaftresistenz, wenn die polymerspezifische Permeabilitätskonstante (s. B41) nicht $k_P ≤ 0,01$ ist. Da in diesem Kapitel hierzu keine Entwicklungsschritte vorgesehen sind, muss auf Alternativen verwiesen werden. Zur Diskussion stehen z. B. Zusätze von Puffersubstanzen (Zitronensäure, Magnesiumkarbonat etc.) oder das Aufbringen einer isolierenden Zwischenschicht aus löslichem Polymer (z. B. Hydroxypropylmethylcellulose).

7.4.3 ES: Auswahl Sprühflüssigkeit

7.4.3.1 EA: Maßnahme erforderlich?
Da das Überzugsmaterial (Filmbilder, Polymer) als Lösung, Dispersion oder Suspension aufgebracht wird, ist eine Sprühflüssigkeit immer erforderlich.

7.4.3.2 EA: Verfügbare Sprühflüssigkeiten
Üblich sind Wasser oder organische Flüssigkeiten, wie z. B. Ethanol (s. Tabelle 7.5, S. 149).

7.4.3.3 EA: Untergruppenzuordnung
Mit Hinblick auf die Arzneistoffstabilität und die Geräteeignung (Exschutz) bieten sich folgende Untergruppen an (vgl. Tabelle 7.5, S. 149):

▶ Untergruppe 1: Flüssigkeiten für wasserunempfindliche Arzneistoffe und nicht exgeschützte Geräte

Tabelle 7.5
Sprühflüssigkeiten

Nr.	Flüssigkeit	Untergruppe
1	Gereinigtes Wasser	1, 2
2	Ethanol (unvergällt)	2, 3
3	Wasser + Ethanol	1, 2
4	2-Propanol	2, 3
5	Methylenchlorid + Methanol (1+1)	2, 3

$$X_{H_2O} = 100 \left(\frac{LTS_{HP}}{LTS_{Fo}} - 1 \right) \quad [\% \text{ des HP}]$$

$$LTS = \frac{m_{FB} \cdot 10^2}{m_{FB} + m_{H_2O}} \quad [\%]$$

- Untergruppe 2: Flüssigkeiten für wasserunempfindliche Arzneistoffe und exgeschützte Geräte
- Untergruppe 3: Flüssigkeiten für wasserempfindliche Arzneistoffe und exgeschützte Geräte
- Untergruppe 4: betrifft wasserempfindliche Arzneistoffe und nicht exgeschützte Geräte. Diese Untergruppe enthält wegen unvereinbarer Gegebenheiten keine Maßnahmen.

7.4.3.4 EA: Ermittlung der Flüssigkeitsmasse

Die Masse ergibt sich aus der Polymer- bzw. Lacktrockensubstanzkonzentration im Handelsprodukt (LTS_{HP}) und der gewünschten LTS_{Fo} in der Überzugsformulierung (s. Tabelle 10.33, S. 267, bis 10.42, S. 274). Die für das Lösen bzw. Verdünnen des Handelsproduktes erforderliche Flüssigkeitsmenge (z. B. Wasser) beträgt:

7.4.3.5 EA: Eigenschaftsprognosen

Bezüglich der Eigenschaftsprognosen wird auf die folgenden Entwicklungsschritte verwiesen.

7.4.3.6 EA: Flüssigkeitsauswahl und Reihung

Die Auswahl der Flüssigkeit kann anhand der Kriterien in Tabelle 7.6 (S. 149) erfolgen. Bezüglich der zugehörigen Abbildungsvorschriften s. z. B. Tabelle 5.15 (S. 112). Demnach ist Wasser (Entsorgungsproblematik: $A_{rel} = 100$), organischen Flüssigkeiten (Entsorgungsproblematik: $A_{rel} \leq 10$) vorzuziehen. Die Rangfolge wird, wie in vorausgegangenen Kapiteln beschrieben, ermittelt.

7.4.3.7 EA: Rücksprünge

Diese Aktivität entfällt.

7.4.3.8 EA: Alternativen

Bei wasserempfindlichen oder sehr gut wasserlöslichen Arzneistoffen kann als Alternative zuerst mit einer organischen Lösung eines wasserlöslichen Poly-

Tabelle 7.6
Auswahlkriterien von Sprühflüssigkeiten

Kriterien	K.O.-Kriterium (z. B.)	A_	A_+	Wichtungsfaktor (z. B.)
Arzneibuchmonographie	Nein	Nein	Ja	10
Pharmazeutische Qualität	Ja	Nein	Ja	20
Physiolog. Verträglichkeit	Ja	Ausreichend	Sehr gut	10
Löslichkeit des Arzneistoffes	Ja	> 10%	0%	0
Stabilität des Arzneistoffes (lt. B20)	Ja	> 0,1%/h	0%	0
Entsorgungsproblematik	Nein	Groß	Keine	50
Beschaffenheit der Tablettenoberfläche	Nein	Ungleichmäßig	Glatt	5
Geruch	Nein	Stark	Keiner	5
Restanteil im Produkt	Ja	0,9% (organisch)	0%	0
Verfügbarkeit am Produktionsstandort	Ja	Ja	–	0

mers (z. B. Hydroxypropylmethylcellulose) eine isolierende Zwischenschicht aufgebracht werden, bevor mit einer wässrigen Dispersion die funktionelle MSR-Hülle aufgetragen wird.

7.4.4 ES: Auswahl Pigmente

7.4.4.1 EA: Maßnahme erforderlich?
Pigmente dienen der Farbgebung bzw. dem Lichtschutz und kommen zur Anwendung, wenn entsprechende Produktanforderungen gestellt werden (s. Tabelle 7.1 und 7.2, S. 146).

7.4.4.2 EA: Verfügbare Pigmente
In Tabelle 7.7 (S. 150) sind einige übliche Pigmente zusammengefasst, deren Spezifikationen in den Tabellen 10.48 (S. 278) bis 10.51 (S. 280) nachzulesen sind.

7.4.4.3 EA: Untergruppenzuordnung
Die verfügbaren Pigmente können hinsichtlich Farbton verschiedenen Untergruppen zugeordnet werden. Mit Mischungen von Pigment und Titandioxid lässt sich der Farbton weiter variieren.

7.4.4.4 EA: Ermittlung der Pigmentmasse
Die Pigmentmasse pro Tabletten (m_{Pi}) resultiert aus den Produktanforderungen bzgl. „Farbe" und/oder „Lichtschutz" sowie der spezifischen Deckkraft (s. Tabelle 10.48 ff, S. 279).

$H_{Pi\,max}$ sollte wegen evtl. Sprühprobleme nicht überschritten werden (s. Tabelle 10.34, S. 268 und 10.38, S. 271 und 10.41, S. 273).

$$m_{Pi} = m_{Pi}^* \cdot O_T \leq H_{Pi\,max} \cdot m_{FB} \quad [mg/Tablette]$$

$$H_{Pi} = \frac{m_{Pi}}{m_{FB}}$$

Siehe hierzu die Anmerkung in Abschn. 7.4.5.4.

m_{Pi}^* ist die pigmentspezifische, reziproke Deckkraft [mg/mm²], die für „Farbe" bzw. „Lichtschutz" verschiedene Werte erfordert (s. Tabelle 10.48, S. 278 bis 10.51, S. 280).

Die Tablettenoberfläche O_T ergibt sich aus den geometrischen Daten nach

Tabelle 7.7
Pigmente, Farben

Typ	Farbe	Handelsprodukt	Firma, Hersteller
Titandioxid	Weiß	Titan(IV)-oxid	Riedel-de Haën, D.
Gelbes Eisenoxid	Gelb	Sicopharm Gelb 10	BASF, D.
Rotes Eisenoxid	Rot	Sicovit Rot 30E	BASF, D.
Gelbes Eisenoxid + Rotes Eisenoxid (1:1)	Braun	Sicopharm Gelb 10/Sicovit Rot 30E	BASF, D.

Tabelle 7.8
Filmbildner

Nr.	Polymer	Handelsprodukt	Firma, Hersteller	LTS [%]	Löslich in MS	Löslich in DS	Untergruppe
1	Hydroxypropylmethyl-cellulose (HPMC)	Pharmacoat 606	Shin Etsu, Japan	100	+	+	1
2	Polyethylacrylatmethacryl-säure (Poly-MA-EA/1:1)	Eudragit L30D-55	Röhm Pharma, Darmstadt	30	–	+	2
3	Hydroxypropylmethyl-cellulose-acetat-succinat (HPMCAS)	AQOAT-MF	Shin Etsu, Japan	100	–	+	2

LTS Polymerkonzentration im Handelsprodukt, *MS* künstl. Magensaft, *DS* künstl. Darmsaft.

$$O_T = 2\pi \cdot \left(0,5 \cdot D \cdot h + 0,25 \cdot D^2 + h'^2\right)$$
$$+ 2 \cdot (L - D) \cdot \sqrt{D^2 + \frac{16}{3} h'^2}$$
$$+ 2h \cdot (L - D) \quad [mm^2]$$

7.4.4.5 EA: Eigenschaftsprognose
Farbe bzw. Lichtschutz entsprechen den Produktanforderungen, wenn

$$m_{Pi} = m_{Pi}^* \cdot O_T \quad [mg/Tablette] \qquad (SF = 0,9)$$

7.4.4.6 EA: Maßnahmenauswahl und Reihung
Da in jeder Untergruppe nur eine Substanz enthalten ist, entfällt eine Reihung. Andernfalls wären z. B. die Deckkraft, die Teilchengröße (≤ 15 µm) die Farbqualität und sonstige Spezifikationen als Auswahlkriterien zugrunde zu legen.

7.4.5 ES: Auswahl Filmbildner

7.4.5.1 EA: Maßnahmen erforderlich?
Sie sind naturgemäß immer erforderlich.

7.4.5.2 EA: Verfügbare Polymere
Die Begriffe Polymer, Filmbildner und Lack werden synonym verwendet. Tabelle 7.8 (S. 150) enthält drei übliche polymere Filmbildner, die aufgrund ihrer chemischen Zusammensetzung entweder in Wasser, künstlichem Magensaft (pH = 1,3) und/oder künstlichem Darmsaft (pH 6,8) sowie ggf. in organischen Flüssigkeiten löslich sind. Die Eigenschaften dieser Polymere sind in Kap. 10.3.9 und 10.3.10 genauer beschrieben.

7.4.5.3 EA: Untergruppenzuordnung
Entsprechend der in Tabelle 7.2 (S. 146) vorgegebenen Hüllenfunktion können die Polymere zwei Untergruppen zugeordnet werden (s. Tabelle 7.8, S. 150):

- Untergruppe 1: Polymere mit pH-unabhängiger Löslichkeit in Wasser und ggf. Löslichkeit in organischen Lösungsmitteln.
- Untergruppe 2: Polymere, die in künstlichem Darmsaft (pH 6,8) löslich, in künstlichem Magensaft (pH 1) dagegen unlöslich sind. Die Löslichkeit in organischen Lösungsmitteln ist u.U. gegeben.

7.4.5.4 EA: Ermittlung der Polymermasse
Polymerhüllen sollten einerseits die einleitend genannten Funktionen erfüllen, andererseits aber nicht so dick sein, dass sie Tablettenzerfall und Wirkstofffreigabe unangemessen verlängern. Die Masse Filmbildner (m_{FB}) pro Tablette lautet

$$m_{FB} = m_{FB\ opt} \cdot O_T \quad [mg/Tablette] \qquad (SF = 1,0)$$

$m_{FB\ opt}$ [mg/mm²] ist ein polymerspezifischer Wert, der den Grenzwert ($m_{FB\ Min}$, s. Tabelle 10.33, S. 268 und 10.38, S. 270 und 10.41, S. 273) nicht unterschreiten sollte, wenn Produktanforderungen, wie Magensaftresistenz, eingehalten werden sollen.

Bei löslichen Hüllen kann m_{FB}, abhängig von der Pigmentmasse, bis zum Maximalwert (s. z. B. Tabelle 10.34, S. 268)

$$m_{FB} = m_{Pi} \cdot H_{Pi\ max}^{-1} \quad [mg/Tablette] \qquad (SF = 1,0)$$

erhöht werden.

Bei MSR-Hüllen dagegen muss ein eventueller Rest der nach Produktanforderung notwendigen Pigmentmasse in einer weiteren, wasserlöslichen Schicht auf die MSR-Hülle aufgebracht werden.

7.4.5.5 EA: Eigenschaftsprognosen
Die folgenden Prognosen gelten für Filmhüllen mit allen erforderlichen Zusätzen (Pigmente, Weichmacher etc).

- Der Hüllenabrieb beträgt

$$FR \leq 0,1 \quad [\%] \qquad (SF = 0,9)$$

 wenn $m_{Pi} \leq m_{FB} \cdot H_{Pi\ max}$ [mg/Tablette] ist.
- Eine ausreichende Säurestabilität empfindlicher Arzneistoffe in künstlichem Magensaft ist bei magensaftresistent überzogenen Tabletten gewährleistet (Zersetzung $\leq 0,1\%$), wenn der Filmbildner

$$m_{FB} \geq m_{FB\ Min} \cdot O_T \quad [mg/Tablette] \quad (SF = 1,0)$$

und seine Permeabilitätskonstante

$$k_P \leq 0,1 \qquad [mg \cdot min^{-1} \cdot mm^{-2}]$$

ist.

- Der Zerfall umhüllter Tabletten wird durch die Hüllenfunktion mit bestimmt. Bei löslichen Hüllen entspricht die Zerfallsdauer (bis zu 25% Pigmentanteil) ungefähr

$$t_Z = t_{Z(HFP)} + 60 \cdot m_{FB} \cdot O_T^{-1} \quad [min] \quad (SF = 0{,}7)$$

wenn die Masse an Filmbildner

$$m_{FB\ opt.} \geq \frac{m_{FB}}{O_T} \geq m_{FB\ min} \quad [mg/mm^2] \quad (SF = 1{,}0)$$

beträgt.
Im Falle von MSR-Hüllen und künstlichem Magensaft (pH 1) gilt

$$t_Z \geq 120 \quad [min] \quad (SF = 0{,}9)$$

und bei künstlichem Darmsaft (pH 6,8)

ohne Pigment:

$$t_Z = t_{Z(HFP)} + 100 \cdot m_{FB} \cdot O_T^{-1} \quad [min] \quad (SF = 0{,}7)$$

mit Pigment:

$$t_Z = t_{Z(HFP)} + 80 \cdot m_{FB} \cdot O_T^{-1} \quad [min] \quad (SF = 0{,}7)$$

- Die Erhöhung der Zerfallsdauer durch die Polymerhülle hat eine Verzögerung des Freigabebeginns (t_{lag}, extrapoliert) in etwa gleichem Maße zur Folge. Der Freigabeverlauf wird durch die Hülle ansonsten nicht wesentlich beeinflusst.
- Die Bruchfestigkeit überzogener Tabletten ist mehr oder weniger polymer- und pigmentabhängig und kann wie folgt prognostiziert werden: Unter den Voraussetzungen

$$m_{Pi} \leq m_{FB} \cdot H_{Pi\ max} \quad [mg/Tablette]$$

und

$$m_{FB\ opt} \geq m_{FB} \cdot O_T^{-1} \geq m_{FB\ Min} \quad [mg/mm^2]$$

gilt für die Filmbildner annähernd:

Pharmacoat 606:

ohne Pigment:

$$B = B_{HFP} + 120 \cdot m_{FB} \cdot O_T^{-1} \quad [MPa] \quad (SF = 0{,}7)$$

mit Pigment:

$$B = B_{HFP} + 70 \cdot m_{FB} \cdot O_T^{-1} \quad [MPa] \quad (SF = 0{,}7)$$

Eudragit L 30D-55:

ohne Pigment:

$$B = B_{HFP} + 3 \cdot m_{FB} \cdot O_T^{-1} \quad [MPa] \quad (SF = 0{,}7)$$

mit Pigment:

$$B = B_{HFP} + 20 \cdot m_{FB} \cdot O_T^{-1} \quad [MPa] \quad (SF = 0{,}7)$$

AQOAT-MF:

ohne Pigment:

$$B = B_{HFP} + 20 \cdot m_{FB} \cdot O_T^{-1} \quad [MPa] \quad (SF = 0{,}7)$$

mit Pigment:

$$B = B_{HFP} + 30 \cdot m_{FB} \cdot O_T^{-1} \quad [MPa] \quad (SF = 0{,}7)$$

7.4.5.6 EA: Maßnahmenauswahl und Reihung

Die Auswahl der MSR-Polymeren geschieht anhand von Kriterien (s. Tabelle 7.9, S. 153). Bezüglich Abbildungsvorschriften s. z. B. Tabelle 5.15 (S. 112). Bei wasserlöslichen Polymeren entfällt die Konstante k_P. Die anzuwendende Entscheidungsanalyse wurde in Kap. 1.4.1.6 beschrieben.

Wenn Wechselwirkungen zwischen Wirkstoff und Polymer auftreten (s. Abschn. 7.4.2) müssen Alternativen in Betracht gezogen werden.

7.4.5.7 EA: Rücksprünge

Falls mit den verfügbaren Polymeren die in den Produktanforderungen aufgeführten Eigenschaften nicht realisiert werden können, kann auf vorausgegangene Entwicklungsschritte zurückgesprungen und dort eine andere Entscheidung getroffen werden.

7.4.5.8 EA: Alternativen

Zwecks besserer Filmhaftung, zur Vermeidung von Tablettenabrieb, bei wasserempfindlichen Arzneistoffen, bei Wechselwirkungen zwischen Kern und Überzugsformulierung usw. wird empfohlen, eine isolierende Zwischenschicht eines wasserlöslichen Polymers, z. B. Hydroxypropylmethylcellulose (s. Tabelle 7.8, S. 150) in wässriger oder alkoholischer Lösung aufzutragen. Gegebenenfalls ist auch der Zusatz von puffernden Hilfsstoffen in Betracht zu ziehen.

Tabelle 7.9
Auswahlkriterien von Polymeren (Filmbildner)

Kriterien	K.O.-Kriterium (z. B.)	A₋	A₊	Wichtungsfaktor (z. B.)
Wässrige Überzugsformulierung möglich	Nein	Nein	Ja	20
Arzneibuchmonographie	Nein	Nein	Ja	10
Pharmazeutische Qualität	Ja	Ja	–	0
Physiolog. Verträglichkeit	Ja	Ausreichend	Sehr gut	10
Optimale Guttemperatur	Nein	Höchste	Niedrigste	10
Mindestpolymerauftrag ($m_{FB\,min}$)	Nein	Höchster	Niedrigster	30
Permeabilitätskonstante (k_P nur bei MSR-Hüllen)	Ja	0,1 [$mg^2 \cdot min^{-1} \cdot mm^{-2}$]	0	20
Friabilität	Ja	Höchste (lt. PA)	0	0

7.4.6 ES: Auswahl Weichmacher

7.4.6.1 EA: Maßnahme erforderlich?
Polymere mit hoher Sprödigkeit verlangen den Zusatz sog. äußerer Weichmachern, d. h. die Frage ist mit der entsprechenden Polymereigenschaft zu beantworten (s. Kap. 10.3.9 und 10.3.10).

7.4.6.2 EA: Verfügbare Weichmacher
Die Anzahl pharmazeutisch geeigneter Weichmacher ist begrenzt. In diesem Kapitel wird nur ein Weichmacher in Betracht gezogen, der die üblichen Auswahlkriterien erfüllt: Triäthylcitrat (s. Tabelle 10.47, S. 278).

7.4.6.3 EA: Untergruppenzuordnung
Entfällt.

7.4.6.4 EA: Ermittlung der Masse Weichmacher
Die optimale Weichmachermasse ist ein Kompromiss zwischen angestrebter Hüllenfunktion und erforderlicher Elastizität. Wenn ein Polymer Weichmacher erfordert, ergibt sich die Masse aus dem weichmacherspezifischen günstigen Anteil H_{WM} (s. Tabelle 10.47, S. 278):

$$m_{WM} = H_{WM} \cdot m_{FB} \quad [\text{mg/Tablette bzw. mg/Dosis}]$$
$$(SF = 0,9)$$

7.4.6.5 EA: Eigenschaftsprognose
Die folgende Prognose gilt für Filmhüllen mit allen erforderlichen Zusätzen, einschließlich Weichmacher:

- Die Rissbildung bei Polymerfilmen (insbesondere an den Kanten der Tablette) ist eine Frage der Elastizität bzw. Sprödigkeit. Wenn das Polymer den erforderlichen Weichmacherzusatz enthält, ist mit keinen Rissen zu rechnen.

7.4.6.6 EA: Maßnahmenauswahl und Reihung
Da in diesem Kapitel nur ein Weichmacher genannt wird, entfällt eine Auswahl. Neben den üblichen Kriterien kämen z. B. in Frage: die für eine bestimmte Polymerelastizität erforderliche Masse, die Löslichkeit im Polymeren (sie soll nicht zu gut und nicht zu schlecht sein) etc.

7.4.7 ES: Auswahl Antiklebemittel

7.4.7.1 EA: Maßnahme erforderlich?
Die Erfordernis von Antiklebemitteln ist eine Polymereigenschaft (s. Kap. 10.3.9 und 10.3.10).

7.4.7.2 EA: Verfügbare Antiklebemittel
In diesem Kapitel werden zwei Antiklebemittel aufgeführt: Talkum und Mg-Stearat. Wegen Inkompatibilitäten zwischen Mg-Stearat und wässrigen Polymerdispersionen (s. Tabelle 1.3, S. 7) scheidet das Letztgenannte hier aus.

7.4.7.3 EA: Untergruppenzuordnung
Entfällt.

7.4.7.4 EA: Ermittlung der Masse Antiklebemittel
Wie bei Weichmachern erhält man die Masse Antiklebemittel aus dem spezifischen, üblichen Anteil H_{Ak} (s. Tabelle 10.52, S. 281) nach

$$m_{Ak} = H_{Ak} \cdot m_{FB} \quad [\text{mg/Tablette bzw. mg/Dosis}]$$
$$(SF = 0{,}9)$$

7.4.7.5 EA: Eigenschaftsprognosen
Die Bruchfestigkeit überzogener Formlinge hängt auch vom Anteil des Antiklebemittels ab. Da darauf nicht verzichtet werden kann, gehen alle Prognosen von einem entsprechenden Zusatz aus.

7.4.7.6 EA: Maßnahmenauswahl und Reihung
Neben den üblichen Auswahlkriterien (Arzneibuchmonographie, pharmazeutische Qualität, physiologische Verträglichkeit, Verfügbarkeit am Produktionsstandort, erforderlicher Anteil) sind die Teilchengröße (< 20 µm) und die Qualität als Kriterien von Bedeutung. Während Talkum ein Naturprodukt ist, kann Mg-Stearat reproduzierbar hergestellt werden.

7.4.8 ES: Auswahl Stabilisator, Netzmittel

7.4.8.1 EA: Maßnahme erforderlich?
MRS-Überzugsformulierungen, besonders solche, die Titandioxid bzw. Pigmenten enthalten, erfordern den Zusatz von Stabilisatoren.

7.4.8.2 EA: Verfügbare Maßnahmen
Zum Beispiel Polyethylenglykole, Polyvinylpyrrolidone oder Tenside. Im Falle von Eudragit L30D oder Pharmacoat 606 ist Polyvinylpyrrolidon (Kollidon K90) vorteilhaft, im Falle von Aquoat-MF z. B. das Tensid Texapon K12.

7.4.8.3 EA: Untergruppenzuordnung
Entfällt.

7.4.8.4 EA: Ermittlung der Masse Netzmittel bzw. Stabilisator
Die Berechnung geht aus vom polymerspezifischen optimalen Stabilisatoranteil H_N (s. Tabelle 10.25 und 10.26, S. 261):

$$m_N = H_N \cdot m_{FB} \quad [\text{mg/Tablette bzw. mg/Dosis}]$$
$$(SF = 0{,}9)$$

7.4.9 ES: Auswahl Überzugsverfahren

7.4.9.1 EA: Maßnahme erforderlich?
Immer.

7.4.9.2 EA: Verfügbare Verfahren
Das Überzugsverfahren wurde bereits in Tabelle 7.2 (S. 146) festgelegt. In diesem Kapitel werden formal zwei Verfahren (s. Tabelle 7.10, S. 155) diskutiert, die sich vor allem in der Ansatzgröße unterscheiden. Eine Nachtrocknung, Konditionierung und Temperung (20 K über der Mindestfilmbildungstemperatur!) ist bei allen Filmbildner nötig, wobei wässrige Lackdispersionen (MSR-Polymere) zur Filmbildung längere Temperungszeiten erfordern.

7.4.9.3 EA: Untergruppenzuordnung
Die Überzugsverfahren können zwei Untergruppen zugeteilt werden:

- Untergruppe 1: geeignet für brennbare und nicht brennbare Flüssigkeiten (Ex-Schutz),
- Untergruppe 2: ungeeignet für brennbare Flüssigkeiten, geeignet für wässrige Systeme.

7.4.9.4 EA: Ermittlung der Prozessbedingungen
Die Produkteigenschaften hängen in starkem Maße von den Prozessbedingungen ab, daher sollten die Standardbedingungen (Tabelle 7.11 bis 7.13, S. 155–157) möglichst eingehalten werden.

7.4.9.5 EA: Herstellung der Überzugsformulierung
Zu den spezifischen Herstellungsbedingungen zählt auch die Polymerzubereitung, die aufgesprüht wird. Hergestellt wird sie aus dem Handelsprodukt (s. z. B. Tabelle 10.33, S. 267), verschiedenen Zusätzen und dem Dispersionsmedium (Sprühflüssigkeit, z. B. Wasser) unter genau einzuhaltenden Herstellungsbedingungen (s. z. B. Tabelle 10.36, S. 269). Die für einen Ansatz benötigte Masse der einzelnen Komponenten im verdünnten bzw. gelösten Handelsprodukt (s. Abschn. 7.4.3.4) werden wie folgt berechnet (der Faktor 1,2 berücksichtigt einen unvermeidlichen, mittleren Sprühverlust von hypothetisch 20%):

Filmbildner:

$$m_{FB(Ansatz)} = m_{FB(mg)} \cdot \frac{1{,}2 \cdot 10^3 \cdot m_{(HPF, Ansatz\ in\ kg)}}{\overline{m}_{(Einzeltablette\ in\ mg)}}$$
$$[\text{g/Ansatz}]$$

Tabelle 7.10
Umhüllungsverfahren

Nr.	Teilprozess	Geräte (s. Kap. 10.4)	Exschutz	Ansatzgröße $m_{(Ansatz)}$ [kg]	Untergruppe
1	Coaten, Trocknen	Lödige LHC-30	Ja	1,2	1
	Tempern bzw. Konditionieren	Hordentrockenschrank TU 60/60	Ja	Max. 12	
2	Coaten, Trocknen	Accela Cota 10	Ja	12	1
	Tempern bzw. Konditionieren	Hordentrockenschrank TU 60/60	Ja	Max. 12	

Tabelle 7.11
Gerätespezifische Bedingungen für den Trommelcoater LHC-30

Nr.	Bedingungen	Einheit	Optimaler Wert bzw. Bezeichnung	Tolerierte Werte
1	Trommelimprägnierung mit Filmbildner	–	Ja	
2	Opt. Tablettenmasse ($m_{(Ansatz)}$)	kg	1,2	
3	Sprühdruck	bar	1,5	
4	Abstand: Düse/Kernbett	cm	10	9–11
5	Zuluftgeschwindigkeit	m³/min	0,8	0,8–0,9
6	Trommeldrehzahl in der Vorwärmphase	UpM	5	
7	Trommeldrehzahl in der Auftragsphase	UpM	15	
8	Trommeldrehzahl in der Trocknungsphase	UpM	5	
9	Dauer der Vorwärmphase	min	10	
10	Sprühdauer	min		
11	Trocknungs-/Polierdauer	min	15	
12	Zulufttemperatur in der Aufwärmphase	°C		
13	Zulufttemperatur in der Sprühphase	°C		
14	Zulufttemperatur in der Trocknungsphase	°C		
15	Zuluftfeuchte (bei 21 °C)	% r.F.	< 50	
16	Guttemperatur	°C		
17	Temperatur der Überzugsformulierung	°C	20	20–25
18	Sprühgeschwindigkeit	g/min/kg		

Tabelle 7.12
Gerätespezifische Bedingungen für den Trommelcoater Accela Cota 10

Nr.	Bedingungen	Einheit	Optimaler Wert bzw. Bezeichnung	Tolerierte Werte
1	Trommelimprägnierung mit Polymer	–	Ja	
2	Opt. Tablettenmasse ($m_{(Ansatz)}$)	kg	12	
3	Sprühdruck	bar	1	

(Fortsetzung S. 156)

Tabelle 7.12
Gerätespezifische Bedingungen für den Trommelcoater Accela Cota 10 (Fortsetzung)

Nr.	Bedingungen	Einheit	Optimaler Wert bzw. Bezeichnung	Tolerierte Werte
4	Abstand: Düse/Kernbett	cm	20	18–22
5	Zuluftgeschwindigkeit	m³/min	7,5	
6	Trommeldrehzahl in der Aufheizphase	UpM	16	
7	Trommeldrehzahl in der Auftragsphase	UpM	24	
8	Trommeldrehzahl in der Trocknungsphase	UpM	16	
9	Dauer der Vorwärmphase	min	10	
10	Sprühdauer	min		
11	Trocknungs-/Polierdauer	min	15	
12	Zulufttemperatur in der Aufwärmphase	°C		
13	Zulufttemperatur in der Auftragsphase	°C		
14	Zulufttemperatur in der Trocknungsphase	°C		
15	Zuluftfeuchte (bei 21 °C)	% r.F.	< 50	
16	Guttemperatur	°C		
17	Temperatur der Überzugsformulierung	°C	20	20–25
18	Sprühgeschwindigkeit	g/min/kg		

Kommentare zu Tabelle 7.11 und 7.12

Ad 6 bis 8: Insbesondere während der Auftragsphase bestimmt die Trommeldrehzahl den Verlauf bzw. die Durchmischung des Tablettenbettes. In der vorausgehenden Vorwärmphase und der anschließenden Trocknungsphase ist die Trommeldrehzahl zu reduzieren, um die Tabletten zu schonen.

Ad 10: Wegen des nicht genau prognostizierbaren Sprühverlustes (10–30%) muss die Sprühdauer durch laufende Probenziehung und Gewichtsprüfung ermittelt werden. Das Sollgewicht einer Probe aus mehreren Tabletten – ermittelt nach einer kurzen Trocknung (5 min, 105°C) – lautet:

$$m_{(Probe, Soll)} = N \cdot [\overline{m}_{T(HFP)} + m_{FB}(1 + H_{Pi} + H_{WM} + H_{AK} + H_N)] \quad [mg]$$

N = Anzahl der Tabletten einer Probe,
$\overline{m}_{T(HFP)}$ = mittleres Gewicht einer nicht umhüllten Tablette [mg]

Ad 12–14: Die Zulufttemperatur in der Vorwärm- und Trocknungsphase entspricht etwa (±5%) der in der Auftragsphase, wo sie mit der Sprühgeschwindigkeit abgestimmt werden muss, damit die optimale Guttemperatur (T_{Gut}) erzielt wird:

$$T_{Zuluft} = k_{ZT1} \cdot v_{Sp} + T_{Gut} + k_{ZT2} \quad [°C]$$

Die optimale Guttemperatur bzw. k_{ZT1} sind polymerspezifische Eigenschaften, k_{ZT2} ist eine verfahrensspezifische Größe (s. Kap. 10.3.9, 10.3.10, 10.4.5), v_{Sp} = Sprühgeschwindigkeit [g/min/kg]).

Ad 16: Die polymerspezifische optimale Guttemperatur T_{Gut} (s. z. B. Tabelle 10.34, S. 268) ist ein wichtiger Faktor der Filmbildung und sollte innerhalb eines engen Bereiches bleiben (±2 °C). Wenn direkte Temperaturmessungen im Kernbett keine genauen Werte liefern, wird empfohlen, sie über die Ablufttemperatur nach Gleichung

$$T_{Gut} = k_{GT1} \cdot T_{Abluft} + k_{GT2} \quad [°C]$$

zu kontrollieren.
k_{GT} sind verfahrens- und polymerspezifische Konstanten (s. z. B. Tabelle 10.34, S. 268).

Ad 18: Die Sprühgeschwindigkeit muss mit der Zulufttemperatur und -geschwindigkeit abgestimmt werden, damit die Tabletten nicht überfeuchtet werden. Sie ergibt sich nach

$$v_{Sp\,(Ansatz)} = v_{Sp\,opt} \cdot m_{(Ansatz)} \quad [g/min/Ansatz]$$

Die maximale Sprühgeschwindigkeit ist verfahrensspezifisch und eine Eigenschaft der Überzugsformulierung (s. z. B. Tabelle 10.34, S. 268). Wird sie überschritten, kommt es zum Verkleben der Tabletten. Die günstigste Sprühgeschwindigkeit ($v_{Sp\,opt}$) liegt bei ca. 50% der maximalen Sprühgeschwindigkeit.

Tabelle 7.13
Gerätespezifische Standardbedingungen für den Hordentrockenschrank TU 60/60

Nr.	Bedingungen	Einheit	Optimaler Wert bzw. Bezeichnung	Tolerierte Werte
1	Lufttemperatur bei Temperung	°C	40	40–42
2	Luftfeuchte (bei 21 °C) bei Temperung	% r.F.	30	30–50
3	Dauer bei Temperung	h	24	24–48

Tabelle 7.14
Produktanforderungsprofil (Beispiel: umhüllte Tablette CT 52)

Produkteigenschaft/Messgröße	Einheit	Optimaler Wert	Tolerierter Wert bzw. Bereich (z. B.)
Bruchfestigkeit	MPa	4,5	3–7
Farbe der Hülle	–	Gelb	–
Friabilität	%	0	≤ 0,1
Hüllenfunktion	–	Löslich	–
Lichtschutz (Tablettenhülle)	–	Nein	–
Produktionsstandort	–	A	A
Restfeuchte (Lösungsmittelreste in Hülle und Kern)	%	0	≤ 1
Überzugs- und Temperungsverfahren	–	1	–
Zerfallszeit in künstlichem Darmsaft pH 6,8 $t_{Z(MS)}$ (L-Hülle)	min	0	≤ 20
Zerfallszeit in künstlichem Magensaft pH 1 $t_{Z(MS)}$ (L-Hülle)	min	0	≤ 20

ggf. Antiklebemittel:

$$m_{Ak(Ansatz)} = H_{AK} \cdot m_{FB(Ansatz)} \; [g/Ansatz]$$

ggf. Weichmacher:

$$m_{WM(Ansatz)} = H_{WM} \cdot m_{FB(Ansatz)} \; [g/Ansatz]$$

ggf. Pigmente:

$$m_{Pi(Ansatz)} = H_{Pi} \cdot m_{FB(Ansatz)} \; [g/Ansatz]$$

ggf. Netzmittel:

$$m_{N(Ansatz)} = H_N \cdot m_{FB(Ansatz)} \; [g/Ansatz]$$

7.4.9.6 EA: Eigenschaftsprognosen

Da Verfahren und gerätespezifischen Bedingungen keine Variablen sind, können hier nur folgende Prognosen getroffen werden:
- Werden die gerätespezifischen Bedingungen eingehalten, resultieren Filmüberzüge, die den Produktanforderungen entsprechen.
- Die Trocknungs- und Temperungsbedingungen führen zu einer geringfügigen Zunahme der Gutfeuchte (Restfeuchte) als Folge des Umhüllungsprozesses (bei Pharmacoat 606 und Eudragit L ≤ 1%, bei Aquoat-MF ≤ 2%, SF = 0,5).
- Die Langzeitlagerungsstabilität sollte bevorzugt mit dem Endprodukt durchgeführt werden, da eine Reihe möglicher Wechselwirkungen (z. B. Weichmachermigration, Arzneistoff-Polymer-Interaktionen etc.) zurzeit nicht prognostiziert werden können.

7.5 Demonstrationsbeispiel

Die wissensbasierte Entwicklung der umhüllten Tablette CT 52 beruht auf dem Produktanforderungsprofil (Tabelle 7.14, S. 157), den Halbfertigprodukteigenschaften (Tabelle 6.10 und 6.11, S. 139, 140) sowie einigen Eigenschaften des Arzneistoffes WS 52 (Tabelle 3.33, S. 64). Die Wissensnutzung führt zu einer optimierten Rezeptur (Tabelle 7.15, S. 158) und zu prognostizierten Produkteigenschaften (Tabel-

Tabelle 7.15
Zusammensetzung und Herstellung der umhüllten Tablette CT 52

Stoffe	Masse pro Dosis
Tablette TA 52	238,4 mg
Pharmacoat 606	+ 7,3 mg
Sicopharm Gelb 10	+ 1,1 mg
Kollidon K90	+ 0,2 mg
	247,0 mg
Sprühflüssigkeit: Wasser	

Geräte, Verfahren	
Trommelcoater	LHC-30
▶ Ansatz	1,2 kg
▶ Guttemperatur	40°
▶ Sprühgeschwindigkeit	7,2 g/min/Ansatz
▶ Zulufttemperatur	73 °C
▶ Sprühverlust	ca. 15%
Hordentrockenschrank	TU 60/60

Weitere Prozessbedingungen siehe Tabelle 7.11 und 7.13 (S. 155, 156), Abschn. 7.4.9.4 und 7.4.9.5

le 7.16, S. 158). Weitere Rezepturen ergeben sich aus Maßnahmen mit höheren Rangzahlen.

Der Filmbildnerauftrag wird in der Praxis gewichtsmäßig kontrolliert. Bezüglich Hilfsstoffe, Verfahren und Packmittel s. Kap. 10.3 bis 10.5. Prozessbedingungen sind in Tabelle 7.11 und 7.13 (S. 155, 157) definiert. Zur Herstellung der Überzugsformulierung s. Abschn. 7.4.9.5.

Da in diesem Kapitel auf Stabilitäts-/Kompatibilitätsstudien mit dem Hüllenmaterial verzichtet wird, sind die Haltbarkeitsprüfungen mit der empfohlenen Rezeptur durchzuführen.

Literatur

7-1. Lintz FC (1999) Systematik der Rezepturentwicklung von überzogenen Tabletten und Pellets als Grundlage für ein wissensbasiertes System. Dissertation, Universität Heidelberg
7-2. Araujo L, Wheathley TA, Stamato HJ, Jarvis C, Dressmann JB (1999) Release characteristics of phenylpropanolamine/microcrystalline cellulose seeds overcoated with ethylcellulose. Pharm Tech (3): 60
7-3. Bauer KH, Lehmann K, Osterwald HP, Rothgang G (1988) Überzogene Arzneiformen. Wissenschaftliche Verlagsgesellschaft, Stuttgart
7-4. Béchard SR, Quraishi O, Kwong E (1992) Film coating: effect of titanium dioxide concentration and film thicknes on the photostability of nifedipine. Int J Pharm 87: 133–139 (1992)
7-5. Bianchini R, Resciniti M, Vecchio C (1991) Technological evaluation of aqueous enteric coating systems with and without insoluble additives. Drug Dev Ind Pharm 17: 1779–1794
7-6. Brögmann B, Wolff P (1995) The Influence of Process Parameters on the Quality of Enteric Polymethacrylate Film Coatings. Proc 1st World Meeting APGI/APV, Budapest, pp 292–293
7-7. Brünning C (2001) „Pharmazeutisch-technologische und verfahrenstechnische Untersu-

Tabelle 7.16
Geforderte und prognostizierte Eigenschaften der umhüllten Tablette CT 52

Eigenschaft	Anforderung	Prognostizierter Wert	SF
Bruchfestigkeit	3–7 MPa	6,2 MPa	0,5
Farbe der Hülle	gelb	gelb	1,0
Friabilität	≤ 0,1%	≤ 0,1%	0,6
Restfeuchte	≤ 1%	≤ 1%	0,5
Überzugs- und Temperungsverfahren	1	1	1,0
Zerfallszeit in künstlichem Magensaft, pH 1	≤ 20 min	≤ 17 min	0,7
Zerfallszeit in künstlichem Darmsaft, pH 6,8	≤ 20 min	≤ 17 min	0,7

chungen zum Filmcoaten feuchtigkeitsempfindlicher Arzneiträger mit wäßrigen Dispersionen". Dissertation, Universität Münster

7-8. Crotts G, Sheth A, Twist J, Ghebre-Sellassie I (2001) Development of an enteric coating formulation and process for tablets primarily composed of a highly water-soluble, organic acid. Eur J Pharm Biopharm 51: 71–76

7-9. Dangel C, Kolter K, Reich H-B, Schepky G (2000) Aqueous enteric coatings with methacrylic acid copolymer type C, Part I. Pharm Tech (3): 64–71

7-10. Dangel C, Kolter K, Reich H.-B, Schepky G (2000) Aqueous enteric coatings with methacrylic acid copolymer type C, Part II. Pharm Tech (4): 37–43

7-11. Dansereau R, Brock, M, Redman-Furey N (1993) The solubilization of drug and excipient into a hydroxypropyl mathylcellulose (HPMC)-based film coating as a function for the coating parameters in a 24" Accela-Cota. Drug Dev Ind Pharm 19: 793–808

7-12. Dietrich R (1992) Pharmazeutisch-technologische Gegenüberstellung moderner Trommel-Coater. Pharm Ind 54: 459–464

7-13. Entwistle CA, Rowe RC (1979) Plasticization of cellulose ethers used in film coating of tablets. J Pharm Pharmacol 31: 269–272

7-14. Faroongsarng D, Peck GE (1991) The swelling of core tablets during aqueous coating I: A simple model describing extent of swelling and water penetration for insoluble tablets containing a superdesintegrant. Drug Dev Ind Pharm 17: 2439–2455

7-15. Fell JT, Rowe RC, Newton JM (1979) The mechanical strength of film-coated tablets. J Pharm Pharmacol 31: 69–72

7-16. Fetscher A (1998) Weichmachereinfluss auf die Wirkstofffreisetzung und die thermomechanischen Eigenschaften von magensaftresistenten Filmbildnern auf Polyacrylatbasis. Dissertation, Universität Tübingen

7-17. Fisher DG, Rowe RC (1976) The adhesion of film coatings to tablet surfaces - instrumentation and preliminary evaluation. J Pharm Pharmac 28: 886–889

7-18. Flaig E (1983) Ein- oder Zweistoffsprühen, eine Alternative im Filmcoating. Acta Phar Technol 29(1): 51–61

7-19. Flößer A, Kolter K, Reich H-B, Schepky G (2000) Variation of composition of an enteric furmulation based on kollicoat MAE 30 D. Drug Dev Ind Pharm 26: 177–187

7-20. Fourman GL, Wesley Hines C, Hritsko RS (1995) Assessing the uniformity of aqueous film coatings applied to compressed tablets. Pharm Tech 19: 70–76

7-21. Frohoff-Hülsmann A, Schmitz A, Lippold BC (1999) Aqueous ethyl cellulose dispersions containing plasticizers of different water solubility and hydroxypropyl methylcellulose as coating material for diffusion pellets. I. Drug release rates from coated pellets. Int J Pharmac 177: 69–82

7-22. Frömming KH, Rakow J, Fischer F (1984) Über die In-vivo-Stabilität magensaftresistenter Tabletten bei erhöhten Magen-pH-Werten. Pharm Ind 46: 180–183

7-23. Gibson SHM, Rowe RC, White EFT (1988) Determination of the critical pigment volume concentrations of pigmented film formulations using gloss measurement. Int J Pharm 45: 245–248

7-24. Gibson SHM, Rowe RC, White EFT (1988) Mechanical properties of pigmented tablet coating formulations and their resistance to cracking. I. Static mechanical measurement. Int J Pharm 48: 63–77

7-25. Gibson SHM, Rowe RC, White EFT (1989) Mechanical properties of pigmented tablet coating formulations and their resistance to cracking. II. Dynamic mechanical measurement. Int J Pharm 50: 163–173

7-26. Heinämäki JT, Lehtola V-M, Nikupaavo P, Yliruusi JK (1994) The mechanical and moisture permeability properties of aqueous-based HPMC coating systems plasticized with polyethylene glycol. Int J Pharm 112: 191–196

7-27. Hyland M, Naunapper D (1986) Kontinuierliche Regelung der Produkt-Wasserfeuchte in Trocknungsprozessen. Pharm Ind 48: 655–660

7-28. Jones SP, Sandhu G, Lendrem DW (1989) Enteric coating: formulation optimisation and sampling technique. J Pharm Pharmacol 41: 122P

7-29. Kané Y, Rambaud J, Maillols H, Laget JP, Gaudy D, Delonca H (1993) Technological evaluation of three enteric coating polymers. I. With an insoluble drug. Drug Dev Ind Pharm 19: 2011–2020

7-30. Kané Y, Rambaud J, Maillols H, Laget JP, Gaudy D, Delonca H (1994) Technological evaluation of three enteric coating polymers. II. With a soluble drug. Drug Dev Ind Pharm 20: 1021–1034

7-31. Köblitz T, Bergauer R, Körblein G, Ehrhardt L (1982) Einsatz einer Rückgewinnungsanlage für Lösungsmittel beim Filmcoating. Pharm Ind 44: 1161–1165

7-32. Kolbe I, List PH (1982) Untersuchungen über die Wasserdampfdurchlässigkeit von Ethylcellulose-Filmen aus wässriger Dispersion. Pharm Ind 44: 619–621

7-33. Lehmann K (1985) Herstellung und Verwendung von Latices aus redispergierbaren Pulvern anionischer Acrylharze. Acta Pharm Technol 31: 96–105

7-34. Lehmann K, Petereit H-U (1993) Filmüberzüge auf Basis wässriger Polymethacrylat-Dispersionen mit verzögertem Zerfall im Darmbereich. Pharm Ind 55: 615–618

7-35. Lehtola V-M, Heinämäki JT, Nikupaavo P, Yliruusi JK (1995) Effect of some excipients and compression pressure on the adhesion of aqueous-based hydroxypropyl methylcellulose film coatings to tablet surface. Drug Dev Ind Pharm 21: 1365–1375

7-36. List PH, Laun G (1980) Zusammenhang zwischen Lösungsmittelresten und Permeabilität von Eudragit L-Filmen. Pharm Ind 42: 399–401

7-37. List PH, Kassis G (1982) Über die Wasserdampf- und Sauerstoffdurchlässigkeit verschiedener Tablettenüberzüge. Acta Pharm Technol 28: 21–33

7-38. Maffione G, Iamartino P, Guglielmini Gazzaniga GA (1993) High-viscosity HPMC as a film-coating agent. Drug Dev Ind Pharm 19: 2043–2053

7-39. Massoud A, Bauer KH (1986) Eine Methode zum Messen der Klebkräfte von Bindemittel- und Filmumhüllungslösungen im Verlaufe ihrer Trocknung. Pharm Ind 48: 399–403

7-40. Massoud A, Bauer KH (1989) Auswahl und Optimierung von Antiklebmitteln für Umhüllungszubereitungen durch kontinuierliche Klebkraftmessung. Pharm Ind 51: 203–209

7-41. Miller RA, Vadas EB (1984) The physical stability of tablets coated using an aqueous dispersion of ethylcellulose. Drug Dev Ind Pharm 10: 1565–1985

7-42. Muhammad NA, Boisvert W, Harris MR, Weiss J (1991) Modifying the release properties of Eudragit L30D. Drug Dev Ind Pharm 17: 2497–2509

7-43. Munday DL (1994) A comparison of the dissolution characteristics of theophylline from film coated granules and mini-tablets. Drug Dev Ind Pharm 20: 2369–2379

7-44. Nadkarni PD, Kildsig DO, Kramer P, Banker GS (1975) Effect of surface roughness and coating solvent on film adhesion to tablets. J Pharm Sci 64: 1554–1557

7-45. Okhamafe A, York OP (1984) Effect of solids-polymer interactions on the properties of some aqueous-based tablet film coating formulations. II. Mechanical characteristics. Int J Pharm 22: 273–281

7-46. Okhamafe AO, York P (1985) Effect of ageing on the elastic modulus of some tablet film coatings. J Pharm Pharmacol 37: 26

7-47. Okhamafe AO, York P (1985) Stress crack resistance of some pigmented and unpigmented tablet film coating systems. J Pharm Pharmacol 37: 449–454

7-48. Okhamafe AO, York P The adhesion characteristics of some pigmented and unpigmented aqueous-based film coatings applied to aspirin tablets. J Pharm Pharmacol 37: 849–853 (1985)

7-49. Okutgen E, Hogan JE, Aulton ME (1991) Effects of tablet core dimensional instability on the generation of internal stresses within film coats. Part I: Influence of temperature changes during the film coating process. Drug Dev Ind Pharm 17: 1177–1189

7-50. Okutgen E, Jordan M, Hogan JE, Aulton ME (1991) Effects of tablet core dimensional instability on the generation of internal stresses within film coats. Part II: Temperature and relative humidity variation within a tablet bed during aqueous film coating in an Accela-

Cota. Drug Dev Ind Pharm 17: 1191–1199
7-51. Okutgen E, Hogan JE, Aulton ME (1995) Quantitative estimation of internal stress development in aqueous HPMC tablet film coats. Int J Pharm 119: 193–202
7-52. Osterwald H, Bauer KH (1980) Gegenüberstellung von dünndarmlöslichen Filmüberzügen einiger synthetischer Polymere auf festen Arzneiformen aus wässrigen und aus organischen Umhüllungszubereitungen. Acta Pharm Technol 26: 201–204
7-53. Osterwald H, Bauer KH (1981) Lackierungstechnologische Einflüsse auf die Zerfallbarkeit und Freisetzung dünndarmlöslicher Filmtabletten. Acta Pharm Technol 27: 47–60
7-54. Osterwald H, Eisenbach CD, Bauer KH (1982) Wirkungsweise und Optimierungsmöglichkeiten der Anwendung von Weichmachern in Filmüberzügen. Acta Pharm Technol 28: 34–43
7-55. Ozturk SS, Palsson BO, Donohoe B, Dressman JB (1988) Kinetics of release from enteric-coated tablets. Pharm Res 5: 550–565
7-56. Petereit H-U, Aßmus M, Lehmann K (1995) Glyceryl monostearate as a glidant in aqueous film-coating formulations. Eur J Pharm Biopharm 41: 219–228; APV, Budapest, pp 331–332
7-57. Podczeck F, Wenzel U (1990) „Entwicklung fester peroraler Arzneiformen mit Hilfe multivariater mathematischer Verfahren". Teil 2: Datenanalyse; Aufdeckung von Zusammenhängen zwischen Einfluss- und Zielgrößen. Pharm Ind 52: 348–351
7-58. Pondell RE (1984) From solvent to aqueous coating. Drug Dev Ind Pharm 10: 191–202
7-59. Porter SC, Ridgway K (1982) The permeability of enteric coatings and the dissolution rates of coated tablets. J Pharm Pharmacol 34: 5–8
7-60. Pourkavoos N, Peck GE (1994) Effects of aqueous film coating conditions on water removal efficiency and physical properties of coated cores containing superdisintegrants. Drug Dev Ind Pharm 20: 1535–1554
7-61. Prater DA, Meakin BJ (1981) A technique for investigating changes in the surface roughness of tablets during film coating. J Pharm Pharmacol 33: 666–668
7-62. Prater DA, Wilde JS, Meakin BJ (1981) The effect of titanium dioxide on the oxygen permeability of hydroxypropylmethyl cellulose (HPMC) films. J Pharm Pharmacol 33: 26
7-63. Rölz W (1980) Überzugsverfahren mit organischen Lacklösungen im Vakuum-Dragiergerät Typ GVC (Glatt). Acta Pharm Technol 26: 287–289
7-64. Rowe RC (1977) The adhesion of film coatings to tablet surfaces – measurement on biconvex tablets. J Pharm Pharmacol 29: 58–59
7-65. Rowe RC (1978) The effect of some formulation and process variables on the surface roughness of film-coated tablets. J Pharm Pharmac 30: 669–672
7-66. Rowe RC (1977) The adhesion of film coatings to tablet surfaces – the effect of some direct compression excipients and lubricants. J Pharm Pharmacol 29: 723–726
7-67. Rowe RC (1978) The measurement of the adhesion of film coatings to tablet surfaces: the efffect of tablet porosity, surface roughness and film thickness. J Pharm Pharmac 30: 343–346
7-68. Rowe RC (1979) Surface roughness measurements on both uncoated and film-coated tablets. J Pharm Pharmac 31: 473–474
7-69. Rowe RC (1980) The expansion and contraction of tablets during film-coating – a possible contributory factor in the creation of stresses within the film? J Pharm Pharmacol 32: 851
7-70. Rowe RC (1980) The molecular weight and molecular weight distribution of hydroxypropyl methylcellulose used in the film coating of tablets. J Pharm Pharmacol 32: 116–119
7-71. Rowe RC (1980) Rate effects in the measurement of the adhesion of film coatings to tablet surfaces. J Pharm Pharmacol 32: 214–215
7-72. Rowe RC, Forse SF (1980) The effect of polymer molecular weight on the incidence of film cracking and splitting on film coated tablets. J Pharm Pharmacol 32: 583–584
7-73. Rowe RC, Forse SF (1980) The effect of film thickness on the incidence of the defect bridging of intagliations on film coated tablets. J Pharm Pharmacol 32: 647–648
7-74. Rowe RC, Forse SF (1981) The effect of plasticizer type and concentration on the inci-

dence of bridging of intagliations on film-coated tablets. J Pharm Pharmacol 33: 174–175
7-75. Rowe RC (1981) The cracking of film coatings on film-coated tablets – a theoretical approach with practical implications. J Pharm Pharmacol 33: 423–426
7-76. Rowe RC (1981) The adhesion of film coatings to tablet surfaces – a problem of stress distribution. J Pharm Pharmacol 33: 610–612
7-77. Rowe RC (1982) The effect of pigment type and concentration on the incidence of edge splitting on film-coated tablets. Pharm Acta Helv 57: 221–225
7-78. Rowe RC (1983) Correlation between the in-situ performance of tablet film coating formulations based on hydroxypropyl methylcellulose and data obtained from the tensile testing of free films. Acta Pharm Technol 29:. 205–207
7-79. Rowe RC (1984) Quantitative opacity measurements on tablet film coatings containing titanium dioxide. J Pharm Pharmacol 22: 17–23
7-80. Rowe RC (1984) The effect of white extender pigments on the incidence of edge splitting on film coated tablets. Acta Phar Technol 30: 235–238
7-81. Rowe RC (1984) The opacity of tablet film coatings. J Pharm Pharmacol 36: 569–572
7-82. Rowe RC (1985) The effect of the particle size of synthetic red iron oxide on the appearance of tablet film coatings. Pharm Acta Helv 60: 157–161
7-83. Rowe RC (1985) Gloss measurement on film coated tablets. J Pharm Pharmacol 37: 761–765
7-84. Rowe RC (1988) Adhesion of film coatings to tablet surfaces – a theoretical approach based on solubility parameters. Int J Pharm 41: 219–222
7-85. Sadeghi F, Ford JL, Rubinstein MH, Rajabi-Siahboomi AR (2000) Comperative study of drug release from pellets coated with HPMC or surelease. Drug Dev Ind Pharm 26: 651–660
7-86. Schierz I (1987) Herstellung und Eigenschaften von mit wässrigen Lösungen magensaftresistenter Polymere in der Wirbelschicht überzogenen Filmtabletten. Inauguraldissertation, Freie Universität Berlin
7-87. Schmid S, Müller-Goymann CC, Schmidt PC (2000) Interactions during aqueous film coating of ibuprofen with Aquacoat ECD. Int J Pharm 197: 35–39
7-88. Schmidt-Mende T (2001) „Freisetzung aus magensaftresistenten überzogenen Arzneiformen". Dissertation Universität Düsseldorf
7-89. Skultety PF, Rivera D, Dunleavy J, Lin CT (1988) Quantitation of the amount and uniformity of aqueous film coating applied to tablets in a 24" Accela-Cota. Drug Dev Ind Pharm 14: 617–631
7-90. Spitael J, Kinget R (1980) Influence of solvent composition upon film-coating. Pharm Acta Helv 55: 157–160
7-91. Stafford JW, Lenkeit D (1984) The effect of film coating formulation on product quality when coating in different types of film coating equipment. Pharm Ind 46: 1062–1067
7-92. Stanley P, Rowe RC, Newton JM (1981) Theoretical considerations of the influence of polymer film coatings on the mechanical strenght of tablets. J Pharm Pharmacol 33: 557–560
7-93. Stern PW (1976) Effects of film coatings on tablet hardness. J Pharm Sci 65: 1291–1295
7-94. Stricker H (1981) „Zerfall- und Passagegeschwindigkeit magensaftresisenter Tabletten im Gastrointestinaltrakt". Pharm Ind 43: 1018
7-95. Thoma K, Kräutle T (1999) Einfluss von Pankreatin auf die Stabilität magensaftresistenter Überzüge. Pharm Ind 61: 79–87
7-96. Thoma K, Oschmann R (1992) Einflussfaktoren auf die Lagerstabilität magensaftresistenter Fertigarzneimittel unter Temperaturbelastung. Pharmazie 47: 595
7-97. Wade A, Weller PJ (1994) Handbook of pharmaceutical excipients. The Pharmaceutical Press, London
7-98. Wan LSC, Prasad KPP (1990) Studies on the swelling of composite disintegrant – methycellulose films. Drug Dev Ind Pharm 16: 191–200

Entwicklung von magensaftresistent-umhüllten Pellets

8.1	Definition der Produktanforderungen	165
8.2	Produkt- und maschinenspezifische Bedingungen	165
8.3	Arzneistoff- und Halbfertigprodukteigenschaften	165
8.4	Entwicklungsprobleme (EP), Entwicklungsschritte (ES), Entwicklungsschrittaktionen (EA)	165
8.4.1	EP: Schmelzpunkt des Arzneistoffes	165
8.4.2	EP: pH-Reaktion	165
8.4.3	ES: Auswahl Sprühflüssigkeit	165
8.4.4	ES: Auswahl Filmbildner	168
8.4.5	ES: Auswahl Weichmacher	169
8.4.6	ES: Auswahl Antiklebemittel	169
8.4.7	ES: Auswahl Netzmittel	169
8.4.8	ES: Auswahl Überzugsverfahren	169
8.5	Demonstrationsbeispiel	171
	Literatur	173

EINLEITUNG

Auf die Vorteile MSR-umhüllter Pellets gegenüber MSR-umhüllten Tabletten wurde in der Einleitung zu Kap. 7 hingewiesen. Ausgegangen wird bei der Entwicklung dieser Arzneiform von dem Halbfertigprodukt „nichtumhüllte Pellets", das in Kap. 4 behandelt wurde.

Das Fachwissen in diesem Kapitel beruht auf den am Ende des Kapitels genannten Publikationen, zu einem wesentlichen Teil stammt es aus der Dissertation von F.Ch. Lintz [Lit. 8–1].

8.1 Definition der Produktanforderungen

Die einleitenden Anmerkungen in Kap. 7.1 treffen auch hier zu. Die Anforderungen an MSR-umhüllte Pellets sind in Tabelle 8.1 (S. 166) zusammengefasst.

8.2 Produkt- und maschinenspezifische Bedingungen

Diese Bedingungen sind in Tabelle 8.2 (S. 166) zusammengefasst.

8.3 Arzneistoff- und Halbfertigprodukteigenschaften

Die Basis der Entwicklung bilden neben einigen Arzneistoffeigenschaften (s. Tabelle 8.4, S. 167) vor allem die Eigenschaften des Halbfertigproduktes „nichtumhüllte Pellets" (s. Tabelle 8.3, S. 167). Ihre Entwicklung wurde in Kap. 4 abgehandelt, sodass die Eigenschaften von dort übernommen werden können. Sie sollten jedoch möglichst experimentell überprüft werden. Insbesondere gilt das für die Schüttdichte und das Pelletschüttvolumen pro Dosis, die einen niedrigen Sicherheitsfaktor haben.

Des Weiteren sollte davon ausgegangen werden können, dass die Arzneistoffstabilität des Halbfertigproduktes den Produktanforderungen entspricht.

8.4 Entwicklungsprobleme (EP), Entwicklungsschritte (ES), Entwicklungsschrittaktionen (EA)

Nacheinander sind folgende Probleme bzw. Entwicklungsschritte zu bearbeiten:

- Schmelzpunkt des Arzneistoffes,
- pH-Reaktion des Halbfertigproduktes,
- Auswahl Sprühflüssigkeit,
- Auswahl Filmbildner,
- Auswahl Weichmacher,
- Auswahl Antiklebemittel,
- Auswahl Netzmittel,
- Auswahl Überzugsverfahren.

8.4.1 und 8.4.2 EP: Schmelzpunkt des Arzneistoffes und EP: pH-Reaktion

Diese Entwicklungsprobleme sind mit denen in Kap. 7.4.1 und 7.4.2 identisch.

8.4.3 ES: Auswahl Sprühflüssigkeit

8.4.3.1 EA: Maßnahme erforderlich?
Eine Sprühflüssigkeit ist immer notwendig. Bzgl. Alternativen zu Wasser s. Kap. 7.4.3.8.

8.4.3.2 EA: Verfügbare Sprühflüssigkeiten
Anders als bei umhüllten Tabletten in Kap. 7 steht in diesem Kapitel nur Wasser zur Wahl. Organische Lösungsmittel (vgl. Tabelle 7.5, S. 149) sind natürlich ebenfalls möglich.

8.4.3.3 EA: Untergruppenzuordnung
Entfällt.

8.4.3.4 EA: Ermittlung der Flüssigkeitsmenge
Wie in Kap. 7.4.3.4 beschrieben, ergibt sich die zu ergänzende Flüssigkeitsmenge aus dem Lacktrockensubstanzanteil des Handelsproduktes und dem der Überzugsformulierung.

Tabelle 8.1
Produktanforderungen

Nr.	Produkteigenschaft/Messgröße	Einheit	Wert	SF	Bestimmungsmethode	Optimaler Wert	Tolerierter Wert bzw. Bereich (z.B.)
1	Freigabe in künstl. Magensaft pH 1 (v_2)	%/120 min			B1	0	0–1
2	Halbwertszeit der Freigabe ($t_{50\%}$) künstl. Darmsaft (pH 6,8)	min			B1	1	1–30
3	Beginnverzögerung der Freigabe, t_{lag} (pH 6,8)	min			B1	0	0–15
4	Restfeuchte (φ)	%			B21	0	0–1
5	Bruchfestigkeit B_P	MPa			B38		
6	Pelletschüttvolumen pro Dosis (V_{SP})	mm^3			–	V_K	
7	Friabilität (FR)	%			B23	0	0–1
8	Aufladbarkeit	–			–	Keine	
9	Stabilität in künstlichem Magensaft/Zersetzungsgeschwindigkeit	%/h			B20	0	0–0,1

Kommentare zu Tabelle 8.1

Ad 2: Die Halbwertzeit der Freigabe in künstlichem Darmsaft sollte die des Halbfertigproduktes nur wenig überschreiten (max. 15 min).

Ad 4: Die Restfeuchte des Endproduktes soll den Wassergehalt des Halbfertigproduktes nicht mehr als um 1% übersteigen.

Ad 5: Die Bruchfestigkeit soll die des Halbfertigproduktes nicht unterschreiten.

Ad 6: Das Pelletschüttvolumen pro Dosis ergibt sich aus der vorgegebenen Kapselgröße, d.h. es soll dem Kapselfüllvolumen (s. Tabelle 4.2, S. 76) entsprechen. Ein Sicherheitsabschlag kann in Betracht gezogen werden.

Ad 8: Es wird auf Abschn. 8.4.4.8 und Kommentar Ad 12 zu Tabelle 8.3 (S. 167) hingewiesen.

Ad 9: Diese Anforderung ist nur bei säurelabilen Arzneistoffen relevant.

Tabelle 8.2
Produkt- und maschinenspezifische Bedingungen

Nr.	Bedingungen	Spezifikation
9	Hüllenfunktion	
10	Packmittel	
11	Lagerungsbedingungen (°C, % r.F.)	
12	Produktionsklima (°C, % r.F.)	
13	Lichtschutz	
14	Temperungsverfahren (Typ)	
15	Überzugsverfahren (Typ)	
16	Kapselgröße bzw. Kapselfüllvolumen	
17	Produktionsstandort (Nr.)	

Kommentare zu Tabelle 8.2

Die Kommentare Ad 10 bis Ad 13 sind mit den Kommentaren Ad 11 bis Ad 14 zu Tabelle 7.2 (S. 146) identisch.

Ad 14, 15: Siehe hierzu Tabelle 8.5 (S. 170).

Tabelle 8.3
Eigenschaften des Halbfertigproduktes (nichtumhüllte Pellets)

Nr.	Eigenschaft/Messgröße	Einheit	Bestimmungs-methode	Wert	SF	Optimaler Wert bzw. Bezeichnung	Tolerierter Wert bzw. Bereich
1	Arzneistoffname	–	–				
2	Arzneistoffdosis	mg	–				
3	Arzneistoffgehalt (X_A)	–	–				
4	Mittleres Pelletgewicht (m_P)	mg	B37				
5	Pelletmasse pro Dosis (m_{PD})	mg	–				
6	Spez. Oberfläche (O_{sp})	mm^2/mg	B37				
7	Bruchfestigkeit (B_P)	MPa	B38			10	
8	Mittl. Durchmesser (D_P)	mm	B37				
9	Pelletdurchmesser, Untergrenze	mm	B37			D_P	$0{,}8 \cdot D_P$
10	Pelletdurchmesser, Obergrenze	mm	B37			D_P	$1{,}2 \cdot D_P$
11	Rundheit	%	B37			100	90–100
12	Schüttdichte (ρ_{SP})	g/cm^3	B6			–	–
13	Pelletschüttvolumen pro Dosis (V_{SP})	mm^3	B6			$0{,}8 \cdot V_K$	$0{,}7 \cdot V_K$ bis $0{,}85 \cdot V_K$
14	Friabilität (FR_P)	%	B47			0	0–0,5
15	Feuchtegehalt, Restfeuchte (φ)	%	B21				
16	Freigabe in künstlichem Magensaft ($t°_{50\%,\,pH1}$) bzw. v_2	min %/120 min	B1 "			1 100	15
17	Halbwertszeit der Freigabe in künstl. Darmsaft ($t°_{50\%,\,pH6,8}$)	min	B1			1	15
18	Beginnverzögerung der Freigabe (t_{lag})	min	B1			0	10

Tabelle 8.4
Arzneistoffeigenschaften

Nr.	Eigenschaft/Messgröße	Einheit	Bestimmungs methode	Wert	SF
19	Wasserempfindlichkeit	Ja/nein	B20		
20	Stabilität/Zersetzungsprodukt in künstl. Magensaft (pH1)	%/h	B20		
21	Schmelzpunkt	°C	B17		
22	Löslichkeit $S_{6,8}$ (37 °C, pH 6,8)	%	B10		
23	Löslichkeit S_1 (37 °C, pH 1)	%	B10		
24	Funktionelle Gruppen	–	–		
25	Gegenion des Arzneistoffes	–	–		
26	Grundgerüstklasse	–	–		
27	Reaktion (pk_a)	–	–		

(Kommentare S. 168)

Kommentare zu Tabellen 8.3 und 8.4 (S. 167)

Ad 4: Das mittlere Pelleteinzelgewicht ist nach B37 experimentell zu ermitteln.

Ad 6: Die spezifische Pelletoberfläche ergibt sich aus dem durchschnittlichen Pelletdurchmesser $\overline{D}_P$ und dem durchschnittlichen Pelletgewicht $\overline{m}_P$:

$$O_{sp} = \pi \cdot \overline{D}_P^2 \cdot \overline{m}_P^{-1} \quad [mm^2/mg]$$

$$\overline{m}_P = 0{,}52 \cdot \overline{\rho}_w \cdot \overline{D}_P^3 \cdot (1 - \varepsilon_{intra}) \quad [mg]$$

Die Pelletporosität resultiert aus dem mittleren Pelleteinzelgewicht und dem mittleren Pelletvolumen, ermittelt nach B37:

$$\varepsilon_{intra} = 1 - \overline{m}_P \left(0{,}52 \cdot \overline{\rho}_w \cdot \overline{D}_P^3\right)^{-1}$$

Ad 11: Eine gewichtseinheitliche Abfüllung von Pellets in Kapseln (± 10%) hängt von ihrer Rundheit (s. Kap. 4), Oberflächenrauheit und einer evtl. elektrostatischen Auflading ab (siehe hierzu Alternativen, Abschn. 8.4.4.8). Die Rundheit sollte mindestens 90% betragen.

Ad 12, 13: Die in Kap. 4.4 prognostizierte Schüttdichte der Pellets ($\rho_{sP} = m_{PD} \cdot V_P^{-1}$) ist relativ ungenau, daher sollte sie experimentell überprüft werden.

Ad 14: Für einen einwandfreien Polymerfilm ist eine geringe Friabilität der Pellets Voraussetzung ($\leq 0{,}5\%$).

Ad 15: Der Feuchtegehalt sollte der Gleichgewichtsfeuchte entsprechen.

Ad 16, 17: Die Freigabegeschwindigkeit des Halbfertigproduktes ist für die Freigabe aus MSR-Pellets in Darmsaft mitbestimmend und sollte z. B. 15 min nicht überschreiten.

Ad 19: Im Falle eines wasserempfindlichen Arzneistoffes wird auf Alternativen (Kap. 7.4.5.8) verwiesen.

Ad 24–26: Diese Eigenschaften dienen der Inkompatibilitätskontrolle.

Ad 27: Die Pellets sollten eine möglichst neutrale Reaktion aufweisen, damit die Hüllenfunktion nicht beeinträchtigt wird. Bei saurer Reaktion sind Alternativen (Kap. 7.4.2 und Kap. 7.4.5.8) in Betracht zu ziehen.

8.4.4 ES: Auswahl Filmbildner

8.4.4.1 EA: Maßnahme erforderlich?
Immer.

8.4.4.2 EA: Verfügbare Polymere
Polymer, Lack und Filmbildner sind synonyme Begriffe. Es stehen im Folgenden zwei magensaftresistente und darmsaftlösliche Filmbildner zur Wahl (s. Tabelle 7.8, S. 150), deren Spezifikationen in Kap. 10.3.10 beschrieben werden.

8.4.4.3 EA: Untergruppenzuordnung
Entfällt.

8.4.4.4 EA: Ermittlung der Polymermasse
Die günstigste Polymermasse gewährleistet Magensaftresistenz und beeinflusst die Geschwindigkeit der Wirkstofffreigabe im Darmsaft nur geringfügig. Sie wird wie folgt berechnet:

$$m_{FB} = m_{FB\;opt} \cdot O_{sp} \cdot m_{PD} \quad [mg/Dosis]$$

$m_{FB\;opt}$ [mg/mm²] ist eine Polymereigenschaft (s. Kap. 10.3.10). O_{sp} [mm²/mg] bedeutet die spezifische Pelletoberfläche (s. Ad 6, Tabelle 8.3, S. 167) und m_{PD} [mg/Dosis] die Pelletmasse pro Dosis. m_{FB} sollte $m_{FB\;min} \cdot O_{sp} \cdot m_{PD}$ nicht unterschreiten.

8.4.4.5 EA: Eigenschaftsprognosen
Für Filmhüllen mit allen erforderlichen Zusätzen kann prognostiziert werden:

▶ Säurelabile Wirkstoffe bleiben geschützt ($X_Z \leq 1 \cdot 10^{-3}$), wenn der Filmbildner

$$m_{FB} \geq m_{FB\;min} \cdot O_{sp} \cdot m_{PD} \quad [mg/Dosis]$$
$$(SF = 0{,}9)$$

und die Permeabilitätskonstante

$$k_P \leq 0{,}1 \quad [mg \cdot min^{-1} \cdot mm^{-2}]$$

sind.

▶ Die Wirkstofffreigabe in künstlichem Magensaft (pH 1) entspricht:

$$v_2 \leq 1 \quad [\%/120\;min] \quad (SF = 0{,}9)$$

und in künstlichen Darmsaft (pH 6,8) gilt:

$$t_{50\%} = t^o_{50\%(HFP)} + t_{lag} \quad [min] \quad (SF = 0{,}8)$$

Die Beginnverzögerung der Freigabe (extrapoliert) beträgt etwa

$$t_{lag} = t_{lag(HFP)} + 100 \cdot \frac{m_{FB}}{O_{sp} \cdot m_{PD}} \quad [min]$$

$$(SF = 0,8)$$

- Die Friabilität der Filmhülle beträgt im Falle von MSR-Polymeren mit den üblichen Zusätzen

$$FR \leq 1 \quad [\%] \qquad (SF = 0,9)$$

- Das Pelletschüttvolumen pro Dosis (V_{sP}) kann bei einem mittleren Pelletdurchmesser von 0,9 mm als Folge der Umhüllung mit

$$V_{sP} \approx V_{sP(HFP)} + 60 \quad [mm^3/\text{pro Dosis}]$$

$$(SF = 0,5)$$

angenommen werden, entsprechend einer Zunahme des Schüttvolumens von 20–25% (vgl. Kap. 4.4.4.1), wenn

$$m_{FB\,opt} \cdot O_{sp} \cdot m_{PD} \geq m_{FB} \geq m_{FB\,min} \cdot O_{sp} \cdot m_{PD}$$

$$[mg/Dosis]$$

Kleinere bzw. größere Pellets haben eine größere bzw. kleinere Oberfläche, erfordern mehr oder weniger Polymer und führen zu einer größeren bzw. kleineren Schüttvolumenzunahme (15 bis 35%).

- Die Bruchfestigkeit der Pellets nimmt, wie folgende Gleichung ausdrückt, durch die Umhüllung zu:

$$B_P = B_{P(HFP)} + 150 \cdot m_{FB} \cdot O_{sp}^{-1} \cdot m_{PD}^{-1} \quad [MPa]$$

$$(SF = 0,4)$$

8.4.4.6 EA: Maßnahmenauswahl und Reihung
Bezüglich Auswahlkriterien, Abbildungsvorschriften und Entscheidungsanalyse s. Kap. 7.4.5.6.

8.4.4.7 und 8.4.4.8 EA: Rücksprünge und Alternativen
- Siehe hierzu Kap. 7.4.5.7 und 7.4.5.8.
- Falls sich Pellets während der Abfüllung in Hartgelatinekapseln elektrostatisch aufladen und so zu einer erhöhten Gewichtsstreuung führen, kann z.B. 1% Talkum beigemischt werden, um dies auszuschalten.

8.4.5 ES: Auswahl Weichmacher
und

8.4.6 ES: Auswahl Antiklebemittel
und

8.4.7 ES: Auswahl Netzmittel
Diese Entwicklungsschritte sind gleichlautend mit den Kapiteln 7.4.6 bis 7.4.8.

8.4.8 ES: Auswahl Überzugsverfahren

8.4.8.1 EA: Maßnahme erforderlich?
Immer.

8.4.8.2 EA: Verfügbare Verfahren
Wenngleich in Tabelle 8.2 (S. 166) schon ein Verfahren festgelegt wurde, werden hier formal zwei Vorgehensweisen gegenübergestellt (Tabelle 8.5, S. 170), die in Tabelle 10.58 (S. 285) und 10.65 (S. 289) detaillierter beschrieben sind und sich u. a. in der Ansatzgröße unterscheiden. Bei beiden Verfahren wird die Endtrocknung der Pellets in zwei Stufen vorgenommen: Zunächst im Wirbelschichtgerät und anschließend auf Horden.

8.4.8.3 EA: Untergruppenzuordnung
Siehe hierzu Kap. 7.4.9.3.

8.4.8.4 EA: Ermittlung der Prozessbedingungen
Die Prozessbedingungen beeinflussen z. T. ausgeprägt die Produkteigenschaften, daher sollten die Standardbedingungen (Tabelle 8.6 und 8.7, S. 170) und die Temperungsbedingungen (s. Tabelle 7.13, S. 157) besonders beachtet werden.

8.4.8.5 EA: Herstellung der Überzugsformulierung
Siehe hierzu Kap. 7.4.9.5. In der Gleichung zur Berechnung von $m_{FB(Ansatz)}$ ist lediglich $m_{(Tablette,\,mg)}$ durch die Pelletmasse pro Dosis $m_{PD(mg)}$ zu ersetzen.

8.4.8.6 EA: Eigenschaftsprognosen
Siehe hierzu Kap. 7.4.9.6.

Tabelle 8.5
Umhüllungsverfahren

Nr.	Teilprozesse	Geräte (s. Kap. 10.4)	Exschutz	Ansatzgröße $m_{(Ansatz)}$ [kg]	Untergruppe
1	Coaten, Trocknen	Uni-Glatt	Nein	0,7	2
	Tempern bzw. Konditionieren	Hordentrockenschrank TU 60/60	Ja	Max. 12	
2	Coaten, Trocknen	Glatt WSG 30	Ja	50	1
	Tempern bzw. Konditionieren	Hordentrockenschrank TU 60/60	Ja	Max. 12	

Tabelle 8.6
Gerätespezifische Bedingungen für den Wirbelschichtcoater UniGlatt

Nr.	Bedingungen	Einheit	Optimaler Wert	Tolerierte Werte
1	Pelletmasse ($m_{(Ansatz)}$)	kg	0,7	0,7–1,0
2	Sprühdruck	bar	1,5	1,5–2
3	Abstand: Düse/Produkt	cm	25	
4	Zuluftgeschwindigkeit in der Vorwärmphase	m³/h	20	
5	Zuluftgeschwindigkeit in der Sprühphase	m³/h	40	
6	Zuluftgeschwindigkeit in der Trocknungsphase	m³/h	30	
7	Dauer der Vorwärmphase	min	10	10–15
8	Sprühdauer	min		
9	Dauer der Trocknungsphase	min	15	15
10	Zulufttemperatur der Vorwärmphase	°C	45	43–46
11	Zulufttemperatur der Sprühphase	°C		
12	Zulufttemperatur in der Trocknungsphase	°C	34	33–34
13	Zuluftfeuchte	%/r.F.	< 50	
14	Guttemperatur	°C		
15	Temperatur der Überzugsformulierung	°C	20	20–23
16	Sprühgeschwindigkeit	g/min/kg		
17	Sprührichtung	–	Top-Spray	
18	Expansionskammerbegrenzung	–	Filtersack	
19	Rütteln (Filtersack)	min	10-mal	
20	Düsenklappenstellung	–	5	

Tabelle 8.7
Gerätespezifische Bedingungen für den Wirbelschichtcoater Glatt WSG 30

Nr.	Bedingungen	Einheit	Optimaler Wert	Tolerierte Werte
1	Pelletmasse ($m_{(Ansatz)}$)	kg	50	48–50
2	Sprühdruck	bar	3	2,5–3
3	Abstand: Düse/Produkt	cm	50	50
4	Zuluftgeschwindigkeit in der Vorwärmphase	°C		
5	Zuluftgeschwindigkeit in der Auftragsphase	m³/min		

(Fortsetzung S. 171)

Tabelle 8.7
Gerätespezifische Bedingungen für den Wirbelschichtcoater Glatt WSG 30 (Fortsetzung)

Nr.	Bedingungen	Einheit	Optimaler Wert	Tolerierte Werte
6	Zuluftgeschwindigkeit in der Trocknungsphase	m³/h		
7	Dauer der Vorwärmphase	min	5	5–10
8	Sprühdauer	min		
9	Dauer der Trocknungsphase	min	10	10
10	Zulufttemperatur der Vorwärmphase	°C	45	43–46
11	Zulufttemperatur der Sprühphase	°C		
12	Zulufttemperatur in der Trocknungsphase	°C	35	34–36
13	Zuluftfeuchte	%/r.F.	< 50	
14	Guttemperatur	°C		
15	Temperatur der Überzugsformulierung	°C	20	20–23
16	Sprühgeschwindigkeit	g/min/kg		
17	Sprührichtung	–	Top-Spray	
18	Expansionskammerbegrenzung	–	Filtersieb (0,1 mm)	

Kommentare zu Tabellen 8.6 und 8.7

Ad 4 bis 6: Die Zuluftgeschwindigkeit ist so zu wählen, dass ein gut durchwirbeltes Pelletbett entsteht. In der Vorwärm- und Trocknungsphase ist sie etwas zu drosseln.

Ad 8: Wegen des nur ungenau prognostizierbaren Sprühverlustes (10–35%) muss die Sprühdauer durch laufende Probenziehung und Gewichtsprüfung ermittelt werden. Das Sollgewicht der Pelletprobe – ermittelt nach einer kurzen Trocknung (5 min, 105 °C) – lautet:

$$m_{(Probe, Soll)} = N \cdot \overline{m}_{P(HFP)} \cdot [1 + m_{FB\,opt} \cdot O_{sp}(1 + H_{WM} + H_{AK})] \quad [mg]$$

N = Anzahl der Pellets einer Probe (z. B. 300),
$\overline{m}_{P(HFP)}$ = mittleres Gewicht eines nichtüberzogenen Pellets [mg]

Letztlich entscheidet aber die abschließend experimentell zu ermittelnde Wirkstofffreigabe über die aufzutragende Polymermasse.

Ad 9: Auf die Trocknung im Wirbelschichtgerät folgt eine Trocknung, Temperung und Konditionierung auf Horden.

Ad 10–12: Die Zulufttemperatur T_{Zu} in der Auftragsphase wird von der Guttemperatur (T_{Gut}, s. Ad 14) bestimmt und entsprechend eingestellt. Sie steht außerdem mit der Sprühgeschwindigkeit v_{Sp} und der Masse Pellets pro Ansatz $m_{(Ansatz)}$ in Zusammenhang und kann geschätzt werden nach:

$$T_{Zu} = k_{ZT1} \cdot v_{Sp} + T_{Gut} + k_{ZT2} \quad [°C] \quad (SF = 0,6)$$

k_{ZT} sind Kenngrößen von Verfahren und Überzugsformulierungen (s. Kap. 10.3.10 und 10.4.5). In der Vorwärm- und Trocknungsphase sind die Temperaturen etwa gleich der in der Auftragphase (± 5 °C).

Ad 14: Die günstigste Guttemperatur ist polymerspezifisch, gewährleistet eine einwandfreie Filmbildung und vermeidet Rissbildung (s. z. B. Tabelle 10.38, S. 271).

Ad 16: Sprühgeschwindigkeit, Zuluftgeschwindigkeit und Zulufttemperatur sind aufeinander abgestimmt: Die zu wählende Sprühgeschwindigkeit ergibt sich nach

$$v_{Sp} = v_{Sp\,opt} \cdot m_{(Ansatz)} \quad [g/min/Ansatz]$$

Wird die maximale Sprühgeschwindigkeit ($v_{Sp\,max}$, s. z. B. Tabelle 10.38, S. 271) überschritten, kommt es zu einem Verkleben der Pellets. Die optimale Sprühgeschwindigkeit ($v_{Sp\,opt}$) liegt bei 50% bis 75% der maximalen Sprühgeschwindigkeit.

8.5 Demonstrationsbeispiel

Das Beispiel beschreibt die wissensbasierte Entwicklung der magensaftresistenten Pellets MP 41 mit dem Arzneistoff WS 41 (Dosis 50 mg). Ausgehend vom Produktanforderungsprofil (Tabelle 8.8, S. 172), den Halbfertigprodukt- und Arzneistoffeigenschaften (Tabelle 4.25 und 4.26, S. 89, Tabelle 8.9, S. 172) erhält man unter Nutzung des für diese Arzneiform zutreffenden Wissens eine optimierte Rezeptur, einschließ-

Tabelle 8.8
Produktanforderungsprofil (Beispiel magensaftresistent umhüllte Pellets MP 41)

Produkteigenschaft/Messgröße	Einheit	Bestimmungs-methode	Optimaler Wert	Tolerierter Wert bzw. Bereich (z. B.)
Beginnverzögerung der Freigabe, t_{lag} (pH 6,8)	min	B1	0	0–15
Bruchfestigkeit B_P	MPa	B38	10	≥10
Freigabe in künstl. Magensaft pH 1 (v_2)	%/120 min	B1	0	0–1
Friabilität (FR)	%	B23	0	0–1
Halbwertszeit der Freigabe ($t_{50\%}$) künstl. Darmsaft (pH 6,8)	min	B1	1	1–30
Hüllenfunktion	–	–	MSR	MSR
Kapselfüllvolumen (V_K)	mm^3	–	380	380
Pelletschüttvolumen pro Dosis (V_{SP})	mm^3	–	V_K	$0,9 \cdot V_K$
Produktionsstandort	–	–	A	A
Restfeuchte (φ)	%	B21	0	0–0,1
Stabilität/Zersetzungsgeschwindigkeit in künstlichem Magensaft	%/h	B20	0	0–0,1
Überzugs- und Temperungsverfahren	Nr.	–	1	

Tabelle 8.9
Eigenschaften des Arzneistoffes WS 41

Eigenschaft/Messgröße	Einheit	Bestimmungsmethode	Wert	SF
Funktionelle Gruppen	–	–		
Gegenion des Arzneistoffes	–	–		
Grundgerüstklasse	–	–		
Löslichkeit S_1 (37 °C, pH 1)	%	B10	12	1,0
Löslichkeit $S_{6,8}$ (37 °C, pH 6,8)	%	B10	10	1,0
Reaktion (pk_a)	–	–	6,5	1,0
Schmelzpunkt	°C	B17	210	1,0
Stabilität/Zersetzungsprodukt in künstl. Magensaft (pH 1)	%/h	B20	0	1,0
Wasserempfindlichkeit	Ja/nein	B20	Nein	1,0

lich Herstellungsangaben, (Tabelle 8.10, S. 173) sowie prognostizierte Endprodukteigenschaften (Tabelle 8.11, S. 173) mit Sicherheitsdaten. Weitere Rezepturen ergeben sich aus Maßnahmen mit höheren Rangzahlen.

Der Filmbildnerauftrag wird in der Praxis gravimetrisch kontrolliert. Bezüglich Hilfsstoffe, Verfahren und Packmittel s. Kap. 10.3 bis 10.5. Prozessbedingungen sind in Tabelle 8.6 (S. 170) und 7.13 (S. 157) definiert. Zur Herstellung der Überzugsformulierung s. Kap. 7.4.9.5, 10.3.9 und 10.3.10).

Da in diesem Kapitel auf Stabilitäts-/Kompatibilitätsstudien mit dem Hüllenmaterial verzichtet wurde, sind Haltbarkeitsprüfungen mit den empfohlenen Rezepturen durchzuführen.

Tabelle 8.10
Zusammensetzung und Herstellung der magensaftresistent umhüllten Pellets MP 41

Stoffe	Masse pro Dosis
Pellets PE 41	210,0 mg
Eudragit L	+ 34,0 mg
Triethylcitrat	+ 3,4 mg
Talkum	+ 17,0 mg
	264,4 mg

Sprühflüssigkeit: Wasser

Handelsprodukt: Eudragit L30 D-55

Geräte, Verfahren	
Wirbelschichtgerät	Uni Glatt/A
▸ Ansatz	0,7 [kg]
▸ Guttemperatur	33 [°C]
▸ Zulufttemperatur	59 [°C]
▸ Zulufttemperatur	10 [g/min/Ansatz]
▸ Sprühverlust	15 [%]
Hordentrockenschrank	TU 60/60

Weitere Prozessbedingungen siehe Tabelle 7.13 (S. 156) und 8.6 (S. 170), Hinweise: siehe Abschn. 8.4.4.8

Literatur

8-1. Lintz FC (1999) Systematik der Rezepturentwicklung von überzogenen Tabletten und Pellets als Grundlage für ein wissensbasiertes System. Dissertation, Universität Heidelberg (1999)

8-2. Alcorn GJ, Closs GH, Timko RJ, Rosenberg HA, Hall J, Shatwell J (1988) Comparison of coating efficiency between a Vector HiCoater and a Manesty Accela Cota. Drug Dev Ind Pharm 14: 1699–1711

8-3. Bauer KH, Lehmann K, Osterwald HP, Rothgang G (1988) Überzogene Arzneiformen. Wissenschaftliche Verlagsgesellschaft, Stuttgart

8-4. Bianchini R, Bruni Gazzaniga GA, Vecchio C (1992) Influence of extrusion-spheronisation processing on the physical properties of d-ibuprofen pellets containing pH adjusters. Drug Dev Ind Pharm 18: 1485–1503

8-5. Chopra RF, Prodczeck JM, Newton R, Alderborn G (2002) The influence of pellet shape and film coating on the filling of pellets into hard shell capsules. Eur J Pharm Biopharm 53: 327–333

Tabelle 8.11
Geforderte und prognostizierte Eigenschaften der magensaftresistent umhüllten Pellets MP 41

Eigenschaft	Anforderung	Prognostizierter Wert	SF
Beginnverzögerung der Freigabe, t_{lag} (pH 6,8)	0–10 min	3 min	0,4
Bruchfestigkeit (B_P)	≥ 10 MPa	15 MPa	0,4
Freigabe in künstl. Magensaft pH 1 (v_2)	0–1%/120 min	≤ 0,1%/120 min	0,4
Friabilität (FR)	0–1%	≤ 1%	0,9
Halbwertszeit der Freigabe ($t_{50\%}$) künstl. Darmsaft (PH 6,8)	1–30 min	≤ 18 min	0,4
Hüllenfunktion	MSR	MSR	1,0
Kapselfüllvolumen (V_K)	380 mm³	380 mm³	1,0
Pelletschüttvolumen pro Dosis (V_{SP})	340–380 mm³	352 mm³	0,4
Produktionsstandort	A	A	1,0
Restfeuchte (φ)	0–1%	≤ 1%	0,5
Stabilität/Zersetzungsgeschwindigkeit in künstlichem Magensaft	0–0,1%/h	0%	1,0
Überzugs- und Temperungsverfahren	Nr. 1	Nr. 1	1,0

8-6. Charman WN, Christy DP, Geunin EP, Monkhouse DC (1991) Interaction between Calcium, a model divalent cation, and a range of Poly(acrylic acid) resins as a function of solution pH. Drug Dev Ind Pharm 17: 271–280

8-7. Jones D (1994) Air suspension coating for multiparticulates. Drug Dev Ind Pharm 20: 3175–3206

8-8. Körber U, Moest T (1990) Gerät zur Bestimmung des Abriebs von festen Arzneiformen, insbesondere von Pellets. Acta Pharm Technol 36: 33–35

8-9. Laicher A, Lorck CA, Tobin J (1994) Process optimization of pellet coating and drying using fluid-bed production units. Pharm Tech Eur 18(4): 87

8-10. Lehmann K, Dreher D (1986) Mischbarkeit wässriger Poly(meth)acrylat-Dispersionen für Arzneimittelüberzüge. Pharm Ind 48: 1182–1183

8-11. Munday DL (1994) A comparison of the dissolution characteristics of theophylline from film coated granules and mini-tablets. Drug Dev Ind Pharm 20: 2369–2379

8-12. Podczeck F, Wenzel U (1990) „Entwicklung fester peroraler Arzneiformen mit Hilfe multivariater mathematischer Verfahren". Teil 2: Datenanalyse; Aufdeckung von Zusammenhängen zwischen Einfluss- und Zielgrößen. Pharm Ind 52: 348–351

8-13. Twitchell AM, Hogan JE, Aulton ME (1995) The effect of atomizing air pressure on the aqueous film coating process and on film coat quality. Proc 1st Wolrd Meeting APGI/APV, Budapest, p 282–283

8-14. Wesdyk R, Joshi YM, Jain NB, Morris K, Newman A (1990) The effect of size and mass on the film thickness of beads coated in fluidized bed equipment. Int J Pharm 65: 69–76

8-15. Zhang G, Schwartz JB, Schnaare RL, Wingent RJ, Sugita ET (1991) Bead coating: II. Effect of spheronization technique on drug release from coated spheres. Drug Dev Ind Pharm 17: 817–830

Entwicklung von retardierend-umhüllten Pellets

9.1	Definition der Produktanforderungen	177
9.2	Produkt- und maschinenspezifische Bedingungen	177
9.3	Arzneistoff- und Halbfertigprodukteigenschaften	177
9.4	Entwicklungsprobleme (EP), Entwicklungsschritte (ES), Entwicklungsschrittaktionen (EA)	177
9.4.1	EP: Schmelzpunkt des Arzneistoffes	177
9.4.2	ES: Auswahl Sprühflüssigkeit	177
9.4.3	EA: Auswahl Filmbildner	177
9.4.4	EA: Auswahl Weichmacher	181
9.4.5	ES: Auswahl Antiklebemittel	181
9.4.6	ES: Auswahl Überzugsverfahren	181
9.5	Demonstrationsbeispiel	181
	Literatur	184

EINLEITUNG

Nach dem Arzneibuch werden Arzneimittel mit veränderter Freisetzung in solche mit verlängerter, verzögerter und pulsierender Freigabe unterteilt. Orale Arzneiformen mit verlängerter Arzneistofffreisetzung und entsprechend erhöhter Dosis bestehen aus Gründen der Freisetzungssicherheit und der raschen Verteilung im Gastrointestinaltrakt bevorzugt aus Pellets, die mit unlöslichen, in gequollenem Zustand jedoch permeablen Hüllen versehen werden.

Andere Freigabeprinzipien wie aufplatzende Hüllen, osmotische Systeme, spezielle Arzneistoffmodifikationen, Matrixformen etc. sollen in diesem Kapitel außer Betracht bleiben.

Das im Folgenden genutzte Fachwissen wurde der am Ende des Kapitels aufgeführten Literatur und zu einem wesentlichen Teil der Dissertation von F.Ch. Lintz [Lit. 9-1] entnommen.

9.1 Definition der Produktanforderungen

Unter den Anforderungen steht die verlangsamte Arzneistofffreigabe in Darmsaft im Vordergrund, wenngleich auch die anderen, in Tabelle 9.1 (S. 178) aufgeführten Eigenschaften eine wichtige Rolle spielen. Falls infolge ungünstiger Pelleteigenschaften (z. B. elektrostatische Auflading) die Abfüllung in Steckkapseln Schwierigkeiten bereitet, wird auf Kommentar Ad 12 zu Tabelle 8.1 (S. 166) verwiesen.

9.2 Produkt- und maschinenspezifische Bedingungen

Siehe dazu Tabelle 9.3 (S. 178).

9.3 Arzneistoff- und Halbfertigprodukteigenschaften

Die Entwicklung retardierend-überzogener Pellets geht von Arzneistoffeigenschaften (Tabelle 9.5, S. 179) und den Eigenschaften des Halbfertigproduktes (Tabelle 9.4, S.179) aus, dessen Entwicklung in Kap. 4 beschrieben wird. Eine experimentelle Überprüfung der dort prognostizierten Eigenschaften, insbesondere der Schüttdichte bzw. des Schüttvolumens pro Dosis, ist zu empfehlen.

9.4 Entwicklungsprobleme (EP), Entwicklungsschritte (ES), Entwicklungsschrittaktionen (EA)

Die zu behandelnden Kapitel lauten:

- Schmelzpunkt des Arzneistoffes,
- Auswahl Sprühflüssigkeit,
- Auswahl Filmbildner,
- Auswahl Weichmacher,
- Auswahl Antiklebemittel,
- Auswahl Überzugsverfahren.

9.4.1 EP: Schmelzpunkt des Arzneistoffes

Siehe hierzu Kap. 7.4.1.

9.4.2 ES: Auswahl Sprühflüssigkeit

Siehe hierzu Kap. 8.4.3.

9.4.3 EA: Auswahl Filmbildner

9.4.3.1 EA: Maßnahme erforderlich?
Immer.

9.4.3.2 EA: Verfügbare Polymere
Verwendung finden meist Filmbildner aus unlöslichen, in gequollenem Zustand jedoch permeablen Polymeren bzw. aus Mischungen von nichtpermeablen Polymeren (z. B. Ethylcellulose) und wasserlöslichen, porenbildenden Polymeren (z. B. Polyethylenglykole). Verfügbar, d. h. entsprechend charakterisiert sind in diesem Kapitel zwei Polymeren der erstgenannten Gruppe auf Acrylatbasis: Eudragit RL und Eudragit RS, im Handel als wässrige Dispersionen (s. Tabelle 9.6, S. 180) erhältlich. Sie kommen stets als Mischungen zum Einsatz, da sie für sich allein die Prognose der Produkteigenschaften erschweren.

Tabelle 9.1
Produktanforderungen

Nr.	Produkteigenschaft/ Messgröße	Einheit	Bestimmungs-methode	Wert	SF	Optimaler Wert	Tolerierter Wert bzw. Bereich (z.B.)
1	Halbwertszeit der Freigabe in künstl. Magensaft ($t_{50\%(MS)}$)	min	B1			$t_{50\%(MS)} = t_{50\%(DS)}$	$t_{50\%(MS)} \geq 0{,}5\, t_{50\%(DS)}$
2	Halbwertszeit der Freigabe in künstl. Darmsaft ($t_{50\%(DS)}$)	min	B1				
3	Restfeuchte (φ)	%	B21				
4	Bruchfestigkeit (B_P)	MPa	B38				
5	Pelletschüttvolumen pro Dosis (V_{SP})	mm³	–				
6	Friabilität (FR)	%	B23			0	0–1
7	Aufladbarkeit der Pellets	–	–			Keine	

Kommentare zu Tabelle 9.1

Ad 1: Die Freigabe in Magensaft ist wegen der kurzen Verweilzeit der Pellets von untergeordneter Bedeutung. Dennoch sollte die entsprechende Halbwertszeit nicht viel kleiner sein als die in Darmsaft (s. hierzu Alternativen, Abschn. 9.4.3.8).

Ad 2: Angestrebt wird idealerweise eine lineare Freigabe im Dünn- und Dickdarm (0. Ordnung). Nicht immer lässt diese sich jedoch vollständig realisieren und ein Freigabeverlauf höherer Ordnung (0. bis 1. Ordnung) muss hingenommen werden. Eine Rolle spielt in diesem Zusammenhang eine eventuelle, pH-abhängige Löslichkeit des Arzneistoffes im Bereich pH 6 bis 7,5 (s. hierzu Tabelle 9.5, S. 179, und Alternativen, Abschn. 9.4.3.8). Die Freigabehalbwertszeit in Darmsaft ergibt sich aus der Verweildauer der Pellets im Resorptionsabschnitt des Gastrointestinaltraktes (Tabelle 9.2).

Ad 3 bis 7: Siehe hierzu Kommentare Ad 4 bis 8 zu Tabelle 8.1 (S. 166).

Tabelle 9.2
Freigabehalbwertszeit

Verweildauer im Resorptionsabschnitt [h]	Halbwertszeit der Freigabe $t_{50\,DS}$ [h] im Darmsaft	
	Ideal	Real
3	1,5	ca. 1
4	2	1,5
5	2,5	2
8	4	3
12	6	4,5

Tabelle 9.3
Produkt- und maschinenspezifische Bedingungen

Nr.	Bedingungen	Spezifikation
8	Hüllenfunktion	
9	Packmittel	
10	Lagerungsbedingungen (°C, % r.F.)	
11	Produktionsklima (°C, % r.F.)	
12	Lichtschutz	
13	Temperungsverfahren, Typ	
14	Überzugsverfahren, Typ	
15	Kapselgröße	

Kommentare zu Tabelle 9.3

Ad 8 bis 13: Siehe Tabelle 8.2, Ad 9 bis 12 (S. 166)

Ad 13, 14: Siehe Tabelle 8.5 (S. 170)

Ad 15: Siehe Tabelle 2.2 (S. 14)

Kommentare zu Tabelle 9.4 (S. 179)

Bezüglich Arzneistoffstabilität wird davon ausgegangen, dass das Halbfertigprodukt den Anforderungen entspricht.

Ad 1 bis 16: Siehe entsprechende Kommentare zu Tabelle 8.3 (S. 167).

Ad 17, 18: Damit die Arzneistofffreigabe aus nichtumhüllten Pellets gegenüber der Diffusion durch die Polymerhülle ("geschwindigkeitsbestimmender Schritt") ausreichend schnell erfolgt, sollten die Halbwertszeiten des Halbfertigproduktes höchstens ca. 20 % der Halbwertszeiten des Endproduktes lt. Produktanforderung betragen.

Tabelle 9.4
Eigenschaften des Halbfertigproduktes (nichtumhüllte Pellets)

Nr.	Eigenschaft/ Messgröße	Einheit	Bestimmungs- methode	Wert	SF	Optimaler Wert	Tolerierter Wert bzw. Bereich
1	Arzneistoffname	–	–				
2	Arzneistoffdosis	mg	–				
3	Arzneistoffgehalt (X_A)	%	–				
4	Mittleres Pelletgewicht (m_P)	mg	B37				
5	Pelletmasse pro Dosis (m_{PD})	mg	–				
6	Spez. Oberfläche (O_{sp})	mm²/mg	B37				
7	Bruchfestigkeit (B_P)	MPa	B38			10	
8	Mittl. Durchmesser (D_P)	mm	B37				
9	Pelletdurchmesser Untergrenze	mm	B37			D_P	$0{,}8 \cdot D_P$
10	Pelletdurchmesser Obergrenze	mm	B37			D_P	$1{,}2 \cdot D_P$
11	Rundheit	%	B37			100	90–100
12	Schüttdichte (ρ_{SP})	g/cm³	B6				
13	Pelletschüttvol./Dosis (V_{SP})	mm³	B6			$0{,}8 \cdot V_K$	$0{,}7 \cdot V_K$ bis $0{,}85 \cdot V_K$
14	Friabilität (FR_P)	%	B47			0	0–1
15	Feuchtegehalt, Restfeuchte (φ)	%	B21				
16	Halbwertszeit der Freigabe in künstl. Magensaft ($t^\circ_{50\%}$)	min	B1				
17	Halbwertszeit der Freigabe in künstl. Darmsaft pH 6,8 ($t^\circ_{50\%}$)	min	B1				

(Kommentare S. 178)

Tabelle 9.5
Arzneistoffeigenschaften

Nr.	Arzneistoffeigenschaft/ Messgröße	Einheit	Bestimmungs- methode	Wert bzw. Bezeichnung	SF	Optimaler Wert	Tolerierter Wert bzw. Bereich
19	Schmelzpunkt	°C	B17				
20	Löslichkeit S_1 (37 °C, pH 1)	%	B10				
21	Löslichkeit $S_{6,0}$ (37 °C, pH 6,0)	%	B10				
22	Löslichkeit $S_{6,8}$ (37 °C, pH 6,8)	%	B10				
23	Löslichkeit $S_{7,5}$ (37 °C, pH 7,5)	%	B10				
24	Funktionelle Gruppen	–	–				
25	Gegenion des Arzneistoffes	–	–				
26	Grundgerüstklasse						
27	Reaktion (pk_a)	–	–				

Kommentare zu Tabelle 9.5

Siehe hierzu die entsprechenden Kommentare zu Tabelle 8.4 (S. 167).

Tabelle 9.6
Filmbildner

Polymerbezeichnung	Handelsprodukt	LTS [%]	Firma, Hersteller	Siehe Tabelle
Polyethylacrylat-methylmethacrylat-trimethylammonia-ethylmethacrylat-chlorid (1:2:0,2)	Eudragit RL 30 D	30	Röhm Pharma, Darmstadt	10.43, S. 275
Poly-ethylacrylat-methylmethacrylat-trimethylammonia-ethylmethacrylat-chlorid (1:2:0,1)	Eudragit RS 30 D	30	Röhm Pharma, Darmstadt	10.44, S. 276

LTS Lacktrockensubstanz

9.4.3.3 EA: Untergruppenzuordnung
Entfällt.

9.4.3.4 EA: Ermittlung der Polymermasse
Ziel ist eine mechanisch widerstandsfähige, möglichst dünne Hülle mit einer auf die Löslichkeit des Arzneistoffes abgestimmten Permeabilität. In diesem Zusammenhang sind der Mindestpolymerauftrag $m_{FB\,min}$ und der maximale Polymerauftrag $m_{FB\,max}$ von Bedeutung (s. Tabelle 10.45, S. 277). Die günstigste Polymermasse, bestehend aus Eudragit RL und RS, liegt innerhalb des Bereiches (m_{PD} = Pelletmasse pro Dosis):

$$m_{FB\,min} \leq \frac{m_{RL} + m_{RS}}{O_{sp} \cdot m_{PD}} \leq m_{FB\,max} \quad [mg/mm^2]$$

Die Masse des Filmbildners pro Dosis ($m_{FB} = m_{RL} + m_{RS}$) kann aus der Freigabehalbwertszeit im Darmsaft lt. Produktanforderung ($t_{50(PA,z.\,B.pH6,8)}$), der Halbwertszeit des Halbfertigproduktes ($t^\circ_{50(HFP)}$), der Arzneistofflöslichkeit ($S_{z.\,B.\,pH6,8}$), der spezifischen Pelletoberfläche (O_{sp}, s. Tabelle 8.3, Ad 6, S. 168) und der Pelletmasse pro Dosis (m_{PD}) geschätzt werden:

$$m_{FB} = k_R^{-1} \cdot \left(t_{50(PA)} - t^\circ_{50(HFP)}\right) \cdot S_{6,8} \cdot O_{sp} \cdot m_{PD}$$
$$[mg/Dosis] \quad (SF = 0,6)$$

Die Konstante k_R (s. Tabelle 9.7, S. 180) berücksichtigt die beiden Polymerkomponenten und ihre Wechselwirkung:

$$k_R = k_{RL} \cdot X_{RL} + k_{RS} \cdot X_{RS} - k_x \cdot X_{RL}^n \cdot X_{RS}$$
$$[min \cdot mm^2 / mg]$$

Die Masse der Polymerkomponenten ergibt sich nach

$$m_{RL} = X_{RL} \cdot m_{FB} \quad [mg/Dosis] \quad (SF = 0,6)$$
$$m_{RS} = m_{RL}\left(X_{RL}^{-1} - 1\right) \quad [mg/Dosis] \quad (SF = 0,6)$$

Tabelle 9.7
Maßnahmenauswahl

Wenn: $(t_{50(PA)} - t^\circ_{50\%}) \cdot S_{6,8} = Q_R$ [Min]	Dann: $X_{RL} = \left(\frac{m_{RS}}{m_{RL}} + 1\right)^{-1}$	$k_R \left[\frac{min \cdot mm^2}{mg}\right]$
$50 \leq Q_R \leq 150$	0,9	$0,7 \cdot 10^4$
$150 < Q_R \leq 450$	0,5	$1,0 \cdot 10^4$
$300 < Q_R \leq 750$	0,2	$1,7 \cdot 10^4$
$450 < Q_R \leq 1000$	0,1	$2,3 \cdot 10^4$

Auf den bei diesen Massenberechnungen gefragten Anteil der Komponente Eudragit RL (X_{RL}) wird in Abschn. 9.4.3.6 eingegangen.

9.4.3.5 EA: Eigenschaftsprognosen

Die Eigenschaftsprognosen gelten für optimierte Polymermischungen (s. Abschn. 9.4.3.6) mit den üblichen Zusätzen und den entsprechenden Polymermassen pro Dosis.

▸ Unter diesen Voraussetzungen kann bezüglich Arzneistofffreigabegeschwindigkeit angenommen werden:

$$t_{50} = t_{50(PA\ opt)} \quad [min] \qquad (SF = 0{,}6)$$

▸ Die Prognosen der Hüllenfriabilität (FR), des Pelletschüttvolumens pro Dosis (V_{sP}) und der Bruchfestigkeit umhüllter Pellets (B_P) entsprechen denen in Kap. 8.4.4.5.
▸ Die Restfeuchte beträgt bei den besprochenen Filmbildnern, wenn die Prozessbedingungen eingehalten werden, maximal $\varphi = 2\%$.

9.4.3.6 EA: Maßnahmenauswahl und Reihung

Maßnahmen sind in diesem Falle verschiedene Mischungen von Eudragit RL und Eudragit RS. Die Auswahl ergibt sich aus der Arzneistofflöslichkeit S und der angestrebten Freigabehalbwertszeit $t_{50(PA)}$ (s. Tabelle 9.7, S. 180).

9.4.3.7 EA: Rücksprünge
Entfallen.

9.4.3.8 EA: Alternativen
▸ Im Falle einer schlechten Löslichkeit basischer Arzneistoffe in Darmsaft ($Q_R = \Delta t \cdot S$ <50 min) können bei der Entwicklung von Pellets saure Hilfsstoffe mit geringer Löslichkeit eingesetzt werden. Eine andere Alternative wären Matrixpellets (Befeuchtungsflüssigkeit mit Zusatz von Eudragit L bzw. RL). Ist Q_R >1000 min, ist notgedrungen mit erforderlichen Mengen von reinem Eudragit RS zu umhüllen.
▸ Wenn die Freigabehalbwertszeit basischer Arzneistoffe in Magensaft sehr klein ist ($t_{50(MS)} \ll t_{50(DS)}$), empfiehlt es sich, auf die RET-Hülle eine MSR-Hülle aufzubringen.
▸ Zu den Alternativen zählen auch die in der Einleitung genannten Formen.

9.4.4 EA: Auswahl Weichmacher

und

9.4.5 ES: Auswahl Antiklebemittel

und

9.4.6 ES: Auswahl Überzugsverfahren

sind Entwicklungsschritte, auf die bereits in den Kap. 7.4.6, 7.4.7, 7.4.9 und 8.4.8 eingegangen worden ist.

9.5 Demonstrationsbeispiel

Die als fiktives Beispiel beschriebene Entwicklung von RET-Pellets mit dem Arzneistoff WS 41 (Dosis 100 mg) geht vom Produktanforderungsprofil (Tabelle 9.8, S. 182) sowie den Halbfertigprodukt- und Arzneistoffeigenschaften aus (Tabelle 9.9, Tabelle 9.10, S. 182, 183). Es resultieren eine optimierte Rezeptur einschließlich Herstellungsangaben (Tabelle 9.11, S. 183) sowie prognostizierte Produkteigenschaften im Vergleich mit den Produktanforderungen (Tabelle 9.12, S. 183).

Der Filmbildnerauftrag wird in der Praxis gravimetrisch kontrolliert.

Bezüglich Hilfsstoffe, Verfahren und Packmittel s. Kap. 10.3 bis 10.5. Prozessbedingungen sind in den Tabellen 8.6 (S. 170) und 7.12 (S. 156) definiert. Zur Herstellung der Überzugsformulierung s. z. B. Tabelle 10.46, S. 277, und Kap. 7.4.9.5.

Da in diesem Kapitel auf Stabilitäts-/Kompatibilitätsstudien mit dem Hüllenmaterial verzichtet wurde, sind Haltbarkeitsprüfungen mit der empfohlenen Rezeptur durchzuführen.

Tabelle 9.8
Produktanforderungsprofil (Beispiel: retardierend umhüllte Pellets RP 42)

Produkteigenschaft/Messgröße	Einheit	Bestimmungs-methode	Optimaler Wert	Tolerierter Wert bzw. Bereich (z. B.)
Aufladbarkeit der Pellets	–	–	Keine	
Bruchfestigkeit (B_P)	MPa	B38	10	≥ 10
Friabilität (FR)	%	B23	0	0–1
Halbwertszeit der Freigabe in künstl. Darmsaft ($t_{50\%(DS)}$)	min	B1	150	140–160
Halbwertszeit der Freigabe in künstl. Magensaft ($t_{50\%(MS)}$)	min	B1	150	140–160
Hüllenfunktion	–	–	RET	RET
Kapselfüllvolumen (V_K)	mm³	–	380	–
Pelletschüttvolumen pro Dosis (V_{SP})	mm³	–	380	340–380
Produktionsstandort	–	–	A	A
Restfeuchte (ρ)	%	B21	0	0–2
Überzugs- und Temperungsverfahren	Nr	–	1	

Tabelle 9.9
Eigenschaften des Halbfertigproduktes PE 42

Eigenschaft/Messgröße	Einheit	Bestimmungs-methode	Wert	SF	Optimaler Wert	Tolerierter Wert bzw. Bereich
Arzneistoffdosis	mg	–	100	1,0		
Arzneistoffgehalt (X_A)	%	–	48	1,0		
Arzneistoffname	–	–	WS 41	1,0		
Bruchfestigkeit (B_P)	MPa	B38	10	0,5	10	
Feuchtegehalt, Restfeuchte (φ)	%	B21	< 1	1,0		
Friabilität (FR_P)	%	B47	0,1	0,5	0	0–1
Halbwertszeit der Freigabe in künstl. Magensaft pH 1 ($t^\circ_{50\%}$)	min	B1	≤ 15	0,4		
Halbwertszeit der Freigabe in künstl. Darmsaft pH 6,8 (t°_{50})	min	B1	≤ 15	0,4		
Mittl. Durchmesser (D_P)	mm	B37	0,83	1,0		
Mittleres Pelletgewicht (m_P)	mg	B37	0,4	0,5		
Pelletdurchmesser Obergrenze	mm	B37	1,0	1,0	D_P	$1,2 \cdot D_P$
Pelletdurchmesser Untergrenze	mm	B37	0,71	1,0	D_P	$0,8 \cdot D_P$
Pelletmasse pro Dosis (m_{PD})	mg	–	210	1,0		
Pelletschüttvol. pro Dosis (V_{SP})	mm³	B6	292	0,4	$0,8 \cdot V_K$	$0,7 \cdot V_K$ bis $0,85 \cdot V_K$
Rundheit	%	B37	≥ 90 %	0,8	100	90–100
Schüttdichte (ρ_{SP})	g/cm³	B6	0,72	0,4		
Spez. Oberfläche (O_{SP})	mm²/mg	B37	5,4	0,5		

Tabelle 9.10
Eigenschaften des Arzneistoffes WS 41

Arzneistoffeigenschaft/ Messgröße	Einheit	Bestimmungs- methode	Wert bzw. Bezeichnung	SF	Optimaler Wert	Tolerierter Wert bzw. Bereich
Schmelzpunkt	°C	B17	210	1,0		
Löslichkeit S_1 (37 °C, pH 1)	%	B10	5,0	1,0		
Löslichkeit $S_{6,0}$ (37 °C, pH 6,0)	%	B10	5,0	1,0		
Löslichkeit $S_{6,8}$ (37 °C, pH 6,8)	%	B10	5,0	1,0		
Löslichkeit $S_{7,5}$ (37 °C, pH 7,5)	%	B10	5,0	1,0		
Funktionelle Gruppen	–	–				
Gegenion des Arzneistoffes	–	–	–			
Grundgerüstklasse	–	–	–			
Reaktion pk_a	–	–	6,5	1,0		

Tabelle 9.11
Zusammensetzung und Herstellung der retardierend umhüllten Pellets RP 42

Stoffe	Masse pro Dosis
Pellets PE 42	210,0 mg
Eudragit RL	+ 9,2 mg
Eudragit RS	+ 9,2 mg
Triethylcitrat	+ 3,6 mg
Talkum	+ 9,2 mg
	241,2 mg

Sprühflüssigkeit: Wasser
Handelsprodukt: Eudragit RL30 D, Eudragit RS 30D

Geräte, Verfahren	
Wirbelschichtgerät	Uni Glatt
▶ Ansatz	0,7 [kg]
▶ Guttemperatur	30 [°C]
▶ Zulufttemperatur	56 [°C]
▶ Sprühgeschwindigkeit	10 [g/min/Ansatz]
▶ Sprühverlust	15 [%]
Hordentrockenschrank	TU 60/60

Weitere Prozessbedingungen siehe Tabellen 7.13 (S. 157) und 8.6 (S. 170), Hinweise: s. Kap. 8.4.4.8

Tabelle 9.12
Geforderte und prognostizierte Eigenschaften der retardierend umhüllten Pellets RP42

Eigenschaft	Anforderung	Prognostizierter Wert	SF
Aufladbarkeit der Pellets	Keine		
Bruchfestigkeit (B_P)	≥ 10 MPa	12 MPa	0,4
Friabilität (FR)	0–1%	≤ 1%	0,9
Halbwertszeit der Freigabe ($t_{50\%MS}$) künstl. Magensaft (pH 1,0)	140–160 min	150 min	0,6
Halbwertszeit der Freigabe ($t_{50\%DS}$) künstl. Darmsaft (pH 6,8)	140–160 min	150 min	0,6
Hüllenfunktion	RET	RET	1,0
Kapselfüllvolumen (V_K)	380 mm^3	380 mm^3	1,0
Pelletschüttvolumen pro Dosis (V_{SP})	340–380 mm^3	352 mm^3	0,4
Produktionsstandort	A	A	1,0
Restfeuchte (φ)	0–2%	≤ 2%	0,5
Stabilität/Zersetzungsgeschwindigkeit in künstlichem Magensaft	0–0,1%/h	0%	1,0
Überzugs- und Temperungsverfahren	Nr. 1	Nr. 1	1,0

Hinweise: s. Kap. 8.4.4.8

Literatur

9-1. Lintz FC (1999) Systematik der Rezepturentwicklung von überzogenen Tabletten und Pellets als Grundlage für ein wissensbasiertes System. Dissertation, Universität Heidelberg

9-2. Bauer KH, Lehmann K, Osterwald HP, Rothgang G (1988) Überzogene Arzneiformen 1. Wissenschaftliche Verlagsgesellschaft, Stuttgart, S 26

9-3. Benedikt G, Steinijans VW, Dietrich R (1988) Galenical development of a new sustained-release theophylline pellet formulation for once-daily administration. Drug Res 38 (II): 1203–1209

9-4. Bianchini R, Bruni G, Gazzaniga A, Vecchio C (1993) D-indobufen extended-release pellets prepared by coating with aqueous polymer dispersions. Drug Dev Ind Pharm 19: 2021–2041 (1993)

9-5. Chang R-K, Hsiao C (1989) Eudragit RL and RS pseudolatices: properties and performance in pharmaceutical coating as a controlled release membrane for Theophylline Pellets. Drug Dev Ind Pharm 15: 187–196

9-6. Chang R-K, Price JC, Hsiao C (1989) Preparation and preliminary evaluation of Eudragit RL and RS pseudolatices for controlled drug release. Drug Dev Ind Pharm 15: 361–372

9-7. Chetty DJ, Dangor CM (1994) The development of an oral controlled release pellets formulation of diethylpropion hydrochloride. Drug Dev Ind Pharm 20: 993–1005

9-8. Dyer AM, Khan KA, Aulton ME (1995) Effect of polymer loading on drug release from film-coated ibuprofen pellets prepared by extrusions-spheronization. Drug Dev Ind Pharm 21: 1841–1858

9-9. Podczeck F, Wenzel U (1990) „Entwicklung fester peroraler Arzneiformen mit Hilfe multivariater mathematischer Verfahren". Teil 2: Datenanalyse; Aufdeckung von Zusammenhängen zwischen Einfluss- und Zielgrößen. Pharm Ind 52: 348–351

9-10. Förster H (1981) Entwicklung, Herstellung und Testung peroraler Depotarzneiformen mit konstanter Wirkstoffliberation am Beispiel des Theophyllins. Inauguraldissertation, Universität Düsseldorf

9-11. Gilligan CA, Li Wan Po A (1991) Factors affecting drug release from a pellet system coated with an aqueous colloidal dispersion. Int J Pharm 73: 51–68

9-12. Goohart FW, Harris MR, Murthy KS, Nesbitt RU (1984) An evaluation of aqueous film-forming dispersions for controlled release. Pharm Technol (4): 64–71

9-13. Govender T, Dangor CM (1997) Formulation and preparation of controlled-release pellets of salbutamol by the air suspension technique. J Microencapsulation 14: 4455–455

9-14. Henning D, Kala H (1986) Einfluss von Weichmachern auf die Permeabilität von Polymethacrylatüberzügen (Eudragit RS). Pharmazie 41: 335–338

9-15. Irvin JR, Notari R (1991) Computer-aided dosage form design. III. Feasability assessment for an oral prolonged-release phenytoin product. Pharm Res 8: 232–237

9-16. Junginger HE, Verhoeven J, Danhof M (1989) Oral controlled drug delivery systems based on microporous polymers. Drug Dev Ind Pharm 15: 1059–1072

9-17. Laicher A, Lorck CA, Grunenberg PC, Klemm H, Stanislaus F (1993) Aqueous coating of pellets to sustained-release dosage forms in a fluid bed coater. Influence of product temperature and polymer concentration on in vitro release. Pharm Ind 55: 1113–1116

9-18. Lee T-Y, Notari R (1987) Computer-aided dosage form design. I. Methods for defining a long-acting first-order delivery system of maximum formulating flexibility. Pharm Res 4: 311–316

9-19. Lee T-Y, Notari R (1987) Computer-aided dosage form design. II. Methods for defining a zero-order sustained-release delivery system of maximum formulating flexibility. Pharm Res 4: 385–391

9-20. Lehmann K (1986) In Wasser dispergierbare, hydrophile Acrylharze mit abgestufter Permeabilität für diffusionsgesteuerte Wirkstoffabgabe aus Arzneiformen. Acta Pharm Technol 32: 146–152

9-21. Lehmann K (1975) Magensaftresistente und retardierende Arzneimittelüberzüge aus wässrigen Acrylharzdispersionen. Acta Pharm Technol 21: 255–260

9-22. Li SP, Feld KM, Kowarski CR (1991) Preparation and evaluation of Eudragit acrylic resins for controlled release of pseudoephedrine hydrochloride. Drug Dev Ind Pharm 17: 1655–1683

9-23. Li SP, Mehta GN, Bueler JD, Grim WM, Harwood RJ (1990) The effect of film-coating additives on the in vitro dissolution release rate of ethyl cellulose-coated theophylline granules. Pharm Technol (3): 20–24

9-24. Lippold BC, Förster H (1981) Diffusion von Theophyllin durch isolierte zuschlaghaltige Ethylcellulose-Membranen. Acta Pharm Technol 27: 169–179

9-25. Lippold BC, Lippold BH, Lichey JF (1985) Arzneistofftransport durch lipophile Polymermembranen. 3. Mitt.: Beziehungen zwischen der Diffusionsgeschwindigkeit von Arzneistoffen durch Membranen und deren Eigenschaften. Pharm Ind 47: 1195–1201

9-26. Lippold BC, Lippold BH, Sutter BK, Gunder W (1990) Properties of aqueous, plasticizer-containing Ethyl Cellulose dispersions and prepared films in respect to the production of oral extended release formulations. Drug Dev Ind Pharm 16: 1725–1747

9-27. Lippold BH, Sutter BK, Lippold BC (1989) Parameters controlling drug release from pellets coated with aqueous ethyl cellulose dispersion. Int J Pharm 54: 15–25

9-28. Lorck CA, Grunenberg PC, Jünger H, Laicher A (1997) Influence of process parameters on sustained-release theophylline pellets coated with aqueous polymer dispersions and organic solvent-based polymer solutions. Drug Dev Ind Pharm 43: 149–157

9-29. Lundqvist AEK, Podczeck F, Newton JM (1998) Compaction of, and drug release from, coated drug pellets mixed with other pellets. Eur J Pharm Biopharm 46: 369–379

9-30. Marini JO, Mendes RW, Rekhi GS, Jambhekar SS (1991) Some factors affecting the release of drug from membrane coated slow release tablets. Drug Dev Ind Pharm 17: 865–877

9-31. Mathieu C, Huet de Barochez B, Cuiné A (1995) Coating of Pellets: Comparison between Aqueous Dispersion and Alcoholic Solution of Ethylcellulose. Proc 1st World Meeting APGI/APV, Budapest, pp 381–382

9-32. Melia CD, Hansraj BR, Khan KA, Wilding IR (1991) A simple and rapid method for the quantification of Eudragit RS100 and RL100 poly(methacrylates) in sustained-release dosage forms. Pharm Res 8: 899–902

9-33. Narisawa S, Nagata M, Ito T, Yoshino H, Hirakawa Y, Noda K (1995) Drug release behaviour in gastrointestinal tract of beagle dogs from multiple unit type rate-controlled or time-controlled release preparations coated with insoluble polymer-based film. J Control Release 33: 253–260

9-34. Nesbitt RU (1994) Effect of formulation components on drug release from multiparticulates. Drug Dev Ind Pharm 20: 3207–3236

9-35. Parikh NH, Porter SC, Rohera BD (1993) Aqueous ethylcellulose dispersion of ethylcellulose. I. Evaluation of coating process variables. Pharm Res 10: 525–534

9-36. Porter SC (1989) Controlled-release film coatings based on ethylcellulose. Drug Dev Ind Pharm 15: 1495–1521

9-37. Rekhi GS, Porter SC, Jambhekar SS (1995) Factors affecting the release of propranolol hydrochloride from beads coated with aqueous polymeric dispersions. Drug Dev Ind Pharm 21: 709–729

9-38. Rhodes CT, Porter SC (1998) Coatings for controlled-release drug delivery systems. Drug Dev Ind Pharm 24: 1139–1154

9-39. Shangraw RF (1988) Design and formulation of sustained release theophylline dosage forms. Drug Dev Ind Pharm 14: 319–335

9-40. Sutter B, Lippold BH, Lippold BC (1988) Polymerfilme als Diffusionsbarrieren für perorale Retardarzneiformen unter besonderer Berücksichtigung wässriger Dispersionen. Acta Pharm Technol 34: 179–188

9-41. Thele V (1981) Untersuchungen zur Permeation ausgewählter Säuren, Basen und Neutralstoffe durch Polyacrylatmembranen. Inauguraldissertation, Ernst-Moritz-Arndt-Universität Greifswald

9-42. Thoma K, Knott F (1991) Retardierung schwach basischer Arzneistoffe. Pharm Ind

53: 778–785
9-43. Thoma K, Zimmer T (1989) Retardierung schwach basischer Arzneistoffe. 1. Mitt.: Behebung der Verfügbarkeitsprobleme von Noscapin aus Diffusionspellets. Pharm Ind 51: 98–101
9-44. Thoma K, Zimmer T (1989) Retardierung schwach basischer Arzneistoffe. 2. Mitt.: Verbesserung der Verfügbarkeit von Papaverin und Codein aus Diffusionspellets. Pharm Ind 51: 540–543
9-45. Thoma K, Zimmer T (1989) Herstellung und Prüfung von Diffusionspellets mit Kaliumchlorid. Pharm Ind 51: 685–689
9-46. van Bommel EMG, Fokkens JG, Crommelin DJA (1989) Effects of additives on the physico-chemical properties of sprayed ethylcellulose films. Acta Pharm Technol 35: 232–237
9-47. Wesdyk R, Joshi YM, De Vincentis J, Newman AW, Jain NB (1993) Factors affecting differences in film thickness of beads coated in fluidized bed units. Int J Pharm 93: 101–109
9-48. Wouessidjewe D, Devissaguet JP, Carstensen JT (1991) Effect of multiple film coverage in sustained release pellets. Drug Dev Ind Pharm 17: 7–25
9-49. Zhang G, Schwartz JB, Schnaare RL (1991) Bead coating. I. Change in release kinetics (and mechanism) due to coating levels. Pharm Res 8: 331–335

Anhang

10

10.1		Zeichenerklärung	191
10.2		Bestimmungsmethoden	192
	B1	Lösegeschwindigkeit von Wirkstoffzubereitungen (v_2, v_3)	193
	B2	Böschungswinkel von Schüttgütern (α)	193
	B3	Gehaltseinheitlichkeit von Schüttgütern (s_{rel})	193
	B4	Entmischung von Schüttgütern (s_{rel})	193
	B5	Zerfallsdauer geformter Zubereitungen (t_z)	194
	B6	Schütt- und Stampfdichte von Schüttgütern (ρ_s, γ_s)	194
	B7	Werkzeughaftung, Adhäsion von Stoffen (κ)	194
	B8	Abrasivität von Stoffen beim Verpressen	194
	B9	Kritische Maschinengeschwindigkeit und Elastizitätsfaktor von Stoffen ($v_{P\,Krit}$, g)	195
	B10	Löslichkeit von Stoffen (S)	195
	B11	Lösegeschwindigkeit von pulverförmigen Wirkstoffen (v_1, v_4)	195
	B12	Lichtempfindlichkeit von Wirkstoffen	196
	B13	Wahre Dichte von Stoffen (ρ_w)	196
	B14	Scheinbare Dichte (Porosität) von Stoffen und Formlingen (ρ_s)	196
	B15	Teilchengröße von Pulverpartikeln ($\bar{d}_o$)	197
	B16	Teilchenform von Pulverpartikeln (δ)	197
	B17	Schmelzpunkt von Wirkstoffen (FP)	197
	B18	Kritische relative Luftfeuchte bzw. Hygroskopizität von Stoffen (r.F.$_{krit.}$)	197
	B19	Extruderkonstanten (k_{v1}, k_{v2})	198
	B20	Zersetzung von Wirkstoffen (X_Z) und Metallverträglichkeit	198
	B21	Wassergehalt, Feuchtegehalt von Stoffen (φ)	199

B22	Verdichtungskonstanten, Ausstoßkonstanten, Bruchkonstanten, max. Pressdruck, Druckzersetzung ($\rho_{r\,max}$, ρ_{ro}, k_D, F_o, f, a, b, P_{max}, X_{ZD})	199
B23	Friabilität, Abrieb von Tabletten (FR)	201
B24	Bruchfestigkeit von Tabletten (B)	202
B25	Presskraft, Ausstoßkraft (F_P, F_A)	202
B26	Bruchfestigkeit von Granulaten (GF)	202
B27	Bindekraft von Stoffen (d_K, d_w)	202
B28	Optimaler Flüssigkeitsanteil bei Granulation bzw. Pelletierung (H^{opt}, k_{Msp}, S_a, S_b)	203
B29	Gerätekonstante (k_G)	205
B30	Granulatgröße ($\overline{d}_g$)	205
B31	Binderkonstante (k_B)	205
B32	Brucheffekt (k_{GB})	205
B33	Optimaler WSG-Flüssigkeitsanteil. Spezifische WSG-Sprühgeschwindigkeit (H^{opt}, v_{Sp}^*)	206
B34	Extrudierbarkeit von Extrusionsmitteln	207
B35	Füllmitteleignung	207
B36	Nutzanteil von Pellets	208
B37	Mittlerer Pelletdurchmesser, Gewicht, Rundheit und spezifische Oberfläche (D_P, m_P, Ru, O_{sp})	208
B38	Bruchfestigkeit von Pellets (B_P)	209
B39	Rissbildung bei Filmen	209
B40	Tablettenfarbe	209
B41	Permeabilitätskonstante von Filmhüllen (k_P)	209
B42	Zulufttemperaturkonstanten und Sprühgeschwindigkeit (k_{ZT}, v_{Sp})	210
B43	Guttemperaturkonstanten (k_{GT})	211
B44	Wasserdampfdurchlässigkeit von Filmen (WDD)	211
B45	Maximaler Pigmentanteil der Tablettenhülle ($H_{Pi\,max}$)	211
B46	Reziproke Deckkraft von Pigmenten (m_{Pi}^*)	212
B47	Friabilität von Pellets (FR)	212
B48	Ermittlung von Prozessbedingungen (Beispiel)	212

10.3	Hilfsstoffe und ihre Eigenschaften	213
10.3.1	Füllstoffe	213
10.3.2	Extrudiermittel	252
10.3.3	Fließregulierungsmittel	252
10.3.4	Bindemittel	253
10.3.5	Schmiermittel	255
10.3.6	Netzmittel	260
10.3.7	Sprengmittel	262
10.3.8	Flüssigkeiten/Lösungsmittel	266
10.3.9	Überzugsmittel, löslich	267
10.3.10	Überzugsmittel, magensaftresistent	270
10.3.11	Überzugsmittel, freigaberetardierend	275
10.3.12	Weichmacher (für Überzugsmittel)	278
10.3.13	Pigmente (für Überzugsmittel)	278
10.3.14	Antiklebemittel, Trennmittel, Gleitmittel (für Überzugsmittel)	281
10.3.15	Stabilisatoren (für Überzugsmittel)	282
10.4	Geräte und ihre Eigenschaften	282
10.4.1	Misch- und Granuliergeräte	282
10.4.2	Siebgeräte	286
10.4.3	Trockner	287
10.4.4	Tablettiermaschinen	288
10.4.5	Coater	289
10.4.6	Extruder	292
10.4.7	Spheronizer	293
10.4.8	Kapselfüllmaschinen	294
10.5	Packmittel und ihre Eigenschaften, Klimazonen	295

10.1 Zeichenerklärung

A	Normwert *oder* Arzneistoff bzw. Wirkstoff (Index) *oder* Fläche *oder* BR Deutschland
A_B	Bruchfläche (B24)
Ä	Fließregulierungsmittel bzw. Aerosil 200 (Index)
AK	Antiklebemittel (Index)
A_s	Ausstoßfläche (B22)
A_p	Pressfläche (B22)
A_{rel}	relativer, genormter Eigenschaftswert (Kap. 1)
B	Bestimmungsmethode *oder* Bruchfestigkeit (B22, B24) *oder* Bindemittel (Index)
BL	Binderlösung (Index)
BV	für brennbare Flüssigkeiten geeignetes Granulierverfahren
C	Konzentration
CMC	Kritische Micellenkonzentration
D	Durchmesser bzw. Breite von Tabletten (B22)
D_P	Mittlerer Pelletdurchmesser (B37)
Ds	künstl. Darmsaft (Index)
E	Extrudiermittel (Index) *oder* Eigenschaftswert
EA	Entwicklungsschrittaktion
EP	Entwicklungsproblem
ES	Entwicklungsschritt
F	Füllstoff (Index) *oder* Bruchkraft (B22)
$F_ä$	„Äußerer" Füllstoff (Index)
F_A	Ausstoßkraft (B22, B25)
F_{An}	normierte Ausstoßkraft, Ausstoßdruck (B22)
F_o	Ausstoßkonstante (B22)
FP	Schmelzpunkt (B17)
F_p	Presskraft (B25)
FB	Filmbildner = Polymer = Lack (Index)
FR	Friabilität (B23)
F_{Zu}	absolute Zuluftfeuchte (B33)
G	Granulate (Index)
GF	Granulatfestigkeit (B26)
H	Hilfsstoff (Index) *oder* Hydrolyse (Index) *oder* Quotient: m_1/m_2
H^{opt}	optimaler Flüssigkeitsanteil, Massenanteil (B28, B33)
HF	Hausner-Faktor
HFP	Halbfertigprodukt (Index)
HLB	hydrophilic lipophilic balance
HP	Handelsprodukt
Ko	Komprimat (Index)
L	Tablettenlänge (oblong) *oder* lösliche Hülle (Index)
LTS_{HP}	Lacktrockensubstanzanteil im Handelsprodukt
LTS_{Fo}	Lacktrockensubstanzanteil in der Überzugsformulierung
MFT	Mindestfilmbildungstemperatur
M	Matrize (Index)
M_r	Molmasse
MS	künstl. Magensaft (Index)
MSR	magensaftresistent
N	Netzmittel (Index) *oder* Anzahl
N_u	Nutzanteil (B36)
O	Oberfläche
O_{sp}	spezifische Oberfläche
Ox	Oxidation (Index)
OG	Obergrenze (Index)
P	Preis *oder* Pulver (Index) *oder* Pellet (Index) *oder* Pressdruck (B22)
PA	Produktanforderung
P_H	Füllstoffkosten (€/Dosis)
P_i	Pigment (Index)
PF	Pelletfestigkeit (B38)
PRO	2-Propanol
RET	verlangsamte Wirkstofffreigabe
RT	Raumtemperatur
Ru	Pelletrundheit (B37)
S_a	Wasseraufnahme (B28)
S_b	Wassersättigung (B28)
S	Löslichkeit (B10)
SF	Sicherheitsfaktor (s. Kap. 1)
Sm	Schmiermittel (Index)
Sp	Sprengmittel *oder* Sprüh- (Index)
T	Temperatur *oder* Tablette (Index)
Tg	Glasübergangstemperatur
TS	Trockensubstanzanteil (Polymer + Hilfsstoffe)
T_{St}	Stabilitätsgrenztemperatur (B20)
UG	Untergrenze *oder* Untergruppe
V	Verfahren
V_K	Kapselfüllvolumen
V_{Ko}	Komprimatvolumen (B20)
V_P	Pelletschüttvolumen
V_s	spez. Schüttvolumen
V_{sP}	Pellettschüttvolumen pro Dosis
V_{St}	spez. Stampfvolumen
V_T	Tablettenvolumen
WDD	Wasserdampfdurchlässigkeit (B44)
WM	Weichmacher (Index)
X	Massenanteil $(m_1 \cdot (m_1 + m_2 + ...)^{-1})$
X^{fein}	Feinanteil (B15)

x_{grob}	Grobanteil (B15)
X_Z	Zersetzungsanteil (B20)
X_{ZD}	Druckzersetzung, Massenanteil (B22)
Z	Zersetzung (Index)
a	Bruchkonstante (B22) *oder* Jahr
b	Bruchkonstante (B22)
d	Tag *oder* Durchmesser bzw. Größe
$\bar{d}_g$	Granulatgröße, Gewichtsmittel (B30)
$\bar{d}_o$	Pulverteilchengröße, Korngröße, Gewichtsmittel (B15)
d_K	Bindekraftkonstante (B27)
d_M	Durchmesser der Matrizenöffnung (Extruder)
d_w	Bindekraftkonstante (B27)
$\bar{d}_{v_o}$	Wirkstoffpulvergröße, Volumenmittel (B15)
f	Faktor der Schütt- und Stampfdichte (B6) *oder* Ausstoßkonstante (B22)
g	Elastizitätsfaktor (B9) *oder* Granulate
h	Tablettensteghöhe *oder* Stunden
h'	Kalottenhöhe
h_M	maximale Matrizenfülltiefe (Tablettiermaschine)
k_B	Binderkonstante (B31)
k_D	Verdichtungskonstante (B22)
k_G	Gerätekonstante (B29)
k_{GB}	Brucheffekt (B32)
k_{GT}	Konstante (Guttemperatur/Ablufttemperatur, B43)
k_L	Auflockerungsfaktor (Granulate)
k_{MSp}	mischerspez. Granulierkonstante (B28)
k_P, k_{RL}, k_{RS}, k_R	Permeabilitätskonstanten (B41)
k_v	Extruderkonstante (B19)
k_{ZT}	Konstante (Zulufttemperatur/Sprühgeschwindigkeit, B42)
m	Masse
m_A	Arzneistoffmasse pro Dosis
m_P	Masse eines Einzelpellets
m_{Pi}^*	reziproke spezifische Deckkraft (B46)
m_{FB}	Polymermasse, oberflächenspez. [mg/cm²]
m_{PD}	Pelletmasse pro Dosis
n_r	Stabilitätsexponent (B20)
r.F.	relative Luftfeuchte (B18)
s	Sekunde
sp	spezifisch
s_r bzw. s_{rel}	Standardabweichung (B3, B4)
t_x	Auflöseprüfdauer (B1, B11)
t_H	Haltbarkeitsdauer (B20)
t_L	Lösedauer
t_{lag}	Beginnverzögerung der Wirkstofffreigabe (etrapoliert)
t_Z	Zerfalldauer (B5)
$t_{50\%}$	Dauer der 50%-Auflösung (B1)
$t_{80\%}$	Dauer der 80%-Auflösung (B1)
v	Lösegeschwindigkeit (s. B1, B11)
v_L	Zuluftgeschwindigkeit (B33)
v_P	Maschinengeschwindigkeit (B9)
v_{Sp}	Sprühgeschwindigkeit (B33, B42)
w	Wichtungsfaktor (s. Kap. 1)
α	Böschungswinkel (B2)
γ_s	Stampfdichte (B6)
δ	Formfaktor (B16) *oder* analytische Nachweisgrenze
ε	Porosität
ε_c	Abfüllkompaktierung (Kapseln)
φ	Feuchtegehalt, Restfeuchte (B21)
κ	Werkzeughaftung (B7)
ρ_r	relative Dichte = scheinbare/wahre Dichte (B22)
$\rho_{r\,max}$	Verdichtungskonstante = relative Dichte bei $P = \infty$ (B22)
ρ_{r_o}	Verdichtungskonstante = relative Dichte bei $P = 0$ (B22)
ρ_{rT}	relative Tablettendichte
ρ_s	Schüttdichte (B6) *oder* scheinbare Dichte (B14)
ρ_w	wahre Dichte (B13)
Φ	Volumenanteil

10.2 Bestimmungsmethoden

Bestimmungsmethoden werden vor allem in Zusammenhang mit Produktanforderungen, Arzneistoffeigenschaften und Hilfsstoffen zitiert. Es ist zu beachten, dass Werte und Prognosegleichungen vieler Eigenschaften von der Bestimmungsmethode bzw. den dafür verwendeten Geräte abhängen.

Bei einigen Hilfsstoffeigenschaften in Abschn. 10.3 (z. B. bei Schmiermitteln: Reibungskoeffizient, Konditionierung, antikohäsiver Effekt, Hydrophobierungseffekt, Schmierwirkung; bei Sprengmitteln: Quellvermögen, Kraftäquivalent, Wasseraufnahme) wird bzgl. der Bestimmungsmethode auf die Originalliteratur verwiesen.

B1 Lösegeschwindigkeit von Wirkstoffzubereitungen (v_2, v_3)

Die Bestimmung der Lösegeschwindigkeit, d. h. des Auflösungsgrades nach einem definierten Zeitpunkt (v_2 bzw. v_3 [%/$t_{x,min}$]) erfolgt nach EuAB mit dem Drehkörbchen. Die Auflösehalbwertszeit t_{50} bzw. die Zeit t_{80}, nach der 50% bzw. 80% der Dosis in Lösung gegangen sind, werden dem zeitlichen Auflöseverlauf entnommen. Ebenso die extrapolierte Beginnverzögerung (t_{lag}) der Freigabe. Medium ist künstlicher Magensaft (pH1) bzw. künstlicher Darmsaft (pH 6,8) lt. Arzneibuch.

[Lit. 2-1, 3-1, 4-1, 5-1]

B2 Böschungswinkel von Schüttgütern (α)

Das Fließverhalten von Pulvern und Granulaten kann auf verschiedene Weise geprüft werden, z. B. durch Bestimmung des Böschungswinkels nach Ausfließen des Pulvers aus einem Trichter mit Rührvorrichtung nach Dr. Pfrengle, DIN 53916 (adsorbiertes Wasser: max. 2% bzw. Gleichgewichtsfeuchte; Pulvermenge: 50 g; Rührgeschwindigkeit: 20 UpM).

[Lit. 2-1, 3-1, 5-1]

B3 Gehaltseinheitlichkeit von Schüttgütern (s_{rel})

Die Prüfung erfolgt durch Stichprobenziehung an verschiedenen Stellen des Pulverbettes, Wirkstoffanalyse und Berechnung der Varianz.

[Lit. 2-1, 5-1]

B4 Entmischung von Schüttgütern (s_{rel})

- *Gerät*: Rundes Gefäß, bestehend aus 8 Ringen (Innendurchmesser 2 cm, Höhe 0,5 cm). Oberteil mit Deckel, Boden und Klemmbügel.
- *Probenmasse*: Es wird eine Mischung der fraglichen Zusammensetzung hergestellt und die Masse eingesetzt, die 50% des Innenvolumens ausfüllt.
- *Mischen*: Nach dem Einwiegen der Pulvermischung wird das Gefäß nach Sicherung gegen das Auseinanderfallen (Klemmbügel) in einen Taumelmischer (z. B. Typ: Turbula, Fa. Bachofen) eingespannt und gemischt (50 UpM, 60 min).
- *Vibration*: Nach dem Mischen wird das Ringgefäß auf dem Siebtisch fixiert, 15 min lang einer Vibration mit einer Frequenz von 50 Hz und einer Amplitude von 0,2 mm ausgesetzt. Für die Erzeugung der Vibration kann ein im Handel erhältlicher Vibrationstisch verwendet werden, wie er z. B. zur Durchführung von Siebanalysen angeboten wird (z. B. Fritsch Analysette, Fa. Fritsch).
- *Auswertung*: Nach der Vibration werden die Ringe abgeschert und die relative Standardabweichung des Arzneistoffanteiles (% m/m) in den Pulverportionen ermittelt.

Als Kenngröße für die Entmischungsneigung dient die Differenz der relativen Standardabweichungen des Arzneistoffgehaltes vor und nach Vibration:

Es wird angenommen:

Wenn $\Delta s_{rel} = s_{rel(nach)} - s_{rel(vor)} \leq 5\%$

Dann besteht keine signifikante Entmischungsneigung lt. Bestimmungsmethode

[Lit. 2-1, 5-1]

B5 Zerfallsdauer geformter Zubereitungen (t_z)

Die Prüfung erfolgt entsprechend EuAB.

[Lit. 2-1, 5-1]

B6 Schütt- und Stampfdichte von Schüttgütern (ρ_s, γ_s)

Übliche Bestimmung mittels 100-ml-Messzylinder und Stampfgerät. Zu beachten ist, dass die Übertragung der so ermittelten Werte auf kleinere Volumina einer Korrektur bedarf:

$\rho_{s(Hartkapsel)} = f \cdot \rho_{s(Messzylinder)}$

bzw.

$\gamma_{s(Hartkapsel)} = f \cdot \gamma_{s(Messzylinder)}$

Wenn nur sehr wenig Wirkstoff zur Verfügung steht, kann die Schüttdichte auch mit einer Hartkapsel bestimmt werden.

Kapselgröße	V_K [mm³]	f Pulver	f Granulat	f Pellets (1 mm)
00	950	0,90	0,95	0,97
0	680	0,90	0,95	0,97
1	500	0,89	0,94	0,96
2	380	0,89	0,94	0,96
3	300	0,77	0,85	0,86

[Lit. 2-1, 3-1, 4-1, 5-1]

B7 Werkzeughaftung, Adhäsion von Stoffen (κ)

Zurzeit steht keine praktikable Prüfmethode zur Verfügung. Formal kann daher ein Wert von 5 µg/cm² angenommen werden, wenn die Zubereitung z. B. mindestens 0,5% Mg-Stearat enthält. Als obere Toleranzgrenze kann 10 µg/cm² gelten.

[Lit. 2-1, 5-1, 6-1]

B8 Abrasivität von Stoffen beim Verpressen

Die Oberfläche von Tablettierwerkzeugen wird vor und nach dem Verpressen (100 Betriebsstunden) des fraglichen pulverförmigen Stoffes mikroskopisch untersucht. Die Abrasivität wird anhand einer Werteskala definiert.

[Lit. 3-1, 5-1, 6-1]

B9 Kritische Maschinengeschwindigkeit und Elastizitätsfaktor von Stoffen ($v_{P\,Krit}$, g)

Der Abbildung kann entnommen werden, dass ab $v_{P(kr)}$ die Bruchfestigkeit von Tabletten von der Maschinengeschwindigkeit v_P abhängt und dass der Elastizitätsfaktor g den elastischen Anteil einer Substanz kennzeichnet (Abb. 10.1). Die kritische Maschinengeschwindigkeit ist diejenige, ab der die Bruchfestigkeit der Tabletten signifikant abnimmt bzw. g > 0 wird.

Zur Berechnung des Elastizitätsfaktors werden Tabletten mit 0,5% Mg-Stearat bei geeignetem Pressdruck (P ≤ P_{max}, s. B22) und verschiedenen Maschinengeschwindigkeiten ($v_P > v_{P(kr)}$) verpresst.

$$g = \frac{\Delta \cdot \lg B}{\Delta\, v_P}$$

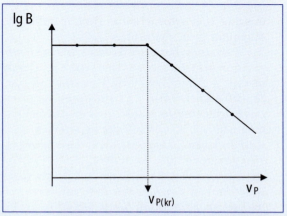

Abb. 10.1. ▲ **Abhängigkeit der Tablettenbruchfestigkeit B von der Maschinengeschwindigkeit v_P**

[Lit. 3-1, 5-1, 6-1]

B10 Löslichkeit von Stoffen (S)

Die Bestimmung erfolgt auf übliche Weise mit einem Überschuss an nichtgelöster Komponente bei 23 °C unter Rühren bis zur Konstanz des Konzentrationswertes. Eventuelle Zersetzungen sind zu berücksichtigen. Gegebenenfalls sind pH-Wert und Dissoziation in weitere Überlegungen mit einzubeziehen (m = maximal gelöste Masse).

$$S = \frac{m \cdot 100}{m + m_{H_2O}}$$

[Lit. 2-1, 3-1, 5-1]

B11 Lösegeschwindigkeit von pulverförmigen Wirkstoffen (v_1, v_4)

- *Gerät*: Die im Arzneibuch empfohlene Drehkörbchenapparatur (100 UpM) mit dem entsprechenden Freigabemedium (pH_1, $pH_{6,8}$).
- *Vorgehen*: Die Auflösegeschwindigkeit eines Arzneistoffes wird anhand runder, biplaner Leichtkomprimate (Ko), bestehend aus Arzneistoff, Avicel PH 101 (oder PH 102) und 0,5% Mg-Stearat ermittelt. Der Massenanteil von Avicel PH101 sollte mindestens 30% betragen. Ein Vielfaches der Dosis des Arzneistoffs m_A [mg] wird mit einem Vielfachen von Avicel PH 101 (m_F) ca. 25 min in einem Taumelmischer gemischt. Erst danach wird Mg-Stearat kurz zugemischt (ca. 3 min).

$$m_F = m_{Ko} - m_A \quad [mg] \qquad (Gl.\,1)$$

Kohäsive Komponenten werden vorgemischt, zur Zerstörung der Agglomerate durch ein geeignetes Sieb geschlagen und nochmals 25 min gemischt. Die erforderliche Homogenität der Mischung ist zu überprüfen.

Die Pulvermischung wird durch leichte Kompression (mit planem Stempelwerkzeug; Durchmesser: 9–13 mm) zu einem Formling mit einer Bruchfestigkeit von 100 ± 20 mN/mm² verpresst. Das Leichtkomprimat sollte im Freigabemedium innerhalb von 15–20 s vollständig zerfallen. Nach verschiedenen Zeiten wird die in Lösung gegangene Arzneistoffmasse ermittelt.

Zur Bestimmung eines Netzmitteleffektes (bzgl. Benetzbarkeit des Arzneistoffes) wird eine Mischung aus Arzneistoff, Avicel PH 101 (oder PH 102), Mg-Stearat (0,5%) und Natriumlaurylsulfat (5% w/w, bezogen auf die Gesamtmasse), wie oben beschrieben, hergestellt und geprüft (v_4).

▸ **Auswertung**: Der Test liefert als Ergebnis die Lösegeschwindigkeit v_1 bzw. v_4, ausgedrückt als prozentuale Masse gelöster Arzneistoff (X_A) pro Zeitintervall t_x:

$$v = \frac{X_A \cdot 100}{t_x} \quad \left[\frac{\%}{\min.}\right] \quad \text{(Gl. 2)}$$

Die Zeit t_x ist z. B. so zu wählen, dass ca. 80% Arzneistoff in Lösung gegangen sind. Die Halbwertszeit t_{50}^0 ergibt sich aus der Auflöse-Zeit-Kurve.

[Lit. 2-1, 3-1, 4-1, 5-1, 6-1]

B12 Lichtempfindlichkeit von Wirkstoffen

Der Wirkstoff wird der Strahlung einer Tageslichtleuchte mit erhöhter Lichtdichte bei Raumtemperatur ausgesetzt. Die Bestrahlungsdauer beträgt z. B. 1, 3, 7 und 30 Tage. Geprüft wird auf Wirkstoffzersetzung.

[Lit. 2-1, 3-1, 4-1, 5-1, 6-1]

B13 Wahre Dichte von Stoffen (ρ_w)

Die Bestimmung wird auf übliche Weise mit einem Heliumdensitometer vorgenommen. Organisch-pharmazeutische Substanzen haben meist eine wahre Dichte von 1,1 bis 1,5 mg/mm³.

[Lit. 2-1, 3-1, 5-1, 6-1]

B14 Scheinbare Dichte (Porosität) von Stoffen und Formlingen (ρ_s)

Die Bestimmung geschieht mithilfe eines Quecksilberporosimeters. Bei porenfreiem Material ist sie mit der wahren Dichte identisch. Porenreiche Stoffe sind insbesondere Sprühprodukte. #

$$\rho_s = \rho_w (1 - \varepsilon_{inter})(1 - \varepsilon_{intra})$$

[Lit. 2-1, 3-1, 5-1, 6-1]

B15 Teilchengröße von Pulverpartikeln ($\bar{d}_o$)

Zur Bestimmung dieser Eigenschaft stehen verschiedene Methoden zur Verfügung (Lichtstreuung, Mikroskopie, Siebanalyse). Vorgeschlagen wird die Siebanalyse bzw. für sehr kleine Teilchengrößen ein Laserbeugungsmessgerät (z. B. Helos, Fa. Sympatec).

Siebanalyse:

- Siebturm (z. B. Analyse 3, Fa. Fritsch oder Vibrotonic VE1, Fa. Retsch).
- Amplitude 1,0 bis 1,5 mm. Siebdauer: 6 min. Siebmaschenweiten: 0,045; 0,063; 0,090; 0,100; 0,200 mm, Siebhilfe: 5 Gummikugeln (Durchmesser 20 mm). Pulvermasse: 5–25 g.
- Den Analysedaten werden entnommen: das Gewichtsmittel ($\bar{d}_o$), der Feinanteil (X_o^{fein}: [%] < $0{,}25 \cdot \bar{d}_o$) und der Grobanteil (X_o^{grob}: [%] > $1{,}75 \cdot \bar{d}_o$).

Das Volumenmittel $\bar{d}_{v_o}$ lässt sich aus $\bar{d}_o$ grob schätzen:

$$\bar{d}_{v_o} \approx 1{,}3 \cdot \bar{d}_o$$

[Lit. 2-1, 3-1, 5-1, 6-1]

B16 Teilchenform von Pulverpartikeln (δ)

Die Form von Pulverpartikeln kann mit dem Bildanalysensystem LUCIA (Fa. Nicon) und dem Fluoreszenz-Imaging-System VISICAM 1280 (Fa. Visitron Systems, Puchheim) ermittelt werden. Der Formfaktor δ ist definiert als: δ = V_{kugel}/V_P. Bei annähernd isometrischen Teilchen ist der Formfaktor = 1,0.

[Lit. 2-1, 5-1]

B17 Schmelzpunkt von Wirkstoffen (FP)

Der Schmelzpunkt wird auf übliche Weise mittels Schmelzblock oder nach der Kapillarmethode ermittelt.

[Lit. 3-1, 5-1]

B18 Kritische relative Luftfeuchte bzw. Hygroskopizität von Stoffen (r.F.$_{krit.}$)

Der pulverförmige Feststoff wird bei verschiedenen Luftfeuchten (Exsikkator mit durchmischten Salzlösungen) und 25 °C eingelagert. Bei der kritischen relativen Luftfeuchte beginnt ein Stoff, verstärkt Wasser zu binden (Knickpunkt in der Adsorptionsisotherme). Falls der Knickpunkt nicht ausgeprägt ist, wird diejenige r.F. angegeben, bei der 20% Wasseraufnahme festzustellen ist.

[Lit. 2-1, 3-1, 5-1, 6-1]

B19 Extruderkonstanten (k_{v1}, k_{v2})

Diese verfahrensspezifischen Konstanten sind unter optimalen Bedingungen mit Standardpulvermischungen (z. B. Avicel PH 101 + GranuLac 140, Avicelanteil: 30–70%) durch Analyse der resultierenden Pellets experimentell zu bestimmen. k_{v1} und k_{v2} charakterisieren den verfahrensspezifischen Beitrag zur Pelletbruchfestigkeit (B_P) und zum mittleren Pelletdurchmesser (D_P).

Zur Ermittlung dieser Konstanten aus der Pelletbruchfestigkeit bzw. dem mittleren Pelletdurchmesser dienen folgende empirische Beziehungen (vgl. Kap. 4.4.6.5):

$$k_{v1} = B_P \cdot (40 \cdot 10^{X_E} \cdot d_0)^{-1} \quad (SF = 0{,}4)$$

$$k_{v2} = D_P \cdot (d_M - 0{,}25 \cdot d_M \cdot X_E)^{-1} \quad (SF = 0{,}4)$$

[Lit. 4-1]

B20 Zersetzung von Wirkstoffen (X_Z) und Metallverträglichkeit

Als analytische Nachweisgrenze ist zur fordern:

$$\delta = \frac{\text{Zersetzungsprodukt}}{\text{Haltbarkeitsdauer} \cdot 10} \; [\%]$$

(Haltbarkeitsdauer in Jahren. Zersetzungsprodukt in mol%, toleriert entsprechend Produktanforderung). Die Zersetzungsprüfung betrifft auch eine evtl. Verfärbung, die anhand einer Farbskala bewertet wird. Für die Pulvermischungen sind Arzneistoffdosis und übliche Hilfsstoffanteile vorgegeben. Bezüglich der zu verwendenden Füllstoff- und Extrudiermittelmassen wird auf die Kap. 2.4.4.4, 3.4.5.4, 4.4.4.4 und 4.4.5.4 verwiesen.

- *Stabilitätsprüfung mit Pulvermischungen*: Der Arzneistoff und die Arzneistoff-Hilfsstoff-Mischungen werden im Exsikkator bei Temperaturen, relativen Luftfeuchten und unter Lichteinfluss (wie in Kap. 10.5 aufgeführt), offen gelagert. Nach 50 und 100 Tagen werden Proben gezogen und analysiert. Da das Ausmaß der Zersetzung mit zunehmender Verdichtung des Pulvers zunimmt, ist das mit Pulvern ermittelte Zersetzungsausmaß mit dem Faktor 1,5 zu multiplizieren, wenn Tabletten oder Pellets vorgesehen sind.
- *Stabilitätsprüfung mit Leichtkomprimaten*: Aus Gründen der Standardisierung empfiehlt sich eine Verdichtung, die auch mit Pulvern geringerer Verdichtungsfähigkeit möglich ist. Eine Komprimatporosität von $\varepsilon = 0{,}2$–$0{,}4$ ist in den meisten Fällen zu realisieren. Näherungsweise gilt:

$$\varepsilon = 1 - \frac{m_{Ko}}{(X_A \cdot \rho_{wA} + X_F \cdot \rho_{wF} + ...) \cdot V_{Ko}} \quad \text{(Gl. 1)}$$

Das Volumen V_{Ko} biplaner Leichtkomprimaten beträgt:

$$V_{Ko} = 0{,}25 \cdot D_{Ko}^2 \cdot \pi \cdot h_{Ko}$$

$$\text{z. B.} = 0{,}25 \cdot 8^2 \cdot \pi \cdot 3 = 151 \; [mm^3] \quad \text{(Gl. 2)}$$

Die Einlagerung erfolgt wie bei Pulvermischungen beschrieben.

- *Stabilitätsprüfung mit Arzneistofflösung*: Entsprechende Arzneistofflösungen (pH 1; pH 6,8) werden 3, 8, 24 und 48 h bei 37 °C gelagert und auf Zersetzung geprüft.
- *Stabilitätsprüfung mit angefeuchtetem Pulver, Wasserempfindlichkeit*: Wirkstoffe werden mit Granulier- bzw. Sprühflüssigkeit befeuchtet (z. T. unter Zusatz von Eisenpulver) und zur Bestimmung der Stabilitätsgrenztemperatur, der Wasserempfindlichkeit bzw. der Metallverträglichkeit 24 h bei verschiedenen Temperaturen (21–80 °C) gelagert. Anschließend wird getrocknet und auf evtl. Zersetzungen geprüft. Die Stabilitätsgrenz-

temperatur T_{St} ist so definiert, dass 1% der lt. Produktanforderung tolerierten Zersetzung noch nicht überschritten wird.
- *Stabilitätsprüfung mit dem Endprodukt*: Die Einlagerung erfolgt wie bei der Prüfung mit Pulvermischungen.
- *Auswertung*: Die Ergebnisse der Kompatibilitätsstudien mit Zwei- bis Dreikomponentenmischungen (X_{ZA}, X_{ZF} etc.) werden wie in den Kapiteln „Eigenschaftsprognose" ausgewertet. Die evtl. stabilitätsmindernde Wirkung der Schmier-, Spreng- und Bindemittel wird im Gemisch mit Wirkstoff und Füllstoff geprüft.

Es gilt z. B.

$X_{ZF} = X_{ZAF} - X_{ZA}$ = Zersetzung in der Mischung „Arzneistoff + Füllstoff" abzüglich Zersetzung des reinen Arzneistoffes = Zersetzung durch Füllstoff

[Lit. 2-1, 3-1, 4-1, 5-1]

B21 Wassergehalt, Feuchtegehalt von Stoffen (φ)

Der Stoff (ca. 1 g) wird bei 105 °C bis zur Gewichtskonstanz getrocknet. Aus der Differenzwägung erhält man den Feuchte-/Wassergehalt in g H_2O/g Feststoff.

Zur Bestimmung der Gleichgewichtsfeuchte wird z. B. bei 50 °C und 40% r.F. bis zur Gewichtskonstante gelagert und dann wie oben fortgefahren.

[Lit. 2-1, 3-1, 5-1, 6-1]

B22 Verdichtungskonstanten, Ausstoßkonstanten, Bruchkonstanten, max. Pressdruck, Druckzersetzung ($\rho_{r\,max}$, ρ_{ro}, k_D, F_0, f, a, b, P_{max}, X_{ZD})

- *Geräte*: Für die Herstellung der Mischungen wird ein Taumelmischer empfohlen. Die Verpressung erfolgt mit der vorgesehenen Tablettiermaschine (s. Tabelle 5.4) sowie runden, biplanen 8-mm-Stempeln.
Zur Aufnahme der Pressdaten muss die Maschine mit Dehnungsmessstreifen instrumentiert sein. Diese werden zur Presskraftmessung an der oberen Druckrollenachse angebracht (vier Stück DMS Typ 6/120 LG11). Zur Messung der Ausstoßkraft ist die Ausstoßschiene mit zwei Dehnungsmesseinheiten (je vier Stück DMS Typ 3/350 XG11) versehen, die an der hinteren sowie der seitlichen Aufhängung der Schiene zu montieren sind. Die vom Messverstärker gelieferten Signale zur Press- und Ausstoßkraft werden über eine Messkarte (z. B. ADC DAS-1602) einem PC zugeführt. Die verwendete Software ermittelt für jede Pressung die Basislinie und das Signalmaximum, um hieraus Kraft bzw. Druck zu berechnen und aufzuzeichnen. Mittelwerte und Standardabweichungen der Press- und Ausstoßwerte werden ebenfalls berechnet. Eine nähere Beschreibung von Messkette, Signalwandlung und Software findet sich in [Lit. 5-1].
- *Vorbereitung*: Die zuvor bei 45% r.F. und 21 °C konditionierte Probe (Wirkstoff oder Füllstoff) wird mit 0,5% Magnesiumstearat im Gefäß mittels o.g. Mischer gemischt (3 min, 50 UpM). Im Falle von Inkompatibilitäten mit Magnesium-

stearat sind stattdessen z. B. 2% Stearinsäure einzusetzen. Bei Substanzen mit sehr schlechter Verpressbarkeit (z. B. Phenacetin) sind Mischungen mit gut fließenden Füllstoffen, z. B. Tablettose, zu verwenden.

- *Durchführung*: Die Proben werden im Pressdruckbereich z. B. 45–270 MPa mit einer Maschinengeschwindigkeit von z. B. $v_P = 30$ UpM ($\leq v_{P(Kr)}$) zu runden, biplanen Komprimaten mit einem Durchmesser 8 mm und der Höhe h = 2,5 mm verpresst.

Die Pulvermasse ergibt sich nach Gleichung Gl. 1:

$$m = 0{,}25 \cdot \pi \cdot D^2 \cdot h \cdot \rho_w \quad [mg] \qquad (Gl.\ 1)$$

Die Anzahl der Pressdruckstufen sollte mindestens fünf betragen (z. B. 45 MPa, 90 MPa, 180 MPa, 225 MPa und 270 MPa), und der maximale Pressdruck P_{max} (s. Abb. 10.4) wenigstens zweimal überschritten werden.

- *Messgrößen*: 24 h nach dem Verpressen werden an ca. 10 Komprimaten einheitlichen Gewichts neben der Presskraft und Ausstoßkraft folgende Eigenschaften bestimmt:
Komprimathöhe, Komprimatdurchmesser, radiale Bruchkraft (s. B24) sowie Zersetzung durch Druckbelastung und Abrieb (s. B23). Es ist zu beachten, dass alle Daten auf einem Zusatz von 0,5% Mg-Stearat beruhen und tablettiermaschinenspezifisch sind.

- *Ermittlung der Verdichtungskonstanten $\rho_{r\ max}$, ρ_{ro} und k_D*: Zur Ermittlung der Konstanten soll die Streuung der Komprimatgewichte ± 3% nicht überschreiten und $P \leq P_{max}$ betragen.

Aus der gemessen Komprimathöhe h wird zunächst entsprechend Gl. 2 die relative Komprimatdichte berechnet.

$$\rho_r = \frac{m}{0{,}25 \cdot D^2 \cdot \pi \cdot h \cdot \rho_w} \qquad (Gl.\ 2)$$

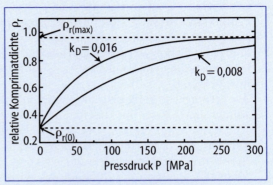

Abb. 10.2. ▲ **Verdichtungsprofile (Beispiele)**

Die Ermittlung der Verdichtungskonstanten erfolgt bis P_{max} mittels Iteration entsprechend Gl. 3.

$$\ln(\rho_{rmax} - \rho_r) = -k_D \cdot P + \ln(\rho_{rmax} - \rho_{ro}) \qquad (Gl.\ 3)$$

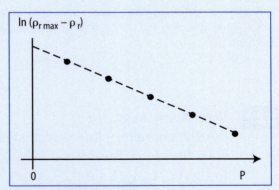

Abb. 10.3. ▲ **Verdichtungsprofil**

Laut Heckel-Gleichung ist $\rho_{r\ max} = 1{,}0$, bei genauerer Auswertung jedoch < 1,0.

- *Ermittlung der Bruchkonstanten a und b*: Die Komprimatbruchfestigkeit B bei einem bestimmten Pressdruck ergibt sich nach Gl. 4 aus der Bruchkraft F, dividiert durch die Bruchfläche:

$$B = \frac{F}{D \cdot h} \quad \left[\frac{N}{mm^2}\right] \qquad (Gl.\ 4)$$

Die Ermittlung der Bruchkonstanten geschieht ausreichend genau mittels linearer Regression entsprechend Gleichung 5, die für Pressdrücke größer ca. 40 MPa gilt (Abb. 10.4).

$$\lg\left[\frac{B}{MPa}\right] = a + b \cdot \rho_r \qquad (Gl.\ 5)$$

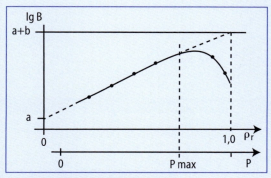

Abb. 10.4. ▲ **Bruchfestigkeitsprofil**

Stoffe, die hiervon abweichende Beziehungen bzw. Werte ergeben, sind z. B. speziell gekörnte Hilfsstoffe wie Stärke oder pregelatinierte Stärke.

▶ *Bruchfestigkeit von Mischungen*:

$$B_{(1+2)} = B_1^{\Phi_1} \cdot B_2^{\Phi_2} \cdot \ldots \quad [MPa] \qquad (Gl.\ 6)$$

▶ *Ermittlung der Ausstoßkonstanten f und F_0*: Zur Ermittlung der Ausstoßkonstanten wird die Ausstoßkraft F_A, die bei einem bestimmten Pressdruck P resultiert, durch die Ausstoßfläche A_s dividiert. Hieraus ergibt sich die normierte Ausstoßkraft F_{An} (Ausstoßdruck).

$$F_{An} = \frac{F_A}{A_S} = F_0 + f \cdot P \quad [MPa] \qquad (Gl.\ 7)$$

Die Ausstoßkonstanten F_0 und f werden durch lineare Regression aus den Pressdruck-Ausstoßdruck-Datenpaaren (Gl. 7) ermittelt. Bei Anwendung dieser Konstanten ist zu beachten, dass sie an Komponenten mit 0,5% Mg-Stearat bestimmt wurden. Die F_{An}-Abhängigkeit vom Pressdruck ist bei Stoffen unterschiedlich ausgeprägt und hängt von deren elastischer Rückdehnung ab. Der extrapolierte Wert F_0 kennzeichnet die Adhäsion zwischen Pulvermasse und Werkzeug (Abb. 10.5). Sein Wert gilt für 0,5% Mg-Stearatzusatz und wird mit steigendem Mg-Stearatanteil kleiner.

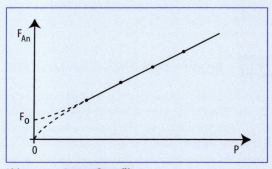

Abb. 10.5. ▲ **Ausstoßprofil**

▶ *Ausstoßkraft von Mischungen*:

$$F_{An(1+2)} = \Phi_1 \cdot F_{An1} + \Phi_2 \cdot F_{An2} + \ldots \ [MPa] \qquad (Gl.\ 8)$$

▶ *Zersetzungsprodukt infolge Druckbelastung*: Die bei verschiedenen Pressdrucken erhaltenen Komprimate werden auf Zersetzungsprodukte (X_{ZD}) geprüft.

[Lit. 5-1, 6-1]

B23 Friabilität, Abrieb von Tabletten (FR)

Übliche Untersuchung von 20 Tabletten mittels Roche-Trommel (25 UpM, Dauer: 4 min).

[Lit. 5-1, 6-1]

B24 Bruchfestigkeit von Tabletten (B)

Die Bestimmung erfolgt z. B. mit dem handelsüblichen Bruchkrafttestgerät Erweka TBH 30. Die gemessene Bruchkraft F ist durch die Bruchfläche A_B zu dividieren: rund, biplan: $A_B = D \cdot h$; rund, gewölbt: $A_B = D \cdot (h+1,2 \cdot h')$; oblong gewölbt: $A_B = L \cdot (h+1,7\,h')$. Oblong-Tabletten sind längs in Richtung der Krafteinwirkung einzuspannen, evtl. Teilkerben stets quer zur Krafteinwirkung.

Wird ein anderes Gerät zur Bestimmung der Bruchfestigkeit als hier beschrieben verwendet, können andere Werte resultieren. Prognosegleichungen und Produktanforderung sind dann anzupassen.

[Lit. 5-1, 6-1]

B25 Presskraft, Ausstoßkraft (F_P, F_A)

Zur Bestimmung der bei der Verpressung von Pulvern oder Granulaten auftretenden Press- und Ausstoßkräfte verwendet man übliche Kraftaufnehmer und Messverstärker (s. B.22).

[Lit. 5-1, 6-1]

B26 Bruchfestigkeit von Granulaten (GF)

50 g Granulat werden mit 100 g Glaskugeln (Durchmesser 6 mm) in einer Roche Trommel 5 min bei 25 UpM beansprucht. Die Glaskugeln werden anschließend mit einem Sieb (Maschenweite 500 µm) vom Granulat getrennt und mittels eines Pinsels von oberflächlich anhaftendem Feinanteil befreit.
Aus dem Ergebnis der anschließenden Siebanalyse (entsprechend B30) wird die Granulatfestigkeit GF aus dem Feinanteil X^{fein} [%] vor und nach der Beanspruchung mittels folgender Gleichung berechnet:

$$GF = \left(\frac{100 - X_{nach}^{fein}}{100 - X_{vor}^{fein}} \right) \cdot 100$$

[Lit. 3-1]

B27 Bindekraft von Stoffen (d_K, d_W)

Die Bindekraftgröße d_K einer Pulversubstanz beschreibt die Fähigkeit, Krustengranulate zu bilden und ist so naturgemäß abhängig von der Granulierflüssigkeit. Die Größe d_W berücksichtigt über- bzw. unteradditive Effekte von Bindern.

- *Versuchsdurchführung*: Zur Charakterisierung von Füllstoffen sind Geräte der Praxis zu verwenden, z. B. die des Verfahrens V2 aus Tabelle 3.10 (S. 48). Falls bei Arzneistoffen die erforderliche Pulvermenge nicht zur Verfügung steht, kann auch ein Kleinmischer eingesetzt werden (z. B. Multivac 4, klein, Fa. Degussa; Pulvermenge: bis Markierung. Binderkonstante für Kollidon K90 und Wasser: $k_B = 30$; Gerätekonstante: $k_G = 0,9$; Zugabegeschwindigkeit der Flüssigkeit: 6 ml/min Rührgeschwindigkeit: 60 UpM).

Das Pulver (bzw. Pulvergemisch) wird mit und ohne Zusatz des Binders Kollidon K90, ($X_B = 0,01$) und dem optimalen Flüssigkeitsanteil H^{opt} (s. B28) granuliert. Versuchsbedingungen s. z. B. Tabellen 3.12 bis 3.15 (S. 50).
Die Ausgangssubstanz und das resultierende Granulat werden entsprechend B15 und B30 charakterisiert.

- *Ermittlung von d_K*: Die Berechnung der Größe erfolgt nach Gleichung 1 aus der mittleren Größe des Krustengranulats $\overline{d}_g$ und der Gerätekonstanten k_G (s. B29).

$$d_K = \frac{\overline{d}_g - \overline{d}_o}{k_G} \quad [mm] \quad (Gl.\,1)$$

$$d_{K(1+2)} = X_1 \cdot d_{K1} + X_2 \cdot d_{K2} \quad [mm] \quad (Gl.\,2)$$

Einen Sonderfall stellt Stärke dar, die in Wasser bei Raumtemperatur weitgehend unlöslich ist. Im Schnellmischer unterliegt sie einem gewissen Aufschluss, der bei Mischungen jedoch weitgehend zurückgedrängt wird. Dies macht sich in der Krustengranulatgröße bemerkbar.

- *Schätzung von d_k*: Die Konstante hängt u.a. von der Löslichkeit (S) der betreffenden Substanz in der Granulierflüssigkeit ab. Eine grobe Schätzung (SF = 0,2) lautet:

$$d_k \approx 0{,}012 \cdot S \quad (Gl.\,3)$$

- *Ermittlung von d_w*: d_w erhält man lt. Gleichung 4 aus der mittleren Größe des Kollidon-K90-Granulates ($\overline{d}_g$) und der Binderkonstanten k_B (Bezugsstandard ist Kollidon K90 mit $k_B = 100$, s. B31).

$$d_w = \frac{\overline{d}_g - \overline{d}_o - k_G \cdot d_k}{k_B \cdot X_B} \quad [mm] \quad (Gl.\,4)$$

[Lit. 3-1]

B28 Optimaler Flüssigkeitsanteil bei Granulation bzw. Pelletierung (H^{opt}, k_{Msp}, S_a, S_b)

Der optimale Flüssigkeitsanteil

$$H^{opt.H_2O} = \frac{m_{H_2O}}{m_P + m_{H_2O}}$$

für ein Pulver ergibt sich aus bestimmten Produktanforderungen. Bei Granulaten sind es vor allem: eine mittlere Größe von 0,2–0,4 mm und ein Feinanteil von 5–15%; bei Pellets ist es ein Nutzanteil von 85–100%, ein mittlerer Durchmesser von 0,8–1,0 mm ($k_M = 1{,}0$ mm) und eine Rundheit von 90–100%.
Mit steigendem Wasseranteil nimmt die Größe von Granulaten bzw. Pellets zu und der Granulatfeinanteil ab. Der Pelletnutzanteil sowie die Pelletrundheit durchlaufen ein Optimum.
Der optimale Flüssigkeitsanteil H^{opt} für Granulation und Extrusion von *einzelnen* Wirk- bzw. Hilfsstoffen kann auf verschiedene Weise ermittelt werden. Faktoren sind in diesem Zusammenhang: deren Oberfläche, Teilchengröße, Schüttdichte, H_2O-Affinität, Löslichkeit etc.

1. Direkte Bestimmung (SF = 1,0): Der betreffende Stoff wird in dem vorgesehenen Mischer mit verschiedenen Flüssigkeitsmengen befeuchtet und gemäß Standard weiter verarbeitet. Den optimalen Flüssigkeitsanteil erhält man durch Analyse der o.g. Produkteigenschaften mit Hinblick auf die angestrebten Werte.

Ausnahmen sind:

- Poröse Stoffe, z. B. Avicel PH 101 (s. Punkt 4);
- Stoffe, die kein Krustengranulat bilden: In diesem Falle ist entweder ein Binder trocken zuzusetzen, oder es sind Mischungen (8+2 bis 2+8) mit krustengranulatbildenden Stoffen zu untersuchen, und H^{opt} für die Granulation durch Extrapolation zu bestimmen (s. Punkt 4);
- nichtextrudierbare Stoffe: Diese sind als Mischungen mit Extrudiermitteln (7+3 bis 3+7) zu untersuchen. Der (theoretisch) optimale Flüssigkeitsanteil dieser Stoffe wird dann durch Extrapolation erhalten (s. Punkt 4).

2. Berechnung aus Leistungsaufnahmedaten (SF = 0,7): Bei dieser Methode können entsprechend ausgerüstete Mischer der Praxis (Prozessbedingungen s. Kap. 3.4.4.3) oder z. B. ein IKA-Laborkneter (Typ: HKD-T06) verwendet werden. (Im Falle des Laborkneters sind 250 ml Pulver einzusetzen, das mit Flüssigkeit befeuchtet wird. Zugabegeschwindigkeit ca. 10 ml/min.)

Aus dem Leistungsverlauf (Abb. 10.6) erhält man die Größen S_a und S_b und daraus nach den Gleichungen 1 und 2 den optimalen Flüssigkeitsanteil.

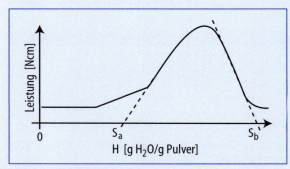

Abb. 10.6. ▲ **Leistungsprofil**

Bei Granulation:

$$H^{opt,H_2O} = (0{,}3 \cdot S_b + 0{,}7 \cdot S_a) \cdot k_{Msp} \quad \text{(Gl. 1)}$$

Bei Pelletierung:

$$H^{opt,H_2O} = (0{,}8 \cdot S_b + 0{,}2 \cdot S_a) \cdot k_{Msp} \quad \text{(Gl. 2)}$$

Bei den Schnellmischern Diosna V10, Lödige MGT 30, Collette MP20 und dem IKA-Messkneter beträgt die mischerspezifische Granulierkonstante $k_{Msp} = 1{,}0$. (k_{Msp} wird durch Gerätevergleich ermittelt).

Ausnahmen sind:

▶ Poröse Stoffe, z. B. Avicel PH 101 (s. Punkt 4);
▶ Stoffe, die während der Befeuchtung zu partieller Quellung neigen, z. B. Maisstärke. Diese sind als Mischungen mit anderen Stoffen (7+3 bis 3+7) zu untersuchen. Ihr optimaler Flüssigkeitsanteil wird durch Extrapolation erhalten.

3. Schätzung aus der Schüttdichte (SF = 0,2): Eine grobe Schätzung des optimalen Flüssigkeitsanteils (für Granulation und Extrusion) geht von der Schüttdichte des fraglichen Pulvers aus. Für Mischer mit $k_{Msp} = 1{,}0$ und Wasser als Granulierflüssigkeit kann ungefähr angenommen werden:

$$H^{opt,H_2O} \approx 0{,}85 - 1{,}1 \cdot \rho_s \quad (SF = 0{,}2)$$

Ausnahmen sind:

▶ Poröse Stoffe, z. B. Avicel PH 101 (s. Punkt 4),
▶ Hilfsstoffe mit wahren Dichten $\rho_w > 1{,}5$ mg/mm^3.

4. Ermittlung durch Extrapolation (SF = 0,9): Stoffe, die sich den zuvor genannten Methoden entziehen, sind als Mischungen mit anderen geeigneten Stoffen (8+2 bis 2+8) direkt experimentell zu untersuchen. Auch H^{opt} des Extrudiermittels Avicel PH 101 wird auf diese Weise bestimmt. Der fragliche Wert ergibt sich dann durch Extrapolation (Abb. 10.7).

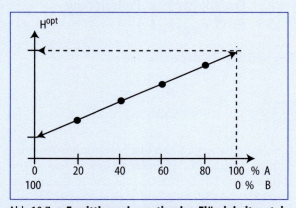

Abb. 10.7. ▲ **Ermittlung des optimalen Flüssigkeitsanteiles für Granulation bzw. Extrusion durch Extrapolation**

[Lit. 3-1, 4-1]

B29 Gerätekonstante (k_G)

Das Misch-, Knet- und Verdichtungsverhalten entsprechender Geräte hat Auswirkungen auf mehrere Produkteigenschaften, insbesondere auf die Granulatgröße.

- *Versuchsdurchführung*: Zu verwenden sind z. B. der Schnellmischer Diosna V10 als Bezugsgerät sowie der fragliche Mischer. Weitere Geräte lt. Tabelle 3.10 (S. 48). Granuliert wird mit der optimalen Flüssigkeitsmenge, zu Versuchbedingungen s. Tabelle 3.12 (S. 50). Als Pulversubstanzen werden übliche Füllstoffe mit nicht zu geringer Löslichkeit (z. B. Laktose) vorgeschlagen. Stärkehaltige Pulver sind für diesen Test ungeeignet. Die Granulatgröße wird nach B30 ermittelt.
- *Ermittlung von k_G*: Die Konstante k_G betrifft die Größe von Krustengranulaten und bezieht sich auf den Schnellmischer Diosna V10 mit dem Wert $k_G^* = 1,0$.

$$k_G = \frac{\overline{d}_g - \overline{d}_o}{\overline{d}_g^* - \overline{d}_o}$$

[Lit. 3-1]

B30 Granulatgröße ($\overline{d}_g$)

Zur Bestimmung der mittleren Granulatgröße sowie des Fein- und Grobanteiles kann die Siebanalyse herangezogen werden (vgl. B15).

- *Gerät*: Siebturm (Analysette 3, Fa. Fritsch oder Vibrotonic VE1, Fa. Retsch).
- *Bedingungen*: Amplitude: 1–1,5 mm. Siebdauer: 6 min, Siebmaschenweiten: 0,063, 0,090; 0,180; 0,250; 0,355; 0,500; 0,710; 1,00 mm. Granulatmasse: 5–25 g.
- *Auswertung*: Aus der Summenverteilung werden ermittelt: das Gewichtsmittel ($\overline{d}_g$), der Feinanteil (X^{fein}: [%] < 0,09 mm, der Grobanteil X^{grob1} [%] > 0,71, ≤ 1,0 mm) und der Grobanteil X^{grob2} [%] > 1,0 mm).

[Lit. 3-1]

B31 Binderkonstante (k_B)

Die Konstante k_B kennzeichnet die Bindungsfähigkeit von Bindemitteln. Bei ihrer Bestimmung werden Standardbedingungen festgelegt, auf die sie Bezug nimmt. Hierzu zählen z. B.: der Schnellmischer Diosna V10 sowie der Binder Kollidon K90 mit der Konstante $k_{B(K90)} = 100$.

- *Geräte und Vorgehen*: Wie unter B27 beschrieben. Der Binder wird einem Füllstoff mit möglichst großem d_w-Wert (B27) zugefügt. Versuchdurchführung und Mengen sollten bei beiden Geräten identisch sein.
- *Berechnung von k_B* (vgl. B27, B29, B30):

$$k_B = 100 \cdot \frac{\overline{d}_g - \overline{d}_o - k_G \cdot d_K}{\overline{d}_{g(K90)} - \overline{d}_o - k_G \cdot d_K}$$

[Lit. 3-1]

B32 Brucheffekt (k_{GB})

k_{GB} ist eine Stoffeigenschaft und charakterisiert die Bruchfestigkeit von Tabletten aus Krustengranulaten (B). Sie bezieht sich dabei auf die Bruchfestigkeit von Tabletten aus entsprechenden Pulvermischungen (B_{PM}).

- **Versuchsdurchführung**: Ausgehend vom Krustengranulat und der Pulvermischung werden nach Zusatz von 0,5% Mg-Stearat und unter sonst gleichen Prozessbedingungen Tabletten gepresst. Die Bestimmung der Bruchfestigkeit erfolgt entsprechend B24.
- **Ermittlung von k_{GB}**:

$$k_{GB} = \frac{B}{B_{PM}}$$

Bei den meisten Stoffen ist für Schnellmischergranulate ein Wert von

$$k_{GB} = 0{,}4 \; (\pm 0{,}1) \qquad (SF = 0{,}5)$$

festzustellen.

Im Falle von Wirbelschichtgranulaten, die nur mit Bindemitteln hergestellt werden sollten und eine höhere Porosität aufweisen als Schnellmischergranulate, ist $k_{GB} = 1{,}0$.

[Lit. 6-1]

B33 Optimaler WSG-Flüssigkeitsanteil. Spezifische WSG-Sprühgeschwindigkeit (H^{opt}, v_{Sp}^*)

Da die durchströmende Luft in Wirbelschichtgeräten nicht genau definierbare Wassermengen abtransportiert, ist bei Granulation der optimal zuzuführende Flüssigkeitsanteil bzw. die optimale, gerätespezifische Sprühgeschwindigkeit (sowohl für Binderlösung als auch Wasser) experimentell zu bestimmen. Im Laufe der Sprühung muss die Zuluftgeschwindigkeit zwecks Beibehaltung des Wirbelbettes erhöht (bis Faktor 4), und die Zulufttemperatur an die optimale polymerspezifische Guttemperatur laufend angepasst werden.

Unabhängig davon, ob das Bindemittel Kollidon K90 als Pulver beigemischt oder als Lösung aufgesprüht wird, folgt ein Aufsprühen von Wasser bis kurz vor der kritischen Gutfeuchte. Die kritische Gutfeuchte ist erreicht, wenn das Wirbelbett zusammenbricht, d. h. sich nicht mehr frei bewegt. Der Binderanteil, bezogen auf die Pulvermasse, sollte $X_B = 0{,}01$ betragen. Die zu versprühende Binderlösung ist relativ konzentriert (z. B. $C_{BL} = 7{,}5$%ig).

Zur Bestimmung der optimalen Sprühgeschwindigkeit werden z. B. $m_P = 500$ g Laktosemonohydrat (GranuLac 140) oder ein anderer, wenig Flüssigkeit benötigender Füllstoff unter gerätespezifischen Standardbedingungen (z. B. Uni-Glatt-WSG: Anfangsluftgeschwindigkeit $v_L = 0{,}333$ m³/min) verwirbelt und mit

$$m_{BL} = \frac{100 \cdot m_P \cdot X_B}{C_{BL}} \qquad \text{z. B.} = 66{,}7 \; [g]$$

der o.g. Binderlösung besprüht.

Unmittelbar anschließend – bzw. bei Zusatz pulverförmigen Binders von Anfang an – wird mit Wasser besprüht, bis das Wirbelbett zusammenbricht. Die Sprühgeschwindigkeit v_{Sp} wird – ausgehend von z. B. $v_{Sp} = 0{,}1 \cdot m_{BL}$ – von Versuch zu Versuch so lange variiert, bis der Wirbelbettzusammenbruch nach 10–20 min und mit einer Wassermenge von mindestens 25% der zuvor eingebrachten Binderlösung stattfindet (Abb. 10.8).

Die Gesamtwassermenge pro Ansatz beträgt unter Einbeziehung der zuvor beschriebenen Binderlösung:

$$m_{\Sigma\,H_2O} = m_{H_2O} + 0{,}925 \cdot m_{BL} \qquad [g]$$

Das Granulat ist anschließend auf Horden zu trocknen und einer Trockensiebung (Siebturm, Maschenweite 1,0 mm) mit Siebanalyse zu unterziehen.

Falls statt der Hordentrocknung eine Wirbelschichttrocknung angewandt werden soll, ist die Wasserzufuhr kurz vor dem Zusammenbruch des Bettes zu beenden. Die entsprechenden Wassermengen bzw. Sprühzeiten sind zu dokumentieren.

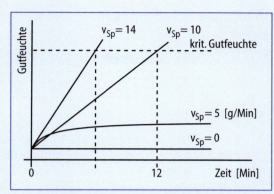

Abb. 10.8. ▲ **Gutfeuchteverlauf (bei konstanter Zulufttemperatur)**

Des Weiteren ist zu berücksichtigen, dass mit der Zuluft dem Pulverbett ebenfalls Wasser zugeführt wird.

Als „gerätespezifische Sprühgeschwindigkeit" ergibt sich (z. B. absolute Zuluftfeuchte F_{Zu} = 5,7 g/m³, Zuluftgeschwindigkeit v_L = 0,333 m³/min):

$$v_{Sp}^* = v_{Sp} + v_L \cdot F_{Zu}$$

z. B. v_{Sp}^* = 10 + 0,333 · 5,7 = 11,9

[g Flüssigkeit/Ansatz/min]

Wenn Pulvermischungen eine höhere kritische Gutfeuchtigkeit aufweisen, ist bei optimaler Sprühgeschwindigkeit entsprechend länger zu sprühen. Die Sprühdauer ist so für jede Pulvermischung gesondert experimentell zu ermitteln. Mit Infrarotsensoren lässt sich die Gutfeuchte bis zur kritischen Gutfeuchte verfolgen, wodurch eine zusätzliche Kontrolle des Sprühvorganges möglich wird.

[Lit. 3-1]

B34 Extrudierbarkeit von Extrusionsmitteln

Zur Prüfung der Extrudierbarkeit eines potentiellen Extrusionsmittels wird zunächst mit verschiedenen Wassermengen und unter optimalen Prozessbedingungen der optimale Wasseranteil X^{opt,H_2O} ermittelt. Dann werden Pellets hergestellt und bzgl. Größe, Rundheit und Bruchfestigkeit charakterisiert. Eine ausreichende Extrudierbarkeit ($A_{rel} \geq 80\%$) ist gegeben, wenn folgende Eigenschaften resultieren:

- Pelletgröße: 0,6–1,2 mm (s. B37, abhängig u. a. von d_M)
- Nutzanteil ≥ 85% (s. B36)
- Rundheit ≥ 90% (s. B37)
- Bruchfestigkeit ≥ 5 N/mm² (s. B26)

[Lit. 4-1]

B35 Füllmitteleignung

70% des fraglichen Füllmittels und 30% Extrudiermittel werden unter optimalen Prozessbedingungen mit optimalem Flüssigkeitsanteil zu Pellets verarbeitet und geprüft.
Eine ausreichende Eignung ($A_{rel} \geq 80\%$) ist gegeben, wenn

- Pelletgröße: 0,6–1,2 mm (s. B37, abhängig u. a. von d_M)
- Nutzanteil ≥ 85% (s. B36)
- Rundheit ≥ 90% (s. B37)
- Bruchfestigkeit ≥ 10 N/mm² (s. B26)

[Lit. 4-1]

B36 Nutzanteil von Pellets

Der Nutzanteil von Pellets wird mittels Siebanalyse ermittelt. Verwendet werden zwei Siebe mit den (ungefähren) Maschenweiten $0{,}8 \cdot D_P$ und $1{,}2 \cdot D_P$ [mm]. Der in diesem Bereich anfallende Pelletanteil ist der Nutzanteil.

[Lit. 4-1]

B37 Mittlerer Pelletdurchmesser, Gewicht, Rundheit und spezifische Oberfläche (D_P, m_P, Ru, O_{sp})

- *Geräte (z. B.)*:
  - Videokamera Typ Cohu 4912–7100 mit Makroobjektiv 60 mm (Fa. CohuInc/San Diego)
  - Durchlichtmakrostativ (Fa. AMS)
  - Matrox Comet Video-Framegrabberkarte (Fa. Matrox, El. Systems, Unterhaching)
  - Computer Pentium I, 64 MB Ram Bildverarbeitungssoftware Lucia G Vers. 3.52a (Fa. Nikon, Düsseldorf)
- *Versuchsdurchführung*: Die zu vermessende Charge wird homogen gemischt, worauf Proben an verschiedenen Stellen entnommen werden. Diese werden in einer Petrischale ausgebreitet, sodass die Pellets eine lockere Monoschicht bilden. Die Pellets werden im Durchlicht vermessen, da so Verfälschungen durch Beleuchtungseffekte minimiert werden. Die Kamera wird in der Höhe so eingestellt, dass ein Pellet auf dem Bildschirm ausreichend groß erscheint. Mit dieser Kameraeinstellung und zwei geeigneten Maßstäben (z. B. Schieblehren, Eichkreuz) wird das System geeicht.
Die Messung wird wie folgt vorgenommen: Die Kamera wird auf einen entsprechenden Ausschnitt der Petrischale scharf eingestellt und das Bild „eingefroren" (Blendeneinstellung 11). Es folgen: evtl. Autokorrektur des Kontrastes über entsprechende Programmfunktion, Festlegung des Messlayers über Threshold (Festlegung bei 126 von 255), Anwendung des automatischen Trennalgorithmus, um zusammenliegende Pellets zu trennen. Die ersten beiden Schritte werden wiederholt, bis die Gesamtzahl der vermessenen Partikel zwischen 1500 und 2000 liegt (mehrere Proben verwenden). Direkte bzw. indirekte Messgrößen sind größter und kleinster Feret-Durchmesser, Pelletumfang, Aspect ratio und die Rundheit (Programmfunktion „circularity"). Unter „circularity" versteht man das Verhältnis Umfang des Pellets zum Umfang des flächenäquivalenten Kreises, unter Aspect ratio das Verhältnis Länge zu Breite der Pellets und unter Rundheit den Prozentanteil mit einer „circularity" von 0,93–1,00.
- *Auswertung*: Die gemessenen Werte werden über die Exportfunktion in ein Programm (z. B. Microsoft) übernommen, das die Auswertung der Daten (Histogramme, Statistik) ermöglicht (z. B. Microsoft Excel, Jandel Sigma Plot oder Microcal Origin). Mit diesem Programm können dann der mittlere Durchmesser, die Größenverteilung, die Rundheit und der Aspect Ratio (Quotient größter Feret/kleinster Feret) berechnet werden.

Das durchschnittliche Gewicht eines Pellets (m_P) der untersuchten Charge ergibt sich aus dem Probengewicht (m) und der Anzahl der entsprechenden Pellets (N) nach:

$$\overline{m}_P = \frac{m_{Probe}}{N} \quad [mg]$$

Die spezifische Pelletoberfläche O_{sp} errechnet sich nach:

$$O_{sp} = \frac{\pi \cdot \overline{D}_P^2}{\overline{m}_P} \quad [mm^2/mg]$$

Die mittlere Masse eines Pellets $\overline{m}_P$ wird durch Einzelwägung von ca. 300 Stück erhalten.

[Lit. 4-1, 8-1, 9-1]

B38 Bruchfestigkeit von Pellets (B_P)

- *Gerät*: Es wird z. B. ein Texture-Analyser TA-XT2 (Firma Stable Micro Systems) mit der Steuerungs- und Auswertungssoftware „Texture Expert Exceed" verwendet.
  Der Texture-Analyser ist mit einem zylindrischen Messkörper von 4 mm Durchmesser ausgestattet; der Messbereich des Kraftaufnehmers erstreckt sich von 5–50 N.
  Der Messkörper wird vor der Messung mit Hilfe der Steuerungssoftware auf eine Höhe von 5 mm über der Glasplatte kalibriert. Der Vorschub des Probenkörpers wird auf 0,5 mm/s eingestellt, der Endpunkt der Messung auf das Erreichen einer 50%-Kompression des Partikels. Die ausgeübte Kraft wird über die Zeit aufgezeichnet.
- *Versuchsdurchführung*: Die zu prüfende Charge wird gesiebt, um Pellets im Größenbereich $0,8 \cdot D_P$ bis $1,2 \cdot D_P$ zu erhalten. Die Pellets werden auf eine unter dem Messkörper befindliche Glasplatte aufgestreut, wobei darauf zu achten ist, dass die einzelnen Pellets einen genügend großen Abstand aufweisen. Durch Bewegen der Glasplatte wird ein Pellet unter dem Messkörper platziert, anschließend wird die Messung gestartet. Nachdem der Messkörper das Pellet zerbrochen hat und in seine Ausgangsposition zurückgekehrt ist, wird er mittels eines Pinsels gereinigt. Anschließend wird das nächste Pellet positioniert. Es werden von jeder Charge mindestens 100 Pellets vermessen.
- *Auswertung*: Die gemessene Kraft-Zeit-Kurven werden mittels Software und eines Makros ausgewertet. Dabei sucht das Programm automatisch den ersten Peak in der Kraft-Zeit-Kurve und übernimmt nach Bestätigung den dort gemessenen Wert der Kraft. Der Durchmesser des vermessenen Pellets wird ebenfalls registriert.
  Aus diesen beiden Werten lässt sich für jedes gemessenen Pellet die Bruchfestigkeit nach folgender Formel berechnen:

$$B_P = \frac{4 \cdot F}{\pi \cdot D_P^2} \quad [N/mm^2]$$

Mit den Bruchfestigkeitswerten wird eine übliche statistische Auswertung (Mittelwert, Standardabweichung) vorgenommen.

[Lit. 4-1]

B39 Rissbildung bei Filmen

Mikroskopische Begutachtung der Filmhülle.

[Lit. 7-1, 8-1, 9-1]

B40 Tablettenfarbe

Bewertung anhand einer Farbskala.

[Lit. 7-1]

B41 Permeabilitätskonstante von Filmhüllen (k_P)

- *Versuchsdurchführung*: Die Masse von 6 runden, magensaftresistent überzogenen Tabletten bzw. einer entsprechenden Pelletprobe wird bestimmt und in einer Paddle-Apparatur (50 U/min) 900 ml künstl. Magensaft (pH1) bei 37 °C ausgesetzt. Nach 120 min werden die Tabletten bzw. Pellets entnommen, mittels Zellstoff trockengetupft und die Menge eingedrungener Prüfflüssigkeit aus der Gewichtsdifferenz ermittelt.

▶ **Berechnung der Permeabilitätskonstante**:

Δm_{Medium} Eingedrungene Masse Prüfmedium [mg/Tabl.- bzw. Pelletprobe]

TS Auf der Tabletten- bzw. Pelletprobe befindliche (gravimetrisch bestimmte) Hüllen bzw. Trockensubstanzmenge [mg]

$O = N \cdot O_{Tabl.}$ bzw. $= N \cdot O_{Pellet}$ [mm²] = Oberfläche der Tabletten- bzw. Pelletprobe [mm²]

$O_{Tabl.}$ Oberfläche einer einzelnen Tablette [mm²]

$O_{Tabl.} = 2 \cdot \pi \cdot (0{,}5 \cdot D \cdot h + 0{,}25 \cdot D^2 + h'^2)$ [mm²]

O_{Pellet} Oberfläche eines Pellets [mm²]

$O_{Pellet} = \pi \cdot \bar{D}_P^2$ [mm²]

$$k_P = \frac{\Delta m_{Medium}}{120 \text{ min.}} \cdot \frac{TS}{O} \quad [\text{mg}^2 \cdot \text{min}^{-1} \cdot \text{mm}^{-2}]$$

[Lit. 7-1, 8-1]

B42 Zulufttemperaturkonstanten und Sprühgeschwindigkeit (k_{ZT}, v_{Sp})

▶ *Versuchsdurchführung*: Runde, gewölbte 8-mm-Tabletten werden in einem Trommel-Coater erwärmt und die Überzugsformulierung bei zunächst geringer Sprühgeschwindigkeit (z. B. 2 g/min/kg) unter Standardbedingungen versprüht. Die Zulufttemperatur wird solange nachgeregelt, bis die Tabletten die optimale Guttemperatur (25–35 °C, abhängig von Filmzusammensetzung) erreicht haben. Ist eine direkte, ausreichend genaue Guttemperaturmessung nicht möglich, erfolgt diese gemäß B43. Nach Erreichen des Temperatur- und Feuchtegleichgewichtes wird die Zulufttemperatur aufgezeichnet und die Messungen bei steigenden Sprühgeschwindigkeiten wiederholt. Die Sprühgeschwindigkeit wird solange gesteigert, bis die Zulufttemperatur nicht weiter an die optimale Guttemperatur angepasst werden kann und die Kerne verkleben.
Im Falle der Umhüllung von Pellets in einem Wirbelschicht-Coater wird analog vorgegangen.

▶ *Bestimmung der optimalen ($v_{Spr, opt}$) und maximalen ($v_{Spr. max}$) Sprühgeschwindigkeit*: Die verfahrensspezifische maximale Sprühgeschwindigkeit ist diejenige Sprühgeschwindigkeit [g/min/kg], bei der die Tabletten bzw. Pellets gerade noch ohne zu verkleben problemlos überzogen werden können.
Die verfahrensspezifische optimale Sprühgeschwindigkeit beträgt 50–75% der maximalen Sprühgeschwindigkeit. Hierbei sollte die Sprühdauer möglichst 30–60 min betragen.

▶ *Bestimmung der Zulufttemperaturkonstanten (k_{ZT_1} und k_{ZT_2})*: Die Zulufttemperaturkonstanten sind mit den Konstanten folgender Geradengleichung identisch:

$$\text{Zulufttemperatur} = k_{ZT_1} \cdot v_{Sp} \cdot m_{Ansatz} + T_{Gut} + k_{ZT_2} \quad [°C]$$

und aus entsprechenden Datenpaaren zu bestimmen (v_{Sp} = Sprühgeschwindigkeit [g/min/kg], m_{Ansatz} = Masse Tablettenkerne [kg]). Versuche ohne Sprühung liefern über die gemessene Guttemperatur den gerätespezifischen k_{ZT_2}-Wert.

[Lit. 7-1]

B43 Guttemperaturkonstanten (k_{GT})

- *Versuchsdurchführung*: Runde, gewölbte 8-mm-Tabletten werden in einem Trommel-Coater erwärmt und die Überzugsformulierung bei mittlerer Sprühgeschwindigkeit (z. B. 6 g/min/kg) aufgesprüht. Die Zulufttemperatur wird als Variable während des Versuches gesteigert. Nach Einstellung des Feuchte- und Temperaturgleichgewichtes wird die genaue Ablufttemperatur ermittelt, eine Probe von der Oberfläche des Tablettenbettes gezogen und in ein Dewar-Gefäß überführt. Die Temperatur der Tablettenprobe wird mittels eines Thermofühlers über eine Zeitraum von 30 min verfolgt und auf die Zeit 0 min extrapoliert. Die Untersuchung ist in analoger Weise bei anderen Ablufttemperaturen zu wiederholen.
Im Falle von Pellets und ihrer Umhüllung in einen Wirbelschicht-Coater erfolgt die Guttemperaturmessung direkt mit einem Thermofühler.

- *Ermittlung der Guttemperaturkonstanten k_{GT1} und k_{GT2}*: Die Guttemperaturkonstanten sind mit den Konstanten folgender Geradengleichung identisch und aus entsprechenden Datenpaaren zu bestimmen.

$$\text{Guttemperatur} = k_{GT1} \cdot \text{Ablufttemperatur} + k_{GT2} \quad [°C]$$

Beide Konstanten hängen von der Sprühgeschwindigkeit ab und gelten für $v_{Sp\,opt}$. Die Zulufttemperatur bleibt außer Betracht, da sie im Gleichgewicht der Ablufttemperatur proportional ist.

[Lit. 7-1]

B44 Wasserdampfdurchlässigkeit von Filmen (WDD)

- *Geräte*:
  - Filmzieh-Rakel (Spalthöhe: 200 μm bzw. 400 μm)
  - Metallplatte, Trockenschrank
  - Filmziehfolie (z. B. beidseitig Silikon-beschichtete 100 μm PETP Folie, Fa. Tricon, Freiburg)
- *Vorbereitung*: Es werden Filme der vorgesehenen Zusammensetzung wie folgt hergestellt: Die Filmziehfolie wird mittels Klebeband auf der Metallplatte fixiert, die mit der Wasserwaage eben ausgerichtet wurde. Die Überzugsformulierung wird in den Rakel eingegossen und ggf. mithilfe eines Filmziehgerätes (z. B. elektrisches Filmziehgerät 509/D, Fa. Erichsen) ausgezogen. Die Platte mit dem Film wird 24 h bei Raumtemperatur ruhig gelagert. Es folgt eine Nachtrocknung über 24 h bei 40 °C im Trockenschrank, bevor der Film abgezogen werden kann. Bei Formulierungen, die bei Raumtemperatur keinen Film ergeben, wird die Trocknung ausschließlich im Trockenschrank durchgeführt.
Für die Untersuchung werden Filmstücke aus der Mitte des Films ausgestanzt und deren Dicke an mehreren Stellen gemessen.
- *Untersuchung*: Die Bestimmung der WDD erfolgt nach der unter DIN 53122 beschriebenen Methode.

[Lit. 7-1, 8-1, 9-1]

B45 Maximaler Pigmentanteil der Tablettenhülle ($H_{Pi\,max}$)

- *Versuchsdurchführung*: Gemäß Standardherstellungsmethode werden aus Überzugsformulierungen mit unterschiedlichen Pigmentanteilen, wie unter B44 beschrieben, Filme hergestellt. Nach der Trocknung werden die Filme visuell auf Fehlstellen geprüft und von der Folie abgezogen.

▸ *Bewertung*: Der polymerspezifische maximale Pigmentanteil ist dadurch gekennzeichnet, dass nach der Trocknung gerade noch einheitliche Filme erhalten werden, die sich problemlos von der Folie abziehen lassen und B39 entsprechen.

[Lit. 7-1]

B46 Reziproke Deckkraft von Pigmenten (m_{Pi}^*)

▸ *Versuchsdurchführung*: Entsprechend B44 werden auf Farbkarten (DIN 53162) Filme unterschiedlicher Dicke gezogen und getrocknet. Eine einheitliche Färbung ist vorhanden, wenn die Farbe der Testfelder nicht mehr erkennbar ist, eine Volldeckung (Lichtschutz), wenn zwischen schwarzen und weißen Feldern nicht mehr unterschieden werden kann.
▸ *Ermittlung des m_{Pi}^*-Wertes*: Aus dem dünnsten Film einheitlicher Färbung bzw. mit Volldeckung wird ein Teilstück ausgeschnitten, gewogen und ausgemessen. Aus dem Pigmentanteil der getesteten Überzugsformulierung ($H_{Pi\ max}$), der Masse (m_{FB}) und der Fläche (A) kann die für eine einheitliche Färbung bzw. Volldeckung benötigte Pigmentmenge (reziproke Deckkraft) errechnet werden.

$$m_{Pi}^* = \frac{H_{Pi\ max} \cdot m_{FB}}{A} \quad [mg/mm^2]$$

[Lit. 7-1]

B47 Friabilität von Pellets (FR)

▸ *Versuchsdurchführung*: Die Pellets werden mittels Druckluft über einem Sieb entstaubt und das Pelletgewicht (m_P) bestimmt. Dann werden sie über einen Zeitraum von 15 min unter Standardbedingungen im Wirbelschicht-Coater bewegt. Die Zerstäubungsluft ist hierbei einzuschalten. Anschließend werden die Pellets erneut entstaubt, evtl. Bruchstücke entfernt, gewogen (m'_P) und deren Friabilität aus der Gewichtsdifferenz ermittelt:

$$FR = [(m_P - m'_P)/m_P] \cdot 100 \quad [\%]$$

[Lit. 4-1, 8-1, 9-1]

B48 Ermittlung von Prozessbedingungen (Beispiel)

Als Beispiel wird das Siebgerät Comil gewählt, dessen optimale Prozessbedingungen wie in Abb. 10.9 dargestellt ermittelt werden.
Die Produkte werden einer Siebanalyse unterworfen und die Ergebnisse vergleichend bewertet.

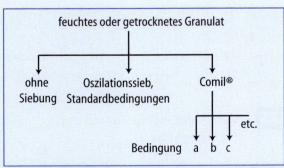

Abb. 10.9. ▲ **Ermittlung der optimalen Prozessbedingungen für das Siebgerät Comil**

10.3 Hilfsstoffe und ihre Eigenschaften

Im Folgenden werden die in den vorausgegangenen Kapiteln genannten Hilfsstoffe näher beschrieben.

10.3.1 Füllstoffe

Die oberen Indices kennzeichnen das zugrunde liegende Verfahren.

10.3.1.1 Laktosen

Tabelle 10.1
Eigenschaften von Pharmatose 80

Eigenschaft	Wert, Bezeichnung, Hinweis	SF	Quelle
Name	α-Laktose Monohydrat	-	-
Name (engl.)	α-Lactose monohydrate	-	-
Hersteller/Lieferant	DMV, Veghel, Niederlande	-	-
AB-Monographie	EuAB; USP ($A_{rel} = 100$)	1,0	-
Qualität	Pharmazeutisch, entsprechend AB-Monographie ($A_{rel} = 100$)	1,0	-
Grundgerüstklasse	Laktose	1,0	-
Funktionelle Gruppen	Alkohol (primär, aliphatisch, einw.; Halbacetal); Alkohol (sekundär, aliphatisch, einw.)	1,0	-
M_r	360	1,0	-
Schmelzpunkt [°C]	202	1,0	[Lit. 2-109]
Teilchengröße $\bar{d}_o$ [mm]	0,18	1,0	B15
Feinanteil ($< 0,25 \cdot d_o$) [%]	9	0,8	Herstellerangaben
Grobanteil ($> 1,75 \cdot d_o$) [%]	4	0,8	Herstellerangaben
Teilchenform	Quader (ca. 1:1:1)	1,0	
Böschungswinkel [°]	38	1,0	B2
Wahre Dichte [g/ml]	1,5	0,9	[Lit. 2-109]
Scheinbare Korndichte [g/ml]	1,5	0,9	B14
Schüttdichte [g/ml]	0,80	0,9	Herstellerangaben
Stampfdichte [g/ml]	0,93	0,9	Herstellerangaben
Kompressibilität (Hausner-Faktor)	1.2	0,9	
Verdichtungskonstante ($\rho^1_{r\,max}$)			
Verdichtungskonstante (ρ^1_{r0})			
Verdichtungskonstante (k^1_D)[MPa^{-1}]			
Bruchkonstante (a^1)			
Bruchkonstante (b^1)			

(Fortsetzung S. 214)

Tabelle 10.1
Eigenschaften von Pharmatose 80 (Fortsetzung)

Eigenschaft	Wert, Bezeichnung, Hinweis	SF	Quelle
Maximaler Pressdruck ($P^1_{max\,T}$) [MPa]			
Elastizitätsfaktor (g^1)			
Krit. Maschinengeschw. ($v^1_{P,Kr}$) [UpM]			
Ausstoßkonstante (F^1_0) [N]			
Ausstoßkonstante (f^1) [mm^2]			
Verdichtungskonstante ($\rho^2_{T\,max}$)			
Verdichtungskonstante (ρ^2_{T0})			
Verdichtungskonstante (k^2_D) [MPa^{-1}]			
Maximaler Pressdruck ($P^2_{max\,T}$) [MPa]			
Elastizitätsfaktor (g^2)			
Krit. Maschinengeschw. ($v^2_{P,Kr}$) [UpM]			
Bruchkonstante (a^2)			
Bruchkonstante (b^2)			
Ausstoßkonstante (F^2_0) [N]			
Ausstoßkonstante (f^2) [mm^2]			
kritische r.F. [%], Hygroskopizität	95	0,9	[Lit. 2-109]
Löslichkeit, 25 °C in H$_2$O [Massengehalt %]	18	1,0	[Lit. 2-41]
Löslichkeit, 25 °C in 2-Propanol [Massengehalt %]	0	1,0	
Wassergehalt (adsorbiertes Wasser) [% m/m]			[Lit. 2-109]
▶ 45% r.F., 21 °C	≤ 0,5	0,7	
▶ 50% r.F., 21 °C	≤ 0,5	0,7	
▶ 60% r.F., 21 °C	≤ 0,5	0,7	
▶ 70% r.F., 21 °C	≤ 0,5	0,7	
Kristallwasser [% m/m]	5,3	1,0	[Lit. 2-109]
Σ Wassergehalt (adsorbiertes Wasser + Kristallwasser) [% m/m]			[Lit. 2-109]
▶ 45% r.F., 21 °C	5,8	0,7	
▶ 50% r.F., 21 °C	5,8	0,7	
▶ 60% r.F., 21 °C	5,8	0,7	
▶ 70% r.F., 21 °C	5,8	0,7	
Trocknungsverlust bei 110 °C [%]	5	1,0	B21
pH-Reaktion (3% w/v)	6,4	0,9	[Lit. 2-82]
Quellvermögen	0	0,5	[Lit. 5-15]
Abrasivität [%]	Keine ($A_{rel} = 100$)	1,0	B8
Opt. Flüssigkeitsanteil $H^{opt,\,H_2O}$ (Granulate)			
Opt. Flüssigkeitsanteil $H^{opt,\,Pro}$ (Granulate)			
Opt. Flüssigkeitsanteil $H^{opt,\,H_2O}$ (Pellets)			
Opt. Flüssigkeitsanteil $H^{opt,\,Pro}$ (Pellets)			

(Fortsetzung S. 215)

Tabelle 10.1
Eigenschaften von Pharmatose 80 (Fortsetzung)

Eigenschaft	Wert, Bezeichnung, Hinweis	SF	Quelle
Wasserbindung ($S_a^{H_2O}$)			
Wassersättigung ($S_b^{H_2O}$)			
Propanolbindung (S_a^{Pro})			
Propanolsättigung (S_b^{Pro})			
Bindekraftgröße ($d_k^{H_2O}$) [mm]	0,22	0,8	B27
Bindekraftgröße ($d_w^{H_2O}$) [mm]	0,21	0,5	B27
Bindekraftgröße (d_k^{Pro}) [mm]	0,0	1,0	B27
Bindekraftgröße (d_w^{Pro}) [mm]			
Belagbildung, Adhäsion [µg/cm²]	10	0,1	B7
Füllmitteleignung (Pellets)	Ja ($A_{rel} \geq 80\%$)	0,5	B35
Extrudierbarkeit (Pellets)	Nein ($A_{rel} < 80\%$)	1,0	B34
Physiologische Verträglichkeit	Gut bis sehr gut ($A_{rel} = 98$)	0,7	[Lit. 2-109]
Preis [EUR/kg]	3,5	1,0	Herstellerangaben
Verfügbarkeit, Verwendbarkeit:			
▸ Produktionsstandort A (BR Deutschland)	Ja ($A_{rel} = 0$)	1,0	–
▸ Produktionsstandort B			

Tabelle 10.2
Eigenschaften von SpheroLac 100

Eigenschaft	Wert, Bezeichnung, Hinweis	SF	Quelle
Name	α-Laktose Monohydrat	–	–
Name (engl.)	α-Lactose monohydrate	–	–
Hersteller/Lieferant	Meggle, D-Wasserburg	–	–
AB-Monographie	EuAB; USP($A_{rel} = 100$)	1,0	–
Qualität	Pharmazeutisch, entsprechend AB-Monographie ($A_{rel} = 100$)	1,0	–
Grundgerüstklasse	Laktose	1,0	–
Funktionelle Gruppen	Alkohol (primär, aliphatisch, einw.; Halbacetal); Alkohol (sekundär, aliphatisch, einw.)	1,0	–
M_r	360	1,0	–
Schmelzpunkt [°C]	202	1,0	[Lit. 2-109]
Teilchengröße $\bar{d}_o$ [mm]	0,16	1,0	B15
Feinanteil ($< 0,25 \cdot d_o$) [%]	4	0,8	Herstellerangaben
Grobanteil ($> 1,75 \cdot d_o$) [%]	18	0,8	Herstellerangaben
Teilchenform			
Böschungswinkel [°]	27	1,0	B2

(Fortsetzung S. 216)

Tabelle 10.2
Eigenschaften von SpheroLac 100 (Fortsetzung)

Eigenschaft	Wert, Bezeichnung, Hinweis	SF	Quelle
Wahre Dichte [g/ml]	1,5	0,9	[Lit. 2-109]
Scheinbare Korndichte [g/ml]	1,5	0,9	B14
Schüttdichte [g/ml]	0,80	0,9	Herstellerangaben
Stampfdichte [g/ml]	0,93	0,9	Herstellerangaben
Kompressibilität (Hausner-Faktor)	1,16	0,9	B4
Verdichtungskonstante ($\rho^1_{r\,max}$)			
Verdichtungskonstante (ρ^1_{r0})			
Verdichtungskonstante (k^1_D)[MPa^{-1}]			
Bruchkonstante (a^1)			
Bruchkonstante (b^1)			
Maximaler Pressdruck ($P^1_{max\,T}$) [MPa]			
Elastizitätsfaktor (g^1)			
Krit. Maschinengeschw. ($v^1_{P,Kr}$) [UpM]			
Ausstoßkonstante (F^1_0) [N]			
Ausstoßkonstante (f^1) [mm^2]			
Verdichtungskonstante ($\rho^2_{r\,max}$)			
Verdichtungskonstante (ρ^2_{r0})			
Verdichtungskonstante (k^2_D) [MPa^{-1}]			
Maximaler Pressdruck ($P^2_{max\,T}$) [MPa]			
Elastizitätsfaktor (g^2)			
Krit. Maschinengeschw. ($v^2_{P,Kr}$) [UpM]			
Bruchkonstante (a^2)			
Bruchkonstante (b^2)			
Ausstoßkonstante (F^2_0) [N]			
Ausstoßkonstante (f^2) [mm^2]			
Kritische r.F. [%], Hygroskopizität	95	0,9	[Lit. 2-109]
Löslichkeit, 25 °C in 2-Propanol [Massengehalt %]	18	1,0	[Lit. 2-41]
Löslichkeit, 25 °C in H$_2$O [Massengehalt %]	0	1,0	B10
Wassergehalt (adsorbiertes Wasser) [% m/m]			[Lit. 2-109]
▶ 45% r.F., 21 °C	≤ 0,5	0,7	
▶ 50% r.F., 21 °C	≤ 0,5	0,7	
▶ 60% r.F., 21 °C	≤ 0,5	0,7	
▶ 70% r.F., 21 °C	≤ 0,5	0,7	
Kristallwasser [% m/m]	5,3	1,0	[Lit. 2-109]
Σ Wassergehalt (adsorbiertes Wasser + Kristallwasser) [% m/m]			[Lit. 2-109]
▶ 45% r.F., 21 °C	5,8	0,7	
▶ 50% r.F., 21 °C	5,8	0,7	

(Fortsetzung S. 117)

Tabelle 10.2
Eigenschaften von SpheroLac 100 (Fortsetzung)

Eigenschaft	Wert, Bezeichnung, Hinweis	SF	Quelle
▶ 60 % r.F., 21 °C	5,8	0,7	
▶ 70% r.F., 21 °C	5,8	0,7	
Trocknungsverlust bei 110 °C [%]	5	1,0	B21
pH-Reaktion (3% w/v)	6,4	0,9	[Lit. 2-82]
Quellvermögen	0	0,5	[Lit. 5-15]
Abrasivität [%]	Keine ($A_{rel} = 100$)	1,0	B8
Opt. Flüssigkeitsanteil H^{opt, H_2O} (Granulate)			
Opt. Flüssigkeitsanteil $H^{opt, Pro}$ (Granulate)			
Opt. Flüssigkeitsanteil H^{opt, H_2O} (Pellets)			
Opt. Flüssigkeitsanteil $H^{opt, Pro}$ (Pellets)			
Wasserbindung ($S_a^{H_2O}$)			
Wassersättigung ($S_b^{H_2O}$)			
Propanolbindung (S_a^{Pro})			
Propanolsättigung (S_b^{Pro})			
Bindekraftgröße ($d_k^{H_2O}$) [mm]			
Bindekraftgröße ($d_w^{H_2O}$) [mm]			
Bindekraftgröße (d_k^{Pro}) [mm]			
Bindekraftgröße (d_w^{Pro}) [mm]			
Belagbildung, Adhäsion [µg/cm²]	10	0,1	B7
Füllmitteleignung (Pellets)	Ja ($A_{rel} \geq 80\%$)	0,5	B35
Extrudierbarkeit (Pellets)	Nein ($A_{rel} < 80\%$)	1,0	B34
Physiologische Verträglichkeit	Gut bis sehr gut ($A_{rel} = 98$)	0,7	[Lit. 2-109]
Preis [EUR/kg]	3,5	1,0	Herstellerangaben
Verfügbarkeit, Verwendbarkeit:			
▶ Produktionsstandort A	Ja ($A_{rel} = 0$)	1,0	–
▶ Produktionsstandort B			

Tabelle 10.3
Eigenschaften von GranuLac 140

Eigenschaft	Wert, Bezeichnung, Hinweis	SF	Quelle
Name	α-Laktose Monohydrat	–	–
Name (engl.)	α-Lactose monohydrate	–	–
Hersteller/Lieferant	Meggle, D-Wasserburg	–	–
AB-Monographie	EuAB; USP ($A_{rel} = 100$)	1,0	–
Qualität	Pharmazeutisch, entsprechend AB-Monographie ($A_{rel} = 100$)	1,0	–
Grundgerüstklasse	Laktose	1,0	–

(Fortsetzung S. 218)

Tabelle 10.3
Eigenschaften von GranuLac 140 (Fortsetzung)

Eigenschaft	Wert, Bezeichnung, Hinweis	SF	Quelle
Funktionelle Gruppen	Alkohol (primär, aliphatisch, einw.; Halbacetal); Alkohol (sekundär, aliphatisch, einw.)	1,0	–
M_r	360	1,0	–
Schmelzpunkt [°C]	202	1,0	[Lit. 2-109]
Teilchengröße $\bar{d}_o$ [mm]	0,07	1,0	B15
Feinanteil ($< 0,25 \cdot d_o$) [%]	10	0,8	Herstellerangaben
Grobanteil ($> 1,75 \cdot d_o$) [%]	12	0,8	Herstellerangaben
Teilchenform			
Böschungswinkel [°]	37	1,0	B2
Wahre Dichte [g/ml]	1,5	0,9	B13
Scheinbare Korndichte [g/ml]	1,5	0,9	B14
Schüttdichte [g/ml]	0,65	0,9	Herstellerangaben
Stampfdichte [g/ml]	0,79	0,9	Herstellerangaben
Kompressibilität (Hausner-Faktor)	1,2	0,9	
Verdichtungskonstante ($\rho^1_{r\,max}$)	0,98	0,5	B22
Verdichtungskonstante (ρ^1_{r0})	0,77	0,5	B22
Verdichtungskonstante (k^1_D) [MPa^{-1}]	$5 \cdot 10^{-3}$	0,5	B22
Bruchkonstante (a^1)	–4,4	0,5	B22
Bruchkonstante (b^1)	5,4	0,5	B22
Maximaler Pressdruck ($P^1_{max\,T}$) [MPa]	270	0,8	B22
Elastizitätsfaktor (g^1)	0,01	0,5	B9
Krit. Maschinengeschw. ($v^1_{P,Kr}$) [UpM]	60	0,5	B9
Ausstoßkonstante (F^1_0) [N]	0,9	0,5	B22
Ausstoßkonstante (f^1) [mm^2]	$13 \cdot 10^{-3}$	0,5	B22
Verdichtungskonstante ($\rho^2_{r\,max}$)	1,0	0,5	B22
Verdichtungskonstante (ρ^2_{r0})	0,80	0,5	B22
Verdichtungskonstante (k^2_D) [MPa^{-1}]	$5 \cdot 10^{-3}$	0,5	B22
Maximaler Pressdruck ($P^2_{max\,T}$) [MPa]	270	0,5	B22
Elastizitätsfaktor (g^2)	0,01	0,5	B9
Krit. Maschinengeschw. ($v^2_{P,Kr}$) [UpM]	60	0,5	B9
Bruchkonstante (a^2)	–5,6	0,4	B22
Bruchkonstante (b^2)	7,0	0,4	B22
Ausstoßkonstante (F^2_0) [N]	0,9	0,2	B22
Ausstoßkonstante (f^2) [mm^2]	$13 \cdot 10^{-3}$	0,2	B22
Kritische r.F. [%], Hygroskopizität	95	0,9	B18
Löslichkeit, 25 °C in H_2O [Massengehalt %]	18	1,0	[Lit. 2-41]

(Fortsetzung S. 219)

Tabelle 10.3
Eigenschaften von GranuLac 140 (Fortsetzung)

Eigenschaft	Wert, Bezeichnung, Hinweis	SF	Quelle
Löslichkeit, 25 °C in 2-Propanol [Massengehalt %]	0	1,0	B10
Wassergehalt (adsorbiertes Wasser) [% m/m]			[Lit. 2-109]
▶ 45% r.F., 21 °C	≤ 0,5	0,7	
▶ 50% r.F., 21 °C	≤ 0,5	0,7	
▶ 60% r.F., 21 °C	≤ 0,5	0,7	
▶ 70% r.F., 21 °C	≤ 0,5	0,7	
Kristallwasser [% m/m]	5,3	1,0	[Lit. 2-109]
Σ Wassergehalt (adsorbiertes Wasser + Kristallwasser) [% m/m]			[Lit. 2-109]
▶ 45% r.F., 21 °C	5,8	0,7	
▶ 50% r.F., 21 °C	5,8	0,7	
▶ 60% r.F., 21 °C	5,8	0,7	
▶ 70% r.F., 21 °C	5,8	0,7	
Trocknungsverlust bei 110°C [%]	5,2	1,0	B21
pH-Reaktion (3 % w/v)	6	0,9	
Quellvermögen	0	0,5	[Lit. 5-15]
Abrasivität (%)	Keine ($A_{rel} = 100$)	1,0	B8
Opt. Flüssigkeitsanteil H^{opt, H_2O} (Granulate)	0,10	1,0	B28
Opt. Flüssigkeitsanteil $H^{opt, Pro}$ (Granulate)			
Opt. Flüssigkeitsanteil H^{opt, H_2O} (Pellets)	0,18	0,8	B28
Opt. Flüssigkeitsanteil $H^{opt, Pro}$ (Pellets)			
Wasserbindung ($S_a^{H_2O}$)	0,03	0,8	B28
Wassersättigung ($S_b^{H_2O}$)	0,23	0,8	B28
Propanolbindung (S_a^{Pro})	0,05	0,8	B28
Propanolsättigung (S_b^{Pro})	0,36	0,8	B28
Bindekraftgröße ($d_k^{H_2O}$) [mm]	0,22	0,8	B27
Bindekraftgröße ($d_w^{H_2O}$) [mm]	0,21	0,5	B27
Bindekraftgröße (d_k^{Pro}) [mm]	0,0	1,0	B27
Bindekraftgröße (d_w^{Pro}) [mm]			
Belagbildung, Adhäsion [μg/cm²]	10	0,1	B7
Füllmitteleignung (Pellets)	Ja ($A_{rel} ≥ 80\%$)	1,0	B35
Extrudierbarkeit (Pellets)	Nein ($A_{rel} < 80\%$)	1,0	B34
Physiologische Verträglichkeit	Gut bis sehr gut ($A_{rel} = 98$)	0,7	[Lit. 2-109]
Preis [EUR/kg]	3,5	1,0	Herstellerangaben
Verfügbarkeit, Verwendbarkeit:			
▶ Produktionsstandort A:	Ja ($A_{rel} = 0$)	1,0	–
▶ Produktionsstandort B:			

Tabelle 10.4
Eigenschaften von GranuLac 70

Eigenschaft	Wert, Bezeichnung, Hinweis	SF	Quelle
Name	α-Laktose Monohydrat	–	–
Name (engl.)	α-Lactose monohydrate	–	–
Hersteller/Lieferant	Meggle, D-Wasserburg	–	–
AB-Monographie	EuAB; USP($A_{rel} = 100$)	1,0	–
Qualität	Pharmazeutisch, entsprechend AB-Monographie ($A_{rel} = 100$)	1,0	–
Grundgerüstklasse	Laktose	1,0	–
Funktionelle Gruppen	Alkohol (primär, aliphatisch, einw.; Halbacetal); Alkohol (sekundär, aliphatisch, einw.)	1,0	–
M_r	360	1,0	–
Schmelzpunkt [°C]	202	1,0	[Lit. 2-109]
Teilchengröße $\overline{d}_o$ [mm]	0,10	1,0	B15
Feinanteil ($< 0,25 \cdot d_o$) [%]	15	0,8	Herstellerangaben
Grobanteil ($> 1,75 \cdot d_o$) [%]	20	0,8	Herstellerangaben
Teilchenform	Quader (ca. 1:1:2)	1,0	
Böschungswinkel [°]	40	1,0	B2
Wahre Dichte [g/ml]	1,5	0,9	[Lit. 2-109]
Scheinbare Korndichte [g/ml]	1,5	0,9	B14
Schüttdichte [g/ml]	0,77	1,0	B6
Stampfdichte [g/ml]	0,97	1,0	B6
Kompressibilität (Hausner-Faktor)	1,26	1,0	
Verdichtungskonstante ($\rho^1_{r\,max}$)			
Verdichtungskonstante (ρ^1_{r0})			
Verdichtungskonstante (k^1_D)[MPa^{-1}]			
Bruchkonstante (a^1)			
Bruchkonstante (b^1)			
Maximaler Pressdruck ($P^1_{max\,T}$) [MPa]			
Elastizitätsfaktor (g^1)			
Krit. Maschinengeschw. ($v^1_{P,Kr}$) [UpM]			
Ausstoßkonstante (F^1_0) [N]			
Ausstoßkonstante (f^1) [mm^2]			
Verdichtungskonstante ($\rho^2_{r\,max}$)			
Verdichtungskonstante (ρ^2_{r0})			
Verdichtungskonstante (k^2_D) [MPa^{-1}]			
Maximaler Pressdruck ($P^2_{max\,T}$) [MPa]			
Elastizitätsfaktor (g^2)			

(Fortsetzung S. 221)

Tabelle 10.4
Eigenschaften von GranuLac 70 (Fortsetzung)

Eigenschaft	Wert, Bezeichnung, Hinweis	SF	Quelle
Krit. Maschinengeschw. ($v_{P,Kr}^2$) [UpM]			
Bruchkonstante (a^2)			
Bruchkonstante (b^2)			
Ausstoßkonstante (F_0^2) [N]			
Ausstoßkonstante (f^2) [mm^2]			
Kritische r.F. [%], Hygroskopizität	95	0,9	[Lit. 2-109]
Löslichkeit, 25 °C in H$_2$O [Massengehalt %]	18	1,0	[Lit. 2-41]
Löslichkeit, 25 °C in 2-Propanol [Massengehalt %]	0	1,0	B10
Wassergehalt (adsorbiertes Wasser) [% m/m]			[Lit. 2-109]
▶ 45% r.F., 21 °C	≤ 0,5	0,7	
▶ 50% r.F., 21 °C	≤ 0,5	0,7	
▶ 60% r.F., 21 °C	≤ 0,5	0,7	
▶ 70% r.F., 21 °C	≤ 0,5	0,7	
Kristallwasser [% m/m]	5,3	1,0	[Lit. 2-109]
Σ Wassergehalt (adsorbiertes Wasser + Kristallwasser) [% m/m]			[Lit. 2-109]
▶ 45% r.F., 21 °C	5,8	0,7	
▶ 50% r.F., 21 °C	5,8	0,7	
▶ 60% r.F., 21 °C	5,8	0,7	
▶ 70% r.F., 21 °C	5,8	0,7	
Trocknungsverlust bei 110°C [%]	5	1,0	[Lit. 2-109]
pH-Reaktion (3 % w/v)	6,4	0,9	[Lit. 2-82]
Quellvermögen	0	0,5	[Lit. 5-15]
Abrasivität (%)	Keine (A_{rel} = 100)	1,0	B8
Opt. Flüssigkeitsanteil H^{opt, H_2O} (Granulate)			
Opt. Flüssigkeitsanteil $H^{opt, Pro}$ (Granulate)			
Opt. Flüssigkeitsanteil H^{opt, H_2O} (Pellets)			
Opt. Flüssigkeitsanteil $H^{opt, Pro}$ (Pellets)			
Wasserbindung ($S_a^{H_2O}$)			
Wassersättigung ($S_b^{H_2O}$)			
Propanolbindung (S_a^{Pro})			
Propanolsättigung (S_b^{Pro})			
Bindekraftgröße ($d_k^{H_2O}$) [mm]			
Bindekraftgröße ($d_w^{H_2O}$) [mm]			
Bindekraftgröße (d_k^{Pro}) [mm]			
Bindekraftgröße (d_w^{Pro}) [mm]			
Belagbildung, Adhäsion [μg/cm^2]	10	0,1	B7
Füllmitteleignung (Pellets)	Ja (A_{rel} ≥ 80%)	0,5	B35

(Fortsetzung S. 222)

Tabelle 10.4
Eigenschaften von GranuLac 70 (Fortsetzung)

Eigenschaft	Wert, Bezeichnung, Hinweis	SF	Quelle
Extrudierbarkeit (Pellets)	Nein ($A_{rel} < 80\%$)	1,0	B34
Physiologische Verträglichkeit	Gut bis sehr gut ($A_{rel} = 98$)	0,7	[Lit. 2-109]
Preis [EUR/kg]	3,5	1,0	Herstellerangaben
Verfügbarkeit, Verwendbarkeit:			
▶ Produktionsstandort A:	Ja ($A_{rel} = 0$)	1,0	–
▶ Produktionsstandort B:			

Tabelle 10.5
Eigenschaften von Tablettose 80

Eigenschaft	Wert, Bezeichnung, Hinweis	SF	Quelle
Name	α-Laktose Monohydrat	–	–
Name (engl.)	α-Lactose monohydrate	–	–
Hersteller/Lieferant	Meggle, D-Wasserburg	–	–
AB-Monographie	EuAB; USP ($A_{rel} = 100$)	1,0	–
Qualität	Pharmazeutisch, entsprechend AB-Monographie ($A_{rel} = 100$)	1,0	–
Grundgerüstklasse	Laktose	1,0	
Funktionelle Gruppen	Alkohol (primär, aliphatisch, einw.; Halbacetal); Alkohol (sekundär, aliphatisch, einw.)	1,0	–
M_r	360	1,0	–
Schmelzpunkt [°C]	202	1,0	[Lit. 2-109]
Teilchengröße $\overline{d}_o$ [mm]	0,17	1,0	B15
Feinanteil ($< 0{,}25 \cdot d_o$) [%]	4	0,8	B15
Grobanteil ($> 1{,}75 \cdot d_o$) [%]	13	0,8	B15
Teilchenform	Quader (ca. 1:1:1)	1,0	
Böschungswinkel [°]	29	1,0	B2
Wahre Dichte [g/ml]	1,5	0,9	B13
Scheinbare Korndichte [g/ml]	1,5	0,9	B14
Schüttdichte [g/ml]	0,59	0,9	Herstellerangaben
Stampfdichte [g/ml]	0,73	0,9	Herstellerangaben
Kompressibilität (Hausner-Faktor)	1,23	0,9	
Verdichtungskonstante ($\rho^1_{r\,max}$)	0,97	0,9	B22
Verdichtungskonstante (ρ^1_{r0})	0,66	0,9	B22
Verdichtungskonstante (k^1_b) [MPa^{-1}]	$7{,}4 \cdot 10^{-3}$	0,9	B22
Bruchkonstante (a^1)	–5,3	0,8	B22
Bruchkonstante (b^1)	6,4	0,8	B22

(Fortsetzung S. 223)

Tabelle 10.5
Eigenschaften von Tablettose 80 (Fortsetzung)

Eigenschaft	Wert, Bezeichnung, Hinweis	SF	Quelle
Maximaler Pressdruck ($P^1_{max\,T}$) [MPa]	270	0,8	B22
Elastizitätsfaktor (g^1)	0,01	0,5	B9
Krit. Maschinengeschw. ($v^1_{P,Kr}$) [UpM]	60	0,5	B9
Ausstoßkonstante (F^1_0) [N]	0,14	0,8	B22
Ausstoßkonstante (f^1) [mm^2]	$16 \cdot 10^{-3}$	0,8	B22
Verdichtungskonstante ($\rho^2_{r\,max}$)			
Verdichtungskonstante (ρ^2_{r0})			
Verdichtungskonstante (k^2_D) [MPa^{-1}]			
Maximaler Pressdruck ($P^2_{max\,T}$) [MPa]			
Elastizitätsfaktor (g^2)			
Krit. Maschinengeschw. ($v^2_{P,Kr}$) [UpM]			
Bruchkonstante (a^2)			
Bruchkonstante (b^2)			
Ausstoßkonstante (F^2_0) [N]			
Ausstoßkonstante (f^2) [mm^2]			
Kritische r.F. [%], Hygroskopizität	95	0,9	[Lit. 2-109]
Löslichkeit, 25 °C in H$_2$O [Massengehalt %]	18	1,0	[Lit. 2-41]
Löslichkeit, 25 °C in 2-Propanol [Massengehalt %]	0	1,0	B10
Wassergehalt (adsorbiertes Wasser) [% m/m]			[Lit. 2-109]
▸ 45% r.F., 21 °C	≤ 0,5	0,7	
▸ 50% r.F., 21 °C	≤ 0,5	0,7	
▸ 60% r.F., 21 °C	≤ 0,5	0,7	
▸ 70% r.F., 21 °C	≤ 0,5	0,7	
Kristallwasser [% m/m]	5,3	1,0	
Σ Wassergehalt (adsorbiertes Wasser + Kristallwasser) [% m/m]			[Lit. 2-109]
▸ 45% r.F., 21 °C	5,8	0,7	
▸ 50% r.F., 21 °C	5,8	0,7	
▸ 60% r.F., 21 °C	5,8	0,7	
▸ 70% r.F., 21 °C	5,8	0,7	
Trocknungsverlust bei 110°C [%]	5,2	1,0	B21
pH-Reaktion (3 % w/v)	6	0,9	[Lit. 2-82]
Quellvermögen	0	0,5	[Lit. 5-15]
Abrasivität [%]	Keine ($A_{rel} = 100$)	1,0	B8
Opt. Flüssigkeitsanteil H^{opt,H_2O} (Granulate)	0,10	1,0	B28
Opt. Flüssigkeitsanteil $H^{opt,Pro}$ (Granulate)			
Opt. Flüssigkeitsanteil H^{opt,H_2O} (Pellets)			
Opt. Flüssigkeitsanteil $H^{opt,Pro}$ (Pellets)			

(Fortsetzung S. 224)

Tabelle 10.5
Eigenschaften von Tablettose 80 (Fortsetzung)

Eigenschaft	Wert, Bezeichnung, Hinweis	SF	Quelle
Wasserbindung ($S_a^{H_2O}$)			
Wassersättigung ($S_b^{H_2O}$)			
Propanolbindung (S_a^{Pro})			
Propanolsättigung (S_b^{Pro})			
Bindekraftgröße ($d_k^{H_2O}$) [mm]			
Bindekraftgröße ($d_w^{H_2O}$) [mm]			
Bindekraftgröße (d_k^{Pro}) [mm]			
Bindekraftgröße (d_w^{Pro}) [mm]			
Belagbildung, Adhäsion [µg/cm²]	10	0,1	B7
Füllmitteleignung (Pellets)	Ja ($A_{rel} \geq 80\%$)	1,0	B35
Extrudierbarkeit (Pellets)	Nein ($A_{rel} < 80\%$)	1,0	B34
Physiologische Verträglichkeit	Gut bis sehr gut ($A_{rel} = 98$)	0,7	[Lit. 2-109]
Preis [EUR/kg]	3,3	1,0	Herstellerangaben
Verfügbarkeit, Verwendbarkeit:			
▸ Produktionsstandort A	Ja ($A_{rel} = 0$)	1,0	–
▸ Produktionsstandort B			

10.3.1.2 Zellulosen

Tabelle 10.6
Eigenschaften von Avicel PH 101

Eigenschaft	Wert, Bezeichnung, Hinweis	SF	Quelle
Name	Mikrokristalline Cellulose	–	–
Name (engl.)	microcrystalline cellulose	–	–
Hersteller/Lieferant	FMC, Philadelphia	–	–
AB-Monographie	EuAB; USP ($A_{rel} = 100$)	1,0	–
Qualität	Pharmazeutisch, entsprechend AB-Monographie ($A_{rel} = 100$)	1,0	–
Grundgerüstklasse	Cellulose	1,0	–
Funktionelle Gruppen	Alkohol (primär, aliphatisch, einw.); Alkohol (sekundär, aliphatisch, einw.)	1,0	–
M_r	ca. 36.000	1,0	–
Schmelzpunkt [°C]	265	1,0	
Teilchengröße $\bar{d}_o$ [mm]	0,050	0,8	Herstellerangaben
Feinanteil ($< 0,25 \cdot d_o$) [%]	0	0,8	B15
Grobanteil ($> 1,75 \cdot d_o$) [%]	3	0,8	B15

(Fortsetzung S. 225)

Tabelle 10.6
Eigenschaften von Avicel PH 101 (Fortsetzung)

Eigenschaft	Wert, Bezeichnung, Hinweis	SF	Quelle
Teilchenform	Quader z.T. Nadeln	1,0	
Böschungswinkel [°]	40	1,0	B2
Wahre Dichte [g/ml]	1,55	0,9	B13
Scheinbare Korndichte [g/ml]			
Schüttdichte [g/ml]	0,33	0,8	B6
Stampfdichte [g/ml]	0,45	0,8	B6
Kompressibilität (Hausner-Faktor)	1.4	1,0	
Verdichtungskonstante ($\rho^1_{r\,max}$)	0,95	0,5	B22
Verdichtungskonstante (ρ^1_{r0})	0,46	0,5	B22
Verdichtungskonstante (k^1_D)[MPa^{-1}]	$13 \cdot 10^{-3}$	0,5	B22
Bruchkonstante (a^1)	−1,2	0,5	B22
Bruchkonstante (b^1)	2,5	0,5	B22
Maximaler Pressdruck ($P^1_{max\,T}$) [MPa]	225	0,8	B22
Elastizitätsfaktor (g^1)	0,03	0,5	B9
Krit. Maschinengeschw. ($v^1_{P,Kr}$) [UpM]	60	0,5	B9
Ausstoßkonstante (F^1_0) [N]	0,74	0,4	B22
Ausstoßkonstante (f^1) [mm^2]	0,0	0,4	B22
Verdichtungskonstante ($\rho^2_{r\,max}$)	0,98	0,5	B22
Verdichtungskonstante (ρ^2_{r0})	0,51	0,5	B22
Verdichtungskonstante (k^2_D) [MPa^{-1}]	$12 \cdot 10^{-3}$	0,5	B22
Maximaler Pressdruck ($P^2_{max\,T}$) [MPa]	225	0,8	B22
Elastizitätsfaktor (g^2)	0,03	0,5	B9
Krit. Maschinengeschw. ($v^2_{P,Kr}$) [UpM]	60	0,5	B9
Bruchkonstante (a^2)	−1,5	0,4	B22
Bruchkonstante (b^2)	3,2	0,4	B22
Ausstoßkonstante (F^2_0) [N]	0,8	0,2	B22
Ausstoßkonstante (f^2) [mm^2]	0,0	0,2	B22
Kritische r.F. [%], Hygroskopizität	75	0,9	B18
Löslichkeit, 25 °C in H$_2$O [Massengehalt %]	0	1,0	B10
Löslichkeit, 25 °C in 2-Propanol [Massengehalt %]	0	1,0	B10
Wassergehalt (adsorbiertes Wasser) [% m/m]			[Lit. 2-109]
▶ 45% r.F., 21 °C	4,5	0,7	
▶ 50% r.F., 21 °C	5,0	0,7	
▶ 60% r.F., 21 °C	6,0	0,7	
▶ 70% r.F., 21 °C	7,5	0,7	
Kristallwasser [% m/m]	0	1,0	

(Fortsetzung S. 226)

Tabelle 10.6
Eigenschaften von Avicel PH 101 (Fortsetzung)

Eigenschaft	Wert, Bezeichnung, Hinweis	SF	Quelle
Σ Wassergehalt (adsorbiertes Wasser + Kristallwasser) [% m/m]			[Lit. 2-109]
▸ 45% r.F., 21 °C	4,5	0,7	
▸ 50% r.F., 21 °C	5,0	0,7	
▸ 60% r.F., 21 °C	6,0	0,7	
▸ 70% r.F., 21 °C	7,5	0,7	
Trocknungsverlust bei 110°C [%]			
pH-Reaktion (3% w/v)	7	0,9	
Quellvermögen	0,4	0,5	[Lit. 5-15]
Abrasivität [%]	Keine ($A_{rel} = 100$)	1,0	B8
Opt. Flüssigkeitsanteil H^{opt, H_2O} (Granulate)	1,04	0,8	B28
Opt. Flüssigkeitsanteil $H^{opt, Pro}$ (Granulate)			
Opt. Flüssigkeitsanteil H^{opt, H_2O} (Pellets)	1,04	0,8	B28
Opt. Flüssigkeitsanteil $H^{opt, Pro}$ (Pellets)			
Wasserbindung ($S_a^{H_2O}$)	0,16	0,8	B28
Wassersättigung ($S_b^{H_2O}$)	1,15	0,8	B28
Propanolbindung (S_a^{Pro})		0,8	B28
Propanolsättigung (S_b^{Pro})		0,8	B28
Bindekraftgröße ($d_k^{H_2O}$) [mm]	0,030	0,8	B27
Bindekraftgröße ($d_w^{H_2O}$) [mm]	0,01	0,5	B27
Bindekraftgröße (d_k^{Pro}) [mm]	0	1,0	B27
Bindekraftgröße (d_w^{Pro}) [mm]			
Belagbildung, Adhäsion [µg/cm²]	10	0,1	B7
Füllmitteleignung (Pellets)	Nein ($A_{rel} < 80\%$)	1,0	B35
Extrudierbarkeit (Pellets)	Ja ($A_{rel} \geq 80\%$)	1,0	B34
Physiologische Verträglichkeit	Gut bis sehr gut ($A_{rel} = 98$)	0,7	[Lit. 1-1], [Lit. 1-3]
Preis [EUR/kg]	7,5	1,0	Herstellerangaben
Verfügbarkeit, Verwendbarkeit:			
▸ Produktionsstandort A	Ja ($A_{rel} = 0$)	1,0	–
▸ Produktionsstandort B			

Tabelle 10.7
Eigenschaften von Avicel PH 102

Eigenschaft	Wert, Bezeichnung, Hinweis	SF	Quelle
Name	Mikrokristalline Cellulose	–	–
Name (engl.)	microcrystalline cellulose	–	–
Hersteller/Lieferant	FMC, Philadelphia	–	–
AB-Monographie	EuAB; USP ($A_{rel} = 100$)	1,0	–

(Fortsetzung S. 227)

Tabelle 10.7
Eigenschaften von Avicel PH 102 (Fortsetzung)

Eigenschaft	Wert, Bezeichnung, Hinweis	SF	Quelle
Qualität	Pharmazeutisch, entsprechend AB-Monographie ($A_{rel} = 100$)	1,0	–
Grundgerüstklasse	Cellulose	1,0	–
Funktionelle Gruppen	Alkohol (primär, aliphatisch, einw.); Alkohol (sekundär, aliphatisch, einw.)	1,0	–
M_r	ca. 36.000	1,0	
Schmelzpunkt [°C]	265	1,0	
Teilchengröße $\overline{d}_o$ [mm]	0,10	1,0	B15
Feinanteil ($< 0,25 \cdot d_o$) [%]	5	0,8	Herstellerangaben
Grobanteil ($> 1,75 \cdot d_o$) [%]	3	0,8	Herstellerangaben
Teilchenform	Sphärisch		
Böschungswinkel [°]	37	1,0	B2
Wahre Dichte [g/ml]	1,55	1,0	[Lit. 1-3]
Scheinbare Korndichte [g/ml]			
Schüttdichte [g/ml]	0,31	1,0	B6
Stampfdichte [g/ml]	0,41	1,0	B6
Kompressibilität (Hausner-Faktor)	1,35	1,0	
Verdichtungskonstante ($\rho^1_{r\,max}$)	0,93	1,0	
Verdichtungskonstante (ρ^1_{r0})	0,38	0,9	B22
Verdichtungskonstante (k^1_D) [MPa^{-1}]	$16 \cdot 10^{-3}$	0,9	B22
Bruchkonstante (a^1)	$-1,2$	0,9	B22
Bruchkonstante (b^1)	2,5	0,9	B22
Maximaler Pressdruck ($P^1_{max\,T}$) [MPa]	225	0,9	B22
Elastizitätsfaktor (g^1)	0,03	0,5	B9
Krit. Maschinengeschw. ($v^1_{P,Kr}$) [UpM]	60	0,5	B9
Ausstoßkonstante (F^1_0) [N]	0,75	0,7	B22
Ausstoßkonstante (f^1) [mm^2]	0	0,7	B22
Verdichtungskonstante ($\rho^2_{r\,max}$)			
Verdichtungskonstante (ρ^2_{r0})			
Verdichtungskonstante (k^2_D) [MPa^{-1}]			
Maximaler Preßsruck ($P^2_{max\,T}$) [MPa]			
Elastizitätsfaktor (g^2)			
Krit. Maschinengeschw. ($v^2_{P,Kr}$) [UpM]			
Bruchkonstante (a^2)			
Bruchkonstante (b^2)			
Ausstoßkonstante (F^2_0) [N]			
Ausstoßkonstante (f^2) [mm^2]			

(Fortsetzung S. 228)

Tabelle 10.7
Eigenschaften von Avicel PH 102 (Fortsetzung)

Eigenschaft	Wert, Bezeichnung, Hinweis	SF	Quelle
Kritische r.F. [%], Hygroskopizität	75	0,9	[Lit. 1-1]
Löslichkeit, 25 °C in H$_2$O [Massengehalt %]	0	1,0	[Lit. 1-3]
Löslichkeit, 25 °C in 2-Propanol [Massengehalt %]	0	1,0	B10
Wassergehalt (adsorbiertes Wasser) [% m/m]			[Lit. 1-1]
▸ 45% r.F., 21 °C	4,5	0,7	
▸ 50% r.F., 21 °C	5,0	0,7	
▸ 60% r.F., 21 °C	6,0	0,7	
▸ 70% r.F., 21 °C	7,5	0,7	
Kristallwasser [% m/m]	0	1,0	
Σ Wassergehalt (adsorbiertes Wasser + Kristallwasser) [% m/m]			[Lit. 1-1]
▸ 45% r.F., 21 °C	4,5	0,7	
▸ 50% r.F., 21 °C	5,0	0,7	
▸ 60% r.F., 21 °C	6,0	0,7	
▸ 70% r.F., 21 °C	7,5	0,7	
Trocknungsverlust bei 110°C [%]		1,0	B21
pH-Reaktion (3% w/v)	7,4	0,9	
Quellvermögen	0,4	0,5	[Lit. 5-15]
Abrasivität [%]	Keine (A$_{rel}$ = 100)	1,0	B8
Opt. Flüssigkeitsanteil H$^{opt, H_2O}$ (Granulate)			
Opt. Flüssigkeitsanteil H$^{opt, Pro}$ (Granulate)			
Opt. Flüssigkeitsanteil H$^{opt, H_2O}$ (Pellets)			
Opt. Flüssigkeitsanteil H$^{opt, Pro}$ (Pellets)			
Wasserbindung ($S_a^{H_2O}$)			
Wassersättigung ($S_b^{H_2O}$)			
Propanolbindung (S_a^{Pro})			
Propanolsättigung (S_b^{Pro})			
Bindekraftgröße ($d_k^{H_2O}$) [mm]			
Bindekraftgröße ($d_w^{H_2O}$) [mm]			
Bindekraftgröße (d_k^{Pro}) [mm]			
Bindekraftgröße (d_w^{Pro}) [mm]			
Belagbildung, Adhäsion [μg/cm²]	10	0,1	B 7
Füllmitteleignung (Pellets)			
Extrudierbarkeit (Pellets)			
Physiologische Verträglichkeit	Gut bis sehr gut (A$_{rel}$ = 98)	0,7	[Lit. 1-1], [Lit. 1-3]
Preis [EUR/kg]	7,5	1,0	Herstellerangaben
Verfügbarkeit, Verwendbarkeit:			
▸ Produktionsstandort A	Ja (A$_{rel}$ = 0)	1,0	–
▸ Produktionsstandort B			

Tabelle 10.8
Eigenschaften von Avicel PH 200

Eigenschaft	Wert, Bezeichnung, Hinweis	SF	Quelle
Name	Mikrokristalline Cellulose	–	–
Name (engl.)	microcrystalline cellulose	–	–
Hersteller/Lieferant	FMC, Philadelphia	–	–
AB-Monographie	EuAB; USP ($A_{rel} = 100$)	1,0	–
Qualität	Pharmazeutisch, entsprechend AB-Monographie ($A_{rel} = 100$)	1,0	–
Grundgerüstklasse	Cellulose	1,0	–
Funktionelle Gruppen	Alkohol (primär, aliphatisch, einw.); Alkohol (sekundär, aliphatisch, einw.)	1,0	–
M_r	ca. 36.000	1,0	
Schmelzpunkt [°C]	265	1,0	
Teilchengröße $\overline{d}_o$ [mm]	0,19	0,8	B15
Feinanteil ($< 0,25 \cdot d_o$) [%]			
Grobanteil ($> 1,75 \cdot d_o$) [%]			
Teilchenform	Sphärisch		
Böschungswinkel [°]	31	1,0	B2
Wahre Dichte [g/ml]	1,5	0,9	[Lit. 1-3]
Scheinbare Korndichte [g/ml]			
Schüttdichte [g/ml]	0,37	0,6	Herstellerangaben
Stampfdichte [g/ml]	0,44	0,9	Herstellerangaben
Kompressibilität (Hausner-Faktor)	1,20	0,9	
Verdichtungskonstante ($\rho^1_{r\,max}$)	0,92	0,5	B22
Verdichtungskonstante (ρ^1_{r0})	0,42	0,5	B22
Verdichtungskonstante (k^1_D) [MPa^{-1}]	$17 \cdot 10^{-3}$	0,5	B22
Bruchkonstante (a^1)	−2,1	0,5	B22
Bruchkonstante (b^1)	3,1	0,5	B22
Maximaler Pressdruck ($P^1_{max\,T}$) [MPa]	180	0,8	B22
Elastizitätsfaktor (g^1)	0,03	0,4	B9
Krit. Maschinengeschw. ($v^1_{P,Kr}$) [UpM]	60	0,4	B9
Ausstoßkonstante (F^1_0) [N]	1,6	0,4	B22
Ausstoßkonstante (f^1) [mm^2]	0	0,4	B22
Verdichtungskonstante ($\rho^2_{r\,max}$)	0,97	0,4	B22
Verdichtungskonstante (ρ^2_{r0})	0,47	0,4	B22
Verdichtungskonstante (k^2_D) [MPa^{-1}]	$17 \cdot 10^{-3}$	0,4	B22
Maximaler Pressdruck ($P^2_{max\,T}$) [MPa]	180	0,4	B22
Elastizitätsfaktor (g^2)	0,03	0,4	B9
Krit. Maschinengeschw. ($v^2_{P,Kr}$) [UpM]	60	0,4	B9

(Fortsetzung S. 230)

Tabelle 10.8
Eigenschaften von Avicel PH 200 (Fortsetzung)

Eigenschaft	Wert, Bezeichnung, Hinweis	SF	Quelle
Bruchkonstante (a^2)	−2,7	0,4	B 22
Bruchkonstante (b^2)	4,1	0,4	B22
Ausstoßkonstante (F_0^2) [N]	1,6	0,2	B22
Ausstoßkonstante (f^2) [mm^2]	0	0,2	B22
Kritische r.F. [%], Hygroskopizität	75	0,9	[Lit. 1-1]
Löslichkeit, 25 °C in H$_2$O [Massengehalt %]	0	0,9	[Lit. 1-3]
Löslichkeit, 25 °C in 2-Propanol [Massengehalt %]	0	1,0	B 10
Wassergehalt (adsorbiertes Wasser) [% m/m]			[Lit. 1-1]
▶ 45% r.F., 21 °C	4,5	0,7	
▶ 50% r.F., 21 °C	5,0	0,7	
▶ 60% r.F., 21 °C	6,0	0,7	
▶ 70% r.F., 21 °C	7,5	0,7	
Kristallwasser [% m/m]	0	1,0	
Σ Wassergehalt (adsorbiertes Wasser + Kristallwasser) [% m/m]			[Lit. 1-1]
▶ 45% r.F., 21 °C	4,5	0,7	
▶ 50% r.F., 21 °C	5,0	0,7	
▶ 60% r.F., 21 °C	6,0	0,7	
▶ 70% r.F., 21 °C	7,5	0,7	
Trocknungsverlust bei 110°C [%]		1,0	B21
pH-Reaktion (3% w/v)	7,4	0,9	
Quellvermögen	0	0,5	[Lit. 5-15]
Abrasivität [%]	Keine ($A_{rel} = 100$)	1,0	B8
Opt. Flüssigkeitsanteil H^{opt, H_2O} (Granulate)			
Opt. Flüssigkeitsanteil $H^{opt, Pro}$ (Granulate)			
Opt. Flüssigkeitsanteil H^{opt, H_2O} (Pellets)			
Opt. Flüssigkeitsanteil $H^{opt, Pro}$ (Pellets)			
Wasserbindung ($S_a^{H_2O}$)			
Wassersättigung ($S_b^{H_2O}$)			
Propanolbindung (S_a^{Pro})			
Propanolsättigung (S_b^{Pro})			
Bindekraftgröße ($d_k^{H_2O}$) [mm]			
Bindekraftgröße ($d_w^{H_2O}$) [mm]			
Bindekraftgröße (d_k^{Pro}) [mm]			
Bindekraftgröße (d_w^{Pro}) [mm]			
Belagbildung, Adhäsion [µg/cm^2]	10	0,1	B7
Füllmitteleignung (Pellets)			
Extrudierbarkeit (Pellets)			

(Fortsetzung S. 231)

Tabelle 10.8
Eigenschaften von Avicel PH 200 (Fortsetzung)

Eigenschaft	Wert, Bezeichnung, Hinweis	SF	Quelle
Physiologische Verträglichkeit	Sehr gut (A_{rel} = 100)	0,7	[Lit. 1-1], [Lit. 1-3]
Preis [EUR/kg]	8	1,0	Herstellerangaben
Verfügbarkeit, Verwendbarkeit:			
▶ Produktionsstandort A	Ja (A_{rel} = 0)	1,0	–
▶ Produktionsstandort B			

10.3.1.3 Stärken

Tabelle 10.9
Eigenschaften von Maisstärke

Eigenschaft	Wert, Bezeichnung, Hinweis	SF	Quelle
Name	Maisstärke	–	–
Name (engl.)	Starch, Cornstarch	–	–
Hersteller/Lieferant	Meggle, D-Wasserburg	–	–
AB-Monographie	EuAB; USP (A_{rel} = 100)	1,0	–
Qualität	Pharmazeutisch, entsprechend AB-Monographie (A_{rel} = 100)	1,0	–
Grundgerüstklasse	Polysaccarid	1,0	–
Funktionelle Gruppen	Alkohol (primär, aliphatisch, einw.); Alkohol (sekundär, aliphatisch, einw.)	1,0	–
M_r			
Schmelzpunkt [°C]			
Teilchengröße $\overline{d}_o$ [mm]	0,030	1,0	B15
Feinanteil (< 0,25 · d_o) [%]	0	1,0	B15
Grobanteil (> 1,75 · d_o) [%]	0	1,0	B15
Teilchenform	Rund	1,0	
Böschungswinkel [°]	43	1,0	B2
Wahre Dichte [g/ml]	1,5	0,5	[Lit. 1-1]
Scheinbare Korndichte [g/ml]	1,5	0,5	
Schüttdichte [g/ml]	0,54	0,8	B6
Stampfdichte [g/ml]			
Kompressibilität (Hausner-Faktor)			
Verdichtungskonstante ($\rho^1_{r\,max}$)	0,87	0,5	B22
Verdichtungskonstante (ρ^1_{r0})	0,48	0,5	B22
Verdichtungskonstante (k^1_D)[MPa^{-1}]	14 · 10^{-3}	0,5	B22
Bruchkonstante (a^1)	–4,14	0,5	B22

(Fortsetzung S. 232)

Tabelle 10.9
Eigenschaften von Maisstärke (Fortsetzung)

Eigenschaft	Wert, Bezeichnung, Hinweis	SF	Quelle
Bruchkonstante (b^1)	5,2	0,5	B22
Maximaler Pressdruck ($P^1_{max\,T}$) [MPa]	270	0,5	B22
Elastizitätsfaktor (g^1)	0,01	0,2	B9
Krit. Maschinengeschw. ($v^1_{P,Kr}$) [UpM]	60	0,2	B9
Ausstoßkonstante (F^1_0) [N]	0,65	0,5	B22
Ausstoßkonstante (f^1) [mm²]	0,0	0,5	B22
Verdichtungskonstante ($\rho^2_{r\,max}$)			
Verdichtungskonstante (ρ^2_{r0})			
Verdichtungskonstante (k^2_D) [MPa⁻¹]			
Maximaler Pressdruck ($P^2_{max\,T}$) [MPa]			
Elastizitätsfaktor (g^2)			
Krit. Maschinengeschw. ($v^2_{P,Kr}$) [UpM]			
Bruchkonstante (a^2)			
Bruchkonstante (b^2)			
Ausstoßkonstante (F^2_0) [N]			
Ausstoßkonstante (f^2) [mm²]			
Kritische r.F. [%], Hygroskopizität	80	0,9	[Lit. 1-1]
Löslichkeit, 25 °C in H₂O [Massengehalt %]	0	1,0	B10
Löslichkeit, 25 °C in 2-Propanol [Massengehalt %]	0	1,0	B10
Wassergehalt (adsorbiertes Wasser) [% m/m]			B21
▸ 45% r.F., 21 °C	9	0,8	
▸ 50% r.F., 21 °C	14	0,8	
▸ 60% r.F., 21 °C			
▸ 70% r.F., 21 °C			
Kristallwasser [% m/m]	0	1,0	
Σ Wassergehalt (adsorbiertes Wasser + Kristallwasser) [% m/m]			B21
▸ 45% r.F., 21 °C	12	0,9	
▸ 50% r.F., 21 °C	14	0,9	
▸ 60% r.F., 21 °C			
▸ 70% r.F., 21 °C			
Trocknungsverlust bei 110°C [%]			
pH-Reaktion (3% w/v)	6	0,9	
Quellvermögen	2,5	0,5	[Lit. 5-15]
Abrasivität [%]	Keine (A_{rel} = 100)	1,0	B8
Opt. Flüssigkeitsanteil $H^{opt,\,H_2O}$ (Granulate)			
Opt. Flüssigkeitsanteil $H^{opt,\,Pro}$ (Granulate)			
Opt. Flüssigkeitsanteil $H^{opt,\,H_2O}$ (Pellets)			

(Fortsetzung S. 233)

Tabelle 10.9
Eigenschaften von Maisstärke (Fortsetzung)

Eigenschaft	Wert, Bezeichnung, Hinweis	SF	Quelle
Opt. Flüssigkeitsanteil $H^{opt,Pro}$ (Pellets)			
Wasserbindung ($S_a^{H_2O}$)	0,18	0,8	B28
Wassersättigung ($S_b^{H_2O}$)	0,63	0,8	B28
Propanolbindung (S_a^{Pro})	0,12	0,8	B28
Propanolsättigung (S_b^{Pro})	0,44	0,8	B28
Bindekraftgröße ($d_k^{H_2O}$) [mm]			
Bindekraftgröße ($d_w^{H_2O}$) [mm]			
Bindekraftgröße (d_k^{Pro}) [mm]			
Bindekraftgröße (d_w^{Pro}) [mm]			
Belagbildung, Adhäsion [µg/cm²]	10	0,1	B7
Füllmitteleignung (Pellets)	Ja ($A_{rel} \geq 80\%$)	1,0	B35
Extrudierbarkeit (Pellets)	Nein ($A_{rel} < 80\%$)	1,0	B34
Physiologische Verträglichkeit	Gut bis sehr gut ($A_{rel} = 98$)	0,7	[Lit. 1-1], [Lit. 1-3]
Preis [EUR/kg]	2,5	1,0	Herstellerangaben
Verfügbarkeit, Verwendbarkeit:			
▶ Produktionsstandort A	Ja ($A_{rel} = 0$)	1,0	–
▶ Produktionsstandort B			

Tabelle 10.10
Eigenschaften von Starch 1500

Eigenschaft	Wert, Bezeichnung, Hinweis	SF	Quelle
Name	Pregelatinierte Maisstärke	–	–
Name (engl.)	pregelatinized starch	–	–
Hersteller/Lieferant	Colorcon, Orpington, UK	–	–
AB-Monographie	NF ($A_{rel} = 100$)	1,0	–
Qualität	Pharmazeutisch, entsprechend NF-Monographie ($A_{rel} = 100$)	1,0	–
Grundgerüstklasse	Polysaccharid	1,0	–
Funktionelle Gruppen	Alkohol (primär, aliphatisch, einw.); Alkohol (sekundär, aliphatisch, einw.)	1,0	–
M_r			
Schmelzpunkt [°C]			
Teilchengröße $\overline{d}_o$ [mm]	0,065	1,0	B15
Feinanteil ($< 0,25 \cdot d_o$) [%]	5	0,8	Herstellerangaben
Grobanteil ($> 1,75 \cdot d_o$) [%]	6	0,8	Herstellerangaben
Teilchenform	Sphärisch	1,0	
Böschungswinkel [°]	26	1,0	B2

(Fortsetzung S. 234)

Tabelle 10.10
Eigenschaften von Starch 1500 (Fortsetzung)

Eigenschaft	Wert, Bezeichnung, Hinweis	SF	Quelle
Wahre Dichte [g/ml]	1,5	0,7	
Scheinbare Korndichte [g/ml]	1,5	0,5	
Schüttdichte [g/ml]	0,68	0,9	B6
Stampfdichte [g/ml]	0,85	0,9	B6
Kompressibilität (Hausner-Faktor)	1,25	0,9	
Verdichtungskonstante ($\rho_{r\,max}^1$)	0,83	0,7	B22
Verdichtungskonstante (ρ_{r0}^1)	0,50	0,7	B22
Verdichtungskonstante (k_D^1) [MPa^{-1}]	$12 \cdot 10^{-3}$	0,7	B22
Bruchkonstante (a^1)	−3,9	0,5	B22
Bruchkonstante (b^1)	4,3	0,5	B22
Maximaler Pressdruck ($P_{max\,T}^1$) [MPa]	270	0,5	B22
Elastizitätsfaktor (g^1)	0,06	0,5	B9
Krit. Maschinengeschw. ($v_{P,Kr}^1$) [UpM]	60	0,5	B9
Ausstoßkonstante (F_0^1) [N]	0,38	0,5	B22
Ausstoßkonstante (f^1) [mm^2]	0	0,5	B22
Verdichtungskonstante ($\rho_{r\,max}^2$)			
Verdichtungskonstante (ρ_{r0}^2)			
Verdichtungskonstante (k_D^2) [MPa^{-1}]			
Maximaler Pressdruck ($P_{max\,T}^2$) [MPa]			
Elastizitätsfaktor (g^2)			
Krit. Maschinengeschw. ($v_{P,Kr}^2$) [UpM]			
Bruchkonstante (a^2)			
Bruchkonstante (b^2)			
Ausstoßkonstante (F_0^2) [N]			
Ausstoßkonstante (f^2) [mm^2]			
Kritische r.F. [%], Hygroskopizität	85	0,9	[Lit. 1-1]
Löslichkeit, 25 °C in H$_2$O [Massengehalt %]	10	0,2	[Lit. 1-1]
Löslichkeit, 25 °C in 2-Propanol [Massengehalt %]			
Wassergehalt (adsorbiertes Wasser) [% m/m]			[Lit. 1-1]
▸ 45% r.F., 21 °C	7,5	0,7	
▸ 50% r.F., 21 °C	9	0,7	
▸ 60% r.F., 21 °C	12	0,7	
▸ 70% r.F., 21 °C	14	0,7	
Kristallwasser [% m/m]	0	1,0	
Σ Wassergehalt (adsorbiertes Wasser + Kristallwasser) [% m/m]			[Lit. 1-1]
▸ 45% r.F., 21 °C	7,5	0,7	
▸ 50% r.F., 21 °C	9	0,7	

(Fortsetzung S. 235)

Tabelle 10.10
Eigenschaften von Starch 1500 (Fortsetzung)

Eigenschaft	Wert, Bezeichnung, Hinweis	SF	Quelle
▸ 60% r.F., 21 °C	12	0,7	
▸ 70% r.F., 21 °C	14	0,7	
Trocknungsverlust bei 110°C [%]			
pH-Reaktion (3% w/v)	6,4	0,9	
Quellvermögen	0,6	0,9	[Lit. 5-15]
Abrasivität [%]	Keine ($A_{rel} = 100$)	1,0	B8
Opt. Flüssigkeitsanteil H^{opt, H_2O} (Granulate)			
Opt. Flüssigkeitsanteil $H^{opt, Pro}$o (Granulate)			
Opt. Flüssigkeitsanteil H^{opt, H_2O} (Pellets)			
Opt. Flüssigkeitsanteil $H^{opt, Pro}$ (Pellets)			
Wasserbindung ($S_a^{H_2O}$)			
Wassersättigung ($S_b^{H_2O}$)			
Propanolbindung (S_a^{Pro})			
Propanolsättigung (s_b^{Pro})			
Bindekraftgröße ($d_k^{H_2O}$) [mm]			
Bindekraftgröße ($d_w^{H_2O}$) [mm]			
Bindekraftgröße (d_k^{Pro}) [mm]			
Bindekraftgröße (d_w^{Pro}) [mm]			
Belagbildung, Adhäsion [µg/cm²]	10	0,1	B7
Füllmitteleignung (Pellets)	Ja ($A_{rel} \geq 80\%$)	1,0	B35
Extrudierbarkeit (Pellets)	Nein ($A_{rel} < 80\%$)	1,0	B34
Physiologische Verträglichkeit	Sehr gut ($A_{rel} = 100$)	0,7	[Lit. 1-1], [Lit. 1-3]
Preis [EUR/kg]	5	1,0	Herstellerangaben
Verfügbarkeit, Verwendbarkeit:			
▸ Produktionsstandort A	Ja ($A_{rel} = 0$)	1,0	–
▸ Produktionsstandort B			

10.3.1.4 Calciumphosphat

Tabelle 10.11
Eigenschaften von Emcompress

Eigenschaft	Wert, Bezeichnung, Hinweis	SF	Quelle
Name	Calciumhydrogenphosphat Dihydrat, Dicalciumphosphat	–	–
Name (engl.)	Dibasic calcium phosphate dihydrate	–	–
Hersteller/Lieferant	E. Mendell, Uetersen	–	–
AB-Monographie	EuAB; USP ($A_{rel} = 100$)	1,0	–

(Fortsetzung S. 236)

Tabelle 10.11
Eigenschaften von Emcompress (Fortsetzung)

Eigenschaft	Wert, Bezeichnung, Hinweis	SF	Quelle
Qualität	Pharmazeutisch, entsprechend AB-Monographie ($A_{rel} = 100$)	1,0	–
Grundgerüstklasse	Phosphat	1,0	–
Funktionelle Gruppen	Ca^{2+}, HPO_4^{2-}	1,0	–
M_r			
Schmelzpunkt [°C]			
Teilchengröße $\bar{d}_o$ [mm]	0,15	1,0	B15
Feinanteil ($< 0,25 \cdot d_o$) [%]	0,3	1,0	Herstellerangaben
Grobanteil ($> 1,75 \cdot d_o$) [%]	0,6	1,0	Herstellerangaben
Teilchenform	Sphärisch	1,0	
Böschungswinkel [°]	26	1,0	B2
Wahre Dichte [g/ml]	2,4	0,9	[Lit. 1-1]
Scheinbare Korndichte [g/ml]			
Schüttdichte [g/ml]	0,92	0,9	B6
Stampfdichte [g/ml]	1,15	0,9	B6
Kompressibilität (Hausner-Faktor)	1.25	0,9	
Verdichtungskonstante ($\rho_{r\,max}^1$)	0,86	0,9	B22
Verdichtungskonstante (ρ_{r0}^1)	0,60	0,9	B22
Verdichtungskonstante (k_D^1) [MPa^{-1}]	$10 \cdot 10^{-3}$	0,9	B22
Bruchkonstante (a^1)	−4,5	0,9	B22
Bruchkonstante (b^1)	6,1	0,9	B22
Maximaler Pressdruck ($P_{max\,T}^1$) [MPa]	270	0,8	B22
Elastizitätsfaktor (g^1)	0,0	0,5	B9
Krit. Maschinengeschw. ($v_{P,Kr}^1$) [UpM]	60	0,5	B9
Ausstoßkonstante (F_0^1) [N]	0,01	0,5	B22
Ausstoßkonstante (f^1) [mm^2]	$15 \cdot 10^{-3}$	0,5	B22
Verdichtungskonstante ($\rho_{r\,max}^2$)			
Verdichtungskonstante (ρ_{r0}^2)			
Verdichtungskonstante (k_D^2) [MPa^{-1}]			
Maximaler Pressdruck ($P_{max\,T}^2$) [MPa]			
Elastizitätsfaktor (g^2)			
Krit. Maschinengeschw. ($v_{P,Kr}^2$) [UpM]			
Bruchkonstante (a^2)			
Bruchkonstante (b^2)			
Ausstoßkonstante (F_0^2) [N]			
Ausstoßkonstante (f^2) [mm^2]			
Kritische r.F. [%], Hygroskopizität	80	0,9	[Lit. 1-1]

(Fortsetzung S. 237)

Tabelle 10.11
Eigenschaften von Emcompress (Fortsetzung)

Eigenschaft	Wert, Bezeichnung, Hinweis	SF	Quelle
Löslichkeit, 25 °C in H$_2$O [Massengehalt %]	0	1,0	[Lit. 1-3]
Löslichkeit, 25 °C in 2-Propanol [Massengehalt %]	0	1,0	B10
Wassergehalt (adsorbiertes Wasser) [% m/m]			[Lit. 1-1]
▶ 45% r.F., 21 °C	1,1	0,7	
▶ 50% r.F., 21 °C	1,2	0,7	
▶ 60% r.F., 21 °C	1,3	0,7	
▶ 70% r.F., 21 °C	1,5	0,7	
Kristallwasser [% m/m]	26,5	1,0	[Lit. 1-1]
Σ Wassergehalt (adsorbiertes Wasser + Kristallwasser) [% m/m]			[Lit. 1-1]
▶ 45% r.F., 21 °C	1,1	0,7	
▶ 50% r.F., 21 °C	1,2	0,7	
▶ 60% r.F., 21 °C	1,3	0,7	
▶ 70% r.F., 21 °C	1,5	0,7	
Trocknungsverlust bei 110°C [%]			
pH-Reaktion (3% w/v)	8	0,9	
Quellvermögen	0	0,5	[Lit. 5-15]
Abrasivität [%]	Ja (A_{rel} = 0)	1,0	B 8
Opt. Flüssigkeitsanteil H^{opt, H_2O} (Granulate)			
Opt. Flüssigkeitsanteil $H^{opt, Pro}$ (Granulate)			
Opt. Flüssigkeitsanteil H^{opt, H_2O} (Pellets)			
Opt. Flüssigkeitsanteil $H^{opt, Pro}$ (Pellets)			
Wasserbindung ($S_a^{H_2O}$)			
Wassersättigung ($S_b^{H_2O}$)			
Propanolbindung (S_a^{Pro})			
Propanolsättigung (S_b^{Pro})			
Bindekraftgröße ($d_k^{H_2O}$) [mm]			
Bindekraftgröße ($d_w^{H_2O}$) [mm]			
Bindekraftgröße (d_k^{Pro}) [mm]			
Bindekraftgröße (d_w^{Pro}) [mm]			
Belagbildung, Adhäsion [µg/cm²]	10	0,1	B 7
Füllmitteleignung (Pellets)			
Extrudierbarkeit (Pellets)			
Physiologische Verträglichkeit	Sehr gut (A_{rel} = 100)	0,7	[Lit. 1-1], [Lit. 1-3]
Preis [EUR/kg]	3,5	1,0	Herstellerangaben
Verfügbarkeit, Verwendbarkeit:			
▶ Produktionsstandort A	Ja (A_{rel} = 0)	1,0	–
▶ Produktionsstandort B			

10.3.1.5 Füllstoffmischungen

Tabelle 10.12
Eigenschaften der 1+1 Füllstoffmischung LC 1 (GranuLac 140 + Avicel PH 101)

Eigenschaft	Wert, Bezeichnung, Hinweis	SF	Quelle
Name	α-Laktose Monohydrat + mikrokristalline Cellulose	–	–
Name (engl.)	α-Laktose monohydrate + microcristalline cellulose	–	–
Hersteller/Lieferant	Meggle, D-Wasserburg/ FMC, Philadelphia	–	–
AB-Monographie	EuAB; USP ($A_{rel} = 100$)	1,0	–
Qualität	Pharmazeutisch, entsprechend AB-Monographie ($A_{rel} = 100$)	1,0	–
Grundgerüstklasse	Laktose, Cellulose	1,0	–
Funktionelle Gruppen	Alkohol (primär, aliphatisch, einw.; Halbacetal); Alkohol (sekundär, aliphatisch, einw.)	1,0	–
M_r			
Schmelzpunkt [°C]			
Teilchengröße $\bar{d}_o$ [mm]	0,060	0,8	B15
Feinanteil ($< 0,25 \cdot d_o$) [%]			
Grobanteil ($> 1,75 \cdot d_o$) [%]			
Teilchenform			
Böschungswinkel [°]	38	0,8	B2
Wahre Dichte [g/ml]	1,5	1,0	B13
Scheinbare Korndichte [g/ml]			
Schüttdichte [g/ml]	0,44	0,8	B6
Stampfdichte [g/ml]			
Kompressibilität (Hausner-Faktor)			
Verdichtungskonstante ($\rho^1_{r\,max}$)	0,95	0,5	B22
Verdichtungskonstante (ρ^1_{r0})	0,54	0,5	B22
Verdichtungskonstante (k^1_D) [MPa^{-1}]	$10 \cdot 10^{-3}$	0,5	B22
Bruchkonstante (a^1)	–2,5	0,5	B22
Bruchkonstante (b^1)	3,6	0,5	B22
Maximaler Pressdruck ($P^1_{max\,T}$) [MPa]	250	0,5	B22
Elastizitätsfaktor (g^1)	0,02	0,4	B9
Krit. Maschinengeschw. ($v^1_{P,Kr}$) [UpM]	60	0,4	B9
Ausstoßkonstante (F^1_0) [N]	0,40	0,4	B9
Ausstoßkonstante (f^1) [mm^2]	$9 \cdot 10^{-3}$	0,4	B22

(Fortsetzung S. 239)

Tabelle 10.12
Eigenschaften der 1+1 Füllstoffmischung LC 1 (GranuLac 140 + Avicel PH 101) (Fortsetzung)

Eigenschaft	Wert, Bezeichnung, Hinweis	SF	Quelle
Verdichtungskonstante ($\rho^2_{r\,max}$)	0,99	0,5	B22
Verdichtungskonstante (ρ^2_{r0})	0,59	0,5	B22
Verdichtungskonstante (k^2_D) [MPa^{-1}]	$10 \cdot 10^{-3}$	0,5	B22
Maximaler Pressdruck ($P^2_{max\,T}$) [MPa]	250	0,5	B22
Elastizitätsfaktor (g^2)	0,02	0,4	B9
Krit. Maschinengeschw. ($v^2_{P,Kr}$) [UpM]	60	0,4	B9
Bruchkonstante (a^2)	−3,3	0,5	B22
Bruchkonstante (b^2)	4,6	0,5	B22
Ausstoßkonstante (F^2_0) [N]	0,45	0,4	B22
Ausstoßkonstante (f^2) [mm^2]	$8 \cdot 10^{-3}$	0,4	B22
Kritische r.F. [%], Hygroskopizität	75	0,9	B18
Löslichkeit, 25 °C in H$_2$O [Massengehalt %]	9	0,9	B18
Löslichkeit, 25 °C in 2-Propanol [Massengehalt %]	0	1,0	B18
Wassergehalt (adsorbiertes Wasser) [% m/m]			
▸ 45% r.F., 21 °C	2,5	0,7	
▸ 50% r.F., 21 °C			
▸ 60% r.F., 21 °C			
▸ 70% r.F., 21 °C			
Kristallwasser [% m/m]			
Σ Wassergehalt (adsorbiertes Wasser + Kristallwasser) [% m/m]			
▸ 45% r.F., 21 °C	5,0	0,7	
▸ 50% r.F., 21 °C			
▸ 60% r.F., 21 °C			
▸ 70% r.F., 21 °C			
Trocknungsverlust bei 110°C [%]			
pH-Reaktion (3 % w/v)			
Quellvermögen	0,2	0,5	[Lit. 5-15]
Abrasivität [%]	Keine ($A_{rel} = 100$)	1,0	B8
Opt. Flüssigkeitsanteil $H^{opt,\,H_2O}$ (Granulate)	0,57	0,5	B28
Opt. Flüssigkeitsanteil $H^{opt,\,Pro}$ (Granulate)			
Opt. Flüssigkeitsanteil $H^{opt,\,H_2O}$ (Pellets)			
Opt. Flüssigkeitsanteil $H^{opt,\,Pro}$ (Pellets)			
Wasserbindung ($S^{H_2O}_a$)	0,15	0,8	B28
Wassersättigung ($S^{H_2O}_b$)	0,83	0,8	B28
Propanolbindung (S^{Pro}_a)	0,08	0,8	B28
Propanolsättigung (S^{Pro}_b)	0,75	0,8	B28

(Fortsetzung S. 240)

Tabelle 10.12
Eigenschaften der 1+1 Füllstoffmischung LC 1 (GranuLac 140 + Avicel PH 101) (Fortsetzung)

Eigenschaft	Wert, Bezeichnung, Hinweis	SF	Quelle
Bindekraftgröße (d_k^{H2O}) [mm]	0,11	0,8	B27
Bindekraftgröße (d_w^{H2O}) [mm]	0,09	0,5	B27
Bindekraftgröße (d_k^{Pro}) [mm]	0,0	1,0	B27
Bindekraftgröße (d_w^{Pro}) [mm]			
Belagbildung, Adhäsion [µg/cm²]	10	0,1	B7
Füllmitteleignung (Pellets)			
Extrudierbarkeit (Pellets)			
Physiologische Verträglichkeit	Gut bis sehr gut (A_{rel} = 98)	0,7	[Lit. 1-1], [Lit. 1-3]
Preis [EUR/kg]	5,5	1,0	Herstellerangaben
Verfügbarkeit, Verwendbarkeit:			
▶ Produktionsstandort A	Ja (A_{rel} = 0)	1,0	–
▶ Produktionsstandort B			

Tabelle 10.13
Eigenschaften der 1+1 Füllstoffmischung LS 1 (GranuLac 140 + Maisstärke)

Eigenschaft	Wert, Bezeichnung, Hinweis	SF	Quelle
Name	α-Laktose Monohydrat + Maisstärke	–	–
Name (engl.)	α-Laktose monohydrate + Corn starch	–	–
Hersteller/Lieferant	Meggle, D-Wasserburg	–	–
AB-Monographie	EuAB; NF (A_{rel} = 100)	1,0	–
Qualität	Pharmazeutisch, entsprechend AB-Monographie (A_{rel} = 100)	1,0	–
Grundgerüstklasse	Laktose, Stärke	1,0	–
Funktionelle Gruppen	Alkohol (primär, aliphatisch, einw.; Halbacetal); Alkohol (sekundär, aliphatisch, einw.)	1,0	–
M_r			
Schmelzpunkt [°C]			
Teilchengröße $\bar{d}_0$ [mm]	0,050	0,8	B15
Feinanteil (< 0,25 · d_0) [%]			
Grobanteil (>1,75 · d_0) [%]			
Teilchenform	Quader	0,8	
Böschungswinkel [°]	40	0,8	B2
Wahre Dichte [g/ml]	1,5	1,0	B13
Scheinbare Korndichte [g/ml]	1,5	0,9	B14
Schüttdichte [g/ml]	0,60	0,8	B6

(Fortsetzung S. 241)

Tabelle 10.13
Eigenschaften der 1+1 Füllstoffmischung LS 1 (GranuLac 140 + Maisstärke) (Fortsetzung)

Eigenschaft	Wert, Bezeichnung, Hinweis	SF	Quelle
Stampfdichte [g/ml]			
Kompressibilität (Hausner-Faktor)			
Verdichtungskonstante ($\rho^1_{r\,max}$)	0,92	0,5	B22
Verdichtungskonstante (ρ^1_{r0})	0,59	0,5	B22
Verdichtungskonstante (k^1_D) [MPa^{-1}]	$13 \cdot 10^{-3}$	0,5	B22
Bruchkonstante (a^1)	-3,7	0,5	B22
Bruchkonstante (b^1)	4,7	0,5	B22
Maximaler Pressdruck ($P^1_{max\,T}$) [MPa]	270	0,5	B22
Elastizitätsfaktor (g^1)	0,04	0,4	B9
Krit. Maschinengeschw. ($v^1_{P,Kr}$) [UpM]	60	0,4	B9
Ausstoßkonstante (F^1_0) [N]	0,70	0,4	B22
Ausstoßkonstante (f^1) [mm^2]	$4 \cdot 10^{-3}$	0,4	B22
Verdichtungskonstante ($\rho^2_{r\,max}$)	0,97	0,5	B22
Verdichtungskonstante (ρ^2_{r0})	0,64	0,5	B22
Verdichtungskonstante (k^2_D) [MPa^{-1}]	$13 \cdot 10^{-3}$	0,5	B22
Maximaler Pressdruck ($P^2_{max\,T}$) [MPa]	270	0,5	B22
Elastizitätsfaktor (g^2)	0,04	0,5	B9
Krit. Maschinengeschw. ($v^2_{P,Kr}$) [UpM]	60	0,5	B9
Bruchkonstante (a^2)	−4,8	0,5	B22
Bruchkonstante (b^2)	6,0	0,5	B22
Ausstoßkonstante (F^2_0) [N]	0,70	0,2	B22
Ausstoßkonstante (f^2) [mm^2]	$4 \cdot 10^{-3}$	0,2	B22
kritische r.F. [%], Hygroskopizität	80	0,9	B18
Löslichkeit, 25 °C in H$_2$O [Massengehalt %]	9	0,9	B10
Löslichkeit, 25 °C in 2-Propanol [Massengehalt %]	0	1,0	B10
Wassergehalt (adsorbiertes Wasser) [% m/m]			
▶ 45% r.F., 21 °C	6,0	0,7	
▶ 50% r.F., 21 °C	7,2	0,7	
▶ 60% r.F., 21 °C			
▶ 70% r.F., 21 °C			
Kristallwasser [% m/m]			
Σ Wassergehalt (adsorbiertes Wasser + Kristallwasser) [% m/m]			
▶ 45% r.F., 21 °C	9,0	0,7	
▶ 50% r.F., 21 °C			
▶ 60% r.F., 21 °C			
▶ 70% r.F., 21 °C			
Trocknungsverlust bei 110°C [%]			

(Fortsetzung S. 242)

Tabelle 10.13
Eigenschaften der 1+1 Füllstoffmischung LS 1 (GranuLac 140 + Maisstärke) (Fortsetzung)

Eigenschaft	Wert, Bezeichnung, Hinweis	SF	Quelle
pH-Reaktion (3 % w/v)			
Quellvermögen	1,2	0,5	[Lit. 5-15]
Abrasivität [%]	Keine ($A_{rel} = 100$)	1,0	B8
Opt. Flüssigkeitsanteil H^{opt, H_2O} (Granulate)	0,19	0,4	B28
Opt. Flüssigkeitsanteil $H^{opt, Pro}$ (Granulate)			
Opt. Flüssigkeitsanteil H^{opt, H_2O} (Pellets)			
Opt. Flüssigkeitsanteil $H^{opt, Pro}$ (Pellets)			
Wasserbindung ($S_a^{H_2O}$)	0,18	0,8	B28
Wassersättigung ($S_b^{H_2O}$)	0,45	0,8	B28
Propanolbindung (S_a^{Pro})	0,12	0,8	B28
Propanolsättigung (S_b^{Pro})	0,33	0,8	B28
Bindekraftgröße ($d_k^{H_2O}$) [mm]	0,14	0,8	B27
Bindekraftgröße ($d_w^{H_2O}$) [mm]	0,14	0,5	B27
Bindekraftgröße (d_k^{Pro}) [mm]	0,0	1,0	B27
Bindekraftgröße (d_w^{Pro}) [mm]			
Belagbildung, Adhäsion [µg/cm²]	10	0,1	B7
Füllmitteleignung (Pellets)			
Extrudierbarkeit (Pellets)	Nein ($A_{rel} < 80$ %)	1,0	B34
Physiologische Verträglichkeit	Gut bis sehr gut ($A_{rel} = 98$)	0,7	
Preis [EUR/kg]	3,0	1,0	Herstellerangaben
Verfügbarkeit, Verwendbarkeit:			
▶ Produktionsstandort A	Ja ($A_{rel} = 0$)	1,0	–
▶ Produktionsstandort B			

Tabelle 10.14
Eigenschaften der 1+1 Füllstoffmischung LK 1 (Tablettose 80 + Emcompress)

Eigenschaft	Wert, Bezeichnung, Hinweis	SF	Quelle
Name	α-Laktose Monohydrat + Dicalciumphosphat Dihydrat	–	–
Name (engl.)	α-Laktose monohydrate + Dibasic calcium phosphate dihydrate	–	–
Hersteller/Lieferant	Meggle, D-Wasserburg/ Mendell/Uetersen	–	–
AB-Monographie	EuAB; USP ($A_{rel} = 100$)	1,0	–
Qualität	Pharmazeutisch, entsprechend AB-Monographie ($A_{rel} = 100$)	1,0	–

(Fortsetzung S. 243)

Tabelle 10.14
Eigenschaften der 1+1 Füllstoffmischung LK 1 (Tablettose 80 + Emcompress) (Fortsetzung)

Eigenschaft	Wert, Bezeichnung, Hinweis	SF	Quelle
Grundgerüstklasse	Disaccharid, Phosphat	1,0	–
Funktionelle Gruppen	Alkohol (primär), Phosphat	1,0	–
M_r			
Schmelzpunkt [°C]			
Teilchengröße $\bar{d}_o$ [mm]	0,16	0,8	B15
Feinanteil ($< 0{,}25 \cdot d_o$) [%]			
Grobanteil ($>1{,}75 \cdot d_o$) [%]			
Teilchenform			
Böschungswinkel [°]	27	0,5	B2
Wahre Dichte [g/ml]	1,98	0,5	B13
Scheinbare Korndichte [g/ml]			
Schüttdichte [g/ml]	0,75	0,5	B6
Stampfdichte [g/ml]	0,87	0,5	B6
Kompressibilität (Hausner-Faktor)			
Verdichtungskonstante ($\rho^1_{r\,max}$)	0,91	0,4	B22
Verdichtungskonstante (ρ^1_{r0})	0,63	0,4	B22
Verdichtungskonstante (k^1_D) [MPa^{-1}]	$9 \cdot 10^{-3}$	0,4	B22
Bruchkonstante (a^1)	–4,9	0,4	B22
Bruchkonstante (b^1)	6,2	0,4	B22
Maximaler Pressdruck ($P^1_{max\,T}$) [MPa]	270	0,4	B22
Elastizitätsfaktor (g^1)	0,01	0,3	B9
Krit. Maschinengeschw. ($v^1_{P,Kr}$) [UpM]	60	0,3	B9
Ausstoßkonstante (F^1_0) [N]	0,05	0,3	B22
Ausstoßkonstante (f^1) [mm^2]	$15 \cdot 10^{-3}$	0,3	B22
Verdichtungskonstante ($\rho^2_{r\,max}$)			
Verdichtungskonstante (ρ^2_{r0})			
Verdichtungskonstante (k^2_D) [MPa^{-1}]			
Maximaler Pressdruck ($P^2_{max\,T}$) [MPa]			
Elastizitätsfaktor (g^2)			
Krit. Maschinengeschw. ($v^2_{P,Kr}$) [UpM]			
Bruchkonstante (a^2)			
Bruchkonstante (b^2)			
Ausstoßkonstante (F^2_0) [N]			
Ausstoßkonstante (f^2) [mm^2]			
kritische r.F. [%], Hygroskopizität	80	0,6	B18
Löslichkeit, 25 °C in H$_2$O [Massengehalt %]	9	1,0	B10
Löslichkeit, 25 °C in 2-Propanol [Massengehalt %]	0	1,0	B10

(Fortsetzung S. 244)

Tabelle 10.14
Eigenschaften der 1+1 Füllstoffmischung LK 1 (Tablettose 80 + Emcompress) (Fortsetzung)

Eigenschaft	Wert, Bezeichnung, Hinweis	SF	Quelle
Wassergehalt (adsorbiertes Wasser) [% m/m]			
▸ 45% r.F., 21 °C	0,8	0,7	
▸ 50% r.F., 21 °C			
▸ 60% r.F., 21 °C			
▸ 70% r.F., 21 °C			
Kristallwasser [% m/m]			
Σ Wassergehalt (adsorbiertes Wasser + Kristallwasser) [% m/m]			
▸ 45% r.F., 21 °C	17	0,7	
▸ 50% r.F., 21 °C			
▸ 60% r.F., 21 °C			
▸ 70% r.F., 21 °C			
Trocknungsverlust bei 110 °C [%]			
pH-Reaktion (3% w/v)			
Quellvermögen	0	0,8	[Lit. 5-15]
Abrasivität [%]	Ja ($A_{rel} = 80$)	1,0	B8
Opt. Flüssigkeitsanteil H^{opt, H_2O} (Granulate)			
Opt. Flüssigkeitsanteil $H^{opt, Pro}$ (Granulate)			
Opt. Flüssigkeitsanteil H^{opt, H_2O} (Pellets)			
Opt. Flüssigkeitsanteil $H^{opt, Pro}$ (Pellets)			
Wasserbindung ($S_a^{H_2O}$)			
Wassersättigung ($S_b^{H_2O}$)			
Propanolbindung (S_a^{Pro})			
Propanolsättigung (S_b^{Pro})			
Bindekraftgröße ($d_k^{H_2O}$) [mm]			
Bindekraftgröße ($d_w^{H_2O}$) [mm]			
Bindekraftgröße (d_k^{Pro}) [mm]			
Bindekraftgröße (d_w^{Pro}) [mm]			
Belagbildung, Adhäsion [µg/cm²]	10	0,1	B7
Füllmitteleignung (Pellets)			
Extrudierbarkeit (Pellets)	Nein ($A_{rel} < 80\%$)	1,0	B34
physiologische Verträglichkeit	Gut bis sehr gut ($A_{rel} = 98$)	0,7	
Preis [EUR/kg]	4,4	1,0	Herstellerangaben
Verfügbarkeit, Verwendbarkeit:			
▸ Produktionsstandort A	Ja ($A_{rel} = 0$)	1,0	–
▸ Produktionsstandort B			

Tabelle 10.15
Eigenschaften der 1+1 Füllstoffmischung LC 2 (Tablettose 80 + Avicel PH 102)

Eigenschaft	Wert, Bezeichnung, Hinweis	SF	Quelle
Name	α-Laktose Monohydrat + mikrokristalline Cellulose	–	–
Name (engl.)	α-Laktose monohydrate microcristalline cellulose	–	–
Hersteller/Lieferant	Meggle, D-Wasserburg/ FMC, Philadelphia	–	–
AB-Monographie	EuAB ($A_{rel} = 100$)	1,0	–
Qualität	Pharmazeutisch, entsprechend AB-Monographie ($A_{rel} = 100$)	1,0	–
Grundgerüstklasse	Disaccharid, Cellulose	1,0	–
Funktionelle Gruppen	Alkohol (primär, aliphatisch, einw.; Halbacetal); Alkohol (sekundär, aliphatisch, einw.)	1,0	–
M_r			
Schmelzpunkt [°C]			
Teilchengröße $\overline{d}_o$ [mm]	0,13	0,8	B15
Feinanteil ($< 0,25 \cdot d_o$) [%]			
Grobanteil ($>1,75 \cdot d_o$) [%]			
Teilchenform			
Böschungswinkel [°]	34	0,8	B2
Wahre Dichte [g/ml]	1,54	0,9	B13
Scheinbare Korndichte [g/ml]			
Schüttdichte [g/ml]	0,45	0,5	B6
Stampfdichte [g/ml]	0,55	0,5	B6
Kompressibilität (Hausner-Faktor)			
Verdichtungskonstante ($\rho^1_{r\,max}$)	0,95	0,4	B22
Verdichtungskonstante (ρ^1_{r0})	0,52	0,4	B22
Verdichtungskonstante (k^1_D) [MPa^{-1}]	$12 \cdot 10^{-3}$	0,4	B22
Bruchkonstante (a^1)	−3,2	0,4	B22
Bruchkonstante (b^1)	4,5	0,4	B22
Maximaler Pressdruck ($P^1_{max\,T}$) [MPa]	250	0,4	B22
Elastizitätsfaktor (g^1)	0,02	0,3	B9
Krit. Maschinengeschw. ($v^1_{P,Kr}$) [UpM]	60	0,3	B9
Ausstoßkonstante (F^1_0) [N]	0,45	0,3	B22
Ausstoßkonstante (f^1) [mm^2]	$8 \cdot 10^{-3}$	0,3	B22
Verdichtungskonstante ($\rho^2_{r\,max}$)			

(Fortsetzung S. 246)

Tabelle 10.15
Eigenschaften der 1+1 Füllstoffmischung LC 2 (Tablettose 80 + Avicel PH 102) (Fortsetzung)

Eigenschaft	Wert, Bezeichnung, Hinweis	SF	Quelle
Verdichtungskonstante (p_{r0}^2)			
Verdichtungskonstante (k_D^2) [MPa^{-1}]			
Maximaler Pressdruck ($P_{max\,T}^2$) [MPa]			
Elastizitätsfaktor (g^2)			
Krit. Maschinengeschw. ($v_{P,Kr}^2$) [UpM]			
Bruchkonstante (a^2)			
Bruchkonstante (b^2)			
Ausstoßkonstante (F_0^2) [N]			
Ausstoßkonstante (f^2) [mm^2]			
Kritische r.F. [%], Hygroskopizität	85	0,6	B18
Löslichkeit, 25 °C in H$_2$O [Massengehalt %]	9	1,0	B10
Löslichkeit, 25 °C in 2-Propanol [Massengehalt %]	0	1,0	B10
Wassergehalt (adsorbiertes Wasser) [% m/m]			
▶ 45% r.F., 21 °C	2,2	0,7	
▶ 50% r.F., 21 °C			
▶ 60% r.F., 21 °C			
▶ 70% r.F., 21 °C			
Kristallwasser [% m/m]			
Σ Wassergehalt (adsorbiertes Wasser + Kristallwasser) [% m/m]			
▶ 45% r.F., 21 °C	5,0	0,7	
▶ 50% r.F., 21 °C			
▶ 60% r.F., 21 °C			
▶ 70% r.F., 21 °C			
Trocknungsverlust bei 110°C [%]			
pH-Reaktion (3 % w/v)			
Quellvermögen	0,2	0,5	[Lit. 5-15]
Abrasivität [%]	Keine ($A_{rel} = 100$)	1,0	B8
Opt. Flüssigkeitsanteil $H^{opt,\,H_2O}$ (Granulate)			
Opt. Flüssigkeitsanteil $H^{opt,\,Pro}$ (Granulate)			
Opt. Flüssigkeitsanteil $H^{opt,\,H_2O}$ (Pellets)			
Opt. Flüssigkeitsanteil $H^{opt,\,Pro}$ (Pellets)			
Wasserbindung ($S_a^{H_2O}$)			
Wassersättigung ($S_b^{H_2O}$)			
Propanolbindung (S_a^{Pro})			
Propanolsättigung (S_b^{Pro})			
Bindekraftgröße ($d_k^{H_2O}$) [mm]			

(Fortsetzung S. 247)

Tabelle 10.15
Eigenschaften der 1+1 Füllstoffmischung LC 2 (Tablettose 80 + Avicel PH 102) (Fortsetzung)

Eigenschaft	Wert, Bezeichnung, Hinweis	SF	Quelle
Bindekraftgröße ($d_w^{H_2O}$) [mm]			
Bindekraftgröße (d_k^{Pro}) [mm]			
Bindekraftgröße (d_w^{Pro}) [mm]			
Belagbildung, Adhäsion [µg/cm²]	10	0,1	B7
Füllmitteleignung (Pellets)			
Extrudierbarkeit (Pellets)	Ja ($A_{rel} > 80\ \%$)	1,0	B37
Physiologische Verträglichkeit	Gut bis sehr gut ($A_{rel} = 98$)	0,7	
Preis [EUR/kg]	5,0	1,0	Herstellerangaben
Verfügbarkeit, Verwendbarkeit:			
▸ Produktionsstandort A	Ja ($A_{rel} = 0$)	1,0	–
▸ Produktionsstandort B			

Tabelle 10.16
Eigenschaften der 1+1 Füllstoffmischung SC 1 (Avicel PH 101 + Maisstärke)

Eigenschaft	Wert, Bezeichnung, Hinweis	SF	Quelle
Name	Maisstärke + mikrokristalline Cellulose	–	–
Name (engl.)	cornstarch + microcristalline cellulose	–	–
Hersteller/Lieferant	FMC, Philadelphia	–	–
AB-Monographie	EuAB ($A_{rel} = 100$)	1,0	–
Qualität	Pharmazeutisch, entsprechend AB-Monographie ($A_{rel} = 100$)	1,0	–
Grundgerüstklasse	Disaccharid, Cellulose	1,0	–
Funktionelle Gruppen	Alkohol (primär, aliphatisch, einw.; Halbacetal); Alkohol (sekundär, aliphatisch, einw.)	1,0	–
M_r			
Schmelzpunkt [°C]			
Teilchengröße $\overline{d}_o$ [mm]	0,04	0,8	B15
Feinanteil ($< 0,25 \cdot d_o$) [%]			
Grobanteil ($>1,75 \cdot d_o$) [%]			
Teilchenform			
Böschungswinkel [°]	40	0,8	B2
Wahre Dichte [g/ml]	1,5	0,9	B6
Scheinbare Korndichte [g/ml]			
Schüttdichte [g/ml]	0,41	0,8	B6
Stampfdichte [g/ml]	0,55	0,5	B6
Kompressibilität (Hausner-Faktor)			

(Fortsetzung S. 248)

Tabelle 10.16
Eigenschaften der 1+1 Füllstoffmischung SC 1 (Avicel PH 101 + Maisstärke) (Fortsetzung)

Eigenschaft	Wert, Bezeichnung, Hinweis	SF	Quelle
Verdichtungskonstante ($\rho_{r\,max}^1$)	0,90	0,5	B22
Verdichtungskonstante (ρ_{r0}^1)	0,49	0,5	B22
Verdichtungskonstante (k_D^1) [MPa^{-1}]	$18 \cdot 10^{-3}$	0,5	B22
Bruchkonstante (a^1)	−2,1	0,5	B22
Bruchkonstante (b^1)	3,2	0,5	B22
Maximaler Pressdruck ($P_{max\,T}^1$) [MPa]	250	0,5	B22
Elastizitätsfaktor (g^1)	0,05	0,5	B9
Krit. Maschinengeschw. ($v_{P,Kr}^1$) [UpM]	60	0,5	B9
Ausstoßkonstante (F_0^1) [N]	0,75	0,5	B22
Ausstoßkonstante (f^1) [mm^2]	0,0	0,5	B22
Verdichtungskonstante ($\rho_{r\,max}^2$)	0,95	0,4	B22
Verdichtungskonstante (ρ_{r0}^2)	0,54	0,4	B22
Verdichtungskonstante (k_D^2) [MPa^{-1}]	$19 \cdot 10^{-3}$	0,4	B22
Maximaler Pressdruck ($P_{max\,T}^2$) [MPa]	250	0,4	B22
Elastizitätsfaktor (g^2)	0,05	0,4	B9
Krit. Maschinengeschw. ($v_{P,Kr}^2$) [UpM]	60	0,4	B9
Bruchkonstante (a^2)	−2,7	0,5	B22
Bruchkonstante (b^2)	4,1	0,5	B22
Ausstoßkonstante (F_0^2) [N]	0,8	0,4	B22
Ausstoßkonstante (f^2) [mm^2]	0,0	0,4	B22
Kritische r.F. [%], Hygroskopizität	75	0,9	B18
Löslichkeit, 25 °C in H$_2$O [Massengehalt %]	0	1,0	B10
Löslichkeit, 25 °C in 2-Propanol [Massengehalt %]	0	1,0	B10
Wassergehalt (adsorbiertes Wasser) [% m/m]			
▸ 45% r.F., 21 °C	8,5	0,7	
▸ 50% r.F., 21 °C			
▸ 60% r.F., 21 °C			
▸ 70% r.F., 21 °C			
Kristallwasser [% m/m]			
Σ Wassergehalt (adsorbiertes Wasser + Kristallwasser) [% m/m]			
▸ 45% r.F., 21 °C	8,5	0,7	
▸ 50% r.F., 21 °C			
▸ 60% r.F., 21 °C			
▸ 70% r.F., 21 °C			
Trocknungsverlust bei 110°C [%]			
pH-Reaktion (3% w/v)			
Quellvermögen	1,5	0,5	[Lit. 5-15]

(Fortsetzung S. 249)

Tabelle 10.16
Eigenschaften der 1+1 Füllstoffmischung SC 1 (Avicel PH 101 + Maisstärke) (Fortsetzung)

Eigenschaft	Wert, Bezeichnung, Hinweis	SF	Quelle
Abrasivität (%)	keine ($A_{rel} = 100$)	1,0	B8
Opt. Flüssigkeitsanteil H^{opt, H_2O} (Granulate)	0,66	0,4	B28
Opt. Flüssigkeitsanteil $H^{opt, Pro}$ (Granulate)			
Opt. Flüssigkeitsanteil H^{opt, H_2O} (Pellets)			
Opt. Flüssigkeitsanteil $H^{opt, Pro}$ (Pellets)			
Wasserbindung ($S_a^{H_2O}$)	0,22	0,8	B28
Wassersättigung ($S_b^{H_2O}$)	0,80	0,8	B28
Propanolbindung (S_a^{Pro})	0,08	0,8	B28
Propanolsättigung (S_b^{Pro})	0,73	0,8	B28
Bindekraftgröße ($d_k^{H_2O}$) [mm]	0,060	0,8	B27
Bindekraftgröße ($d_w^{H_2O}$) [mm]	0,038	0,5	B27
Bindekraftgröße (d_k^{Pro}) [mm]	0,0	1,0	B27
Bindekraftgröße (d_w^{Pro}) [mm]			B27
Belagbildung, Adhäsion [µg/cm²]	10	0,1	B7
Füllmitteleignung (Pellets)			
Extrudierbarkeit (Pellets)			
Physiologische Verträglichkeit	Gut bis sehr gut ($A_{rel} = 98$)	0,7	
Preis [EUR/kg]	5,0	1,0	Herstellerangaben
Verfügbarkeit, Verwendbarkeit:			
▸ Produktionsstandort A	Ja ($A_{rel} = 0$)	1,0	
▸ Produktionsstandort B			

Tabelle 10.17
Eigenschaften der 1+1 Füllstoffmischung CK 1 (Avicel PH 102 + Emcompress)

Eigenschaft	Wert, Bezeichnung, Hinweis	SF	Quelle
Name	Dicalciumphosphat Dihydrat + mikrokristalline Cellulose	–	–
Name (engl.)	Dibasic calcium phosphate dihydrat + microcristalline cellulose	–	–
Hersteller/Lieferant	FMC, Philadelphia Mendell, Uetersen	–	–
AB-Monographie	EuAB ($A_{rel} = 100$)	1,0	–
Qualität	Pharmazeutisch, entsprechend AB-Monographie ($A_{rel} = 100$)	1,0	–
Grundgerüstklasse	Cellulose, Phosphat	1,0	–
Funktionelle Gruppen	Alkohol (primär, aliphatisch, einw.; Phosphat	1,0	–

(Fortsetzung S. 250)

Tabelle 10.17
Eigenschaften der 1+1 Füllstoffmischung CK 1 (Avicel PH 102 + Emcompress) (Fortsetzung)

Eigenschaft	Wert, Bezeichnung, Hinweis	SF	Quelle
M_r			
Schmelzpunkt [°C]			
Teilchengröße $\bar{d}_o$ [mm]	0,12	0,8	B15
Feinanteil (< 0,25 · d_o) [%]			
Grobanteil (>1,75 · d_o) [%]			
Teilchenform			
Böschungswinkel [°]	32	0,5	B2
Wahre Dichte [g/ml]	2,0	0,5	B13
Scheinbare Korndichte [g/ml]			
Schüttdichte [g/ml]	0,53	0,5	B6
Stampfdichte [g/ml]			
Kompressibilität (Hausner-Faktor)			
Verdichtungskonstante ($\rho_{r\,max}^1$)	0,9	0,4	B22
Verdichtungskonstante (ρ_{r0}^1)	0,49	0,4	B22
Verdichtungskonstante (k_D^1) [MPa^{-1}]	$13 \cdot 10^{-3}$	0,4	B22
Bruchkonstante (a^1)	$-2,8$	0,4	B22
Bruchkonstante (b^1)	4,1	0,4	B22
Maximaler Pressdruck ($P_{max\,T}^1$) [MPa]	225	0,4	B22
Elastizitätsfaktor (g^1)	0,01	0,3	B9
Krit. Maschinengeschw. ($v_{P,Kr}^1$) [UpM]	60	0,3	B9
Ausstoßkonstante (F_0^1) [N]	0,38	0,3	B22
Ausstoßkonstante (f^1) [mm^2]	$7 \cdot 10^{-3}$	0,3	B22
Verdichtungskonstante ($\rho_{r\,max}^2$)			
Verdichtungskonstante (ρ_{r0}^2)			
Verdichtungskonstante (k_D^2) [MPa^{-1}]			
Maximaler Pressdruck ($P_{max\,T}^2$) [MPa]			
Elastizitätsfaktor (g^2)			
Krit. Maschinengeschw. ($v_{P,Kr}^2$) [UpM]			
Bruchkonstante (a^2)			
Bruchkonstante (b^2)			
Ausstoßkonstante (F_0^2) [N]			
Ausstoßkonstante (f^2) [mm^2]			
Kritische r.F. [%], Hygroskopizität	78	0,9	B18
Löslichkeit, 25 °C in H_2O [Massengehalt %]	0	1,0	B10
Löslichkeit, 25 °C in 2-Propanol [Massengehalt %]	0	1,0	B10
Wassergehalt (adsorbiertes Wasser) [% m/m]			
▶ 45% r.F., 21 °C	2,8	0,7	

(Fortsetzung S. 251)

Tabelle 10.17
Eigenschaften der 1+1 Füllstoffmischung CK 1 (Avicel PH 102 + Emcompress) (Fortsetzung)

Eigenschaft	Wert, Bezeichnung, Hinweis	SF	Quelle
▸ 50% r.F., 21 °C			
▸ 60% r.F., 21 °C			
▸ 70% r.F., 21 °C			
Kristallwasser [% m/m]			
Σ Wassergehalt (adsorbiertes Wasser + Kristallwasser) [% m/m]			
▸ 45% r.F., 21 °C	16	0,7	
▸ 50% r.F., 21 °C			
▸ 60% r.F., 21 °C			
▸ 70% r.F., 21 °C			
Trocknungsverlust bei 110°C [%]			
pH-Reaktion (3% w/v)			
Quellvermögen	0,2	0,5	[Lit. 5-15]
Abrasivität (%)	Ja ($A_{rel} = 80$)	1,0	B8
Opt. Flüssigkeitsanteil H^{opt, H_2O} (Granulate)			
Opt. Flüssigkeitsanteil $H^{opt, Pro}$ (Granulate)			
Opt. Flüssigkeitsanteil H^{opt, H_2O} (Pellets)			
Opt. Flüssigkeitsanteil $H^{opt, Pro}$ (Pellets)			
Wasserbindung ($S_a^{H_2O}$)			
Wassersättigung ($S_b^{H_2O}$)			
Propanolbindung (S_a^{Pro})			
Propanolsättigung (S_b^{Pro})			
Bindekraftgröße ($d_k^{H_2O}$) [mm]			
Bindekraftgröße ($d_w^{H_2O}$) [mm]			
Bindekraftgröße (d_k^{Pro}) [mm]			
Bindekraftgröße (d_w^{Pro}) [mm]			
Belagbildung, Adhäsion [µg/cm²]	10	0,1	B7
Füllmitteleignung (Pellets)			
Extrudierbarkeit (Pellets)	Ja (A_{rel} >80%)	1,0	B34
Physiologische Verträglichkeit	Gut bis sehr gut ($A_{rel} = 98$)	0,7	
Preis [EUR/kg]	5,0	1,0	Herstellerangaben
Verfügbarkeit, Verwendbarkeit:			
▸ Produktionsstandort A	Ja ($A_{rel} = 0$)	1,0	–
▸ Produktionsstandort B			

10.3.2 Extrudiermittel

Siehe Tabelle 10.6 (S. 226).

10.3.3 Fließregulierungsmittel

Tabelle 10.18
Eigenschaften Aerosil 200

Eigenschaft	Wert, Bezeichnung, Hinweis	SF	Quelle
Name	Siliciumdioxid, hochdisperses	–	
Name (engl.)	Colloidal Silicon Dioxide	–	
Hersteller	Fa. Degussa, Essen	–	
AB-Monographie	EuAB (A_{rel} = 100)	1,0	
Qualität	Pharmazeutisch entsprechend AB-Monographie (A_{rel} = 100)	1,0	
Grundgerüstklasse	Siliciumdioxid	1,0	
Funktionelle Gruppen	Silanolgruppen	1,0	
M_r	60	0,7	[Lit. 1-1]
Teilchengröße $\overline{d}_o$ [mm]	$1,5 \cdot 10^{-5}$	0,3	[Lit. 1-1]
Teilchenform	Sphärisch	1,0	
Wahre Dichte [g/ml]	2,2	0,5	[Lit. 1-1]
Üblicher Anteil	0,0025 (A_{rel} = 0)	0,7	[Lit. 1-1]
Kritische r.F. [%]	85	0,9	[Lit. 1-1]
Löslichkeit, 25 °C, H_2O [%]	0	0,9	[Lit. 1-1]
Wassergehalt (adsorbiertes Wasser) [% m/m]			[Lit. 1-1]
▸ 40% r.F., RT	1,8	0,7	
▸ 50% r.F., RT	2	0,7	
▸ 60% r.F., RT	3	0,7	
▸ 70% r.F., RT	4	0,7	
Kristallwasser [% m/m]	0	1,0	
Σ Wassergehalt (adsorbiertes Wasser + Kristallwasser) [% m/m]			[Lit. 1-1]
▸ 40% r.F., RT	1,8	0,7	
▸ 50% r.F., RT	2	0,7	
▸ 60% r.F., RT	3	0,7	
▸ 70% r.F., RT	4	0,7	
Physiologische Verträglichkeit	Sehr gut (A_{rel} = 100)	0,7	
Verfügbarkeit, Verwendbarkeit:			
▸ Produktionsstandort A	Ja (A_{rel} = 0)	1,0	
▸ Produktionsstandort B			

10.3.4 Bindemittel

Tabelle 10.19
Eigenschaften von Kollidon K90

Eigenschaft	Wert, Bezeichnung, Hinweis	SF	Quelle
Name	Polyvinylpyrolidon	–	–
Name (engl.)	Povidone	–	–
Hersteller	BASF, Ludwigshafen	–	–
AB-Monographie	USP, NF($A_{rel} = 100$)	1,0	–
Qualität	Pharmazeutisch	1,0	–
Grundgerüstklasse	Vinylpyrrolidon	1,0	–
Funktionelle Gruppen	Carboxyl	1,0	–
M_r	1.100.000	1,0	–
Schmelzpunkt [°C]			
Teilchengröße $\bar{d}_o$ [mm]	0,16	0,8	B15
Teilchenform			
Böschungswinkel [°]			
Wahre Dichte [g/ml]			
Schüttdichte [g/ml]	0,45	0,8	Herstellerangaben
Stampfdichte [g/ml]	0,60	0,8	B6
Maximaler Anteil (X_{Bmax})	0,04	0,8	
Binderkonstante ($k_{B/Uniglatt}^{H_2O}$)	95	0,5	B31
Binderkonstante ($k_{B/Diosna}^{H_2O}$)	100	0,5	B31
Binderkonstante ($k_{B/MGT30}^{H_2O}$)			
Binderkonstante ($k_{B/Uniglatt}^{Pro}$)			
Binderkonstante ($k_{B/Diosna}^{Pro}$)	100	1,0	B31
Binderkonstante ($k_{B/MGT30}^{Pro}$)			
Ausstoßkonstante (F_0^1) [N][69]	0,5	0,1	B22
Ausstoßkonstante (f^1) [mm²]	0,01	0,1	B22
Ausstoßkonstante (F_0^2) [N]			
Ausstoßkonstante (f^2) [mm²]			
Hygroskopizität, kritische r.F. [%]	50	0,8	Herstellerangaben
Löslichkeit, 25 °C, H_2O [%]	> 1	1,0	Herstellerangaben
Löslichkeit, 25 °C, 2-Propanol [%]	> 1	1,0	Herstellerangaben
Wassergehalt (adsorbiertes Wasser) [% m/m]			Herstellerangaben
▶ 45% r.F., 21 °C	16	1,0	
▶ 50% r.F., 21 °C	18	1,0	
▶ 60% r.F., 21 °C	27	1,0	
▶ 70% r.F., 21 °C	36	1,0	
Kristallwasser [% m/m]	0	1,0	

(Fortsetzung S. 254)

Tabelle 10.19
Eigenschaften von Kollidon K90 (Fortsetzung)

Eigenschaft	Wert, Bezeichnung, Hinweis	SF	Quelle
Σ Wassergehalt (adsorbiertes Wasser + Kristallwasser) [% m/m]			Herstellerangaben
▸ 45% r.F., 21 °C	16	1,0	
▸ 50% r.F., 21 °C	18	1,0	
▸ 60% r.F., 21 °C	27	1,0	
▸ 70% r.F., 21 °C	36	1,0	
Üblicher Anteil bei Filmbildnern (H_N)	0,03	0,9	Herstellerangaben
pH-Reaktion (3% w/v)	ca. 6	1,0	Herstellerangaben
Belagbildung, Adhäsion [µg/cm³]			
Physiologische Verträglichkeit	Sehr gut (A_{rel} = 100)	1,0	Herstellerangaben
Verfügbarkeit, Verwendbarkeit:			
▸ Produktionsstandort A	Ja (A_{rel} = 0)	1,0	
▸ Produktionsstandort B			

Tabelle 10.20
Eigenschaften von Lycatab DSH

Eigenschaft	Wert, Bezeichnung, Hinweis	SF	Quelle
Name	Maltodextrin	–	–
Name (engl.)	dextrimaltose	–	–
Hersteller	Roquette, Frankreich	–	–
AB-Monographie	EuAB, NF	1,0	–
Qualität	Pharmazeutisch	1,0	–
Grundgerüstklasse	Monosaccharid, Polysaccharid	1,0	–
Funktionelle Gruppen	Aldehyd, Hydroxyl etc.	1,0	–
M_r			–
Schmelzpunkt [°C]	178 (Zers.)	1,0	Herstellerangaben
Teilchengröße $\bar{d}_o$ [mm]	0,13	1,0	B15
Teilchenform			
Böschungswinkel [°]			
Wahre Dichte [g/ml]			
Schüttdichte [g/ml]	0,43	1,0	Herstellerangaben
Stampfdichte [g/ml]			
Maximaler Anteil (X_{Bmax})	0,05	0,8	
Binderkonstante ($k_{B/Uniglatt}^{H_2O}$)	30	0,5	B31
Binderkonstante ($k_{B/Diosna}^{H_2O}$)	75	0,5	B31
Binderkonstante ($k_{B/MGT30}^{H_2O}$)			
Binderkonstante ($k_{B/Uniglatt}^{Pro}$)	0	1,0	B31
Binderkonstante ($k_{B/Diosna}^{Pro}$)	0	1,0	B31

(Fortsetzung S. 255)

Tabelle 10.20
Eigenschaften von Lycatab DSH (Fortsetzung)

Eigenschaft	Wert, Bezeichnung, Hinweis	SF	Quelle
Binderkonstante ($k_{B/MGT30}^{Pro}$)	0	1,0	B31
Ausstoßkonstante (F_0^1) [N]	0,50	0,1	B22
Ausstoßkonstante (f^1) [mm^2]	0,01	0,1	B22
Ausstoßkonstante (F_0^2) [N]			
Ausstoßkonstante (f^2) [mm^2]			
Hygroskopizität, kritische r.F. [%]	80	0,5	
Löslichkeit, 25 °C, H$_2$O [%]	> 1	1,0	Herstellerangaben
Löslichkeit, 25 °C, 2-Propanol [%]	0	1,0	
Wassergehalt (adsorbiertes Wasser) [% m/m]			
▶ 45% r.F., 21 °C	5	0,8	Herstellerangaben
▶ 50% r.F., 21 °C			
▶ 60% r.F., 21 °C			
▶ 70% r.F., 21 °C			
Kristallwasser [% m/m]	0		
Σ Wassergehalt (adsorbiertes Wasser + Kristallwasser) [% m/m]			
▶ 45% r.F., 21 °C			
▶ 50% r.F., 21 °C			
▶ 60% r.F., 21 °C	13	0,8	Herstellerangaben
▶ 70% r.F., 21 °C			
pH-Reaktion (3% w/v)			
Belagbildung, Adhäsion [μg/cm^2]			
Physiologische Verträglichkeit	Sehr gut (A_{rel} = 98)	1,0	Herstellerangaben
Verfügbarkeit, Verwendbarkeit:			
▶ Produktionsstandort A	Ja (A_{rel} = 0)	1,0	–
▶ Produktionsstandort B			

10.3.5 Schmiermittel

Tabelle 10.21
Eigenschaften von Magnesiumstearat

Eigenschaft	Wert, Bezeichnung, Hinweis	SF	Quelle
Name	Magnesiumstearat	–	–
Name (engl.)	magnesium stearate	–	–
Hersteller	Fa. Bärlocher, München	–	–
AB-Monographie	EuAB; USP (A_{rel} = 100)	1,0	–

(Fortsetzung S. 256)

Tabelle 10.21
Eigenschaften von Magnesiumstearat (Fortsetzung)

Eigenschaft	Wert, Bezeichnung, Hinweis	SF	Quelle
Qualität	Pharmazeutisch entsprechend AB-Monographie ($A_{rel} = 100$)	1,0	
Grundgerüstklasse	Fettsäuresalz	1,0	–
Funktionelle Gruppen	Mg^{2+}, Carboxylgruppe	1,0	–
M_r	591	1,0	[Lit. 1-1]
Schmelzpunkt [°C]	88,5	1,0	[Lit. 1-1]
Teilchengröße $\bar{d}_o$ [mm]	0,01	0,7	B15
Teilchenform	Plättchen	1,0	
Spezifische Oberfläche [m²/g]	ca. 9	0,5	[Lit. 1-1]
Wahre Dichte [g/ml]	1,1	0,9	[Lit. 1-1]
Reibungskoeffizient	0,04	0,8	[Lit. 5-85]
Konditionierung	Hoch	0,5	[Lit. 5-85]
Antikohäsiver Effekt	Hoch	0,5	[Lit. 5-92]
Hydrophobisierungseffekt	Hoch	0,5	[Lit. 5-59, Lit. 5-66]
Üblicher maximaler Anteil bei Tabletten	0,01	0,5	[Lit. 2-104, Lit. 5-99]
Üblicher maximaler Anteil bei Pulvern (für Kapseln):	0,0025	0,5	[Lit. 2-104, Lit. 5-99]
Kritische r.F. [%]	70	0,9	[Lit. 1-1]
Löslichkeit, 25 °C, H_2O [%]	< 0,01	0,9	[Lit. 1-1]
Wassergehalt (adsorbiertes Wasser) [% m/m]			
▸ 40% r.F., RT	3,1	0,7	[Lit. 1-1]
▸ 50% r.F., RT	3,2	0,7	
▸ 60% r.F., RT	3,3	0,7	
▸ 70% r.F., RT	3,5	0,7	
Kristallwasser [% m/m]	0	0,9	[Lit. 1-1]
Σ Wassergehalt (adsorbiertes Wasser + Kristallwasser) [% m/m]			
▸ 40% r.F., RT	3,1	0,7	[Lit. 1-1]
▸ 50% r.F., RT	3,2	0,7	
▸ 60% r.F., RT	3,3	0,7	
▸ 70% r.F., RT	3,5	0,7	
pH-Reaktion (3 % w/v)	9,8	1,0	
Physiologische Verträglichkeit	Sehr gut ($A_{rel} = 100$)	0,7	[Lit. 1-1]
Verfügbarkeit, Verwendbarkeit:			
Produktionsstandort A	Ja ($A_{rel} = 0$)	1,0	–
Produktionsstandort B			

Tabelle 10.22
Eigenschaften von Stearinsäure

Eigenschaft	Wert, Bezeichnung, Hinweis	SF	Quelle
Name	Stearinsäure	–	–
Name (engl.)	Stearic acid	–	–
Hersteller	Henkel AG, Düsseldorf	–	–
AB-Monographie	EuAB; USP (A_{rel} = 100)	1,0	–
Qualität	Pharmazeutisch entsprechend AB-Monographie (A_{rel} = 100)	1,0	–
Grundgerüstklasse	Fettsäure	1,0	–
Funktionelle Gruppen	Carboxylgruppe	1,0	–
M_r	284	1,0	[Lit. 1-1]
Schmelzpunkt [°C]	59-69	0,7	[Lit. 1-1]
Teilchengröße $\overline{d}_o$ [mm]	0,01–0,04	0,7	B15
Teilchenform	Nadeln (ca. 1:1:50)	1,0	
Spezifische Oberfläche [m²/g]			
Wahre Dichte [g/ml]	0,853	0,7	[Lit. 1-1]
Reibungskoeffizient	0,08	0,8	[Lit. 5-85]
Konditionierung	Mittel	0,5	[Lit. 5-85]
Antikohäsiver Effekt	Mittel	0,5	[Lit. 5-92]
Hydrophobisierungseffekt	Mittel	0,5	[Lit. 5-59, Lit. 5-66]
Üblicher (maximaler) Anteil bei Tabletten:	0,04	0,5	[Lit. 2-104, Lit. 5-99]
Üblicher (maximaler) Anteil bei Pulvern (für Kapseln):	0,01	0,5	[Lit. 2-104, Lit. 5-99]
Kritische r.F. [%]	95	0,1	
Löslichkeit, 25 °C, H_2O [%]	$< 4 \cdot 10^{-3}$	0,9	[Lit. 1-1]
Wassergehalt (adsorbiertes Wasser) [% m/m]			
▶ 40% r.F., RT	0,3	0,1	
▶ 50% r.F., RT	0,3	0,1	
▶ 60% r.F., RT	0,3	0,1	
▶ 70% r.F., RT	0,3	0,1	
Kristallwasser [%]	0	0,9	[Lit. 1-1]
Σ Wassergehalt (adsorbiertes Wasser + Kristallwasser) [% m/m]			
▶ 40% r.F., RT	0,3	0,1	
▶ 50% r.F., RT	0,3	0,1	
▶ 60% r.F., RT	0,3	0,1	
▶ 70% r.F., RT	0,3	0,1	
pH-Reaktion (3% w/v)	6	1,0	
Physiologische Verträglichkeit	sehr gut (A_{rel} = 100)	0,7	[Lit. 1-1, Lit. 1-3]

(Fortsetzung S. 258)

Tabelle 10.22
Eigenschaften von Stearinsäure (Fortsetzung)

Eigenschaft	Wert, Bezeichnung, Hinweis	SF	Quelle
Verfügbarkeit, Verwendbarkeit:			
▸ Produktionsstandort A	Ja ($A_{rel}=0$)	1,0	–
▸ Produktionsstandort B			

Tabelle 10.23
Eigenschaften von Natriumstearylfumarat

Eigenschaft	Wert, Bezeichnung, Hinweis	SF	Quelle
Name	Natriumstearylfumarat	–	–
Name (engl.)	Sodium stearyl fumarate	–	–
Hersteller	Astra Pharmaceutical Production AB, Wedel	–	–
AB-Monographie	NF ($A_{rel}=100$)	1,0	–
Qualität	Pharmazeutisch entsprechend NF-Monographie ($A_{rel}=100$)	1,0	–
Grundgerüstklasse	Fettsäureester	1,0	–
Funktionelle Gruppen	Carboxylgruppe, Na^+	1,0	–
M_r			
Schmelzpunkt [°C]			
Teilchengröße $\bar{d}_o$ [mm]	0,07	1,0	B15
Teilchenform	Plättchen	0,5	[Lit. 1-1]
Spezifische Oberfläche [m^2/g]	1,2–2,0	0,7	[Lit. 1-1]
Wahre Dichte [g/ml]	1,1	0,7	[Lit. 1-1]
Reibungskoeffizient	0,08	0,8	[Lit. 5-85]
Konditionierung	Mittel	0,5	[Lit. 5-85]
Antikohäsiver Effekt	Mittel	0,5	[Lit. 5-92]
Hydrophobisierungseffekt	Mittel	0,5	[Lit. 5-59, Lit. 5-66]
Üblicher (maximaler) Anteil bei Tabletten:	0,01	0,5	[Lit. 2-104, Lit. 5-99]
Üblicher (maximaler) Anteil bei Pulvern (für Kapseln):	0,0025	0,5	[Lit. 2-104, Lit. 5-99]
Kritische r.F. [%]			
Löslichkeit, 25 °C, H_2O [%]	0,25	0,9	[Lit. 1-1]
Wassergehalt (adsorbiertes Wasser) [% m/m]			
▸ 40% r.F., RT			
▸ 50% r.F., RT			
▸ 60% r.F., RT			
▸ 70% r.F., RT			
Kristallwasser [%]	0	0,9	[A3]

(Fortsetzung S. 259)

Tabelle 10.23
Eigenschaften von Natriumstearylfumarat (Fortsetzung)

Eigenschaft	Wert, Bezeichnung, Hinweis	SF	Quelle
Σ Wassergehalt (adsorbiertes Wasser + Kristallwasser) [% m/m]			
▸ 40% r.F., RT			
▸ 50% r.F., RT			
▸ 60% r.F., RT			
▸ 70% r.F., RT			
pH-Reaktion (5 % w/v)	8	1,0	[Lit. 1-1]
Physiologische Verträglichkeit	Sehr gut ($A_{rel} = 100$)	0,7	[Lit. 1-1, Lit. 1-3]
Verfügbarkeit, Verwendbarkeit:			
▸ Produktionsstandort A	Ja ($A_{rel} = 0$)	1,0	
▸ Produktionsstandort B			

Tabelle 10.24
Eigenschaften von Precirol Ato 5

Eigenschaft	Wert, Bezeichnung, Hinweis	SF	Quelle
Name	Partialglyceride, höherkettige	–	
Name (engl.)			
Hersteller	Gattefossé, F-St. Priest	–	–
AB-Monographie	EuAB ($A_{rel} = 100$)	1,0	–
Qualität	Pharmazeutisch entsprechend AB-Monographie ($A_{rel} = 100$)	1,0	
Grundgerüstklasse	Partialglycerid, höherkettiges	1,0	–
Funktionelle Gruppen	Alkohol (primär, aliphatisch, einw.); Alkohol (sekundär, aliphatisch, einw.), Carbonsäureester	1,0	–
M_r			
Schmelzpunkt [°C]	52–55	0,8	Herstellerangaben
Teilchengröße $\bar{d}_o$ [mm]	0,04	1,0	B15
Teilchenform	Sphärisch	1,0	
Spezifische Oberfläche [m²/g]			
Wahre Dichte [g/ml]	0,9	0,9	Herstellerangaben
Reibungskoeffizient	0,09	0,6	[Lit. 5-85]
Konditionierung	Mittel	0,5	
Antikohäsiver Effekt	Mittel	0,5	
Hydrophobisierungseffekt	Mittel	0,5	[Lit. 5-59, Lit. 5-66]
Üblicher (maximaler) Anteil bei Tabletten	0,04	0,5	[Lit. 2-104, Lit. 5-99]
Üblicher (maximaler) Anteil bei Pulvern (für Kapseln):	0,01	0,5	[Lit. 2-104, Lit. 5-99]

(Fortsetzung S. 260)

Tabelle 10.24
Eigenschaften von Precirol Ato 5 (Fortsetzung)

Eigenschaft	Wert, Bezeichnung, Hinweis	SF	Quelle
Kritische r.F. [%]			
Löslichkeit, 25 °C, H_2O [%]	0	0,9	Herstellerangaben
Wassergehalt (adsorbiertes Wasser) [% m/m]			
▸ 40% r.F., RT			
▸ 50% r.F., RT			
▸ 60% r.F., RT			
▸ 70% r.F., RT			
Kristallwasser [% m/m]	0	0,9	Herstellerangaben
Σ Wassergehalt (adsorbiertes Wasser + Kristallwasser)			
▸ 40% r.F., RT			
▸ 50% r.F., RT			
▸ 60% r.F., RT			
▸ 70% r.F., RT			
pH-Reaktion (10% w/v)	7	0,9	Herstellerangaben
Physiologische Verträglichkeit	Sehr gut ($A_{rel} = 100$)	0,7	Herstellerangaben
Verfügbarkeit, Verwendbarkeit:			
▸ Produktionsstandort A	Ja ($A_{rel} = 0$)	1,0	
▸ Produktionsstandort B			

10.3.6 Netzmittel

Tabelle 10.25
Eigenschaften von Texapon K12

Eigenschaft	Wert, Bezeichnung, Hinweis	SF	Quelle
Name	Natriumdodecylsulfat, Natriumlaurylsulfat	–	–
Name (engl.)	Sodium lauryl sulfate	–	–
Hersteller	Fa. Henkel, Düsseldorf	–	–
AB-Monographie	EuAB; USP ($A_{rel} = 100$)	1,0	–
Qualität	Pharmazeutisch, entsprechend AB-Monographie ($A_{rel} = 100$)	1,0	
Grundgerüstklasse	Alkylsulfat	1,0	–
Funktionelle Gruppen	Schwefelsäureester, Na^+	1,0	–
M_r	288	1,0	–
Schmelzpunkt [°C]	204–207	1,0	[Lit. 1-1]
Teilchengröße $\bar{d}_o$ [mm]	0,065	1,0	B15

(Fortsetzung S. 261)

Tabelle 10.25
Eigenschaften von Texapon K12 (Fortsetzung)

Eigenschaft	Wert, Bezeichnung, Hinweis	SF	Quelle
Teilchenform	sphärisch	1,0	
HLB	> 40	0,9	[Lit. 1-1]
CMC [g/l]	0,23	0,9	[Lit. 1-1]
Wahre Dichte [g/ml]	1,07	0,9	[Lit. 1-1]
Scheinbare Korndichte [g/ml]	1,0	0,7	
Wassergehalt (adsorbiertes Wasser)[% m/m]			
▶ 40% r.F., RT	–		
▶ 50% r.F., RT	–		
▶ 60% r.F., RT	< 5,0	0,7	[Lit. 1-1]
▶ 70% r.F., RT	–		
Kristallwasser [% m/m]	0	1,0	[Lit. 1-1]
Σ Wassergehalt (adsorbiertes Wasser + Kristallwasser) [% m/m]			
▶ 40% r.F., RT			
▶ 50% r.F., RT			
▶ 60% r.F., RT	< 5,0	0,7	[Lit. 1-1]
▶ 70% r.F., RT			
pH (1% in H_2O)	7,0	0,7	[Lit. 1-1]
Üblicher Anteil bei Pulvern, etc.	0,005	0,7	
Üblicher Anteil bei Filmbildnern (H_N)	0,01	1,0	Herstellerangaben
Physiologische Verträglichkeit	Eingeschränkt (A_{rel} = 50)	0,7	[Lit. 1-1, Lit. 1-3]
Verfügbarkeit, Verwendbarkeit:			
▶ Produktionsstandort A	Ja (A_{rel} = 0)	1,0	
▶ Produktionsstandort B			

Tabelle 10.26
Eigenschaften von Aerosol OT

Eigenschaft	Wert, Bezeichnung, Hinweis	SF	Quelle
Name	Natriumdioctylsulfosuccinat, Natriumdocusat	–	–
Name (engl.)	Docusate sodium	–	–
Hersteller	American Cynamid, USA	–	–
AB-Monographie	USP (A_{rel} = 50)	1,0	–
Qualität	Pharmazeutisch entsprechend AB-Monographie (A_{rel} = 100)	1,0	
Grundgerüstklasse	Alkylsulfonat	1,0	–
Funktionelle Gruppen	Sulfonsäureester, Na^+	1,0	–
M_r	444	1,0	–

(Fortsetzung S. 262)

**Tabelle 10.26
Eigenschaften von Aerosol OT (Fortsetzung)**

Eigenschaft	Wert, Bezeichnung, Hinweis	SF	Quelle
Schmelzpunkt [°C]	153–157	1,0	
Teilchengröße $\bar{d}_o$ [mm]	0,08	1,0	B15
Teilchenform	Plättchen	1,0	
HLB			
CMC [g/l]	1,1	0,9	[Lit. 1-1]
Wahre Dichte [g/ml]	1,07	0,9	[Lit. 1-1]
Scheinbare Korndichte [g/ml]	1,0	0,5	
Wassergehalt (adsorbiertes Wasser) [% m/m]			
▶ 40% r.F., RT			
▶ 50% r.F., RT			
▶ 60% r.F., RT	<5,0	0,7	[Lit. 1-1]
▶ 70% r.F., RT			
Kristallwasser [% m/m]	0	1,0	[Lit. 1-1]
Σ Wassergehalt (adsorbiertes Wasser + Kristallwasser) [% m/m]			
▶ 40% r.F., RT	–		
▶ 50% r.F., RT	–		
▶ 60% r.F., RT	<5,0	0,7	[Lit. 1-1]
▶ 70% r.F., RT	–		
pH (1% in H_2O)	7,0	0,7	[Lit. 1-1]
Üblicher Anteil bei Pulvern etc.	0,005	0,7	
Üblicher Anteil bei Filmbildnern (H_N)	0,01	0,5	
physiologische Verträglichkeit	Ausreichend ($A_{rel} = 0$)	0,7	[Lit. 1-1, Lit. 1-3]
Verfügbarkeit, Verwendbarkeit:			
▶ Produktionsstandort A	Ja ($A_{rel} = 0$)	1,0	
▶ Produktionsstandort B			

10.3.7 Sprengmittel

**Tabelle 10.27
Eigenschaften von Primojel**

Eigenschaft	Wert, Bezeichnung, Hinweis	SF	Quelle
Name	Natriumglykolstärke, Natriumcarboxymethylstärke	–	–
Name (engl.)	Sodium starch glycolate	–	–
Hersteller	Fa. Avebe, Veendam (NL)	–	–
AB-Monographie	NF ($A_{rel} = 100$)	1,0	–

(Fortsetzung S. 263)

Tabelle 10.27
Eigenschaften von Primojel (Fortsetzung)

Eigenschaft	Wert, Bezeichnung, Hinweis	SF	Quelle
Qualität	Pharmazeutisch, entsprechend NF-Monographie (A_{rel} = 100)	1,0	
Grundgerüstklasse	Polysaccharid	1,0	–
Funktionelle Gruppen	Alkohol (primär, aliphatisch, einw.); Alkohol (sekundär, aliphatisch, einw.); Carboxylgruppe; Ether (aliphatisch); Na^+	1,0	–
Teilchengröße $\overline{d}_o$ [mm]	0,04	1,0	B15
Grobanteil (>1,75 d_g) [%]			
Teilchenform	Sphärisch	1,0	
Wahre Dichte [g/ml]	1,5	0,5	[Lit. 1-1, Lit. 5-18]
Schüttdichte [g/ml]	0,65	0,7	B6
Stampfdichte [g/ml]	0,82	0,7	B6
Quellungsvermögen	30	0,8	[Lit. 5-15]
Kraftäquivalent [N/mg]	0,6	0,8	[Lit. 5-21]
Wasseraufnahme [mg/3 Min]	2250	0,8	[Lit. 5-178]
Üblicher Anteil	0,04	0,7	
Kritische r.F. [%]	70	0,9	[Lit. 1-1]
Löslichkeit, 25 °C, H_2O [%]	0	0,9	[Lit. 1-1]
Wassergehalt (adsorbiertes Wasser) [% m/m]			[Lit. 1-1]
▶ 40% r.F., RT	8	0,7	
▶ 50% r.F., RT	10	0,7	
▶ 60% r.F., RT	11	0,7	
▶ 70% r.F., RT	15	0,7	
Kristallwasser [% m/m]	0	1,0	[Lit. 1-1]
Σ Wassergehalt (adsorbiertes Wasser + Kristallwasser) [% m/m]			[Lit. 1-1]
▶ 40% r.F., RT	8	0,7	
▶ 50% r.F., RT	10	0,7	
▶ 60% r.F., RT	11	0,7	
▶ 70% r.F., RT	15	0,7	
Physiologische Verträglichkeit	Sehr gut (A_{rel} = 100)	0,7	[Lit. 1-1, Lit. 1-3]
Verfügbarkeit, Verwendbarkeit:			
▶ Produktionsstandort A	Ja (A_{rel} = 0)	1,0	–
▶ Produktionsstandort B			

Tabelle 10.28
Eigenschaften von AcDi Sol

Eigenschaft	Wert, Bezeichnung, Hinweis	SF	Quelle
Name	Natriumcarboxymethylcellulose, quervernetzt	–	–
Name (engl.)	croscarmellose sodium	–	–
Hersteller	FMC, Philadelphia	–	–
AB-Monographie	NF (A_{rel} = 100)	1,0	–
Qualität	Pharmazeutisch, entsprechend AB-Monographie (A_{rel} = 100)	1,0	
Grundgerüstklasse	Polysaccharid	1,0	–
Funktionelle Gruppen	Alkohol (primär, aliphatisch, einw.); Alkohol (sekundär, aliphatisch, einw.); Carboxylgruppe; Ether (aliphatisch); Na^+	1,0	–
Teilchengröße $\bar{d}_o$ [mm]	0,025	0,9	Herstellerangaben
Grobanteil (> 1,75 · d_g) [%]	9	0,7	Herstellerangaben
Teilchenform	Nadeln (ca. 1:3:40)	1,0	
Wahre Dichte [g/ml]	1,5	0,7	
Schüttdichte [g/ml]	0,50	0,7	B6
Stampfdichte [g/ml]	0,70	0,7	B6
Quellungsvermögen	11	0,8	[Lit. 5-15]
Kraftäquivalent [N/mg]	1,2	0,8	[Lit. 5-21]
Wasseraufnahme [mg/3 Min]	500	0,8	[Lit. 5-178]
Üblicher Anteil	0,04	0,8	
Kritische r.F. [%]			
Löslichkeit, 25 °C, H_2O [%]	0	0,9	Herstellerangaben
Wassergehalt (adsorbiertes Wasser) [% m/m]			
▶ 40% r.F., RT			
▶ 50% r.F., RT			
▶ 60% r.F., RT			
▶ 70% r.F., RT	8	0,1	
Kristallwasser [% m/m]	0	1,0	Herstellerangaben
Σ Wassergehalt (adsorbiertes Wasser + Kristallwasser) [% m/m]			
▶ 40% r.F., RT			
▶ 50% r.F., RT			
▶ 60% r.F., RT			
▶ 70% r.F., RT	8	0,1	
Physiologische Verträglichkeit	Sehr gut (A_{rel} = 100)	0,7	[Lit. 1-1, Lit. 1-3]

(Fortsetzung S. 265)

Tabelle 10.28
Eigenschaften von AcDi Sol (Fortsetzung)

Eigenschaft	Wert, Bezeichnung, Hinweis	SF	Quelle
Verfügbarkeit, Verwendbarkeit:			
▶ Produktionsstandort A	Ja ($A_{rel} = 0$)	1,0	–
▶ Produktionsstandort B			

Tabelle 10.29
Eigenschaften von Polyplasdone XL

Eigenschaft	Wert, Bezeichnung, Hinweis	SF	Quelle
Name	Polyvinylpyrrolidon, quervernetzt	–	–
Name (engl.)	Crospovidone	–	–
Hersteller	Fa. GAF, Frechen	–	–
AB-Monographie	EuAB, NF ($A_{rel} = 100$)	1,0	–
Qualität	Pharmazeutisch entsprechend AB-Monographie ($A_{rel} = 100$)	1,0	
Grundgerüstklasse	Vinylpolymer	1,0	–
Funktionelle Gruppen	Carbonylgruppe; Amin, tertiär	1,0	–
Teilchengröße $\bar{d}_o$ [mm]	< 0,05	1,0	[Lit. 1-1]
Grobanteil (> 1,75 · d_g) [%]	13		Herstellerangaben
Teilchenform	Sphärisch	1,0	
Wahre Dichte [g/ml]	1,2	0,5	[Lit. 5-18]
Schüttdichte [g/ml]	0,45	0,7	B6
Stampfdichte [g/ml]	0,60	0,7	B6
Quellungsvermögen	1,2	0,8	[Lit. 5-15]
Kraftäquivalent [N/mg]	0,9	0,8	[Lit. 5-21]
Wasseraufnahme [mg/3 min]	500	0,8	[Lit. 5-178]
Üblicher Anteil	0,04	0,7	
Kritische r.F. [%]	65	0,9	
Löslichkeit, 25 °C, H_2O [%]	0	0,9	[Lit. 1-1]
Wassergehalt (adsorbiertes Wasser) [% m/m]			[Lit. 1-1]
▶ 40% r.F., RT	12	0,7	
▶ 50% r.F., RT	15	0,7	
▶ 60% r.F., RT	17	0,7	
▶ 70% r.F., RT	22	0,7	
Kristallwasser [% m/m]	0	1,0	[Lit. 1-1]
Σ Wassergehalt (adsorbiertes Wasser + Kristallwasser) [% m/m]			[Lit. 1-1]
▶ 40% r.F., RT	12	0,7	
▶ 50% r.F., RT	15	0,7	

(Fortsetzung S. 266)

Tabelle 10.29
Eigenschaften von Polyplasdone XL (Fortsetzung)

Eigenschaft	Wert, Bezeichnung, Hinweis	SF	Quelle
▸ 60% r.F., RT	17	0,7	
▸ 70% r.F., RT	22	0,7	
Physiologische Verträglichkeit	Sehr gut ($A_{rel} = 100$)	0,7	[Lit. 1-1, Lit. 1-3]
Verfügbarkeit, Verwendbarkeit:			
▸ Produktionsstandort A	Ja ($A_{rel} = 0$)	1,0	–
▸ Produktionsstandort B			

10.3.8 Flüssigkeiten/Lösungsmittel

Tabelle 10.30
Eigenschaften von Wasser

Eigenschaft	Wert, Bezeichnung, Hinweis	SF	Quelle
Name	Aqua purificata	–	
Name (engl.)	purified water	–	
AB-Monographie	EuAB, USP ($A_{rel} = 100$)	1,0	
Qualität	Pharmazeutisch entsprechend AB-Monographie ($A_{rel} = 100$)	1,0	
Brennbarkeit	Nein	1,0	
Siedepunkt [°C]	100	1,0	
Entsorgungsproblematik	Keine ($A_{rel} = 100$)	1,0	
Verfügbarkeit, Verwendbarkeit:			
▸ Produktionsstandort A	Ja ($A_{rel} = 0$)	1,0	
▸ Produktionsstandort B			

Tabelle 10.31
Eigenschaften von 2-Propanol

Eigenschaft	Wert, Bezeichnung, Hinweis	SF	Quelle
Name	2-Propylalkohol	1,0	
Name (engl.)	isopropyl alcohol	1,0	
AB-Monographie	EuAB, USP ($A_{rel} = 100$)	1,0	
Qualität	Pharmazeutisch entsprechend AB-Monographie ($A_{rel} = 100$)	1,0	
Brennbarkeit	Ja	1,0	
Siedepunkt [°C]	82	1,0	
Entsorgungsproblematik	Mittel ($A_{rel} = 50$)	1,0	
Verfügbarkeit, Verwendbarkeit:			
▸ Produktionsstandort A	Ja ($A_{rel} = 0$)	1,0	
▸ Produktionsstandort B			

Tabelle 10.32
Eigenschaften von Methylenchlorid + Methanol (1:1)

Eigenschaft	Wert, Bezeichnung, Hinweis	SF	Quelle
Name	Methylenchlorid/Methanol	1,0	
Name (engl.)	methylenchloride/methyl alcohol	1,0	
AB-Monographie	EuAB, USP (A_{rel} = 100)	1,0	
Qualität	Pharmazeutisch entsprechend AB-Monographie (A_{rel} = 100)	1,0	
Brennbarkeit	Ja, eingeschränkt		
Siedepunkt [°C]	42-43	1,0	
Entsorgungsproblematik	Mittel (A_{rel} = 60)	1,0	
Verfügbarkeit, Verwendbarkeit:			
▶ Produktionsstandort A	Ja (A_{rel} = 0)	1,0	
▶ Produktionsstandort B			

10.3.9 Überzugsmittel, löslich

Tabelle 10.33
Eigenschaften von Pharmacoat 606

Eigenschaft	Wert, Bezeichnung	SF	Quelle
Name	Hydroxypropylmethylcellulose	–	–
Name (englisch)	Hydroxypropyl methylcellulose	–	–
Hersteller / Lieferant	Shin Etsu Chemical Co. Ltd, Tokyo	–	–
Handelsform	Pulver	1,0	Hersteller
AB-Monographie	USP, EuAB, JP	1,0	Hersteller
Qualität	Pharmazeutisch, entsprechend AB Monographie (A_{rel} = 100)	1,0	Hersteller
Grundgerüstklasse	Cellulose		
Funktionelle Gruppen	Ether (aliphatisch), Hydroxyl (primär, aliphatisch, einwertig), Hydroxyl (sekundär, aliphatisch, einwertig), Halbacetal	1,0	–
M_r	ca. 29.000	1,0	
Hülleneigenschaft	Löslich (L)	1,0	
Löslichkeit in Wasser bei pH 1–4	Ja	1,0	
TS [%]	100	1,0	
LTS [%]	100	1,0	
T_g [°C]	180	1,0	Herstellerangaben
MFT [°C]			

(Fortsetzung S. 268)

Tabelle 10.33
Eigenschaften von Pharmacoat 606

Eigenschaft	Wert, Bezeichnung	SF	Quelle
Mindestpolymerauftrag $m_{FB, min}$ [mg Polymer/mm² Oberfläche]	$1{,}0 \cdot 10^{-2}$	0,5	[Lit. 7-1]
Opt. Polymerauftrag $m_{FB, opt}$ [mg Polymer/mm² Oberfläche]	$4{,}0 \cdot 10^{-2}$	0,5	[Lit. 7-1]
physiologische Verträglichkeit	Sehr gut	0,8	[Lit. 1-1]
Verfügbarkeit, Verwendbarkeit:			
▶ Produktionsstandort A	Ja ($A_{rel} = 0$)	1,0	–
▶ Produktionsstandort B			

Tabelle 10.34
Eigenschaften wässriger Überzugsformulierungen von Pharmacoat 606

Eigenschaft	Wert, Bezeichnung	SF	Quelle
Sprühflüssigkeit	Wasser	1,0	Herstellerangaben
Opt. LTS [%]	8	1,0	Herstellerangaben
Opt. TS [%]			
Weichmacher benötigt	Nein	1,0	Herstellerangaben
Antiklebemittel benötigt	Nein	1,0	Herstellerangaben
Stabilisator benötigt (wenn Pigmente)	Ja	1,0	Herstellerangaben
Nachtrocknung nötig	Ja	1,0	[Lit. 7-1]
Max. Pigmentanteil $H_{Pi\,max}$ [mg Pigment / mg Polymer]	0,3	1,0	Herstellerangaben
Optimale Guttemperatur [°C]	40	1,0	Herstellerangaben
$v_{Sp, opt}$ für Überzugsverfahren Nr. 1 [g/Min/kg]	6	0,8	[Lit. 7-1], B42
$v_{Sp, opt}$ für Überzugsverfahren Nr. 2 [g/Min/kg]			
$v_{Sp, max}$ für Verfahren Nr. 1 [g/min/kg]	bei Tabletten: 12	0,8	B42
$v_{Sp, max}$ für Verfahren Nr. 2 [g/min/kg]			
k_{GT1} für Überzugsverfahren Nr. 1	bei Tabletten: 0,9	0,8	B43
k_{GT2} für Überzugsverfahren Nr. 1 [°C]	bei Tabletten: 3,0	0,8	B43
k_{GT1} für Verfahren Nr. 2	bei Tabletten: 0,8	0,8	B43
k_{GT2} für Verfahren Nr. 2 [°C]	bei Tabletten: 3,0	0,8	B43
k_{ZT1} für Verfahren Nr. 1	bei Tabletten: 3,4	0,8	B42
k_{ZT1} für Verfahren Nr. 2			
WDD [$g \cdot m^{-2} \cdot d^{-1}$]	194	0,5	B44
k_P [$mg^2 \cdot min^{-1} \cdot mm^{-2}$]	0,5	1,0	B41

Tabelle 10.35
Eigenschaften organischer Überzugsformulierungen von Pharmacoat 606

Eigenschaft	Wert, Bezeichnung	SF	Quelle
Sprühflüssigkeit	Methylenchlorid/Methanol (1/1)	1,0	Herstellerangaben
Opt. LTS [%]	8	1,0	Herstellerangaben
Opt. TS [%]			
Weichmacher benötigt	Nein	1,0	Herstellerangaben
Antiklebemittel benötigt	Nein	1,0	Herstellerangaben
Stabilisator benötigt (wenn Pigmente)	Ja	-	Herstellerangaben
Nachtrocknung nötig	Ja	1,0	[Lit. 7-1]
Max. Pigmentanteil $H_{Pi\,max}$ [mg Pigment/mg Polymer]	0,3	1,0	Herstellerangaben
Optimale Guttemperatur [°C]	32	1,0	Herstellerangaben
$v_{Sp,\,opt}$ für Überzugsverfahren Nr. 1 [g/min/kg]			
$v_{Sp,\,opt}$ für Überzugsverfahren Nr. 2 [g/min/kg]			
$v_{Sp,\,max}$ für Überzugsverfahren Nr. 1 [g/min/kg]			
$v_{Sp,\,max}$ für Überzugsverfahren Nr. 2 [g/Min/kg]			
k_{GT1} für Überzugsverfahren Nr. 1			
k_{GT2} für Überzugsverfahren Nr. 1 [°C]			
k_{GT1} für Überzugsverfahren Nr. 2			
k_{GT2} für Überzugsverfahren Nr. 2 [°C]			
k_{ZT1} für Überzugsverfahren Nr. 1			
k_{ZT1} für Überzugsverfahren Nr. 2			
WDD [$g \cdot m^{-2} \cdot d^{-1}$]	194	0,5	Herstellerangaben
k_P [$mg^2 \cdot min^{-1} \cdot mm^{-2}$]	0,5	1,0	B41

Tabelle 10.36
Herstellung der Überzugsformulierung aus Pharmacoat 606

Farbpigmentfreie Lösungen:	▶ Vorlegen der Sprühflüssigkeit (Wasser bzw. Methylenchlorid + Methanol, 1+1)
	▶ Einwaage des Handelsproduktes (Pharmacoat 606) unter Rühren. Hierbei ist auf Geräte mit hohen Scherkräften zu verzichten, um einen Kettenabbau zu vermeiden. Verwendung finden können Propellerrührer, Magnetrührer, Schlauchpumpen etc.
	▶ Niedrigtourig bis zum vollständigem Auflösen des Polymers rühren.
Farbpigmenthaltige Suspensionen:	▶ Vorlegen von 75% der Sprühflüssigkeit (Wasser bzw. Methylenchlorid + Methanol, 1+1)
	▶ Einwiegen des Handelsproduktes (Pharmacoat 606) unter Rühren. Hierbei ist auf Geräte mit hohen Scherkräften zu verzichten, um einen Kettenabbau zu vermeiden. Verwendung finden können Propellerrührer, Magnetrührer, Schlauchpumpen etc.
	▶ Pigmente (Titandioxid, Eisenoxide) in restlicher Sprühflüssigkeit suspendieren und mittels Ultra Turrax homogenisieren (20.000 UpM, 5 min)
	▶ Zugeben der Pigmentsuspension unter niedrigtourigem Rühren. Rührwerk auch im Sprühprozess verwenden

10.3.10 Überzugsmittel, magensaftresistent

Tabelle 10.37
Eigenschaften von Eudragit L30D-55

Eigenschaft	Wert, Bezeichnung	SF	Quelle
Name	Poly(ethylacrylat, Methacrylsäure)	–	–
Name (englisch)	Poly(methacrylic acid, ethylacrylate)	–	–
Hersteller/Lieferant	Röhm Pharma, Darmstadt	–	–
Handelsform	Wässrige Dispersion (30% g/g)	–	
AB-Monographie	USP, NF	1,0	
Qualität	Pharmazeutisch, entsprechend AB ($A_{rel} = 100$)	1,0	Herstellerangaben
Grundgerüstklasse	Methacryläure-Ethylacrylat-Copolymer	1,0	–
Funktionelle Gruppen	Carboxyl, Ester	1,0	–
M_r	250.000	1,0	
Hülleneigenschaft	Magensaftresistent, darmsaftlöslich	1,0	Herstellerangaben
Löslichkeit in Wasser bei pH	$\geq 5,5$	1,0	Herstellerangaben
TS [%]	30	1,0	Herstellerangaben
LTS [%]	30	1,0	Herstellerangaben
T_g [°C]	110	1,0	Herstellerangaben
MFT [°C]	27		Herstellerangaben
Mindestpolymerauftrag $m_{FB, min}$ [mg Polymer/mm² Oberfläche]	bei Tabletten: $4 \cdot 10^{-2}$ bei Pellets: $2 \cdot 10^{-2}$	1,0	[Lit. 7-1]
Opt. Polymerauftrag $m_{FB, opt}$ [mg Polymer/mm² Oberfläche]	bei Tabletten: $5 \cdot 10^{-2}$ bei Pellets: $3 \cdot 10^{-2}$	1,0	[Lit. 7-1]
Physiologische Verträglichkeit	Sehr gut	1,0	Herstellerangaben
Verfügbarkeit, Verwendbarkeit: ▶ Produktionsstandort A ▶ Produktionsstandort B	Ja ($A_{rel} = 0$)	1,0	

Tabelle 10.38
Eigenschaften wäßriger Überzugsformulierungen von Eudragit L30D-55

Eigenschaft	Wert, Bezeichnung	SF	Quelle
Sprühflüssigkeit	Wasser	1,0	Herstellerangaben
Opt. LTS [%]	15	1,0	Herstellerangaben
Opt. TS [%]			

(Fortsetzung S. 271)

Tabelle 10.38
Eigenschaften wäßriger Überzugsformulierungen von Eudragit L30D-55 (Fortsetzung)

Eigenschaft	Wert, Bezeichnung		SF	Quelle
Weichmacher benötigt	Ja		1,0	Herstellerangaben
Antiklebemittel benötigt	Ja		1,0	Herstellerangaben
Stabilisator benötigt (wenn Pigmente)	Ja		–	Herstellerangaben
Nachtrocknung nötig	Ja		1,0	[Lit. 7-1]
Max.Pigmentanteil $H_{Pi\,max}$ [mg Pigment/mg Polymer]	Tabletten:	0,2		
	Pellets:		0,8	Herstellerangaben
Optimale Guttemperatur [°C]	33	0,8		Herstellerangaben
$v_{Sp,\,opt}$ für Überzugsverfahren Nr. 1 [g/min/kg]	Tabletten:	7		B42
	Pellets	15		B33
$v_{Sp,\,opt}$ für Überzugsverfahren Nr. 2 [g/min/kg]	Tabletten:	4,5		B42
	Pellets:	4,5		B33
$v_{Sp,\,max}$ für Verfahren Nr. 1 [g/min/kg]	Tabletten:	14	0,8	B42
	Pellets:	28	0,8	B33
$v_{Sp,\,max}$ für Verfahren Nr. 2 [g/min/kg]	Tabletten:	9	0,8	B42
	Pellets:	9	0,8	B33
k_{GT1} für Überzugsverfahren Nr. 1	Tabletten:	0,8		B43
k_{GT2} für Überzugsverfahren Nr. 1 [°C]	Tabletten:	3,5		B43
k_{GT1} für Verfahren Nr. 2	Tabletten:	0,8		B43
k_{GT2} für Verfahren Nr. 2 [°C]	Tabletten:	3,0		B43
k_{ZT1} für Verfahren Nr. 1	Tabletten:	2,8		B42
	Pellets	1,6		B42
k_{ZT1} für Verfahren Nr. 2	Tabletten:	3,6		B42
	Pellets:	4,0		B42
WDD [$g \cdot m^{-2} \cdot d^{-1}$]				
k_P [$mg^2 \cdot min^{-1} \cdot mm^{-2}$]	0,002		1,0	B41

Tabelle 10.39
Herstellung der Überzugsformulierung aus Eudragit L30D-55

Farbpigmentfreie wässrige Dispersionen:	▶ Vorlegen von 75% der Sprühflüssigkeit (Wasser) ▶ Lösen bzw. Dispergieren des Weichmachers ▶ Einwiegen des Handelsproduktes (Eudragit L30D-55) unter Rühren. Hierbei ist auf Rührer und Pumpen mit hohen Scherkräften zu verzichten, um einen Kettenabbau zu vermeiden. Verwendung finden können Propellerrührer, Magnetrührer, Schlauchpumpen etc. ▶ Antiklebemittel (Talkum) in restlicher Sprühflüssigkeit suspendieren und mittels Ultra Turrax homogenisieren (20.000 UpM, 5 min) ▶ Diese Suspension unter niedrigtourigem Rühren der Dispersion zugeben

(Fortsetzung S. 272)

Tabelle 10.39
Herstellung der Überzugsformulierung aus Eudragit L30D-55 (Fortsetzung)

	▶ Zugabe einiger Tropfen des Antischaummittels Dimethicon
	▶ Dispersion vor dem Versprühen durch ein 200-µm-Sieb geben. In Abhängigkeit von der Löslichkeit des Weichmachers sind unterschiedliche Standzeiten zu beachten: bei gut wasserlöslichen Weichmachern (z. B. TEC): 0,5–1 h, bei schlecht wasserlöslichen Weichmachern: 10 h
	▶ O.g. Rührwerk auch im Sprühprozess verwenden
Farbpigmenthaltige wässrige Dispersionen:	▶ Vorlegen von 75% der Sprühflüssigkeit (Wasser)
	▶ Lösen bzw. Dispergieren des Weichmachers
	▶ Einwiegen des Handelsproduktes (Eudragit L30D-55) unter Rühren. Hierbei ist auf Rührer und Pumpen mit hohen Scherkräften zu verzichten, um einen Kettenabbau zu vermeiden. Verwendung finden können Propellerrührer, Magnetrührer, Schlauchpumpen etc.
	▶ Antiklebemittel (Talkum) und Pigmente (Titandioxid, Eisenoxide) in restlicher Sprühflüssigkeit suspendieren und mittels Ultra Turrax homogenisieren (20.000 UpM, 5 min)
	▶ Diese Suspension unter niedrigtourigem Rühren der Dispersion zugeben
	▶ Zugabe einiger Tropfen des Antischaummittels Dimethicon.
	▶ Dispersion vor dem Versprühen durch ein 200-µm-Sieb geben. In Abhängigkeit von der Löslichkeit des Weichmachers sind unterschiedliche Standzeiten zu beachten: bei gut wasserlöslichen Weichmachern (z. B. TEC): 0,5–1 h bei schlecht wasserlöslichen Weichmachern: 10 h
	▶ O.g. Rührwerk auch im Sprühprozess verwenden

Tabelle 10.40
Eigenschaften von AQOAT-MF

Eigenschaft	Wert, Bezeichnung	SF	Quelle
Name	Hydroxypropyl methylcellulose-acetat-succinat	–	
Name (englisch)	Hydroxypropyl methylcellulose acetate succinate	–	
Hersteller/Lieferant	Shin Etsu Chemical Co. Ltd, Tokyo	–	
Handelsform	Pulver	1,0	
AB-Monographie	Nein	1,0	
Qualität	Pharmazeutisch ($A_{rel} = 100$)	1,0	Herstellerangaben
Grundgerüstklasse			

(Fortsetzung S. 273)

Tabelle 10.40
Eigenschaften von AQOAT-MF (Fortsetzung)

Eigenschaft	Wert, Bezeichnung	SF	Quelle
Funktionelle Gruppen	Ether (aliphatisch), Carboxylgruppe, Hydroxyl (primär, aliphatisch, einwertig), (sekundär, aliphatisch, einwertig), Halbacetal	1,0	
Hülleneigenschaft	Magensaftresistent, darmsaftlöslich	1,0	Herstellerangaben
Löslichkeit in Wasser bei pH	$\geq 6{,}2$	1,0	Herstellerangaben
TS [%]	100	1,0	Herstellerangaben
LTS [%]	100	1,0	Herstellerangaben
Tg Polymer [°C]	20–23	1,0	Herstellerangaben
MFT [°C]			
Mindestpolymerauftrag $m_{FB,\,min}$ [mg Polymer / mm² Oberfläche]	Tabletten: $7 \cdot 10^{-2}$ Pellets: $2 \cdot 10^{-2}$	1,0 1,0	[Lit. 7-1] [Lit. 8-1]
Opt. Polymerauftrag $m_{FB,\,opt}$ [mg Polymer / mm² Oberfläche]	Tabletten: $9 \cdot 10^{-2}$ Pellets: $3 \cdot 10^{-2}$	1,0 1,0	[Lit. 7-1] [Lit. 8-1]
Physiologische Verträglichkeit	Sehr gut	1,0	Herstellerangaben
Verfügbarkeit, Verwendbarkeit: ▶ Produktionsstandort A ▶ Produktionsstandort B	Ja ($A_{rel} = 0$)	1,0	

Tabelle 10.41
Eigenschaften wäßriger Überzugsformulierungen von AQOAT-MF

Eigenschaft	Wert, Bezeichnung	SF	Quelle
Sprühflüssigkeit	Wasser	1,0	Herstellerangaben
Opt. LTS [%]	7	1,0	Herstellerangaben
Opt. TS [%]			
Weichmacher benötigt	Ja	1,0	Herstellerangaben
Antiklebemittel benötigt	Ja	1,0	Herstellerangaben
Stabilisator benötigt (wenn Pigmente)	Ja	1,0	Herstellerangaben
Nachtrocknung nötig	Ja	1,0	Herstellerangaben
Max Pigmentanteil $H_{Pi\,max}$ [mg Pigment / mg Polymer]	Tabletten: 0,2 Pellets:	1,0	Herstellerangaben
Optimale Guttemperatur [°C]	40	0,8	Herstellerangaben
$v_{Sp,\,opt}$ für Überzugsverfahren Nr. 1 [g/min/kg]	Tabletten: 10		B42
$v_{Sp,\,opt}$ für Überzugsverfahren Nr. 2 [g/min/kg]			
$v_{Sp,\,max}$ für Verfahren Nr. 1 [g/min/kg]	Tabletten: 20	0,8	B42
$v_{Sp,\,max}$ für Verfahren Nr. 2 [g/min/kg]			
k_{GT1} für Überzugsverfahren Nr. 1	Tabletten: 0,9	0,8	B43

(Fortsetzung S. 274)

Tabelle 10.41
Eigenschaften wäßriger Überzugsformulierungen von AQOAT-MF (Fortsetzung)

Eigenschaft	Wert, Bezeichnung	SF	Quelle
k_{GT2} für Überzugsverfahren Nr. 1 [°C]	Tabletten: 3,0	0,8	B43
k_{GT1} für Verfahren Nr. 2			
k_{GT2} für Verfahren Nr. 2 [°C]			
k_{ZT1} für Verfahren Nr. 1	Tabletten: 2,8	0,8	B42
k_{ZT1} für Verfahren Nr. 2			
WDD [$g \cdot m^{-2} \cdot d^{-1}$]	185	0,5	Herstellerangaben
k_P [$mg^2 \cdot min^{-1} \cdot mm^{-2}$]	0,08	1,0	B41

Tabelle 10.42
Herstellung der Überzugsformulierung aus AQOAT-MF

Farbpigmentfreie wässrige Dispersionen:	▶ Vorlegen von 75% der Sprühflüssigkeit (Wasser) mit einer Temperatur < 20 °C
	▶ Lösen bzw. Dispergieren des Netzmittels und des Weichmachers
	▶ Einwiegen des Handelsproduktes (AQOAT-MF) unter Rühren. Hierbei ist auf Geräte mit hohen Scherkräften zu verzichten, um einen Kettenabbau zu vermeiden. Verwendung finden können Propellerrührer, Magnetrührer, Schlauchpumpen etc.
	▶ Antiklebemittel (Talkum) in restlicher Sprühflüssigkeit suspendieren und mittels Ultra Turrax homogenisieren (20.000 UpM, 5 min)
	▶ Diese Suspension unter niedrigtourigem Rühren der Dispersion zugeben
	▶ Zugabe einiger Tropfen des Antischaummittels Dimethicon
	▶ Dispersion vor dem Versprühen durch ein 200-µm-Sieb geben. In Abhängigkeit der Löslichkeit des Weichmachers sind unterschiedliche Standzeiten zu beachten (s. Tabelle 10.39, S. 271).
	▶ O.g. Rührwerk auch im Sprühprozess verwenden
Farbpigmenthaltige wässrige Dispersionen:	▶ Vorlegen von 75% der Sprühflüssigkeit (Wasser) mit einer Temperatur < 20 °C
	▶ Lösen bzw. Dispergieren des Netzmittels und des Weichmachers
	▶ Einwiegen des Handelsproduktes (AQOAT-MF) unter Rühren. Hierbei ist auf Rührer und Pumpen mit hohen Scherkräften zu verzichten, um einen Kettenabbau zu vermeiden. Verwendung finden können Propellerrührer, Magnetrührer, Schlauchpumpen etc.
	▶ Antiklebemittel und Pigmente in restlicher Sprühflüssigkeit suspendieren und mittels Ultra Turrax homogenisieren (20.000 UpM, 5 min)
	▶ Diese Suspension unter Rühren der Dispersion zugeben
	▶ Zugabe einiger Tropfen des Antischaummittels Dimethicon
	▶ Dispersion vor dem Versprühen durch ein 200-µm-Sieb geben. In Abhängigkeit der Löslichkeit des Weichmachers sind unterschiedliche Standzeiten zu beachten: bei gut wasserlöslichen Weichmachern (z. B. TEC): 0,5–1 h bei schlecht wasserlöslichen Weichmachern: 10 h
	▶ O.g. Rührwerk auch im Sprühprozess verwenden

10.3.11 Überzugsmittel, freigaberetardierend

Tabelle 10.43
Eigenschaften von Eudragit RL 30 D

Eigenschaft	Wert, Bezeichnung	SF	Quelle
Name	Poly(ethylacrylat, methylmethacrylat, trimethylammonio ethylmetacrylat-chlorid/1:2:0,2)	–	
Name (engl.)	Poly(ethacrylate-methylmethacrylate, trimethylamonioethyl-metacrylate-chlorid/1:2:0,2)	–	
Hersteller/Lieferant	Röhm Pharma,. Darmstadt	–	
Handelsform	Wässrige Dispersion (30% g/g)	1,0	
AB-Monographie	USP, NF	1,0	
Qualität	pharmazeutisch, entsprechend AB ($A_{rel} = 100$)	1,0	Herstellerangaben
Grundgerüstklasse	Methylmethacrylat-Ethylacrylat-Copolymer	1,0	
Funktionelle Gruppen	Esther, Aminogruppe (aliphatisch, quartär), Chlorid	1,0	
M_r	150.000	1,0	
Hülleneigenschaft	Freigaberetardierend	1,0	
Löslichkeit in Wasser bei pH	Unlöslich, quellbar	1,0	Herstellerangaben
TS [%]	30	1,0	Herstellerangaben
LTS [%]	30	1,0	Herstellerangaben
Tg Polymer [°C]	55	1,0	Herstellerangaben
MFT [°C]	40	1,0	
Physiologische Verträglichkeit	sehr gut	1,0	Herstellerangaben
Verfügbarkeit, Verwendbarkeit::			
▶ Produktionsstandort A	Ja ($A_{rel} = 0$)	1,0	
▶ Produktionsstandort B			

Tabelle 10.44
Eigenschaften von Eudragit RS 30 D

Eigenschaft	Wert, Bezeichnung	SF	Quelle
Name	Poly(ethylacrylat, methylmethacrylat, trimethylammonioethyl-metacrylat-chlorid/1:2:0,1)	–	

(Fortsetzung S. 276)

Tabelle 10.44
Eigenschaften von Eudragit RS 30 D (Fortsetzung)

Eigenschaft	Wert, Bezeichnung	SF	Quelle
Name (englisch)	Poly(ethacrylate-methylmethacrylate, trimethylamonioethylmethacrylate-chlorid/1:2:0,1)	–	
Hersteller/Lieferant	Röhm Pharma,. Darmstadt	–	
Handelsform	Wässrige Dispersion (30% g/g)	–	
AB-Monographie	USP/NF	1,0	
Qualität	Pharmazeutisch, entsprechend AB ($A_{rel} = 100$)	1,0	Herstellerangaben
Grundgerüstklasse	Methylmethacrylat-Ethylacrylat-Copolymer	1,0	
Funktionelle Gruppen	Esther, Aminogruppe (aliphatisch, quartär), Chlorid	1,0	–
M_r	150.000	1,0	
Hülleneigenschaft	Freigaberetardierend	1,0	
Löslichkeit in Wasser bei pH	Unlöslich, quellbar	1,0	Herstellerangaben
TS [%]	30	1,0	Herstellerangaben
LTS [%]	30	1,0	Herstellerangaben
Tg Polymer [°C]	55	1,0	Herstellerangaben
MFT [°C]	50	1,0	
Physiologische Verträglichkeit	Sehr gut	1,0	Herstellerangaben
Verfügbarkeit, Verwendbarkeit:			
▶ Produktionsstandort A	Ja ($A_{rel} = 0$)	1,0	
▶ Produktionsstandort B			

Tabelle 10.45
Eigenschaften wässriger Überzugsformulierungen von Eudragit RL 30D + RS 30D

Eigenschaft	Wert, Bezeichnung	SF	Quelle
Sprühflüssigkeit	Wasser	1,0	Herstellerangaben
Opt. LTS [%]	15	1,0	Herstellerangaben
Opt. TS [%]			
Weichmacher benötigt	Ja	1,0	Herstellerangaben
Antiklebemittel benötigt	Ja	1,0	Herstellerangaben
Netzmittel benötigt			
Nachtrocknung nötig	Ja	1,0	Herstellerangaben
Optimale Guttemperatur [°C]	30	0,8	Herstellerangaben

(Fortsetzung S. 277)

Tabelle 10.45
Eigenschaften wässriger Überzugsformulierungen von Eudragit RL 30D + RS 30D (Fortsetzung)

Eigenschaft	Wert, Bezeichnung	SF	Quelle
$v_{Sp,opt}$ für Pellet-Überzugsverfahren Nr. 1 [g/min/kg]	15	0,8	B33
$v_{Sp,opt}$ für Pellet-Überzugsverfahren Nr. 2 [g/min/kg]	3,7	0,8	B33
$v_{Sp,max}$ für Pellet-Verfahren Nr. 1 [g/min/kg]	ca. 20	0,8	B33
$v_{Sp,max}$ für Pellet-Verfahren Nr. 2 [g/min/kg]	7	0,8	B33
k_{GT1} für Pellet-Überzugsverfahren Nr. 1			
k_{GT2} für Pellet-Überzugsverfahren Nr. 1 [°C]			
k_{GT1} für Pellet Verfahren Nr. 2			
k_{GT2} für Pellet Verfahren Nr. 2 [°C]			
k_{ZT1} für Pellet Verfahren Nr. 1	2,2	0,8	B42
k_{ZT1} für Pellet Verfahren Nr. 2	2,5	0,8	B42
WDD [g · m^{-2} · d^{-1}]			
Mindestpolymerauftrag, $m_{FB\,min}$ [mg Polymer/mm^2 Oberfläche]	$0,7 \cdot 10^{-2}$	1,0	[Lit. 7-1]
Max. Polymerauftrag, $m_{FB\,max}$ [mg Polymer/mm^2 Oberfläche]	$4,5 \cdot 10^{-2}$	1,0	[Lit. 7-1]
k_P [mg^2 · min^{-1} · mm^{-2}]			

Tabelle 10.46
Herstellung der Überzugsformulierung aus Eudragit RL 30D + RS 30D

Farbpigmentfreie wässrige Dispersionen:	▶ Vorlegen von 75% der Sprühflüssigkeit (Wasser) ▶ Lösen bzw. Dispergieren des Weichmachers ▶ Einwiegen der Handelsprodukte Eudragit RL30D und Eudragit RS30D unter Rühren. Hierbei ist auf Rührer und Pumpen mit hohen Scherkräften zu verzichten, um einen Polymerabbau zu vermeiden. Verwendung finden können Propellerrührer, Magnetrührer, Schlauchpumpen etc. ▶ Antiklebemittel (Talkum) in restlicher Sprühflüssigkeit suspendieren und mittels Ultra Turrax homogenisieren (10.000 UpM, 5 min) ▶ Diese Suspension unter niedrigtourigem Rühren der Dispersion zugeben ▶ Zugabe einiger Tropfen des Antischaummittels Dimethicon (z. B.) ▶ Dispersion vor dem Versprühen durch ein 200-μm-Sieb geben. In Abhängigkeit der Löslichkeit des Weichmachers sind unterschiedliche Standzeiten zu beachten: bei gut wasserlöslichen Weichmachern (z. B. TEC): 0,5–1 h bei schlecht wasserlöslichen Weichmachern: 10 h ▶ O.g. Rührwerk auch im Sprühprozess verwenden

10.3.12 Weichmacher (für Überzugsmittel)

Tabelle 10.47
Eigenschaften von Triethylcitrat

Eigenschaft	Wert, Bezeichnung	SF	Quelle
Name	Triethylcitrat	–	
Name (engl.)	Triethyl citrate	–	
Hersteller/Lieferant	Boehringer Ingelheim, Ingelheim	–	
Monographie	NF	1,0	
Qualität	Pharmazeutisch, entsprechend NF ($A_{rel}=100$)	1,0	
Grundgerüstklasse	Carbonsäure	1,0	
Funktionelle Gruppen	Hydroxyl (aliphatisch, tertiär, einwertig), Ester (aliphatisch)	1,0	
M_r	276	1,0	
Siedepunkt [°C]	288	1,0	[Lit. 1-1]
Löslichkeit in Wasser [%]	6,5	1,0	[Lit. 1-2]
Üblicher Anteil (H_{WM}) [mg Weichmacher / mg Polymer]:			
▸ Eudragit L 30 D	0,10	1,0	Herstellerangaben
▸ Eudragit RL/RS	0,20	1,0	Herstellerangaben
▸ Aqoat-MF	0,28	1,0	Herstellerangaben
Physiologische Verträglichkeit	Gut bis sehr gut	0,8	[Lit. 1-1]
Verfügbarkeit, Verwendbarkeit:			
▸ Produktionsstandort A	Ja ($A_{rel}=0$)	1,0	
▸ Produktionsstandort B			

10.3.13 Pigmente (für Überzugsmittel)

Tabelle 10.48
Eigenschaften von Titandioxid

Eigenschaft	Wert, Bezeichnung	SF	Quelle
Name	Titandioxid	–	
Name (engl.)	titanium dioxide	–	
Hersteller/Lieferant	Riedel-de Haën, Seelze	–	
AB-Monographie	USP, BP, EuAB	1,0	
Qualität	Pharmazeutisch, entsprechend AB ($A_{rel}=100$)	1,0	
Grundgerüstklasse	Titandioxid	1,0	
Funktionelle Gruppen			

(Fortsetzung S. 279)

Tabelle 10.48
Eigenschaften von Titandioxid (Fortsetzung)

Eigenschaft	Wert, Bezeichnung	SF	Quelle
M_r	80	1,0	
Partikelform	Rund	1,0	[Lit. 1-1]
Teilchengröße [µm]	1,1	1,0	Herstellerangaben
m^*_{Pi} [mg/mm²], Farbe	$0,7 \cdot 10^{-2}$	0,8	[Lit. 1-2]
m^*_{Pi} [mg/mm²], Lichtschutz	$1,4 \cdot 10^{-2}$	0,2	Geschätzt
$S_{(Wasser)}$ [%]	0	1,0	
$S_{(Methylenchlorid + Methanol 1:1)}$ [%]	0	1,0	
Physiologische Verträglichkeit	Sehr gut	1,0	[Lit. 1-1]
Verfügbarkeit, Verwendbarkeit:			
▸ Produktionsstandort A	Ja ($A_{rel} = 0$)	1,0	
▸ Produktionsstandort B			

Tabelle 10.49
Eigenschaften von rotem Eisenoxid (Sicovit Rot 30E)

Eigenschaft	Wert, Bezeichnung	SF	Quelle
Name	Rotes Eisenoxid	–	
Name (engl.)	Red iron oxide	–	
Hersteller/Lieferant	BASF, Ludwigshafen	–	
Monographie	NF	1,0	
Qualität	Pharmazeutisch, entsprechend NF ($A_{rel} = 100$)	1,0	
Grundgerüstklasse	Eisenoxid	1,0	
Funktionelle Gruppen			
M_r	160	1,0	
Partikelform	Nadelförmig	1,0	Herstellerangaben
Teilchengröße [µm]	< 1	1,0	Herstellerangaben
m^*_{Pi} [mg/mm²], Farbe	$0,6 \cdot 10^{-2}$	0,8	[Lit. 1-2]
m^*_{Pi} [mg/mm²], Lichtschutz	$1,2 \cdot 10^{-2}$	0,3	Geschätzt
$S_{(Wasser)}$ [%]	0	1,0	
$S_{(Methylenchlorid + Methanol 1:1)}$ [%]	0	1,0	
Physiologische Verträglichkeit	Ausreichend ($A_{rel} = 0$)	0,8	Herstellerangaben
Verfügbarkeit, Verwendbarkeit:			
▸ Produktionsstandort A	Ja ($A_{rel} = 0$)	1,0	
▸ Produktionsstandort B			

Tabelle 10.50
Eigenschaften von gelbem Eisenoxid (Sicopharm Gelb 10)

Eigenschaft	Wert, Bezeichnung	SF	Quelle
Name	Gelbes Eisenoxid	–	
Name (engl.)	Yellow iron oxide	–	
Hersteller/Lieferant	BASF, Ludwigshafen	–	
Monographie	NF	1,0	
Qualität	Pharmazeutisch, entsprechend NF ($A_{rel} = 100$)	1,0	
Grundgerüstklasse	Eisenoxid	1,0	
Funktionelle Gruppen			
M_r	180	1,0	
Partikelform	Nadelförmig	1,0	[Lit. 1-1]
Teilchengröße [µm]	< 1	1,0	Herstellerangaben
m^*_{Pi} [mg/mm^2], Farbe	$0,6 \cdot 10^{-2}$	0,8	[Lit. 1-2]
m^*_{Pi} [mg/mm^2], Lichtschutz	$1,2 \cdot 10^{-2}$	0,3	Geschätzt
$S_{(Wasser)}$ [%]	0	0,8	
$S_{(Methylenchlorid + Methanol 1:1)}$ [%]	0	0,8	
Physiologische Verträglichkeit	Ausreichend ($A_{rel} = 0$)	0,8	Herstellerangaben
Verfügbarkeit, Verwendbarkeit:			
▶ Produktionsstandort A	Ja ($A_{rel} = 0$)	1,0	
▶ Produktionsstandort B			

Tabelle 10.51
Eigenschaften von gelbem Eisenoxid + rotem Eisenoxid (1+1)

Eigenschaft	Wert, Bezeichnung	SF	Quelle
Name	Gelbes Eisenoxid/ rotes Eisenoxid (1/1)	–	
Name (engl.)	yellow iron oxide/ red iron oxide (1/1)	–	
Hersteller/Lieferant	BASF, Ludwigshafen	–	
Monographie	NF	1,0	
Qualität	Pharmazeutisch, entsprechend NF ($A_{rel} = 100$)	1,0	
Grundgerüstklasse			
Funktionelle Gruppen			
M_r	170	0,5	
Partikelform	Nadelförmig	0,8	Herstellerangaben
Teilchengröße [µm]	< 1	1,0	Herstellerangaben
m^*_{Pi} [mg/mm^2], Farbe	$0,6 \cdot 10^{-2}$	0,8	[Lit. 1-2]

(Fortsetzung S. 281)

Tabelle 10.51
Eigenschaften von gelbem Eisenoxid + rotem Eisenoxid (1+1) (Fortsetzung)

Eigenschaft	Wert, Bezeichnung	SF	Quelle
m^*_{Pi} [mg/mm^2], Lichtschutz	$1{,}2 \cdot 10^{-2}$	0,3	Geschätzt
$S_{(Wasser)}$ [%]	0	1,0	
$S_{(Methylenchlorid + Methanol\ 1:1)}$ [%]	0	1,0	
Physiologische Verträglichkeit	Ausreichend ($A_{rel} = 0$)	0,8	Herstellerangaben
Verfügbarkeit, Verwendbarkeit:			
▶ Produktionsstandort A	Ja ($A_{rel} = 0$)	1,0	
▶ Produktionsstandort B			

10.3.14 Antiklebemittel, Trennmittel, Gleitmittel (für Überzugsmittel)

Siehe Tabelle 10.21 (S. 256)

Tabelle 10.52
Eigenschaften von Talkum

Eigenschaft	Wert, Bezeichnung	SF	Quelle
Name	Talkum	–	
Name (engl.)	Talc	–	
Hersteller/Lieferant	Riedel de Häen, Seelze	–	
Handelsform	Pulver	1,0	
Monographie	EuAB, USP, BP	1,0	
Qualität	Pharmazeutisch, entsprechend AB ($A_{rel} = 100$)	1,0	
Grundgerüstklasse	Silicat	1,0	
Funktionelle Gruppen			
Partikelform	Plättchen	1,0	[Lit. 1-1]
Teilchengröße [mm]	<0,02	0,8	[Lit. 1-1]
$S_{(Wasser)}$ [%]	<0,01	1,0	[Lit. 1-1]
pH (wässrige Suspension)	6,5–8	1,0	[Lit. 1-1]
Üblicher Anteil (H_{AK}) [mg Antiklebemittel/mg Polymer]:			
▶ bei Eudragit L 30 D	0,5	1,0	Herstellerangaben
▶ bei Eudragit RL/RS	0,5	1,0	Herstellerangaben
▶ bei Aqoat-MF	0,5	1,0	Herstellerangaben
Physiologische Verträglichkeit	Ausreichend ($A_{rel} = 0$)	0,5	[Lit. 1-1]
Verfügbarkeit, Verwendbarkeit:			
▶ Produktionsstandort A	Ja ($A_{rel} = 0$)	1,0	
▶ Produktionsstandort B			

10.3.15 Stabilisatoren (für Überzugsmittel)

Siehe Tabellen 10.19 (S. 254) und 10.25 (S. 261).

10.4 Geräte und ihre Eigenschaften

Dieses Kapitel fasst die in den vorausgegangenen Kapiteln genannten Geräte zur Herstellung von festen Arzneiformen zusammen.

10.4.1 Misch- und Granuliergeräte

Tabelle 10.53
Charakteristika des Kubusmischers

Eigenschaft	Wert, Bezeichnung, Hinweis	SF	Quelle
Hersteller		–	
Gerätetyp	Rotierender Behälter	–	
Mischgüte unter optimalen Bedingungen (s_{rel})	≤ 2% (A_{rel} = 40)	0,7	[Lit. 2-48, Lit. 5-171]
Zerkleinerungseffekt	Keiner (A_{rel} = 100)	1,0	
Ansatzgröße, Füllungsgrad	ca. 30 %	0,7	[Lit. 2- 48, Lit. 5-171]
Übliche Mischzeit bei z. B. 45 UpM	60 min (Hauptmischung)		[Lit. 2-48,
	6 min (Schmiermittelzumischung)	0,7	Lit. 5-171]
Aufwand			
▸ Beschickung	Einfach		
▸ Reinigung	Einfach		
▸ Einheiten	A_{rel} = 60	0,7	
Verfügbarkeit, Verwendbarkeit:			
▸ Produktionsstandort A	Ja	1,0	
▸ Produktionsstandort B			

Tabelle 10.54
Charakteristika des Mischers Turbula 2 l

Eigenschaft	Wert, Bezeichnung, Hinweis	SF	Quelle
Hersteller	Fa. W.A. Bachofen AG, Basel, CH		
Gerätetyp	Taumelmischer		
Mischgüte unter optimalen Bedingungen (s_{rel})	≤ 1% (A_{rel} = 80)	0,7	[Lit. 2-48, Lit. 5-171]
Zerkleinerungseffekt	Keiner (A_{rel} = 100)	1,0	
Ansatzgröße, Füllungsgrad	ca. 70%	0,7	[Lit. 2- 48, Lit. 5-171]
Übliche Mischzeit bei z. B. 45 UpM	20 min (Hauptmischung)		
	2 min (Schmiermittelzumischung)		

(Fortsetzung S. 283)

Tabelle 10.54
Charakteristika des Mischers Turbula 2 l (Fortsetzung)

Eigenschaft	Wert, Bezeichnung, Hinweis	SF	Quelle
Aufwand			
▶ Beschickung	Einfach		
▶ Reinigung	Einfach		
▶ Einheiten	$A_{rel} = 70$	0,7	
Verfügbarkeit, Verwendbarkeit:			
▶ Produktionsstandort A	Ja	1,0	
▶ Produktionsstandort B			

Tabelle 10.55
Charakteristika des Mischers Colette MP20

Eigenschaft	Wert, Bezeichnung, Hinweis	SF	Quelle
Hersteller	Fa. Machines Colette, Antwerpen		
Gerätetyp	Planetenmischer		Herstellerangaben
Baujahr	1978	1,0	Herstellerangaben
Ex-Schutz	Ja	1,0	Herstellerangaben
Mischgüte (s_{rel})	≤ 1% ($A_{rel} = 100$)	0,7	
Zerkleinerungseffekt	Gering ($A_{rel} = 80$)	1,0	
Ansatzgröße, Füllungsgrad	ca. 50%	1,0	Herstellerangaben
Übliche Mischzeit bei 119 UpM	30 min (Hauptmischung)	0,7	
	3 min (Schmiermittelzumischung)		
Rührer, Drehzahlbereich	44/77/119/208 UpM	1,0	Herstellerangaben
Abstreifer, Drehzahlbereich	44/77/119/208 UpM	1,0	Herstellerangaben
Kühlung möglich	Nein	1,0	Herstellerangaben
Niedrigste Guttemperatur realisierbar	30 °C	1,0	
Aufwand			
▶ Beschickung	Gering		
▶ Reinigung	Mittel		
▶ Einheiten	$A_{rel} = 60$	0,8	
Verfügbarkeit, Verwendbarkeit:			
▶ Produktionsstandort A	Ja	1,0	
▶ Produktionsstandort B			

Tabelle 10.56
Charakteristika des Mischers Diosna V10

Eigenschaft	Wert, Bezeichnung, Hinweis	SF	Quelle
Hersteller	Fa. Dierks u. Söhne, Osnabrück		
Gerätetyp	Schnellmischer	–	Herstellerangaben
Baujahr	1994	1,0	Herstellerangaben
Exschutz	nein	1,0	Herstellerangaben
Mischgüte (s_{rel})	≤ 1% ($A_{rel} = 100$)	0,7	
Zerkleinerungseffekt	Gering ($A_{rel} = 80$)	1,0	
Ansatzgröße, Füllungsgrad	ca. 50%	1,0	Herstellerangaben
Übliche Mischzeit bei 300 UpM	10 (Hauptmischung)	0,7	
	1 (Schmiermittelzumischung)		
Rührer, Drehzahlbereich	0–300 UpM	1,0	Herstellerangaben
Zerhacker, Drehzahlbereich	0–3000 UpM	1,0	Herstellerangaben
Kühlung möglich	Nein	1,0	Herstellerangaben
Niedrigste Guttemperatur realisierbar	50 °C	1,0	
Aufwand			
▶ Beschickung	Gering		
▶ Reinigung	Gering		
▶ Einheiten	$A_{rel} = 60$	0,8	
Verfügbarkeit, Verwendbarkeit:			
▶ Produktionsstandort A	Ja	1,0	
▶ Produktionsstandort B			

Tabelle 10.57
Charakteristika des Mischers Lödige MTG 30

Eigenschaft	Wert, Bezeichnung, Hinweis	SF	Quelle
Hersteller	Lödige, Paderborn		
Gerätetyp	Schnellmischer		Herstellerangaben
Baujahr	1989	1,0	Herstellerangaben
Exschutz	Ja	1,0	Herstellerangaben
Mischgüte (s_{rel})	≤ 1% ($A_{rel} = 100$)	0,7	
Zerkleinerungseffekt	Gering ($A_{rel} = 80$)	1,0	
Ansatzgröße, Füllungsgrad	ca. 50%	1,0	Herstellerangaben
Übliche Mischzeit bei 300 UpM	10 (Hauptmischung)	0,7	
	1 (Schmiermittelzumischung)		
Rührer, Drehzahlbereich	100 - 490 UpM	1,0	Herstellerangaben
Zerhacker, Drehzahlbereich	1500/3000 UpM	1,0	Herstellerangaben
Kühlung möglich	Nein	1,0	Herstellerangaben
Niedrigste Guttemperatur realisierbar	50 °C	1,0	

(Fortsetzung S. 285)

Tabelle 10.57
Charakteristika des Mischers Lödige MTG 30 (Fortsetzung)

Eigenschaft	Wert, Bezeichnung, Hinweis	SF	Quelle
Aufwand			
▶ Beschickung	Gering		
▶ Reinigung	Gering		
▶ Einheiten	$A_{rel} = 60$	0,8	
Verfügbarkeit, Verwendbarkeit:			
▶ Produktionsstandort A	Ja	1,0	
▶ Produktionsstandort B			

Tabelle 10.58
Charakteristika des Wirbelschichtgerätes Uni Glatt/A

Eigenschaft	Wert, Bezeichnung, Hinweis	SF	Quelle
Hersteller	Fa. Glatt, Binzen	–	
Gerätetyp	Wirbelschichtgerät	–	
Baujahr	1976	0,5	
Exschutz	Nein	1,0	
Zusatzregelung für Zulufttemperatur	Ja	1,0	[Lit. 3-1]
Temperaturfühler für Zuluft, Gut, Abluft	Ja	1,0	[Lit. 3-1]
Feuchtefühler für Abluft	Ja	1,0	[Lit. 3-1]
Maximale Zulufttemperatur	80 °C	0,9	Herstellerangaben
Maximale Zuluftgeschwindigkeit	240 m³/h	0,9	Herstellerangaben
Niedrigste Guttemperatur realisierbar	40 °C	1,0	
Ansatzgröße, Füllungsgrad	0,8 l (Pulver) 1,0 l (Pellets)	0,8	Herstellerangaben
Bodenfläche	75 cm²	1,0	Herstellerangaben
Lochbodenscheibe	84/4	1,0	Herstellerangaben
Düsenfabrikat	Fa. Schlick	1,0	Herstellerangaben
Düsentyp	Zweistoffdüse 970/S3	1,0	Herstellerangaben
Düsenöffnung	0,8 mm	1,0	Herstellerangaben
Düsenluftspalt (Düseneinstellung)	0,5 mm	1,0	Herstellerangaben
Sprührichtung	Von oben	1,0	
Aufwand			
▶ Beschickung	Einfach		
▶ Reinigung	Mittel		
▶ Einheiten	$A_{rel} = 50$	0,8	
Filtersieb (Coating-Prozess)	0,1 mm	1,0	
El. Entladungsvorrichtung	Nein	1,0	
k_{ZT2} (Temperaturverlust)	10 °C	1,0	
Verfügbarkeit, Verwendbarkeit:			
▶ Produktionsstandort A	Ja	1,0	
▶ Produktionsstandort B			

10.4.2 Siebgeräte

Tabelle 10.59
Charakteristika des Wurf-/Vibrationssiebes

Eigenschaft	Wert, Bezeichnung, Hinweis	SF	Quelle
Hersteller	Fa. Retsch, Deutschland		
Gerätetyp	Vibrationssieb		
Baujahr			
Max. Vibrationswert			
Aufwand			
▸ Beschickung	Einfach		
▸ Reinigung	Einfach		
▸ Einheiten	$A_{rel} = 80$	1,0	
Verfügbarkeit, Verwendbarkeit:			
▸ Produktionsstandort A	Ja	1,0	
▸ Produktionsstandort B			

Tabelle 10.60
Charakteristika des Oszilationssiebes Frewitt MG 40

Eigenschaft	Wert, Bezeichnung, Hinweis	SF	Quelle
Hersteller	Fa. Frewitt, Schweiz		
Gerätetyp	Oszillationssieb		
Baujahr	1990	0,5	
Max. Oszilationsgeschwindigkeit	300 min^{-1}	1,0	Herstellerangaben
Abstand: Sieb/Oszillator	Variabel (Sollwert 1 mm)	0,8	
Aufwand			
▸ Beschickung	Einfach		
▸ Reinigung	Mittel		
▸ Einheiten	$A_{rel} = 70$	0,8	
Verfügbarkeit, Verwendbarkeit:			
▸ Produktionsstandort A	Ja	1,0	
▸ Produktionsstandort B			

10.4.3 Trockner

Siehe Tabelle 10.58 (S. 285)

Tabelle 10.61
Charakteristika des Trockenschrankes TU 60/60

Eigenschaft	Wert, Bezeichnung, Hinweis	SF	Quelle
Hersteller	Fa. Hereaus, Hanau		
Gerätetyp	Hordentrockenschrank		
Baujahr	1978	1,0	Herstellerangaben
Exschutz	Ja	1,0	Herstellerangaben
Maximale Zulufttemperatur	350 °C	1,0	Herstellerangaben
Fassungsvolumen (Trocknungsgut)	12 kg	1,0	Herstellerangaben
Umluft/Zuluft	Stufenlos einstellbar	1,0	
Aufwand			
▸ Beschickung	Einfach		
▸ Reinigung	Mittel		
▸ Einheiten	$A_{rel} = 80$	0,9	
Verfügbarkeit, Verwendbarkeit:			
▸ Produktionsstandort A	Ja	1,0	
▸ Produktionsstandort B			

Tabelle 10.62
Charakteristika des Trockners Glatt TR

Eigenschaft	Wert, Bezeichnung, Hinweis	SF	Quelle
Hersteller	Fa. Glatt, Binzen		
Gerätetyp	Wirbelschichttrockner		
Baujahr	1976		Herstellerangaben
Exschutz	Nein	1,0	Herstellerangaben
Maximale Zulufttemperatur	70°	1,0	Herstellerangaben
Max. Zuluftgeschwindigkeit	ca. 200 m³/h	1,0	Herstellerangaben
Füllungsgrad (Trocknungsgut)	3,5 l	0,5	
Aufwand			
▸ Beschickung	Gering		
▸ Reinigung	Mittel		
▸ Einheiten	$A_{rel} = 60$	0,8	
Verfügbarkeit, Verwendbarkeit:			
▸ Produktionsstandort A	Ja	1,0	
▸ Produktionsstandort B			

10.4.4 Tablettiermaschinen

Tabelle 10.63
Charakteristika der Tablettiermaschine PH 100 (Maschine 1)

Eigenschaft	Wert, Bezeichnung, Hinweis	SF	Quelle
Hersteller	Fa. Korsch, Deutschland	–	
Gerätetyp	Rundlaufpresse	–	
Baujahr			
Förderprinzip	Schwerkraft	1,0	
Teilkreisdurchmesser	125 mm	1,0	
Stempelkopfplateaudurchmesser	9 mm	1,0	
Maximale Oberstempeleintauchtiefe	4 mm	1,0	Herstellerangaben
Anzahl der Stempel	6	1,0	
Maximale Matrizenfülltiefe	15 mm	1,0	Herstellerangaben
Pressstationen	1	1,0	
Maximale Maschinengeschwindigkeit	90 UpM	1,0	Herstellerangaben
Maximale Presskraft	60 kN	1,0	Herstellerangaben
Vorpressung möglich	Nein	1,0	
Druckrollendurchmesser	12 cm	1,0	
Erforderlicher Böschungswinkel (Füllgut)	≤ 40°	0,7	
Verfügbarkeit, Verwendbarkeit:			
▶ Produktionsstandort A	Ja ($A_{rel} = 0$)	1,0	
▶ Produktionsstandort B			

Tabelle 10.64
Charakteristika der Tablettiermaschine PH 230 (Maschine 2)

Eigenschaft	Wert, Bezeichnung, Hinweis	SF	Quelle
Hersteller	Fa. Korsch, Deutschland	–	
Gerätetyp	Rundlaufpresse	–	
Baujahr		1,0	
Förderprinzip	Rührflügel		
Teilkreisdurchmesser			
Stempelkopfplateaudurchmesser			
Maximale Oberstempeleintauchtiefe			
Anzahl der Stempel			
Maximale Matrizenfülltiefe	15 mm	1,0	

(Fortsetzung S. 289)

Tabelle 10.64
Charakteristika der Tablettiermaschine PH 230 (Maschine 2) (Fortsetzung)

Eigenschaft	Wert, Bezeichnung, Hinweis	SF	Quelle
Pressstationen	1	1,0	
Maximale Maschinengeschwindigkeit			
Maximale Presskraft			
Vorpressdruck/Hauptpressdruck	0–0,2	1,0	
Druckrollendurchmesser			
Erforderlicher Böschungswinkel (Füllgut)	≤ 55°	0,7	
Verfügbarkeit, Verwendbarkeit:			
▶ Produktionsstandort A	Ja ($A_{rel} = 0$)	1,0	
▶ Produktionsstandort B			

10.4.5 Coater

Siehe Tabelle 10.58 (S. 285).

Tabelle 10.65
Charakteristika des Wirbelschichtcoaters WSG 30

Eigenschaft	Wert, Bezeichnung, Hinweis	SF	Quelle
Hersteller	Fa. Glatt, Binzen	–	
Gerätetyp	Wirbelschichtgerät	–	
Baujahr	1985		
Exschutz	Ja	1,0	
Regelung für Zulufttemperatur	Ja	1,0	Herstellerangaben
Temperaturfühler für Zuluft, Gut, Abluft	Ja	1,0	[Lit. 3-1]
Feuchtefühler für Abluft	Ja	1,0	[Lit. 3-1]
Maximale Zulufttemperatur			
Maximale Zuluftgeschwindigkeit			
Niedrigste Guttemperatur realisierbar	40 °C	1,0	Herstellerangaben
Ansatzgröße, Füllungsgrad	50 kg (Pellets)	0,8	
Bodenfläche			
Lochbodenscheibe			
Düsenfabrikat		1,0	
Düsentyp	Zweistoffdüse	1,0	Herstellerangaben
Düsenöffnung	1,8 mm, 4/2 U	1,0	Herstellerangaben
Düsen-Luftspalt (Düseneinstellung)			
Sprührichtung	Von oben	1,0	

(Fortsetzung S. 290)

Tabelle 10.65
Charakteristika des Wirbelschichtcoaters WSG 30 (Fortsetzung)

Eigenschaft	Wert, Bezeichnung, Hinweis	SF	Quelle
Aufwand			
▸ Beschickung	Einfach		
▸ Reinigung	Mittel		
▸ Einheiten	$A_{rel} = 50$	0,8	
Filtersieb (Coating-Prozess)	0,1 mm	1,0	
El. Entladungsvorrichtung	Ja	1,0	
k_{ZT2} (Temperaturverlust)	5 °C	1,0	
Verfügbarkeit, Verwendbarkeit:			
▸ Produktionsstandort A	Ja	1,0	
▸ Produktionsstandort B			

Tabelle 10.66
Charakteristika des Trommelcoaters LHC-30

Eigenschaft	Wert, Bezeichnung, Hinweis	SF	Quelle
Hersteller	Fa. Lödige, Paderborn		
Gerätetyp	Trommelcoater		
Baujahr	1992	1,0	Herstellerangaben
Exschutz	Ja	1,0	Herstellerangaben
Anzahl der Schikanen	4	1,0	Herstellerangaben
Perforation der Trommel	4 Segmente (Öffnungen: 2·10 mm)	1,0	Herstellerangaben
Nutzvolumen Trommel	2,3 l	1,0	Herstellerangaben
Ansatzgröße (Kerne)	1,2 kg	1,0	Herstellerangaben
Drehzahlbereich Trommel	3–35 UpM	1,0	Herstellerangaben
Maximale Zuluftgeschwindigkeit	48 m^3/h	1,0	Herstellerangaben
Maximale Zulufttemperatur	100 °C	0,8	Herstellerangaben
Messbereich Zulufttemperatur	0–100 °C	1,0	Herstellerangaben
Messbereich Ablufttemperatur	0–100 °C	1,0	Herstellerangaben
k_{ZT2} (Temperaturverlust)	8 °C	1,0	B42
Düsentyp	Zweistoffdüse: 1/8 JJ (Fa. Spraying Systems) Düsenbohrung: 0,7 mm	1,0	Herstellerangaben
Max. Zerstäubungsluftdurchsatz	40 l/min (bei 2 bar)	1,0	Herstellerangaben
Max. Durchsatz der Überzugsformulierung	> 20 ml/min	0,8	–
Mechanische Gutbelastung	Gering	1,0	
Aufwand			
▸ Beschickung	Einfach		
▸ Reinigung	Einfach		

(Fortsetzung S. 291)

Tabelle 10.66
Charakteristika des Trommelcoater LHC-30 (Fortsetzung)

Eigenschaft	Wert, Bezeichnung, Hinweis	SF	Quelle
▶ Einheiten	$A_{rel} = 100$	1,0	
Verfügbarkeit, Verwendbarkeit:			
▶ Produktionsstandort A	Ja	1,0	
▶ Produktionsstandort B			

Tabelle 10.67
Charakteristika des Trommelcoaters Accela Cota 10

Eigenschaft	Wert, Bezeichnung, Hinweis	SF	Quelle
Hersteller	Fa. Manesty, Liverpool		
Gerätetyp	Trommelcoater		
Baujahr	1988		
Exschutz	Ja	1,0	Herstellerangaben
Anzahl der Schikanen			
Perforation der Trommel			
Nutzvolumen Trommel			
Ansatzgröße (Kerne)	12 kg	1,0	Herstellerangaben
Drehzahlbereich Trommel	24 UpM	1,0	Herstellerangaben
Maximale Zuluftgeschwindigkeit			
Maximale Zulufttemperatur	100 °C	0,8	Herstellerangaben
Messbereich Zulufttemperatur	0–100 °C	1,0	Herstellerangaben
Messbereich Ablufttemperatur	0–100 °C	1,0	Herstellerangaben
k_{ZT2} (Temperaturverlust)	6 °C	1,0	B42
Düsentyp	Zweistoffdüse: Walter	1,0	Herstellerangaben
	Bohrung: 1 mm		
Max. Zerstäubungsluftdurchsatz			
Max. Durchsatz der Überzugsformulierung		-	
Mechanische Gutbelastung	Gering	1,0	
Aufwand			
▶ Beschickung	Einfach		
▶ Reinigung	Einfach		
▶ Einheiten	$A_{rel} = 100$	1,0	
Verfügbarkeit, Verwendbarkeit:			
▶ Produktionsstandort A	Ja	1,0	
▶ Produktionsstandort B			

10.4.6 Extruder

Tabelle 10.68
Charakteristika des Extruders Pharmex T35

Eigenschaft	Wert, Bezeichnung, Hinweis	SF	Quelle
Hersteller	Fa. Gabler Maschinenbau, Ettlingen, CH		
Gerätetyp	Einschneckenextruder, axial		Herstellerangaben
Baujahr	1998		Herstellerangaben
Exschutz	Nein	1,0	Herstellerangaben
Durchsatz	0,5–5 kg/h	1,0	Herstellerangaben
Drehzahl der Schnecke Leistungsbereich	0–150 UpM	0,8	Herstellerangaben
Kühlung möglich	Ja	1,0	Herstellerangaben
Niedrigste Guttemperatur realisierbar	ca. 25 °C	0,8	
Zugehörige Matrizen/Matrizenöffnungen	LP 2/1000 µm	1,0	[Lit. 4-1]
Gutzufuhr	Manuell	1,0	[Lit. 4-1)
Totvolumen	ca. 100 g	1,0	[Lit. 4-1)
Aufwand			
▸ Beschickung	Mittel		
▸ Reinigung	Hoch		
▸ Einheiten	$A_{rel} = 50$	1,0	
Verfügbarkeit, Verwendbarkeit:			
▸ Produktionsstandort A	Ja	1,0	
▸ Produktionsstandort B			

Tabelle 10.69
Charakteristika des Extruders Nica E 140

Eigenschaft	Wert, Bezeichnung, Hinweis	SF	Quelle
Hersteller	Fa. Nica Systems AB, Schweden		
Gerätetyp	Radialextruder mit gegenläufigem Zuführwerk		Herstellerangaben
Baujahr	1988	1,0	Herstellerangaben
Exschutz	Nein	1,0	Herstellerangaben
Durchsatz	3–4 l/min	1,0	Herstellerangaben
Drehzahl Extruder	25–150 UpM	1,0	Herstellerangaben
Drehzahlbereich Zuführwerk	35–200 UpM	1,0	Herstellerangaben
Leistungsbereich	max. 1,1 KW	1,0	Herstellerangaben
Kühlung möglich	Nein	01,0	Herstellerangaben

(Fortsetzung S. 293)

Tabelle 10.69
Charakteristika des Extruders Nica E 140 (Fortsetzung)

Eigenschaft	Wert, Bezeichnung, Hinweis	SF	Quelle
Niedrigste Guttemperatur realisierbar	ca. 40 °C	1,0	
Zugehörige Matrizen/Matrizenöffnungen	Ringmatrize/800 µm	0,8	Herstellerangaben
	Ringmatrize/1000 µm		
	Ringmatrize/1200 µm		
Gutzufuhr	Manuell (Gutbehälter 10 l)	1,0	Herstellerangaben
Totvolumen	ca. 50 g	1,0	Herstellerangaben
Aufwand			
▸ Beschickung	Gering		
▸ Reinigung	Mittel		
▸ Einheiten	$A_{rel} = 50$	1,0	
Verfügbarkeit, Verwendbarkeit:			
▸ Produktionsstandort A	Ja	1,0	
▸ Produktionsstandort B			

10.4.7 Spheronizer

Tabelle 10.70
Charakteristika des Spheronizers Gabler Typ 602

Eigenschaft	Wert, Bezeichnung, Hinweis	SF	Quelle
Hersteller	Fa. Gabler Maschinenbau, Ettlingen, CH		
Gerätetyp	Ausrunder	1,0	Herstellerangaben
Baujahr	1995	1,0	Herstellerangaben
Exschutz	Nein	1,0	Herstellerangaben
Riffelscheibendurchmesser	600 mm	1,0	
Beladung	1–10 kg	1,0	
Drehzahlbereich	200–1200 UpM	1,0	
Rundungszeit	1–200 s	1,0	
Entleerung	Automatisch	1,0	
Dichtung Platte / Behälter	Druckluftspaltdichtung	1,0	
Aufwand			
▸ Beschickung	Gering		
▸ Reinigung	Hoch		
▸ Einheiten	$A_{rel} = 50$	1,0	
Verfügbarkeit, Verwendbarkeit:			
▸ Produktionsstandort A	Ja	1,0	
▸ Produktionsstandort B			

Tabelle 10.71
Charakteristika des Spheronizers Nica S 450

Eigenschaft	Wert, Bezeichnung, Hinweis	SF	Quelle
Hersteller	Fa. Nica Systems AB, Schweden		
Gerätetyp	Ausrunder		
Baujahr	1988	1,0	Herstellerangaben
Exschutz	Nein	1,0	Herstellerangaben
Riffelscheibendurchmesser	450 mm	1,0	Herstellerangaben
Beladung	0,1–2,5 kg	1,0	Herstellerangaben
Drehzahlbereich	100–900 UpM	1,0	Herstellerangaben
Rundungszeit	10–∞ s	1,0	Herstellerangaben
Entleerung	Manuell	1,0	Herstellerangaben
Dichtung Platte / Behälter	Druckluft-Spaltdichtung	1,0	Herstellerangaben
Aufwand			
▶ Beschickung	Gering		
▶ Reinigung	Hoch		
▶ Einheiten	$A_{rel} = 50$	1,0	
Verfügbarkeit, Verwendbarkeit:			
▶ Produktionsstandort A	Ja	1,0	
▶ Produktionsstandort B			

10.4.8 Kapselfüllmaschinen

Tabelle 10.72
Charakteristika der Kapselfüllmaschine AZ 60

Eigenschaft	Wert, Bezeichnung, Hinweis	SF	Quelle
Hersteller	Fa. Zanasi, Italien		
Gerätetyp	Röhrchendosierer		
Abfüllleistung	Max. 60.000/h	1,0	Herstellerangaben
Erforderlicher Böschungswinkel (Füllgut)	30–45°	0,7	[Lit. 2-1]
Hausner-Faktor (Soll)	≥ 1,2	0,7	[Lit. 2-1]
Verfügbarkeit, Verwendbarkeit:			
▶ Produktionsstandort A	Ja ($A_{rel} = 0$)	1,0	
▶ Produktionsstandort B			

Tabelle 10.73
Charakteristika der Kapselfüllmaschine GFK 800

Eigenschaft	Wert, Bezeichnung, Hinweis	SF	Quelle
Hersteller	Fa. Höfliger u. Karg, Deutschland		
Gerätetyp	Dosierscheibenprinzip		
Abfüllleistung	Max. 48.000/h	1,0	Herstellerangaben
Erforderlicher Böschungswinkel (Füllgut)	30–55°	0,7	[Lit. 2-1]
Hausner-Faktor (Soll)	≥ 1,1	0,7	[Lit. 2-1]
Verfügbarkeit, Verwendbarkeit:			
▸ Produktionsstandort A	Ja ($A_{rel} = 0$)	1,0	
▸ Produktionsstandort B			

10.5 Packmittel und ihre Eigenschaften, Klimazonen

Arzneimittel werden entsprechend den Anforderungen bzgl. Schutz vor äußeren Einflüssen und Zersetzung unter verschiedenen klimatischen Bedingungen (Klimazonen, s. Kap. 1.2) in geeignete Packmittel verpackt. Bei absolut dichten Packmitteln ist das Mikroklima innerhalb der Verpackung, das bei Temperaturänderungen schwankt, und das Klima in den Produktionsräumen zu beachten.

Langzeithaltbarkeitsprüfungen in vorgesehenen Packmittel werden unter entsprechenden Lagerbedingungen durchgeführt. Tabelle 10.74 enthält eine Übersicht über die verschiedenen Packmittelkategorien, Schutzwirkungen und Klimabedingungen.

Tabelle 10.74
Packmittel und Lagerungsbedingungen

Kate-gorie	Packmittel		Schutzwirkung gegenüber Luftfeuchte-schwankungen	Licht-schutz	Produk-tions-klima	Lagerungsbedingungen nach 180 Tagen (innerhalb der Packung, Beispiele) Klimazonen			
	A	B				1	2	3	4
I	Aluminium-folie	Glas oder PP-Behälter mit Stopfen und Trocken-mittel, Um-karton	Absoluter, langfris-tiger Schutz vor äußerer Luft-feuchte	Ja	21 °C, 25 % r.F.	21 °C, 25 % r.F.	25 °C, 18 % r.F.	31 °C, 14 % r.F.	31 °C, 14 % r.F.
II	PP-Folie + Aluminum-folie	–	Sehr gut	Gering	21 °C, 45 % r.F.	21 °C, 45 % r.F.	25 °C, 40 % r.F.	31 °C, 30 % r.F.	31 °C, 50 % r.F.

(Fortsetzung S. 296)

Tabelle 10.74
Packmittel und Lagerungsbedingungen (Fortsetzung)

Kate-gorie	Packmittel A	Packmittel B	Schutzwirkung gegenüber Luftfeuchte-schwankungen	Licht-schutz	Produk-tions-klima	Lagerungsbedingungen nach 180 Tagen (innerhalb der Packung, Beispiele) Klimazonen			
						1	2	3	4
III	PVC/PVDC-Folie + Aluminiumfolie	PP-Röhren mit Stopfen, Umkarton	Gut	Gering	21 °C, 45 % r.F.	21 °C, 45 % r.F.	25 °C, 50 % r.F.	31 °C, 30 % r.F.	31 °C, 60 % r.F.
IV	PVC-Folie + Aluminium-folie	PE- oder PVC-Röhren mit Stopfen, Umkarton	Mittelmäßig	Gering	21 °C, 45 % r.F.	21 °C, 45 % r.F.	25 °C, 60 % r.F.	31 °C, 35 % r.F.	31 °C, 70 % r.F.
V	Papier, Pappe	Papier, Pappe, Umkarton	Sehr gering	Mittel	21 °C, 45 % r.F.	21 °C, 45 % r.F.	25 °C, 60 % r.F.	31 °C, 40 % r.F.	31 °C, 70 % r.F.

Kommentare zu Tabelle 10.74:

Ad I A: PA/Alu/PVC: 25/45/60 µm und Alu: 20 µm
Ad II A: PP: 300 µm und Alu: 20 µm
Ad III A: PVC/PVDC: 250/40 µm und Alu: 20 µm
Ad IV A: PVC: 250 µm und Alu: 20 µm

Sachverzeichnis

A

Abbildungsvorschrift 56, 84
- für Extrudiermitteleigenschaften 85
- für Füllstoffeigenschaften 21, 112
- für Mischereigenschaften 31
- für Schmiermitteleigenschaften 29

Abfüllkompaktierung 15, 17
Abrasivität 111, 112, 194
Abrieb 76, 87, 115, 201
Abstand
- Düse/Boden 49
- Düse/Kernbett 155, 156

Abstreiferdrehzahl
- nach Flüssigkeitszugabe 81
- Vormischung und Flüssigkeitszugabe 81

AcDiSol 24, 113, 264
Adhäsion 14, 15, 27, 28, 44, 54, 100, 102, 108, 115, 132, 136, 194
Aerosil 200 26, 114, 252
Aerosol OT 261
Alternativen 10, 21–23, 32, 54, 57–59, 62, 83, 85, 87, 104–107, 110, 113–117, 137, 169, 181
Antiklebemittel 153, 169, 181, 281
AQOAT-MF 272
Arzneistoff
- Gegenion 79, 148, 167, 179
- Gehaltseinheitlichkeit 17, 27, 47, 104, 115, 116
- Hygroskopizität 17
- Lichtempfindlichkeit 16
- Lösegeschwindigkeit 21, 47, 75
- Masseneinheitlichkeit 17, 26, 104
- Schmelzpunkt 13, 41, 75
- Schüttvolumen 17
- Teilchengröße 17, 104

Arzneistoffdosis 14, 42, 76, 100, 132, 179
Arzneistoffeigenschaften 4, 13, 15, 16, 41, 44, 75, 78, 99, 102, 117, 131, 134, 145, 147, 165, 167, 177, 179
- chemische 16, 46, 79, 103
- presstechnische 45

Arzneistofffreigabe 177
Arzneistoff-Füllstoff-Mischung 53
Arzneistoffgehalt 167, 179
Arzneistofflöslichkeit 181
Arzneistoffmasse je Tablette 147
Arzneistoffstabilität 16, 46, 75, 78, 103
Aufladbarkeit 166, 177
- von Pellets 178

Auflockerungsfaktor 48, 52
Auflösung 177
- Beginnverzögerung 76, 166, 167
- Geschwindigkeit 14, 15, 42, 44, 76, 78, 86, 102, 132, 135
- Halbwertszeit 76, 78, 86, 100, 147, 166, 167, 178, 179, 181
- Zeitraum 14, 132, 135

Ausrundungsdauer 82
Ausstoßfläche 109
Ausstoßkonstante 45, 54, 102, 134, 135, 199
Ausstoßkraft 53, 55, 100, 107, 109, 111, 115, 132, 136, 202
- maximale 101

Auswahlkriterien 8, 9, 49, 51, 54, 61
- für Füllstoffe und Pressdruck 111
- von Extrudiermitteln 85
- von Füllstoffen 20, 22, 55, 84
- von Granulierflüssigkeiten 59, 61
- von Mischern 31
- von Netzmitteln 23, 105
- von Polymeren, Filmbildner 153
- von Pressdruckniveaus 107
- von Schmiermitteln 28
- von Sprengmitteln 24
- von Sprühflüssigkeiten 149

Avicel
- PH 101 52, 83, 224
- PH 102 18, 107, 226
- PH 200 136, 229

B

Bedingung
- gerätespezifische 4, 13, 15, 41, 44, 75, 77, 99, 101, 131, 145, 146, 155, 163, 166, 170, 177, 178
- produktspezifische 4, 13, 15, 41, 44, 75, 77, 99, 101, 131, 145, 146, 163, 166, 177, 178

Befeuchten 48
Befeuchtungsflüssigkeit 79, 83
Beginnverzögerung der Freigabe 76, 166, 167
Beladung 81, 82
Benetzbarkeit 14, 15, 23, 102, 105
Beschaffenheit der Tablettenoberfläche 149
Bestimmungsmethoden 8, 192
Bindekraft 202
Bindekraftkonstante 45, 57, 60, 61

Bindemittel 51, 59, 253
- Auswahl 58
- Masse 60, 135
- Typ 135
Binderkonstante 205
Böschungswinkel 15, 19, 22, 26, 42, 53, 55, 60, 100, 102, 111, 132, 135, 193
- von Pulvermassen 101
- Fließverhalten 45
Brikettgranulierung 48
Brucheffekt 58, 205
Bruchfestigkeit 42, 43, 54, 55, 57, 58, 100, 107, 109, 111, 132, 136, 146, 147, 157, 166, 167, 178, 179, 202, 209
- von Pellets 86
- mittlere 61
Bruchkonstante 45, 102, 134, 135, 199

C
Calciumhydrogenphosphat-Dihydrat 107
Coaten 155, 170, 289
Collette MP20 30, 80

D
Darmsaft 145, 177
Deckelneigung 103
Deckkraft, reziproke 212
Demonstrationsbeispiele 32, 62, 87, 117, 137, 157, 171, 181
Dichte
- relative 58, 100, 147
- scheinbare 196
- wahre 15, 44, 78, 102, 108, 135, 195
Diosna V10 30, 48
Dispersion, wässrige 177
Drehzahl 30
Druckstabilität 132, 134
Druckzersetzung 61, 107, 111, 199
- Zersetzungsprodukt 100
Durchmesser 147
- mittlerer 167, 179
Düsenklappenstellung 170

E
Effekt, antikohäsiver 28
Egalisieren (Trockensieben) 48
Eigenschaftsprognosen 8, 18, 23, 25–28, 51, 52, 57, 60, 77–79, 86, 104, 106, 108, 111, 114, 115, 117, 133, 168, 169, 181
Eigenschaftswert, normierter 9, 20
Eisenoxid
- gelbes 150
- rotes 150
Elastizitätsfaktor 45, 54, 55, 102, 108, 111, 134, 135, 194
Emcompress 107, 235
Endprodukt 4
Entmischung 13, 19, 42, 100, 108, 111, 132, 193
Entscheidungsanalyse 8, 9, 23, 26, 27, 58, 61
Entsorgungsproblematik 59, 149
Entwicklungsabbruch 54
Entwicklungsproblem 5, 13, 41, 75, 99, 131, 145, 165, 177
Entwicklungsschritt 5, 13, 41, 75, 99, 131, 145, 165, 177
Entwicklungsschrittaktion 6, 41, 75, 99, 13, 131, 145, 165, 177
Ethanol (unvergällt) 149
EuAB (NT1999) 57
Eudragit
- L30D-55 270
- RL 30 D 180, 275
- RS 30 D 180, 275
Expansionskammerbegrenzung 170, 171
Exschutz 51
Extruder 292
- Nica E 140 292
- Pharmex T 35 292
Extruderkonstante 198
Extrudierbarkeit 85, 207
Extrudiermittel 78, 83, 252
- Auswahlkriterien 85
- Masse 83
- verfügbare 83
Extrusionsdruck 87

F
Fallmischer 115
Feinanteil 44, 135
- <0,10 mm 42
- <0,5 Median 15
- X^{fein} 60
Feuchtegehalt 42, 76, 78, 135, 147, 167, 179, 199
Feuchtsieben 48
Filmbildner 150, 168, 177, 180
- Auswahl 151
- Auswahlkriterien 153
- Masse 168, 180
Fließregulierungsmittel 252
- Auswahl 26, 113, 137
- Masse 26
Fließverhalten 13, 19, 20, 22
Flüssigkeitsanteil, optimaler 45, 78, 86, 203
Flüssigkeitsaufnahmefähigkeit 83
Flüssigkeitsmasse 86, 165
Flüssigkeitszugabe
- Dauer 81
- Geschwindigkeit 81
Förderprinzip 101
Formfaktor (volumenbezogen) 15, 102
Freigabe siehe Auflösung
Frewitt MG 400 48
Friabilität 61, 76, 100, 111, 132, 145, 147, 153, 157, 166, 167, 178, 179, 201, 211
Fülleigenschaften 134
Füllmitteleignung 84, 207
Füllstoff 18, 52, 107, 213
- äußerer 43, 51, 133, 136
- Auswahl 17, 51, 79, 106, 133
- Auswahlkriterien 20, 22, 55, 84, 111
- Kosten 108
- Masse 18, 52, 79, 133
- verfügbarer 18, 51, 79, 106

G
Gastrointestinaltrakt 177
Gehaltseinheitlichkeit 14, 47, 49, 136, 193
- des Arzneistoffes 115, 116

– Entmischung 14
Gerätekonstante 205
Geschmackskaschierung 145
Glatt TR2 80
Gleichgewichtsfeuchte 42
Gleitmittel 281
Glycerinpalmitostearat 27
GranuLac
– 140 52, 79, 217
– 70 18, 220
Granulatdichte, wahre 61
Granulateigenschaft 131, 135, 136
Granulatfestigkeit 42, 54, 60, 136
Granulatfeuchte 51
Granulatgröße 54, 136, 205
– geometrisches Mittel 42
– mittlere 60, 61
Granulatmasse pro Dosis 136
Granulatschüttdichte 52
Granulatschüttvolumen
– pro Dosis 42, 60
Granulierflüssigkeit 54, 57
– Auswahlkriterien 59, 61
– Masse 54
– Temperatur 49, 50, 81
Granuliergerät 282
Granulierverfahren 44, 48
Grobanteil 45, 136
– > 0,7–1,0 mm 42
– X^{grob1} 60
– X^{grob2} 60
Grundgerüstklasse 5, 6, 16, 79, 148, 167, 179
Gruppe, funktionelle 16, 46, 79, 148,0 167, 179
– Gegenion 5
Gutfeuchte, kritische 57
Guttemperatur 155, 156, 170, 171
– optimale 153
Guttemperaturregelung 48
Guttemperaturkonstante 211

H
Halbfertigprodukt 145, 177
– nicht umhüllte Pellets
– – Eigenschaften 167, 179
– nicht umhüllte Tabletten
– – Eigenschaften 147

Halbfertigprodukteigenschaften 145, 165, 177
Haltbarkeitsdauer 3, 14, 18, 42, 76, 100, 132, 147
Hausner-Faktor 14, 20, 22
Hilfsstoffauswahl 108
Hilfsstoffeigenschaft 8
– Masse 8, 114
– Transformation 9
Hordentrockenschrank 48, 49, 80
Hülle
– Farbe 146, 157
– permeable 177
Hüllenfunktion 146, 157, 166, 178
Hydrolyse
– Zersetzungsprodukt 14, 42, 76, 100, 132, 147
Hydrophobisierung 117
Hydrophobisierungseffekt 28
Hydroxypropylmethylcellulose 150
Hydroxypropylmethylcellulose-acetat-succinat 150
Hygroskopizität 15, 20, 55, 84, 85, 197
– kritische relative Feuchte 22

I
Inkompatibilität 5, 7, 10, 20, 58
Inkompatibilitätsprüfung 13, 41

K
Kalottenhöhe 43, 100, 132, 147
Kapselfüllmaschine 14
– AZ 60 294
– GFK 800 294
Kapselfüllvolumen 14, 18, 43, 76
Kapselgranulat 52
Kapselgröße 14, 43, 76, 77, 166, 178
Kapselzerfall 21, 23
Klimazone 3, 4, 295
Knetdauer (nach Flüssigkeitszugabe) 50, 81
K.O.-Kriterium 9, 20, 54
Kollidon K90 59, 253
Kompatibilitätsprüfung 13, 18, 27, 53, 108

Kompressibilität 14
Konditionieren 28, 48, 155, 170
Konditionierungsdauer (Raumklima) 50
Korndichte, scheinbare 15, 102
Kosten 53
Kraftäquivalent 24
Krustengranulatkomprimat 53
Kubusmischer 30, 282
– Standardbedingungen 30

L
Lagerungsbedingung 4, 101, 146, 166, 178
Lagerungsluftfeuchte 15, 44, 77
Lagerungsstabilität 145
Lagerungstemperatur 15, 44, 77
α-Laktose × H_2O 18, 52, 107, 136
Lichteinfluss 145
Lichtempfindlichkeit 15, 44, 101, 134, 136, 147, 196
Lichtschutz 44, 77, 101, 166, 178
– Tablettenhülle 146, 157
Lödige MGT 30 80
Lösegeschwindigkeit 14, 15, 42, 44, 76, 78, 102, 104, 132, 135
– bei pH 1 100, 147
– bei pH 6,8 100, 147
Löslichkeit 15, 20, 22, 102, 167, 179, 195
– der Pulvermischung 59
– des Arzneistoffes 149
– in Methylenchlorid + Methanol 147
– in 2-Propanol 44
– in Wasser 44, 78, 111, 147
– mittlere 55
Lösung, feste 105
Lösungsmittel 266
Luftfeuchte
– (bei 21° C) bei Temperung 157
– kritische relative 17, 197
Lufttemperatur bei Temperung 157
Lycatab DSH 59, 254

M
Magensaft 145

Magnesiumstearat 255
Mahlgut, Zerkleinerung 28
Maisstärke 52, 231
Maschinengeschwindigkeit 55, 101, 110
- kritische 45, 53–55, 102, 109, 111, 134, 136, 195
- maximale 101, 133
Masseneinheitlichkeit 13, 100, 113
Maßnahme 5
- verfügbare 8, 21, 26, 48, 54, 58, 77, 104, 106, 114
Maßnahmenauswahl 20, 23, 26, 27, 49, 54, 58, 61, 78, 79, 87, 104, 106, 110, 113–115, 137, 169, 180, 181
Matrize 80
Matrizenfülltiefe 42, 100
- maximale 101, 132
Matrizenöffnung 77, 78, 87
Metallverträglichkeit 78, 198
Mg-Stearat 27
Mindestpolymerauftrag 153, 180
Mischdauer 31
- Hauptmischung 30
- Schmiermittelzumischung 30
Mischen 48
Mischer 30, 282
- Auswahlkriterien 31
- Colette MP20 283
- Diosna V10 284
- Lödige MTG 30 284
- Turbula 2 l 282
- verfügbarer 28, 115, 117
Mischerauswahl 27, 28, 115, 116
Mischgüte unter optimalen Bedingungen 31
Mischintensität 115
MSR 145
- Hülle 101
- Pellet 75
- Tablette 146

N
Na-Carboxymethylcellulose (vernetzt) 24, 113

Nachtrocknungsdauer 82
Nachtrocknungstemperatur 82
Na-Glykolstärke 23, 113
Na-Stearylfumarat 27
Natriumdioctoylsulfosuccinat 22, 104
Natriumdodecylsulfat 22, 104
Natriumstearylfumarat 258
Netzmittel 22, 104, 169, 260
- Auswahl 21, 154
- Auswahlkriterien 23, 105
Netzmittelmasse 23, 104
Netzmittelzusatz 17
Nica
- E 140
- - Matrize 80
- S 450 80
Nutzanteil 76, 83, 86, 208
- nach Siebung 87

O
Oberfläche, spezifische 167, 179
Oblong-Tablette 100
Oszillationssieb Frewitt MG 40 286
Oszillationsgeschwindigkeit 50
Oxidation
- Zersetzungsprodukt 14, 42, 76, 100, 132, 147

P
Packmittel 4, 44, 77, 101, 146, 166, 178, 295
Pellet, retardierend-überzogene 177
Pelletbruchfestigkeit 76, 77, 83
Pelletdurchmesser 77, 83
- mittlerer 76, 86, 87, 208
- Obergrenze 76, 167, 179
- Untergrenze 76, 167, 179
Pelletfriabilität 87
Pelletgewicht, mittleres 87, 167, 179
Pelletgröße
- Obergrenze 87
- Untergrenze 87
Pelletierverfahren 77, 80
Pelletmasse 170

- pro Dosis 167, 179
Pelletporosität 87
Pelletschüttdichte 83
Pelletschüttvolumen pro Dosis 76, 166, 167, 178, 179
Pelletzerfall 75
Permeabilität 180
Permeabilitätskonstante 153, 209
Pharmacoat 606 267
Pharmatose
- 80 213
- 80M 18
Pharmex T35 Gabler 80
pH-Reaktionen 165
- des Halbfertigproduktes 148
Pigment 278
- Farben 150
Pigmentanteil, maximaler 211
Pigmentauswahl 150
Planetenmischer 30
Ployvinylpyrrolidon (vernetzt) 24
Polierdauer 155, 156
Polierung 145
Polyethylacrylat-methylmethacrylat-trimethylammonia-ethyl-methacrylat-chlorid 180
Polyethylacrylmethacrylsäure 150
Polyethylenglykol PEG 6000 145
Polymer *siehe Filmbildner*
Polyplasdone XL 24, 113, 265
Polyvinylpyrrolidon 59
- vernetzt 113
Porosität 86, 107, 196
Precirol Ato 5 27, 259
Pressdruck 53, 111, 112
- Auswahlkriterien 106, 107, 111, 137
- maximaler 45, 53, 55, 60, 102, 108, 134, 136, 199
Pressdruckniveau 103, 106
Pressdruckstabilität 43
Pressfläche 109
Presskraft 100, 107, 109, 132, 202
- maximale 101
Primojel 24, 113, 262
Produktanforderung 3, 13, 41–43, 75, 76, 99, 100, 131, 132, 145, 146, 163, 166, 177, 178

Produktanforderungsprofil 3, 32, 116
Produktionsklima 15, 44, 77, 101, 146, 166, 178
Produktionsstandort 44, 77, 101, 146, 157, 166
2-Propanol 57, 149, 266
Prozessaufwand 51
Prozessbedingung 8, 28, 32, 49, 77, 115, 117, 169
Prozessschritt 77
Pulverhaftung 14
Pulvermischung 41
– Entmischung 19
– Fließverhalten 19
Pulvervolumen 30, 49, 50

Q
Qualität, pharmazeutische 20, 22–24, 28, 55, 59, 61, 84, 85, 105, 111, 149, 153
Quellfähigkeit 24, 52, 111
Quotient der mittleren Teilchengröße 20, 22

R
Rangzahl 9, 20, 27, 51, 54
Reaktion 46, 79, 134, 147, 148, 167, 179
Reibungskoeffizient 28
Reihung 20, 23, 26–28, 49, 54, 58, 61, 104, 106, 110, 113–115, 137, 169, 181
Reinigungsaufwand 51
Relative Feuchte, kritische 15, 61, 84, 85
– Hygroskopizität 15, 84, 85
Restfeuchte 78, 147, 166, 197, 178, 179
– Lösungsmittelreste in Hülle und Kern 146, 157
Retardeffekt 145
RET-Pellet 77
RET-Tabletten 146
Rissbildung 209
Röhrchendosierer 26
Rotationsgeschwindigkeit 81
– Extruderschnecke 81

– Zuführwerk 81
Rücksprung 6, 10, 62
Rührerdrehzahl 50, 81
– nach Flüssigkeitszugabe 81
– Vormischung und Flüssigkeitszugabe 81
Rundheit 76, 83, 86, 87, 167, 179, 208
Rütteln (Filtersack) 170

S
Schmelzpunkt 15, 45, 78, 102, 134, 147, 167, 179, 197
– des Arzneistoffes 104, 145, 165, 177
Schmiermittel 27, 51, 255
– Auswahlkriterien 28
– verfügbares 27, 114
Schmiermittelauswahl 27, 114, 137
Schmiermittelmasse 27, 114
Schmiermittelzumischung 29
Schnellmischer 30, 31, 49
Standardbedingungen 31
Schrumpfung 87
Schüttdichte 15, 18, 44, 102, 136, 167, 179, 194
Schüttvolumen 14, 108
– pro Dosis 25, 42, 86, 100, 111, 132, 136
Sicherheitsfaktor 4
Sicopharm Gelb 10 280
Sicovit Rot 30E 279
Siebgerät 286
Siebmaschenweite 50
SpheroLac 100 18, 215
Spheronizer 293
– Gabler Typ 602 80, 293
– Nica S 450 294
Sprengmittel 24, 25, 51, 113, 262
– Auswahlkriterien 24
– Rangzahlen 26
– verfügbare 25, 111
Sprengmittelauswahl 110, 131
Sprengmitteleigenschaft 26
Sprengmittelmasse 25
Sprühdauer 155, 156, 170, 171
Sprühdruck 155, 170

– bei Granulierflüssigkeit H_2O
Sprühflüssigkeit 149, 165
– Auswahl 148, 177
– Auswahlkriterien 149
Sprühgeschwindigkeit 155, 156, 170, 171, 210
– spezifische (bei H_2O) 49
Sprührichtung 170, 171
Stabilisator 105, 282
– Auswahl 154
Stabilität 5, 27
– des Arzneistoffes 149
– in künstlichem Magensaft 146, 167
– – Zersetzungsgeschwindigkeit 166
Stabilitätsgrenztemperatur 42
– 2-Propanol 45
– feucht 78
– trocken 45, 78
– Wasser 45
Stampfdichte 15, 18, 194
Stampfvolumen 14, 18
– pro Dosis 25
Standardabweichung, relative 47
Standardbedingungen 49, 50, 81
– für den Kubusmischer 30
– für den Mischer Collette MP20 31
– für den Schnellmischer 31
– für den Taumelmischer Turbula 2I 30
– Hordentrockenschrank TU 60/60 157
Starch 1500 18, 233
Stärke, pregelatinierte 18
Stearinsäure 27, 257
Steghöhe 43, 51, 100, 132, 147
Stempelbelag *siehe Adhäsion*
Stempelbelastbarkeit 101, 133
Stromaufnahme (Extrusionskraft) 81
Summe 51

T
Tablette
– Abrieb 110
– Breite *siehe Durchmesser*

- Bruchfestigkeit 54, 115
- Dichte 109, 132
- Durchmesser 43, 100, 132
- Farbe 209
- Form 100
- geforderte und prognostizierte Eigenschaften 118
- Granulat 41
- Länge 43, 100, 132, 147
- mittleres Gewicht 147
- Porosität 51, 100, 106
- Steghöhe 109
- Volumen 52, 106
- Zerfall 131
- Zusammensetzung und Herstellung 118

Tablettiermaschine 101, 288
- PH 100 288
- PH 230 288

Tablettierverfahren 101
Tablettose
- 60 136
- 80 107, 222
Talkum 281
Taumelmischer 30
- Turbula 2I
- - Standardbedingungen 30
Teilchendichte, scheinbare 44
Teilchenform 45, 197
Teilchengröße 102, 197
- des Arzneistoffes 104
- geometrisches Mittel 44, 78
- Gewichtsmittel 15
- mittlere 55, 111
- Volumenmittel 15, 44
Temperatur
- der Granulierflüssigkeit 49, 50, 81
- der Überzugsformulierung 155, 156, 170, 171
Tempern 155, 170
Temperungsdauer 157
Temperungsverfahren 146, 166, 178
Texapon K12 260
Titandioxid 150, 278
Toleranzbereich 3
Toleranzgrenze 9

Transformation 54
Trennmittel 281
Triethlycitrat 278
Trockenbindereigenschaft 83
Trockenmischdauer (vor Flüssigkeitszugabe) 50, 81
Trockenschrank TU 60/60 287
Trocknen 48, 155, 170, 287
Trockner Glatt TR 287
Trocknungsdauer 50, 82, 155, 156
- Verfahren 3 49
Trocknungsluftfeuchte 50, 82
Trocknungsphase
- Dauer 170, 171
Trocknungstemperatur 50, 82
- Zuluft, Verfahren 3 49
Trommelcoater
- Accela Cota 10 291
- LHC-30 290
Trommeldrehzahl
- in der Auftragsphase 155, 156
- in der Trocknungsphase 155, 156
- in der Vorwärmphase 155, 156
Trommelimprägnierung 155
Turbula 2I 30

U

Überzugsformulierung 169
- Temperatur 155, 156, 170, 171
- wässrige 153
Überzugsmittel
- freigaberetardierend 275
- löslich 267
- magensaftresistent 270
Überzugsverfahren 146, 154, 157, 166, 169, 178, 181
Umdrehungszahl 82
Umhüllungsverfahren 155, 170
Uniglatt 48
Untergruppe 8, 52, 107
Untergruppenzuordnung 18, 28, 54

V

Verdichtungskonstante 45, 102, 134–136, 199
Verfügbarkeit am Produktionsort 20, 23, 24, 28, 31, 51, 55, 59, 61, 84, 85, 105, 111, 149
Verträglichkeit, physiologische 20, 22–24, 28, 55, 61, 84, 85, 105, 111, 149, 153
Verweildauer im Resorptionsabschnitt 178
Verweilzeit 145, 178
Verwirbelbarkeit 49
Vibrationssieb 286
Volumenanteil 58
Vormischdauer (trockenes Vormischen) 49
Vormischung 27, 77, 115
Vorpresskraft 43, 101
- wählbare 101
Vorwärmphase
- Dauer 155, 156, 170, 171

W

Wasser 57, 149, 266
Wasseraufnahme 24
Wasserdampfdurchlässigkeit 211
Wasserempfindlichkeit des Arzneistoffes 16, 46, 103, 147, 167
Wassergehalt 76, 199
- freies Wasser 15
Wasserlöslichkeit 19
Wasserverlust 87
Weichkapsel 145
Weichmacher 153, 169, 181, 278
Werkzeughaftung siehe Adhäsion
Wert
- normierter 9
- optimaler 3
Wichtungsfaktor 9, 20, 54, 61
Wirbelschicht 57
Wirbelschichtcoater WSG 30 289
Wirbelschichtgerät Uni Glatt/A 285
Wirbelschichtgranulator 49
- optimaler Flüssigkeitsanteil 206
- spezifische Sprühgeschwindigkeit 206
Wirbelschichttrockner 80
Wirbelschichtverfahren 53
Wölbungsradius 43
Wurfsieb 48, 80, 286

Z

Zeichenerklärung 191
Zellulose, mikrokristalline 18, 52, 107, 136
Zerfallsdauer *siehe Zerfallszeit*
Zerfallszeit 14, 24, 61, 100, 107, 115, 132, 136, 194
– in künstlichem Darmsaft 146, 147, 157
– in künstlichem Magensaft 146, 147, 157
Zerhackerdrehzahl 50, 81
Zerkleinerungseffekt 31
Zersetzung 61, 87, 198
– Hydrolyse 20, 24, 28, 55, 61, 84, 85, 105, 111
– Oxidation 20, 24, 28, 55, 61, 84, 85, 105, 111
Zersetzungsexponent 46, 78
Zersetzungsgeschwindigkeit 146
Zersetzungsprodukt 3, 14, 42, 76, 100, 132, 134, 147
– Hydrolyse 16, 46, 78, 103
– in künstlichem Magensaft 167
– infolge Druckbelastung 42, 45, 103, 136
– Oxidation 16, 46, 78, 103
Zuluftfeuchte 155, 156, 170, 171
– absolute 44
Zuluftgeschwindigkeit 82, 155, 156
– Anfangswert 49
– in der Auftragsphase 170
– in der Trocknungsphase 170, 171
– in der Vorwärmphase 170
Zulufttemperatur 82
– bei Granulierflüssigkeit H_2O 49
– in der Vorwärmphase 155, 156, 170, 171
– in der Auftragsphase 155, 156, 170, 171
– in der Trocknungsphase 155, 156, 170, 171
Zulufttemperaturkonstante 210
Zuverlässigkeit 4
Zwischenprodukt 4, 75, 145
Zwischenprodukteigenschaft, prognostizierte 9

Ihre Meinung ist uns wichtig!

Liebe Leserin, lieber Leser,

Autoren und Verlag haben sich Mühe gegeben, dieses Lehrbuch für Sie so zu schreiben und zu gestalten, dass Sie optimal damit lernen und repetieren können.
Ist uns dies gelungen?

Wir freuen uns, wenn Sie uns über Ihre Erfahrungen berichten. Bitte schreiben Sie uns!

Unsere e-mail Adresse:
pharmazie@springer.de

Unsere Postadresse:
Springer-Verlag
Drugs & Therapy
z. Hd. Dr. Thomas Mager
Tiergartenstraße 17
69121 Heidelberg

Druck- und Bindearbeiten: Stürtz AG, Würzburg